国家卫生健康委员会"十四五"规划教材

全国高等中医药教育教材

供护理学类专业用

老年护理学

第 2 版

護理

U0284523

主 编 徐桂华 何桂娟

副主编 刘 伟 宋 洁 杨支兰

编 委（按姓氏笔画排序）

王 静（安徽中医药大学） 宋 丹（浙江中医药大学）

王 黎（北京中医药大学） 宋 洁（山东中医药大学）

吕芳菲（云南中医药大学） 孟娣娟（南京中医药大学）

伍永慧（湖南中医药大学） 胡 燕（天津中医药大学）

刘 伟（辽宁中医药大学） 蚁 淳（广州中医药大学）

杨小春（成都中医药大学） 徐桂华（南京中医药大学）

杨支兰（山西中医药大学） 董 雪（长春中医药大学）

肖丽娜（贵州中医药大学） 穆晓云（中国医科大学）

何桂娟（浙江中医药大学）

秘 书 孙景贤（南京中医药大学）

人民卫生出版社

·北京·

版权所有，侵权必究！

图书在版编目（CIP）数据

老年护理学/徐桂华，何桂娟主编. —2版. —北京：人民卫生出版社，2022.1

ISBN 978-7-117-31588-3

Ⅰ.①老… Ⅱ.①徐…②何… Ⅲ.①老年医学–护理学–高等学校–教材 Ⅳ.①R473

中国版本图书馆 CIP 数据核字（2021）第 268225 号

| 人卫智网 | www.ipmph.com | 医学教育、学术、考试、健康，购书智慧智能综合服务平台 |
| 人卫官网 | www.pmph.com | 人卫官方资讯发布平台 |

老年护理学

Laonian Hulixue

第 2 版

主　　编：徐桂华　何桂娟

出版发行：人民卫生出版社（中继线 010-59780011）

地　　址：北京市朝阳区潘家园南里 19 号

邮　　编：100021

E - mail：pmph @ pmph.com

购书热线：010-59787592　010-59787584　010-65264830

印　　刷：人卫印务（北京）有限公司

经　　销：新华书店

开　　本：850×1168　1/16　印张：20

字　　数：524 千字

版　　次：2016 年 8 月第 1 版　2022 年 1 月第 2 版

印　　次：2022 年 1 月第 1 次印刷

标准书号：ISBN 978-7-117-31588-3

定　　价：65.00 元

打击盗版举报电话：010-59787491　E-mail：WQ @ pmph.com

质量问题联系电话：010-59787234　E-mail：zhiliang @ pmph.com

数字增值服务编委会

主　编　徐桂华　何桂娟

副主编　刘　伟　宋　洁　杨支兰　肖丽娜　孙景贤

编　委　（按姓氏笔画排序）

王　静（安徽中医药大学）

王　黎（北京中医药大学）

吕芳菲（云南中医药大学）

伍永慧（湖南中医药大学）

刘　伟（辽宁中医药大学）

刘淑娟（山东中医药大学）

孙景贤（南京中医药大学）

杨小春（成都中医药大学）

杨支兰（山西中医药大学）

肖丽娜（贵州中医药大学）

何桂娟（浙江中医药大学）

宋　丹（浙江中医药大学）

宋　洁（山东中医药大学）

孟娣娟（南京中医药大学）

胡　燕（天津中医药大学）

蚁　淳（广州中医药大学）

徐桂华（南京中医药大学）

董　雪（长春中医药大学）

穆晓云（中国医科大学）

◇◇◇ 修 订 说 明 ◇◇◇

为了更好地贯彻落实《中医药发展战略规划纲要(2016—2030年)》《中共中央国务院关于促进中医药传承创新发展的意见》《教育部 国家卫生健康委 国家中医药管理局关于深化医教协同进一步推动中医药教育改革与高质量发展的实施意见》《关于加快中医药特色发展的若干政策措施》和新时代全国高等学校本科教育工作会议精神,做好第四轮全国高等中医药教育教材建设工作,人民卫生出版社在教育部、国家卫生健康委员会、国家中医药管理局的领导下,在上一轮教材建设的基础上,组织和规划了全国高等中医药教育本科国家卫生健康委员会"十四五"规划教材的编写和修订工作。

为做好新一轮教材的出版工作,人民卫生出版社在教育部高等学校中医学类专业教学指导委员会、中药学类专业教学指导委员会和第三届全国高等中医药教育教材建设指导委员会的大力支持下,先后成立了第四届全国高等中医药教育教材建设指导委员会和相应的教材评审委员会,以指导和组织教材的遴选、评审和修订工作,确保教材编写质量。

根据"十四五"期间高等中医药教育教学改革和高等中医药人才培养目标,在上述工作的基础上,人民卫生出版社规划、确定了第一批中医学、针灸推拿学、中医骨伤科学、中药学、护理学5个专业100种国家卫生健康委员会"十四五"规划教材。教材主编、副主编和编委的遴选按照公开、公平、公正的原则进行。在全国50余所高等院校2 400余位专家和学者申报的基础上,2 000余位申报者经教材建设指导委员会、教材评审委员会审定批准,聘任为主编、副主编、编委。

本套教材的主要特色如下:

1. 立德树人,思政教育 坚持以文化人,以文载道,以德育人,以德为先。将立德树人深化到各学科、各领域,加强学生理想信念教育,厚植爱国主义情怀,把社会主义核心价值观融入教育教学全过程。根据不同专业人才培养特点和专业能力素质要求,科学合理地设计思政教育内容。教材中有机融入中医药文化元素和思想政治教育元素,形成专业课教学与思政理论教育、课程思政与专业思政紧密结合的教材建设格局。

2. 准确定位,联系实际 教材的深度和广度符合各专业教学大纲的要求和特定学制、特定对象、特定层次的培养目标,紧扣教学活动和知识结构。以解决目前各院校教材使用中的突出问题为出发点和落脚点,对人才培养体系、课程体系、教材体系进行充分调研和论证,使之更加符合教改实际、适应中医药人才培养要求和社会需求。

3. 夯实基础,整体优化 以科学严谨的治学态度,对教材体系进行科学设计、整体优化,体现中医药基本理论、基本知识、基本思维、基本技能;教材编写综合考虑学科的分化、交叉,既充分体现不同学科自身特点,又注意各学科之间有机衔接;确保理论体系完善,知识点结合完备,内容精练、完整,概念准确,切合教学实际。

4. 注重衔接,合理区分 严格界定本科教材与职业教育教材、研究生教材、毕业后教育教材的知识范畴,认真总结、详细讨论现阶段中医药本科各课程的知识和理论框架,使其在教材中得以凸显,既要相互联系,又要在编写思路、框架设计、内容取舍等方面有一定的区分度。

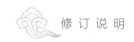

5. **体现传承,突出特色** 本套教材是培养复合型、创新型中医药人才的重要工具,是中医药文明传承的重要载体。传统的中医药文化是国家软实力的重要体现。因此,教材必须遵循中医药传承发展规律,既要反映原汁原味的中医药知识,培养学生的中医思维,又要使学生中西医学融会贯通,既要传承经典,又要创新发挥,体现新版教材"传承精华、守正创新"的特点。

6. **与时俱进,纸数融合** 本套教材新增中医抗疫知识,培养学生的探索精神、创新精神,强化中医药防疫人才培养。同时,教材编写充分体现与时代融合、与现代科技融合、与现代医学融合的特色和理念,将移动互联、网络增值、慕课、翻转课堂等新的教学理念和教学技术、学习方式融入教材建设之中。书中设有随文二维码,通过扫码,学生可对教材的数字增值服务内容进行自主学习。

7. **创新形式,提高效用** 教材在形式上仍将传承上版模块化编写的设计思路,图文并茂、版式精美;内容方面注重提高效用,同时应用问题导入、案例教学、探究教学等教材编写理念,以提高学生的学习兴趣和学习效果。

8. **突出实用,注重技能** 增设技能教材、实验实训内容及相关栏目,适当增加实践教学学时数,增强学生综合运用所学知识的能力和动手能力,体现医学生早临床、多临床、反复临床的特点,使学生好学、临床好用、教师好教。

9. **立足精品,树立标准** 始终坚持具有中国特色的教材建设机制和模式,编委会精心编写,出版社精心审校,全程全员坚持质量控制体系,把打造精品教材作为崇高的历史使命,严把各个环节质量关,力保教材的精品属性,使精品和金课互相促进,通过教材建设推动和深化高等中医药教育教学改革,力争打造国内外高等中医药教育标准化教材。

10. **三点兼顾,有机结合** 以基本知识点作为主体内容,适度增加新进展、新技术、新方法,并与相关部门制订的职业技能鉴定规范和国家执业医师(药师)资格考试有效衔接,使知识点、创新点、执业点三点结合;紧密联系临床和科研实际情况,避免理论与实践脱节、教学与临床脱节。

本轮教材的修订编写,教育部、国家卫生健康委员会、国家中医药管理局有关领导和教育部高等学校中医学类专业教学指导委员会、中药学类专业教学指导委员会等相关专家给予了大力支持和指导,得到了全国各医药卫生院校和部分医院、科研机构领导、专家和教师的积极支持和参与,在此,对有关单位和个人表示衷心的感谢!希望各院校在教学使用中,以及在探索课程体系、课程标准和教材建设与改革的进程中,及时提出宝贵意见或建议,以便不断修订和完善,为下一轮教材的修订工作奠定坚实的基础。

人民卫生出版社

2021 年 3 月

前　言

　　人口老龄化是全球性的人口发展趋势,是国际社会共同面临的重要公共卫生问题和重大社会问题。我国老龄人口急剧增加,而老年护理专业人才严重匮乏,急需大量高素质的专业护理人才。因此,大力发展老年护理事业,加强老年护理教育,培养适应社会发展需求的实用型老年护理人才,是当前一项重要工作。本教材的编写和出版旨在为培养创新型、复合型、实用型老年护理专业人才服务。

　　本教材的编写本着"能力为重"的指导思想,以适应人口老龄化的社会需求为导向,以培养学生的老年护理实践能力为出发点,力求满足老年人照护需求。教材在介绍有关老化理论与老年护理相关理论的基础上,介绍了针对老年人特点的健康评估、健康保健与养老模式、心理卫生与精神障碍护理、日常生活护理、安全用药与护理、各系统的老化改变与常见健康问题的护理、常见疾病的护理及临终护理,还介绍了常用老年护理技术以更好地指导实践。与第1版相比,本教材主要在以下方面做了修订:①增设了课程思政元素,以期进一步弘扬尊老、爱老、孝老文化,激发学生从事老年护理事业的热情,涵养学生从事老年护理事业的情怀,强化学生的责任和担当。②更新了上一版教材的部分内容,保证教材的先进性和指导性。在继承上一版教材主题框架的基础上,对各章的内容均进行了不同程度的更新,以反映国内外老年护理学领域的新知识、新成果和新进展。③完善常用老年护理技术,体现教材的实用性。本次修订进一步完善了常用老年护理技术,兼顾全面性和规范性,满足社会对"实用型"老年护理人才的需要。④将中医药特色优势在老年护理中的应用融入本次修订,体现本教材特色。本次修订汲取了中医药文化在老年护理中的新进展、新方法、新趋势,传承和弘扬中医药特色优势,发挥其在老年人养生保健、慢性病护理、情绪调控等方面的积极作用。⑤教材更加突出老年护理学特点,凸显老年护理学课程的个性。对与基础护理学,内、外科护理学等教材中交叉重叠的内容进行相应的调整、删减,重点阐述老年期的特点,避免重复或遗漏。

　　本教材的编写者来自全国16所医学高等院校,均为老年护理教学和临床一线的骨干教师与专家,具有一定的代表性。其中,徐桂华编写了绪论部分,宋洁编写了老化理论与老年护理相关理论部分,孟娣娟、王黎编写了老年人的健康评估部分,刘伟编写了老年人的健康保健与养老模式部分,董雪、宋丹编写了老年人的心理卫生与精神障碍护理部分,胡燕编写了老年人的日常生活护理部分,伍永慧编写了老年人的安全用药与护理部分,杨支兰、王静、吕芳菲、穆晓云、宋丹编写了老年人各系统的老化改变与常见健康问题的护理部分,刘淑娟、肖丽娜、何桂娟编写了老年人常见疾病的护理部分,孙景贤编写了老年人的临终护理部分,蚁淳、杨小春、胡燕编写了常用老年护理技术部分。

　　本教材的编写参考了国内外大量的老年护理相关教材、书籍和资料,在此谨向这些作者深表谢意!在修改审定过程中,得到了各参编院校的大力支持,以及南京中医药大学护理学院丁亚媛、何贵蓉、杜世正、张钰群老师的大力协助,在此也深表谢意!

　　本教材在编写中难免有疏漏和不足之处,祈请各校师生与同道提出宝贵意见,以便进一步修订完善。

编者

2021年3月

◇◇◇ 目　录 ◇◇◇

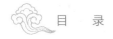

第一章

绪　论

> ### 📖 学习目标
>
> 1. 掌握老年人的年龄划分、老年护理学的相关概念、老年护理的目标与原则。
> 2. 了解人口老龄化的发展趋势及所带来的问题。
> 3. 具备老年护理人员应有的素质。

人口老龄化是全球性的人口发展趋势,是国际社会共同面临的重要公共卫生问题和重大社会问题。老龄化社会的到来必然带来社会结构、家庭结构、消费结构、产业结构、社会心理、大众文化等一系列的变化。因此,研究老年人的健康问题,满足老年人的健康需求,增强老年人的自理能力,提高老年人的生活质量,维护和促进老年人的身心健康,实现健康老龄化的战略目标,已成为护理领域的重要课题。

第一节　老年人与人口老龄化

一、人的寿命和老年期的年龄划分

每个人都会经历从出生到死亡的过程。人体到成熟期后,随着年龄的增长,人体结构和功能产生一系列退行性变化,从而引起机体内外环境适应能力逐渐减退,称为老化。整体呈现累积性、渐进性、普遍性和危害性的特点。

（一）人的寿命

衡量人类寿命主要有两种指标,一是平均寿命或预期寿命,其代表一个国家或地区人口的平均存活年龄;二是最大或最高寿命,是指在没有外界干扰的情况下,从遗传学角度人类能够存活的最大年龄。

1. 平均期望寿命(average of expectancy)　简称平均寿命或预期寿命,是指通过回顾性死因统计和其他统计学方法,计算出某一地区或国家总人口的平均生存年限。一般常用出生时的平均预期寿命,作为衡量人口老化程度的重要指标。平均寿命表示生命的长度,是以死亡作为终点。

2020 年,我国人口平均寿命达到 77.3 岁,高于世界平均水平。这既反映了我国人民生活水平和生活质量的提高,又反映了我国疾病预防、控制、治疗水平的提高。

2. 最高寿命(maximum life-span of human)　现代科学家们用各种方法来推测人的最高寿命,例如按性成熟期(14~15 岁)的 8~10 倍,生长期(20~25)的 5~7 倍,细胞分裂次数(40~60 次)的 2.4 倍等方法推算,人的最高寿命应该是 110~175 岁。但由于受到疾病和生存环境的影响,目前人类寿命与最高寿命的差距仍然较大,但随着科学的发展,人类的平均寿命将逐渐接近或达到最高寿命。

3. 健康期望寿命(active life expectancy) 是指去除残疾和残障后所得到的人类生存曲线,即个人在良好状态下的平均生存年数。也就是老年人能够维持良好的日常生活活动功能的年限。健康期望寿命的终点是日常生活自理能力的丧失,即进入寿终前的依赖期。因此,平均期望寿命是健康预期寿命和寿终前依赖期的总和。

（二）老年期的年龄划分

人体衰老是一个循序渐进的过程。每个人的老化进度并不相同,即使在同一人身上,各脏器系统的老化变化也不完全一致,很难准确界定个体进入老年的时间。为了社会工作需要,便于科研和医疗,年龄界限的划分常以大多数人的变化时期为依据。

世界卫生组织(World Health Organization,WHO)对老年人年龄的划分有两个标准:在发达国家将65岁以上的人群定义为老年人,而在发展中国家(特别是亚太地区)则将60岁以上人群称为老年人。

老年期常常被视为生命中的一个阶段,世界卫生组织根据现代人生理心理结构上的变化,将人的年龄界限作以新的划分:44岁以下为青年人(the young);45~59岁为中年人(the adult);60~74岁为年轻老人(the young old);75~89岁为老老年人(the old old);90岁以上为长寿老人(the very old,longevous)。我国民间常以"年过半百"为进入老年,并习惯以六十花甲、七十古稀、八十以上为耄耋来代表老年不同的时期。根据中华医学会老年医学学会1982年的规定:我国以60岁以上为老年人,老年分期按45~59岁为老年前期(中老年人);60~89岁为老年期(老年人),90岁以上为长寿期(长寿老人)。

二、人口老龄化的原因和发展趋势

（一）人口老龄化

人口老龄化(aging of population)简称人口老化,是指社会人口年龄结构中一定年龄(60或65岁以上)的老年人口占总人口比例(即老年人口系数)较高的一种发展趋势。它体现了过去和当前人口出生、死亡、迁移变动对人口发展的综合作用。影响人口趋向老龄化的因素有:出生率和死亡率的下降;平均预期寿命的延长;青年人口外迁的增多。

（二）老龄化社会

世界卫生组织和联合国老龄问题世界大会划分老龄化社会的两种标准,见表1-1。

表1-1 两种老龄化社会的划分标准

	发达国家	发展中国家
老年人年龄界限	65岁	60岁
青年型（老年人口系数）	<4%	<8%
成年型（老年人口系数）	4%~7%	8%~10%
老年型（老年人口系数）	>7%	>10%

（1）发达国家的标准:65岁以上人口占总人口比例的7%以上定义为老龄化社会(老龄化国家或地区)。

（2）发展中国家的标准:60岁以上人口占总人口的10%以上定义为老龄化社会(老龄化国家或地区)。

（三）人口老龄化的现状与趋势

人口老龄化是社会进步的标志,是世界人口发展的普遍趋势,标志着人类平均寿命延长,体现了生命科学和社会经济的不断进步和发展。

1. 世界人口老龄化趋势与特点

（1）人口老龄化的速度加快:《世界人口展望》(2017 年修订版)的数据显示,2017 年全球 60 岁及以上人口约 9.62 亿,占全球人口的 13%,且每年以 3%左右的速度增长。到 2050 年,60 岁及以上人口数量将增长一倍多,到 2100 年将增长两倍以上,全球老龄人口数量在 2030 年将达 14 亿,2050 年达 21 亿,2100 年上升至 31 亿。

（2）发展中国家老年人口增长较快:1950~2050 年的 100 年间,发达国家老年人口将增加 3.8 倍,发展中国家老年人口将增加 14.7 倍,因而世界老年人口日趋集中在发展中国家和地区。预计 2050 年,世界老年人口中约有 82%,即 16.1 亿老年人将生活在发展中地区,3.6 亿老年人将生活在发达地区。

（3）人口平均预期寿命不断延长:近半个世纪以来,世界各国的平均寿命都有不同程度的增加。19 世纪许多国家的平均寿命只有 40 岁左右,20 世纪末则达到 60~70 岁,一些国家已经超过 80 岁。2015 年世界平均寿命已经达到 71 岁,日本平均寿命接近 83.7 岁,至今保持着世界第一长寿国的地位。联合国预测,到 2030 年,世界人口平均预期寿命将达到 74.30 岁。

（4）高龄老年人增长速度快:高龄老人是老年人口中增长最快的群体。1950~2050 年间,80 岁以上人口以平均每年 3.8%的速度增长,大大超过 60 岁以上人口的平均速度(2.6%)。2017 年年中,全世界高龄老年人人口达到 1.37 亿,预计到 2050 年,高龄老人人口约 4.47 亿。

（5）老年女性多于男性:多数国家老年人口中女性超过男性。通常,老年男性死亡率高于女性。性别间的死亡差异使女性老年人成为老年人中的绝大多数。女性老年人的平均预期寿命与男性相比,美国高 6.9 岁,日本高 5.9 岁,法国高 8.4 岁,中国高 3.8 岁。

2. 我国人口老龄化趋势与特点

（1）老年人口规模大:据国家统计局《中华人民共和国 2017 年国民经济和社会发展统计公报》显示:截至 2017 年底,我国 60 岁以上老年人口达到 2.41 亿,占总人口的 17.3%。2026 年将达到 3 亿,到 2035 年将达到 4 亿,2051 年达到最大值,之后一直维持在 3 亿~4 亿的规模。根据联合国预测,21 世纪上半叶,中国一直是世界上老年人口最多的国家,占世界老年人口总量的五分之一。截至 2018 年年底,我国 60 岁以上人口占总人口的 17.9%,65 岁以上人口占总人口的 11.9%。21 世纪下半叶,中国也还是仅次于印度的第二老年人口大国。

（2）老龄化发展迅速:65 岁以上老年人占总人口的比例从 7%提升到 14%,发达国家大多用了 45 年以上的时间,而中国只用了 27 年就完成了这个历程,并且在今后较长时期保持较快的递增速度。属于老龄化速度最快国家之一。

（3）区域间发展不平衡:中国人口老龄化发展具有明显的由东向西的区域梯次特征,东部沿海经济发达地区明显快于西部经济欠发达地区。上海在 1979 年最早进入人口老年型行列,和最迟 2012 年进入人口老年型行列的宁夏比较,时间跨度长达 33 年。

（4）城乡倒置显著:我国农村老年人口为 8 557 万人,占老年人口总数 65.82%,农村的老龄化水平高于城镇 1.24 个百分点,这种城乡倒置的状况将一直持续到 2040 年。到 21 世纪后半叶,城镇的老龄化水平才将超过农村,并逐渐拉开差距。这是中国人口老龄化不同于发达国家的重要特征之一。

（5）女性老年人口数量高于男性：目前，老年人口中女性比男性多出464万人，预计2050年将达到峰值，多出2 645万人。21世纪下半叶，多出的女性老年人口数基本稳定在1 700万~1 900万人，其中50%~70%都是高龄老人。

（6）与我国经济发展不同步：发达国家是在基本实现现代化的条件下进入老龄社会的，即先富后老或富老同步，而我国是在经济不发达的情况下提前进入老龄社会，即未富先老。应对人口老龄化的经济实力还比较薄弱。

（7）老龄化与家庭结构小型化、空巢化相伴随：第六次全国人口普查数据显示，我国目前平均每个家庭的人口数为3.1人。家庭结构小型化使家庭养老功能明显弱化。据民政部数据显示，目前我国城乡空巢家庭已超过50%。

三、我国人口老龄化带来的问题

随着人口老龄化程度的不断加深，也给经济发展、政治文化、社会生活等各个领域带来一系列的问题。

1. 社会经济发展减慢 据联合国统计预测，2030年老年人口负担系数（60岁以上人口/15~59岁人口的比例）为1:2.2，即2个劳动人口就要供养1个老年人。政府用于老年事业投入的增加、经济建设投入的相对减少必然会对正常的经济发展速度产生不利的影响。

2. 社会保障压力增大 随着人口老龄化、家庭功能化、老年社会保障的费用大量增加，但因社会福利及社会保障体系尚不完善，远远不能满足老龄化社会中老年人日益增长的需求，这在一定程度上也给政府带来沉重的负担。

3. 家庭养老功能减弱 人口老龄化使传统的家庭养老模式发生改变，原本由家庭承担的一些养老任务必然要逐步推向社会，能否解决好老年人口问题关系到整个社会的发展与稳定。

4. 医疗保健需求加剧 老年病多为肿瘤、心脑血管病、糖尿病、老年精神障碍等慢性病，患病率高，生活自理能力较差，导致医疗生活花费大，消耗卫生资源多，对国家和家庭造成极大的负担。

5. 社会养老服务供需矛盾显现 我国为老年人服务的项目或产业起步较晚，发展缓慢，健康保健专业护理人员缺乏，基层服务网络薄弱，老龄工作资源不足。现今，针对老年人的服务项目较少，服务水平较低，覆盖面窄，老年人的参与率和收益率不高。

目前，许多国家或地区都在积极探索和制定相应对策，老龄工作的重点也初步由"养""医"的"健康老龄化"向"教""学""好""乐"的"积极老龄化"转变，积极构建"以居家养老为基础，社区服务为依托，机构照料为补充"的养老服务体系。

四、人口老龄化的对策

当前，我国已进入老龄化快速发展阶段，对经济社会的影响日益加剧，面对我国庞大的老年人口数量，解决人口老龄化问题必须具有战略性和超前性。在充分借鉴国外经验的基础上，从我国的实际出发探索出具有我国特色的方式方法，以期解决由人口老龄化带来的各类问题。

（一）采取科学态度，正视人口老龄化的到来

人口老龄化是一种必然趋势，是世界上任何一个国家或地区都不能回避和改变的人口

发展过程。我们必须用辩证观点看待老龄化与社会经济发展之间的关系,采取科学的态度,正视人口老龄化,正确认识人口老龄化的规律及其对社会经济发展的影响,把人口老龄化的不利因素控制在最小范围,减少各种老年型社会负效应产生的可能性,及时制定相应的战略对策,使人口老龄化对社会经济发展产生积极的促进作用。

（二）推动经济快速发展，奠定老龄化的物质基础

根据我国人口年龄结构发展预测,在 2025 年之前,我国存在一个抚养系数低、发展经济的黄金时期。而此时劳动力相对年轻,劳动力资源充足,给经济发展创造了良好条件。因此,要充分利用这个有利时机,大力发展生产力,加速我国经济发展,为迎接老龄化高峰的到来奠定坚实的物质基础。

（三）满足老有所医，健全医疗保健防护体系

医疗保健是老年人众多需求中最为突出和重要的需求,作为世界上人口最多的发展中国家,让更多的人"老有所养"是中国养老保障制度改革的目标。但目前老年人"看病难,住院难"的问题十分突出。因此,应加快深化医疗卫生改革,加强人口老化的医疗保健与护理服务,健全社区卫生服务体系和组织,完善养老福利政策和社会保障制度,构建医疗保健防护体系,为老年人提供方便、快捷的综合性社区卫生服务,同时建立和发展多种形式的医疗保障制度,提高老年人的经济保障能力,以缓解老年人患病后给家庭和个人带来的经济压力,妥善解决老年人看病就医的费用问题。

（四）发展完善养老保险与长期护理险制度

养老保险是为解决劳动者在达到国家规定的解除养老保险劳动义务的劳动年龄界限,或因年老丧失劳动能力而退出劳动岗位后,建立的一种用来保障老年人基本生活需求的社会保险制度。长期护理保险作为养老保险的重要补充,对于提高老年人生活质量、维护社会稳定都具有重要意义。为了积极应对人口老龄化,应加快完善养老保险与长期护理险制度,深刻理解长期护理保险对化解我国老龄化社会风险的重要作用,以法定形式从顶层设计上建立和规范全社会广泛参与、共享共赢的长期护理保险运行制度,充分发挥政府在长期护理保险发展中的微观引导和宏观指导作用,构建具有多重激励效应的长期护理保险运营模式,从而能够合理、高效地配置社会看护资源,也可以有效改善老年人日常护理和医疗护理质量。

（五）创建健康老龄化和积极老龄化的环境

健康老龄化(healthy aging)是世界卫生组织提出并在全世界积极推行的老年人健康生活目标。它是指老年人在晚年能够保持躯体、心理和社会生活的完好状态,将疾病或生活不能自理推迟到生命的最后阶段。联合国提出,将健康老龄化作为全球解决老龄问题的奋斗目标,能够有效地避免或解决因人口老龄化带来的不利影响。积极老龄化(positive aging)是在健康老龄化基础上提出的新观念,它强调老年群体和老年人(多为健康、幸福、长寿的老年人)不仅在机体、社会、心理方面保持良好的状态,而且要积极地面对晚年生活,作为家庭和社会的重要资源,继续为社会做出有益的贡献。各级政府和全社会各行各业要根据老年人的需要、愿望和能力,充分发挥他们的余热,体现"老有所用"。

实施健康老龄化战略,既要积极发展老年医疗保险,又要加强老年人的社会保障,同时还要重视老年人的精神文化生活,促进老年教育、老年文化、老年卫生、老年体育等事业的发展,为广大老年人安度晚年创造条件,营造健康老龄化的环境。此外,加强老年人群体力量,发扬自助、互助精神,开发利用低龄健康老年人力资源,变人口老龄化压力为动力,达到自我管理,自我服务的目的。

笔记栏

思政元素

"让所有老年人都能有一个幸福美满的晚年"

中国是世界上老年人口数量最多的国家,老龄化速度快,应对人口老龄化任务重。习近平总书记指出,要积极应对人口老龄化,构建养老、孝老、敬老政策体系和社会环境,推进医养结合,加快老龄事业和产业发展,满足数量庞大的老年群众多方面需求、妥善解决人口老龄化带来的社会问题,事关国家发展全局,事关百姓福祉,需要我们下大气力来应对。

党的十八大以来,习近平总书记作出一系列高瞻远瞩的重要指示,规划部署国家老龄事业发展和养老体系建设。养老服务体系建设纳入"十三五"国民经济和社会发展规划纲要,《关于全面放开养老服务市场提升养老服务质量的若干意见》等一系列政策文件相继出台。"十三五"期间,中央预算内投资支持养老服务体系建设的力度逐年加大,已经累计安排超过134亿元,重点支持了补短板和促普惠两方面工作。互联网、物联网、人工智能等新兴产业与养老服务也在快速融合发展。中国"老有所养"的质量和水平全面提升。

老有所养、老有所依、老有所乐、老有所安,是全面建成小康社会的应有之义。习近平总书记提出,要让所有老年人都能有一个幸福美满的晚年。

第二节 老年护理学概述

老年护理学源于老年学,是一门跨学科、多领域,同时又具有其独特性的综合性学科,与老年学、老年医学关系密切。

一、老年护理学及其相关概念

(一)老年学

老年学(gerontology)是一门研究老年及相关问题的学科,是包括自然科学和社会科学的新兴综合性交叉学科,是老年生物学、老年医学、老年社会学、老年心理学、老年护理学的总称。

(二)老年医学(geriatrics)

Geriatrics 的提出标志着老年医学学科形成,肖纳认为老年医学是研究人类衰老的机制、人体老年性变化、老年人卫生保健和老年病防治的科学,是医学中的一个分支,也是老年学的主要组成部分。它包括老年基础医学、老年临床医学、老年康复医学、老年流行病学、老年预防保健医学、老年社会医学等内容。

(三)老年护理学

老年护理学(gerontological nursing)是以老年人为研究对象,研究老年期的身心健康和疾病护理特点与预防保健的学科,也是研究、诊断和处理老年人对自身现存的和潜在的健康问题的反应的学科。它是护理学的一个重要分支,与社会科学、自然科学相互渗透。

老年护理学起源于现有的护理理论和社会学、生物学、心理学、健康政策等学科理论。1987 年,美国护士协会(American Nurses Association,ANA)提出用"老年护理学(gerontological nursing)"的概念代替"老年病护理(geriatric nursing)"的概念,因为老年护理学涉及的护理范畴更广泛。包括评估老年人的健康和功能状态,制定护理计划,提供有效护理和其他卫生保健服务,并评价照顾效果。老年护理学强调恢复、保持和促进健康,预防和控制由急、慢性疾病引起的残疾,发挥老年人的日常生活能力,实现老年机体的最佳功能,保持人生的尊严和舒适生活直至死亡。

老年护理学研究的重点在于从老年人生理、心理、社会文化以及发展的角度出发,研究自然、社会、文化教育和生理、心理因素对老年人健康的影响,探讨用护理手段或措施解决老年人的健康问题。

二、老年护理的目标与原则

老年护理的最终目标是帮助老年人预防疾病、恢复健康和促进健康,在机体、社会、心理方面保持良好状态,提高生活质量,保持最佳功能。

（一）老年护理的目标

1. 增强自我照顾能力（increase self-care capacity）　老年人在依赖、无价值的状态中长期生活,自我照顾意识会淡化,生活自理能力也会随之下降,甚至丧失,而医护人员在帮助老年人寻求社会资源协助时,较少考虑老年人自身的资源,易造成老年人自我照顾意识淡化,甚至会丧失生活自理能力。医护人员应根据老年人的自身特点和资源,结合老年人实际的护理服务需求,采取有针对性、专业化的措施。因此,通过有效的护理活动帮助老年人在晚年保持身体、心理和社会功能的完好状态,巩固和强化自我护理能力,增强老年人生活的信心,充分发挥老年人在健康维护和自我照顾中的主观能动性,将疾病或生活不能自理推迟到生命的最后阶段,使其有尊严地走完人生旅程。

2. 延缓疾病恶化及功能衰退（delay disease deterioration and functional decline）　人类所患疾病多与自身衰老、家庭遗传、生活环境、行为方式、卫生服务缺陷等因素有关,其中以生活方式和行为习惯为主。因此对于老年人来说,改变不良的生活方式和行为习惯,对减少疾病的发生显得尤为重要。通过三级预防策略,广泛开展健康教育,集中管理老年人群,尽早估计所要出现的健康问题及所患疾病的病情变化,避免和减少健康危险因素的危害,做到早发现、早诊断、早治疗、积极康复,对疾病进行干预,防止病情恶化,预防并发症的发生,提高老年人的生活质量。

3. 提高生活质量（promote the quality of life）　老年人护理的目标不仅仅是促进疾病的转归和生命的延长,而更应该是促进老年人在生理、心理和社会适应方面的完美状态,了解老年人各方面实际的照护需求,提高生活质量,体现生命意义和社会价值。老年人作为家庭和社会的重要资源,在保证其身体健康且能够积极面对老年生活的前提下,充分发挥他们的余热,开展健康教育,宣传、普及卫生保健知识,从而更好地为社会服务,实现其老有所为、老有所用的理想。

4. 做好临终关怀（hospice）　死亡是人类不可抗拒的自然规律,是构成完整生命历程的重要组成部分。对待临终老人及家属,护理工作者应从生理、心理和社会全方位为他们服务。对临终者进行综合评估分析,识别、预测并满足其需求,给予家属心理上的关怀和安慰,帮助临终者减少躯体上的痛苦,缓解心理上的恐惧,维护其尊严,使逝者能平静、安宁、舒适地走完人生,真正满足老年人"老能善终"的心愿。

（二）老年护理的原则

老年护理工作有其特殊的规律和专业的要求,为了实现护理目标,在护理实践中还应遵循相关的护理原则。现代护理学基本理论揭示了实现护理活动目标的合理途径和形式,为护理实践活动提供总的方向和方法论指导。系统理论、需要理论、自护理论等,对护理工作无不具有积极的指导意义。这些理论可作为制定老年护理原则的依据。

1. 满足需求 满足老年人的多种需求是保证老年人身心健康的前提。护理人员做好老年工作,不仅要着眼于自然属性方面,更要注重老年人的社会属性和主观能动性,增强对老化过程的认识水平。根据对老化过程的认识和老年人独特的心理、社会特征,及时发现老年人现存的和潜在的健康问题,努力满足老年人多层次的养老需求,使每位老人都能够"老有所养",真正有助于老年人的健康发展。

2. 面向社会 老年人群在社会中是一个特殊的群体,护理的对象不仅是老年患者,还应包括健康的老人、老人家庭的成员。从某种意义上讲,老年人自理能力下降,疾病症状的发生,不仅对老年人身心健康造成一定困扰,同时给家庭甚至是社会都带来沉重的负担。老年人生活的场所不仅仅有病房、家庭,还有社区和养老机构。因此,老年护理不仅仅是针对疾病进行护理,而要从老年人的健康照顾需要出发,兼顾医院、家庭和社会人群,对老年人身心等多方面进行全面护理。

3. 整体护理 从健康角度考虑,老年护理需要从生理、心理、社会三因素进行研究,对老年人进行身体照顾、心理护理、社会适应能力的培养等。老年人在生理、心理、社会等方面的适应能力不同于其他人群,尤其是老年患者往往多种疾病并存,疾病之间相互影响。因此,护理人员必须树立整体护理理念,应考虑多种因素对老年人健康的影响,注意患者身心健康的统一,满足老年人多层次、全方位的护理需求。一方面要求护理人员注重老年人的身心健康,另一方面要求护理人员在护理工作、护理制度、护理科研和护理教育等各环节的整体配合,以便解决老年人的健康问题,提供整体护理服务,进而保证护理质量。

4. 因人护理 衰老是人类必须经历的自然过程,是全身性的、多方面的、复杂的退化过程,然而每个个体的老化程度不同,影响老年人身心健康的因素也有所差异,尤其当老年人身体器官出现病理性改变后,老年个体的状况差异很大,此时更需要考虑到老年患者在年龄、性别、病情、经济、社会支持等方面的差异。因此,在遵循一般护理原则的基础上,须做到因人施护,制定个体化护理方案,提供实效性护理服务。

5. 早期防护 衰老是一种自然规律,表现为结构和功能衰退,适应性和抵抗力减退,人类不可能违背这个规律。但是,当人类采用良好的生活习惯和保健措施并适当运动,就可以有效地延缓衰老,降低衰老相关疾病的发病率,这点对于老年人来说尤为重要。采取一级防护,及早发现老年人常见病的病因、危险因素和保护因素,通过了解老年人常见病的病因和危险因素,采取有效的预防措施,防止老年疾病的发生和发展,提高老年人的生活质量。

6. 连续照护 随着年龄增长,老年人生理功能衰退,抗病能力降低,加上老年疾病病程长,合并症、并发症多,后遗症多,易造成老年人生活自理能力下降,有的甚至出现严重的生理功能障碍,对护理工作有较大的依赖性。连续性照护对老年人尤为重要,如院前的预防性照护,院中的针对性护理,出院后的延续性护理。因此,这就要求护理人员不仅要拥有耐心、细心、持之以恒的护理信念,而且需要熟练掌握促进老年人健康的知识和技能,力求维持老年人的最佳功能状态,体现老年人的社会价值。

三、老年护理人员道德准则和执业标准

护理从本质上说就是尊重人的生命,尊重人的尊严和权力。因此,护理是极其神圣、要求道德水准较高的职业。老年专科护理人员的角色应为照护者、沟通者、协调者、研究者、教育者,护理人员必须严格履行职业道德准则和执业标准。

(一)老年护理道德准则

老年人是一个特殊的群体,他们的身心特点决定了老年护理的特殊性,使他们处于可能

发生不良后果的较大危险之中,因而老年护理是一种更具社会意义和人道主义精神的工作,对从事老年护理人员的道德修养提出了更高层次的要求。

1. 尊老爱老,扶病解困 中华民族历来奉行尊老、养老的传统美德。1982 年联合国大会批准《维也纳老龄问题国际行动计划》时,秘书长瓦尔德海姆就提出:"以中国为代表的亚洲方式,是全世界解决老年问题的榜样。"广大护理工作者在提供护理服务时要推动建立一个尊重老年人、关心老年人的社会环境,将尊老、敬老、助老的工作落到实处,及时满足老年人的实际的照护需求。毕竟老年人是社会和家庭的财富,理应受到全社会的尊重和爱护。

2. 热忱服务,一视同仁 热忱服务是护理人员满足患者需要的具体体现。在护理工作中要注意老年人病情和情感的变化,使用通俗易懂的语言与老年人沟通交流,始终贯穿诚心、爱心、细心、耐心的原则,保证他们的安全和舒适;对患者应一视同仁,无论职位高低、病情轻重、贫富如何、远近亲疏、自我护理能力强弱,都要以诚相待,尊重人格,体现公平、公正的原则,提供耐心周到的专业化、高质量、个性化护理。

3. 高度负责,严谨审慎 老年病起病隐匿,症状、体征不明显,病情变化迅速,而老年人不善于表达自己的感受,很容易延误病情。这不仅要求护理人员具有较高的专科护理知识水平,更重要的是要有强烈的责任心。护理人员在工作中要做到严谨、审慎、慎独、周密,随时留心观察,及时发现老年人症状与体征的细小变化,做到预见性护理。在任何情况下都应忠实于患者的健康利益,不做有损于患者健康的事。

4. 知识广博,技术精湛 老年人大多患有多种慢性疾病,要做好老年护理除具有丰富的护理专业知识外,还要具备老年医学、伦理学、心理学、社会学、哲学、美学和康复技术等知识。随着老年人身心老化的不断加剧,对护理技术的要求越来越高,精湛的护理技术是护理效果的重要保证。只有不断扩充和完善知识结构,熟练掌握各项护理操作技术,才能及时准确地发现和判断病情变化,谨慎、周密地处理各项复杂的问题,高效快捷地完成各项操作技术,最大限度地减轻老年患者的痛苦。

（二）老年护理执业标准

护理人员必须通过学校教育、在职教育、继续教育和岗前培训等增加老年护理的知识和技能。我国老年护理执业标准主要是参照美国护士协会 1967 年提出、1987 年修改而成的老年护理执业标准。该标准依据护理程序制定,强调增加老年人的独立性及维持其最佳的健康状态。

第三节 老年护理学的发展

老年护理学发展起步较晚,它伴随着老年医学而发展,既是护理学的一个分支,也是老年医学的重要组成部分,是相对年轻的学科。其发展大致经历了四个阶段。理论前期(1900—1949 年):在这一阶段没有任何的理论作为指导护理实践的基础;理论初期阶段(1950—1965 年):随着护理专业理论和科学研究的发展,老年护理的理论也开始发展和研究,第一本老年护理教材问世;推行老人医疗保险福利制度后期(1966—1984 年):在这一阶段,老年护理的专业活动与社会活动相结合;1985 年至今是全面完善和发展的时期。

一、国外老年护理的发展

世界各国老年护理发展状况不尽相同,各有特点,这与人口老龄化程度、国家经济水平、社会制度、护理教育发展等有关。

（一）老年护理专业化的发展

老年护理学作为一门学科最早出现于美国，美国老年护理的发展对世界各国老年护理的发展起到了积极的推动作用。1900年，老年护理学作为一个独立的专业需要被确定下来；至20世纪60年代，美国已经形成了较为成熟的老年护理专业；1961年，美国护理协会设立老年护理专科小组，1966年晋升为"老年病护理分会"，确立了老年护理专科委员会，老年护理真正成为护理学中一个独立的分支。从此，老年护理专业开始有了较快的发展。1970年，美国首次正式公布老年病护理执业标准；1975年开始颁发老年护理专科护士证书，同年《老年护理杂志》（Journal of Gerontological Nursing）诞生，"老年病护理分会"更名为"老年护理分会"，服务范围也由老年患者扩大至老年人群。1976年，美国护理学会提出发展老年护理学，关注老年人对现存的和潜在的健康问题的反应，从护理的角度和范畴执行业务活动。至此，老年护理显示出其完整的专业化发展历程。

自20世纪70年代以来，美国老年护理教育开始发展，特别是开展了老年护理实践的高等教育和训练，培养高级执业护士（advanced practice nurses，APNs），具备熟练的专业知识技能和研究生学历，经过认证，能够以整体的方式处理老年人复杂的照顾问题。高级执业护士包括老年病开业护士（geriatric nurse practitioners，GNPs）、老年病学临床护理专家（clinical nurse specialists，CNSs）。老年病开业护士在多种场所为老年人提供初级保健，社区卫生服务主要由开业护士来管理。老年病学护理专家具有对患者及其家庭方面丰富的临床经验，具有设计卫生和社会政策的专业知识，多数护理专家在医院内工作，作为多科医疗协作组的咨询顾问。并协助在职护士在医院、养老院或社区卫生代理机构之间建立联系。目前，在老年病护理专业训练中增加了老年精神病护理，老年精神病护理专家一般在医院、精神卫生中心和门诊部工作。

美国早期有关老年护理的研究侧重描述老年人及其健康需求，以及老年护理人员的特征、教育与态度。目前更多研究具有临床意义的课题，例如：在约束与跌倒、压疮、失禁、谵妄与痴呆、疼痛等研究领域取得了满意的效果。此外，老年护理场所的创新实践模式、长期护理照顾、家庭护理等问题也受到重视。近年来，由政府资助成立老年教育中心或老年护理研究院，以改进老年护理实践质量。护理学院拥有附属的老人院，便于教学、研究，以及学生实习。美国护理协会每年为成千上万名护理人员颁发老年护理专科护士证书。

在美国老年护理发展的影响下，许多国家的护理院校设置了老年护理课程，并有老年护理学硕士和博士项目。英国皇家护理学院（Royal College of Nursing，UK）提出"老年护理专家计划"，旨在培养老年护理专家，以提高老年人的护理质量。而日本于1994年成立了看护福利专门学校，培养看护护士从事老年护理工作。德国的老年护理教育为职业培训性质，主要培训"老年护士"和"老年护士助手"，凡年满16岁即相当于普通高中毕业（10年教育）且身心健康者均可申请参加培训，没有入学考试，学生经过为期1年半的法定学时的学习与考试，毕业后可得到国家认可的"老年护士助手"资格，能在德国境内的护理院做老年护士助手；再通过3年法定学时的学习和考试，毕业获得德国认可的"老年护士"资格，可在欧盟的任何一个国家的护理院、医院和社区家庭护理中心工作。

（二）不同国家老年护理特色

人口老龄化所带来的庞大的老年医护服务和养老服务需求已经成为全球每个国家所面临的巨大挑战。老年护理学作为护理专科之一，研究了解老年人的各方面需求，以提供有针对性的护理措施，维持及提升老年人的健康和生活质量。了解不同国家老年护理学的发展状况，为我国老年护理学的发展带来相应的启示。

1. 美国多元化的护理服务 1904年美国护理杂志发表第一篇老年护理的文章；1950年

美国出版第一部老年护理教学材料;1962年美国护理学会成立全国老年病护理组;1984年成立美国老年护理协会。近几十年来,逐步制定了老年护理实施标准;将老年病护理(geriatric nursing)更名为老年护理(gerontic nursing),从而进一步明确了老年护理的服务对象是全体老年人而不仅仅是患病的老年人;培养老年护理专科人才并颁发老年护理专科护士(CNS)证书。

2001年美国意识到老年人养老需求评估的重要性,针对老年人的长期护理制定了一整套完备的制度规定,对服务水平和护理质量的提高起到了制度约束和动力支持的作用。美国的老年护理主要提供专业护理、中级护理及日常护理。自实施"护士改善卫生系统老年人的护理质量"项目以来,通过改善护理实践,预测疾病风险,提高护理质量,并提出了老年护理专责护士模式、老年综合征处理模式、老年急性照顾模式、老年人全面出院计划模式等护理实践模式。

2. 德国多层次的护理服务　德国的老年护理始于18世纪,1900年成为一种正式职业,20世纪60年代得到迅速发展。政府规定从事老年护理工作的人员必须经过1年半的专业培训和考试。1988年起出现三年制老年护理教育,并以现代护理学的理论为基础,以护理程序为框架指导老年护理实践。凡从事家庭护理的人员必须是老年护理培训学校毕业、有较强的独立处理问题能力和同患者及其家属沟通能力、具有"老年护士"证书的护士。德国老年护理机构对老年人的护理需求进行等级划分,将老年护理按需要强度分成3类:第1类主要指在个人饮食、卫生、日常行动方面的服务,每周至少一次;第2类主要指1天至少需要3个不同时间内的3次服务(每日至少3小时);第3类护理指需要日夜服务并1周需至少5次家务服务。护理方式主要有家庭护理、老年护理院和老年医院护理。护理内容从日常生活护理、医疗护理扩大到精神护理,增加了心理咨询和治疗等内容。德国老年护理机构根据老年人的护理级别,明确护理诊断,采用多样而具体的护理措施,满足老年人的护理需求。

3. 日本完善的护理保险制度　日本政府和卫生行政机构非常重视老年护理服务,不仅投入相当数目的经费,还建立了完善的服务网络。日本的养老机构设有多种服务项目,根据不同老年人的护理需求提供相应的护理服务,将老年护理分为要支援、要护理1、要护理2……要护理5等6个级别。老人一旦住进养老机构,即可无所顾虑,根据专业评估和本人意愿,选择适合自己的服务类型,享受全方位的护理。目前日本的老年护理服务模式,主要包括访问指导、访问护理服务、功能训练等。日本在2004年推进老年护理保险制度的改革,将老年福利制度和老年保健医疗制度整合而成。护理保险是由日本政府的各级福利部门实施,要求40岁以上公民参加强制性保险,经改革后形成较完善的老年护理保险体系,使人口老龄化所带来的一系列问题得到了妥善解决。同时,日本大力发展社区老年服务,将老年护理机构场所从远离社区转到社区之中,展现了老年护理的多样化。

4. 加拿大专业化的护理实践　加拿大老年护理协会编写了《老年护理能力与实践标准》,明确了老年护理学作为独立专科提供优质化老年护理实践的重要性。老年高级护理能力与标准是基础性老年护理能力的延伸,护士必须在专科临床实践、不同照护模式的选择和管理、领导能力等方面具备丰富的老年护理知识和高级老年护理技巧,以应对老年人复杂的照护需求。

5. 英国健全的需求评估体系　英国国内有关学者根据老年人护理评估工具和2001年国家卫生部制定的评估标准,创建了一套较为完整、覆盖面更广的护理需求评估工具(nursing needs assessment tool,NNAT)。英国政府将社会服务评估和健康需求评估有机地结合起来。该评估工具属于他评工具,由家庭护理服务机构官员和护士实施。该评估工具由家庭护理服务机构官员和护士实施,包括3个部分:①针对社会、心理状态与认知交流能力等21

个方面内容判断所需服务类型;②可预测性评估与风险性评估;③将之前评估结果归纳、整理分为低、中、高3项护理需求级别,最后按照护理需求水平提供相应的服务项目。三部分相互关联,层次分明,并根据评估等级对评估结果进行进一步的校验,以提高评估的实用性与可信性。该工具的构建思路对我国老年护理评估工具的研制有一定的借鉴意义。

6. 荷兰完善的养老服务体系 荷兰政府采用全面评估的方式评估老年人照护需求,包括检查老年人总的健康状况、疾病导致的失能情况、心理和社会功能、家庭环境情况以及是否得到应有的照护服务等。荷兰的老年护理中心没有显著的机构标志,是没有围墙、开放式的服务机构。中心不仅为老人提供了一应俱全的护理、康复设施,同时还模拟社区生活环境,如开设了超市、理发店、咖啡馆等,这些服务设施不但为中心的老人服务,同时还面向社区开放,周围居民可以自由进出中心,共享各类资源,便于机构内的老人与社区居民保持正常交往,减少和避免老年人与社会隔离的现象。荷兰的养老院功能配置齐全,拥有技术先进的设施设备,包括转移卧床老人的护理提升车,帮助行动不便老人洗澡的洗浴椅,方便下肢残疾人员活动的电动助行器等,不仅满足了老年人的需求,而且减轻了工作人员的劳动量,提高了工作效率。

7. 澳大利亚健全的社会保障机制 澳大利亚政府对养老事业十分关注和重视,几十年来,逐步建立了较为健全的养老保险制度。在澳大利亚有三种保险制度维持养老保险体系的正常运转,包括全民养老金制度、职业年金制度和个人储蓄性商业保险制度。澳大利亚的医疗经费来源主要是通过政府拨款,养老护理服务的收费标准取决于老人对护理服务的依赖程度。高依赖(high care)老人每天的护理费用由政府津贴和个人支付。低依赖(low care)老人每天的护理费用一般由个人支付。一般居民通过购买商业性养老护理保险支付个人负担的护理费用。

8. 瑞典网络化的服务管理 瑞典的老年护理服务由政府管理和公共财政支出,投入大量经费,建立了完善的老年护理服务网络和机构。享受长期护理是公民的权利。20世纪90年代初期就建立了国家、地区各级健康护理管理委员会,主要负责家庭护理、老人护理院及其老年护理机构的事务,其中包括精神和智力障碍老人的护理。各地区健康护理管理委员分会下设理事会和4个区域办公室,由办公室根据需要和现有法律等为本区域所有的老年人提供医疗和护理服务。此外,每个区域再分为10个护理中心,分别负责若干个老人护理院、康复中心、老人公寓和家庭护理的工作。康复中心设有特制汽车接送老人,并由专业人员向其提供治疗和咨询。老年人可免费在公立医院和牙科医院治疗。

9. 挪威安全便捷的护理服务 挪威对老年人照顾和护理主要通过居家养老、老年中心、老人护理院和老年疾病医院4种形式进行。居家养老即家庭病床,每位老人均有固定的社区医生,社区护士为老人提供24小时的服务。政府为每一位75岁以上居家养老的老年人免费配备一个随身携带的安全报警器,如突发特殊情况时,老人可启动警报器,经过专业训练的人员通过网络定位快速赶到现场施救。10%左右的挪威老年人住在老年护理院,由多学科医护人员护理组提供全面的服务。老年疾病医院设有独立的老年期痴呆、老年卒中、老年康复等病房。此外,还有众多的志愿者直接进入老年机构或家庭、开展面对面助老活动,如读报、料理家务等。

老龄化是一种全球趋势,发达国家早已充分考虑到不同老年人的健康基础导致的不同养老需求,建立了比较系统、成熟的管理服务体系。发达国家在解决老年护理问题上的具体做法存在一定的差异,但整体来看仍具有一些共性,如法律法规及制度的制定、护理需求的等级划分、服务内容和方式的多样性,为我国老年护理专业的发展提供了一些基本经验。

从国内外老年护理发展的历程来看,建立多元化老年服务网络,即"以家庭养老为支撑,社区养老为依托,机构养老为补充"的综合的长期护理服务体系,不仅满足老年人的养老需求,又可明确卫生和行政部门在养老服务的区域规划、标准设置、资格审核之间的有机衔接等各个方面的职责分工,将医疗资源和养老资源有机组合,优化资源配置效率,减少长期护理照料的成本。

二、我国老年护理的发展

(一)发展历程

随着中国老年医学会的成立和老年医学的发展,尤其是 20 世纪 90 年代以来,老龄化带来了一系列问题,我国政府对老龄事业十分关注,在加强领导、政策指引、机构发展、国内外交流、人才培养和科研等方面,先后发布了《中共中央、国务院关于加强老龄工作的决定》《"十三五"国家老龄事业发展和养老体系建设规划》《国家积极应对人口老龄化中长期规划》等,有力地促进了老龄事业的发展;建立了老年学和老年医学研究机构,与之相适应的老年护理学也作为一门新兴学科受到重视和发展。1996 年,中华护理学会提出要发展和完善我国社区的老年护理;1999 年,学会增设老年护理专业委员会。我国老年护理体系的雏形是医院的老年患者的护理,如综合医院成立老年病科,开设老年门诊与病房,按专科收治和管理患者;很多大城市均建立了老年病专科医院,按病情不同阶段,提供不同的医疗护理。1988 年我国第一所老年护理医院在上海成立,对适应城市人口老龄化的需要发挥了积极的作用,其主要工作包括医疗护理、生活护理、心理护理和临终关怀。有的城市还成立了老年护理中心、护理院,为社区内的高龄、病残、孤寡老人提供上门医疗服务和家庭护理;对老年重病患者建立档案,定期巡回医疗咨询,老人可优先接受入院治疗、护理服务和临终关怀服务。

20 世纪 90 年代,我国高等护理教育发展迅速,老年护理学陆续被全国多所护理高等院校列为必修课程,继曾熙媛主编的《老年护理学》之后,有关老年护理的专著、教材、科普读物相继出版。各种杂志关于老年护理的论著、经验总结文章陆续发表,有关老年护理的研究开始起步。我国于 2000 年在研究生教育中开设老年护理学研究方向。至今,部分高职院校开始招收老年护理专业或老年服务与管理专业,一些本科院校已开始招收护理学(老年护理方向),已有护理院校正酝酿开设老年护理本科专业,护理研究生教育中也设立了老年护理研究方向。此外,国内外老年护理方面的学术交流逐步开展,有的院校与国外护理同行建立了科研合作关系,如共同开展了中日老年健康社区干预效果对照研究,以及欧盟国际助老会资助的老人健康教育项目等。

(二)面临的现状与问题

1. 老年慢性疾病的增加 随着社会生活水平的不断提高、医疗卫生条件的改善以及自我价值的体现,近年来心脑血管疾病、糖尿病、肿瘤等慢性病的发病率显著上升。据统计,75% 以上老年人至少患有 1 种慢性病。高龄老人是增长最快的一个群体,又是老年人口中的脆弱群体,他们带病生存甚至卧床不起的概率最高。从个体角度看,随着年龄的增大,老年人生理功能退化,慢性病患病率逐渐增加,必然导致老年人残疾率上升。有资料显示,我国 60 岁以上人群慢性病患病率是一般人群患病率的 2.5~3 倍,60 岁老人的残疾率为 16%,69 岁为 20%,74 岁为 30%,78 岁为 40%,82 岁为 50%。老年群体渴望老有所医,希望得到保健护理、生活照料、精神呵护。因此,从医院过渡至社区是必然的结果。

2. 老年人心理健康的问题 据调查发现,大部分老年人有负性情绪,其中有老人对生活失去信心,孤独,抑郁,有衰老感,性格改变。老年人主要的心理负担为经济困难、就医难、无人照顾、丧偶孤寡及家庭不和睦等。随着年龄增长,老年人表现出特有的心理特征,如脑功能下降,感到"心有余而力不足",对近事记忆减退,情绪不稳,适应不良及敏感多疑等。退休后社会角色和家庭角色的转换适应不良或因缺乏沟通交流,常感到落寞、焦虑,加上各种躯体疾病的相互影响,使老年人心理状态变得更加复杂。

3. 社会经济负担加重 老年人口的增长使劳动力资源相对减少,劳动人口与非劳动人口的比率发生变化,老年人口负担系数加大,导致劳动人口供养老年人口的负担加重,亦即社会经济负担加重。近年来,我国基本养老保险的支出大幅增加,离休、退休、退职费用也连年猛增,国家、企业和社会养老保障的压力已显著加大。

4. 老年护理人力资源匮乏 护理人力资源短缺是伴随人口老龄化、疾病谱变化和公众健康需求增加而产生的全球性问题。目前我国 65 岁及以上生活完全不能自理的老年人约 960 万人,约 3 250 万老年人需要间断性护理。到 2020 年,我国每千人口床位数达到 6 张。截至 2019 年,全国注册护士总数达到 445 万,每千人口注册护士数达到 3 人。早在 1998 年,世界大多数国家每千人口护士比已经达到 3‰以上,国际上医护平均比例约为 1:2.7,而我国医护比例至 2015 年为 1:(1~1.2)。因此,护士成为紧缺人才,特别是老年护理教育明显滞后。

（三）对策与建议

1. 更新老年护理观念 传统观念认为老年护理是尽善尽美地服侍老人直至死亡。目前老年护理工作的重点在于帮助老年个体应对实际或潜在的健康问题。因此,老年护理有别于传统观念的老年病护理。我国老年护理的发展,需要从我国国情出发,既借鉴西方发达国家的成功经验,又考虑我国经济状况,既关注目前老年护理专业的现状,又着眼于护理专业和老龄事业的长远发展,做出整体的长远规划。在制定老年长期护理规划时,以政府的政策、法规为指导,对老年长期照料护理模式、组织管理、队伍建设、老年护理教育等诸多问题做出统筹安排。

2. 丰富老年护理的模式 老年护理要以老年人为主体,尽可能维护个体的独立。依据老年护理的目标,以人为本,促使老年人日常活动能力达到最佳水平,从更深层面进行发掘和探讨,不但要立足医院,还要辐射至社区,通过建立和完善老年社区护理网络,引入和加强老年医疗护理的内容,全面规划社区照护服务资源。开设不同层次的照料护理机构,提供包括医疗护理、精神护理、生活护理等多样化的护理服务。开设日间老年护理、家庭访视护理、治疗康复护理等多种项目,不断扩大服务领域,改进服务方式。从单一的医疗向集医疗、预防、保健、康复、健康教育为一体的模式转变。

3. 发展中医药健康养老服务 推动中医药与养老融合发展,促进中医医疗资源进入养老机构、社区和居民家庭。支持养老机构与中医医疗机构合作,建立快速就诊绿色通道,鼓励中医医疗机构面向老年人群开展上门诊视、健康查体、保健咨询等服务。充分发挥中医护理特色和优势,为养老机构提供保健咨询和调理服务。鼓励社会资本新建以中医药健康养老为主的护理院、疗养院,探索设立中医药特色医养结合机构,建设一批医养结合示范基地。

4. 重视老年护理器具研发与设施建设,加强硬件设施建设 老年护理的主要需求是对其日常生活能力的帮助,老年人常需要先进的护理器材和设施,如各种助行器,可推、坐、洗澡、排便的多功能轮椅,只要能触摸键钮即可帮助开关电视机、门、电灯、呼叫的遥控器。有关老年护理的许多问题还没有做深入细致的探讨,特别是对一些老年多发病如脑血管病、高血压、痴呆,以及老年人常见症状如骨折、卧床不起、大小便失禁等的护理理论和技术仍有待于进一步研究。形成从疾病到心理、社会、家庭的一套完整的护理体系,最终提高老年人的生活质量。

5. 重视人才队伍建设 护理人才队伍是制约老年长期护理发展的一个瓶颈因素,这既体现在数量方面,也体现在素质方面。尽管我国护理教育有从中专到研究生的不同层次,但与老年护理有关的课程开设较少,专业人才匮乏,国内很少有院校培养专门的老年护理人才。此外,护工、志愿人员、家庭照料者也承担了大量的老年人日常生活照料和疾病护理工作,但他们大多数缺乏从事老年照料应具备的基本知识和技能,需要对他们进行必要的培训。21 世纪,老年护理工作要求我们让更多老年人保持较好的身心健康状态,拥有较高的智力、心理、躯体、社会和经济的能力,并使这 5 项功能的潜力得到充分发挥。因此,开设老年护理专业,明确老年护理专业人才的培养是一个急迫的现实任务。培养具有较高水平和老年护理专长、能独立解决老年专科护理工作中的疑难问题,并可指导其他护士的老年专科护士迫在眉睫。应加大老年护理专科护士培养力度,为老年护理人才的培养与发展创造条件,提高老年护理从业人员待遇,激励与吸引更多护理人员从事老年护理工作。

6. 加强老年护理研究　围绕老年人的自理能力、慢性病管理、情感需求、生存质量等问题开展相关研究,从老年人的能力以及需求评估出发,探讨老年人长期照护体系是一项十分重要的课题。老年护理需求的评估,实质上就是根据老年人不同的健康状况进行分级分流,以确定老年人进入何种护理机构及接受何种级别的护理服务,保证满足老年人真实的护理需求,提高老年护理资源和相关卫生资源的利用效率。老年护理的评估分级也是国际惯例,德国、日本、美国等很多国家都对老年人护理需求类型做了详细划分,以便于执行和监管。我国应借鉴国际经验,制定老年护理评估标准,合理区分老年人能力与护理需求的等级。同时要对老年护理评估机构的设立、评估人员的资质要求、评估方法等一系列相关议题进行深入探讨,建立切实可行的老年护理评估和照护体系,以适应老年长期护理的发展需要。

7. 完善政策法律法规　完善的政策法规是支持和促进老年护理事业持续健康发展的保障。有关管理部门应根据老年长期护理的特殊性制定护理人员的职业道德规范及相关操作规程,完善配套法律法规,规范老年护理行为。同时,对老年护理的各个环节明确适宜的质量指标,在此基础上形成老年护理质量和护理人员的绩效评价机制。健全老年长期护理人力资源管理系统,严格考核,推动老年长期照料护理事业的健康发展。

综上,通过借鉴国外的先进经验,立足我国基本国情,积极营造健康老龄化的条件和环境显得尤为重要。我们需要通过扩大护理教育规模,减少护理人力资源浪费;开设老年护理专业,培养老年护理人才,缓解老年护理市场供需失衡的现状;建立养老保险制度,保障老年人合法权益,发展养老服务产业,逐步建立以"居家养老为基础、社区服务为依托、机构养老为补充"的社会养老服务体系,真正满足老年人在日常照料、医疗护理、精神慰藉、临终关怀等方面日益增长的养老需求。最终以行业发展牵引政策走向,构建有中国特色的老年护理理论和实践体系,不断推进我国老年护理事业更好、更快的发展。

学习小结

1. 围绕"健康老龄化、积极老龄化"的护理目标,本章节主要介绍了老年护理学的相关概念、老年护理的特点及老年护理人员应具备的素质。

2. 通过本章的学习,护生对老年护理有了整体的认识,从初步了解老年人到阐释分析老年护理的相关概念,明确老年护理的目标与原则,使护生深刻意识到作为一名护理工作者,其应具备的道德准则和职业素养,并对老年护理面临的挑战及未来发展有所了解,激发护理信念,将实现"健康老龄化、积极老龄化"作为未来努力的护理目标。

（徐桂华）

笔记栏

复习思考题

1. 试述老年护理的目标与原则。
2. 试述我国老年护理发展的对策与建议。

第二章

老化理论与老年护理相关理论

学习目标

1. 掌握基因程控理论、自由基理论、人格发展理论、自我效能理论、隐退理论、活跃理论、持续理论、疾病不确定感理论及需求驱动的痴呆相关行为模式的内容及其对老年护理实践的指导意义。

2. 熟悉免疫理论、神经内分泌理论及慢性病轨迹模式的内容及其对老年护理实践的指导意义。

3. 了解体细胞突变理论、分子串联理论、端粒-端粒酶假说、次文化理论及超老化观感理论的内容、老化的中医学说及其对老年护理实践的指导意义。

随着人口老龄化社会的到来，人们开始重视并研究老年人衰老的相关问题，寻求防止或延缓衰老的方法，因此各种老化理论迅速发展起来。早期的老化理论大多是从生物学角度研究机体衰老的原因。20世纪初，开始从心理学、社会学角度探讨老化的相关理论。机体老化是一个复杂的过程，受到生理、心理、社会及环境等众多因素的影响。生理方面的老化现象是指机体结构与功能发生的改变，生物、环境中的物理及化学刺激均可以导致机体发生生理性老化。心理与社会方面的老化则受到个体认知、躯体功能衰退与社会期待等因素的影响。现有的老化理论从不同层面解释老化现象。20世纪末，护理理论家和研究者创建了老年护理领域的理论和模式，如疾病不确定感理论、慢性病轨迹模式等，已在老年护理实践中得到广泛应用。

第一节 老化的生物学理论

老化的生物学理论（biological aging theories）重点研究老化过程中人体器官、组织、细胞生理改变的特性和原因，如"细胞如何老化""哪些因素导致老化的发生""老化的主要原因是什么"等问题。迄今，尽管科学家根据自己的研究结果，提出了种种老化的理论，但目前尚没有一种学说能够全面揭示人体老化的机制。现有的老化生物学理论可分为随机老化理论（stochastic theories of aging）和非随机老化理论（non-stochastic theories of aging）两类。

一、随机老化理论

随机老化理论认为老化是随机损伤积累的过程。随机老化理论的代表理论有体细胞突变理论（somatic mutation theory）、分子串联理论（cross-linkage theory）、自由基理论（free-radical theory）、细胞损耗理论（wear-and-tear theory）等。

（一）体细胞突变理论

体细胞突变理论最早由 Failla 和 Sziland 提出。该理论认为,人体衰老的重要原因是环境中的有害因素促进自发突变,引起体细胞形态变化及功能失调,直至器官功能失调甚至完全丧失。支持的实验是用射线照射大鼠,大鼠体细胞发生突变,寿命缩短。但体细胞突变与衰老之间的确切关系有待进一步研究。

（二）分子串联理论

分子串联理论由 Bjorksten 于 1942 年提出。该理论认为,生命体的衰老是由于生物体内胶原纤维、弹性纤维、酶、DNA 发生串联而导致的。正常生命体中各分子结构是分隔的,当机体长期暴露于含有化学物质和放射性物质的环境中,各分子通过化学反应结合在一起时,就形成串联物。但是,机体存在正常防御机制,可以修复这种损坏。随着年龄的递增,人体的这种修复功能逐渐减弱,串联分子结构继续发挥作用,直至不能修复损害,导致胶原蛋白丧失弹性,组织弹性下降,僵硬度增加。该理论解释了老年人易发生动脉粥样硬化及皮肤松弛的原因。

（三）自由基理论

自由基理论由 Harman 于 1956 年提出。该理论认为,衰老是细胞代谢过程中自由基损伤机体所致。生物代谢过程中,细胞会产生自由基,如氧自由基是氧代谢的副产品,具有高度不稳定性和反应性。自由基带有游离电子,极易伤害其他分子或 DNA,造成杂质堆积在细胞核和细胞质,使正常细胞功能受损而死亡。正常情况下,机体具有抗氧化能力,能够清除过多的自由基,机体内自由基的产生和清除处于一种动态平衡过程。随着年龄的增长,机体内抗氧化防御系统功能减退,造成自由基在机体内大量堆积而产生氧化应激损伤,导致体内各种生理功能障碍,最终促进机体的衰老与死亡。β 胡萝卜素、维生素 C 和维生素 E 等抗氧化物质可以减少体内自由基的产生与堆积。

（四）细胞损耗理论

细胞损耗理论由 Weismann 于 19 世纪末提出。该理论认为,细胞衰老是由于组织细胞长期损耗来不及修复,或细胞分子结构的生成速度不及被破坏的速度快,导致机体功能受到影响,生命也随之终结。

二、非随机老化理论

非随机老化理论认为老化是程序控制的过程,与年龄相关的分子和细胞水平的变化都是固有的或预设的。其代表理论有神经内分泌理论（neuroendocrine theory）、免疫理论（immunological theory）、基因程控理论（genetic program theory）、端粒-端粒酶假说（telomere-telomerase hypothesis）等。

（一）神经内分泌理论

神经内分泌理论由 Korencheysky 于 1961 年提出。该理论从神经内分泌系统的变化来探讨老化过程。衰老现象是由于大脑和内分泌腺体的改变所致。机体在中枢神经系统的控制下,通过神经内分泌系统的调节,完成其生长、发育、成熟、衰老乃至死亡的一系列过程。下丘脑是调节全身自主神经功能的中枢,在老化过程中,下丘脑发生明显的老化改变,表现为:①细胞受体的数量减少,反应减退;②与神经内分泌调控有关的酶合成功能降低,神经递质含量及代谢发生改变等。这些变化影响内分泌腺的功能及代谢,使机体的新陈代谢减慢及生理功能减退,机体出现衰老和死亡。有研究发现,人类中枢神经系统中约含 1 000 亿个神经元,仅大脑皮质中就约有 140 亿,从成年起,脑细胞数量发生退化死亡而逐渐减少。到 60 岁左右,将失去一半。此外,随着年龄的增长,运动神经和感觉神经的传导速度也降低。

因此,老年人常出现忧郁、多疑、孤独、失去自我控制能力等,表明老年人的中枢神经系统功能在衰退。

（二）免疫理论

免疫理论由美国病理学家 Walford 于 1962 年提出。该理论从免疫系统的变化解释老化过程,提出老化过程的基础就是免疫功能的逐渐下降,老化是由免疫系统介导的主动的自我破坏。其具体观点如下:①老化与免疫功能减退有关。人体老化过程中,免疫细胞的构成发生改变,如 T 细胞、B 细胞绝对值明显减少,其亚群也发生变化;免疫功能开始下降,T 细胞对有丝分裂原刺激的增殖能力下降,B 细胞对外来抗原反应能力降低,自然杀伤细胞活性明显下降。机体对抗原的精细识别能力下降、精确调控功能减弱,免疫应答紊乱、低效和无效,使免疫系统的防御、自稳、监视功能失调或减弱,导致老年人易患感染性疾病及癌症。②老化与自体免疫功能增强有关。正常情况下,机体的免疫系统不会与自身的组织成分发生免疫反应。老化过程中,体内细胞发生突变的概率增加,突变细胞被体内免疫系统辨认为外来异物,激发体内免疫系统产生抗体,造成一系列的细胞损害。如老年人常见的风湿性关节炎被认为是免疫系统自身攻击的结果,老年糖尿病也与自身免疫反应有关。有研究发现长寿老年人往往具有较好的免疫功能。

（三）基因程控理论

基因程控理论由 Hayflick 于 20 世纪 60 年代提出,又称"生物遗传钟学说",是目前受到广泛关注的理论。该理论认为,生物体的老化恰如计算机编码的程序控制一样,是在基因控制下按照预定的程序进行的。生物的最高寿命具有种属特异性,不同种类的生物有不同的寿命。目前实验已经证明这种遗传物质就是细胞核内的脱氧核糖核酸,它控制着生物个体的衰老程序。一些对家庭成员预期寿命相似性的研究,支持了基因程控理论的观点。

（四）端粒-端粒酶假说

端粒-端粒酶假说由苏联科学家 Olovnikov 于 1973 年提出。端粒和端粒酶掌控细胞的分裂和衰老。端粒位于真核生物染色体末端,是由许多简单重复序列和端粒结合蛋白组成,主要作用是维持真核生物染色体结构完整性和解决其末端复制问题。端粒酶是一种逆转录酶,由 RNA 和结合的蛋白质组成,是 RNA 依赖的 DNA 聚合酶,其作用是以自身 RNA 为模板,合成端粒重复序列,加到新合成 DNA 链末端,以保持细胞端粒的稳定。端粒-端粒酶假说认为,细胞在每次分裂过程中由于 DNA 聚合酶功能障碍而不能将染色体末端的 DNA 完全复制,导致最后复制的 DNA 序列可能会丢失。细胞有丝分裂一次,就丢失一段端粒序列,当端粒缩短至一定长度时,便不能再维持染色体的稳定,细胞就开始衰老以至死亡。研究表明,老年人的端粒与青年人的端粒相比明显缩短,可见端粒长度与细胞老化、细胞寿命有一定的相关性。尽管大量实验表明端粒、端粒酶活性与细胞衰老存在一定的联系,但某些现象用该假说还不能解释。

三、老化的生物学理论与护理

老化的生物学理论从不同角度解释了衰老过程和生理功能之间的关系,以及不同的衰老生命现象。尽管目前尚没有一种理论可以全面阐述人体老化的机制,但是老化的生物学理论已达成以下共识:①生物老化影响着所有有生命的生物体;②生物老化随着年龄的增长会发生自然的、不可避免的、不可逆的以及渐进的变化;③机体内不同器官和组织的老化速度各不相同,个体老化改变的原因,因每个人的特点而各自不同;④生物老化受非生物因素的影响;⑤生物老化过程不等同于病理过程;⑥生物老化可增加个体对疾病的易感性。老化的生物学理论,可以帮助护士正确认识人类的老化机制,制定合理的护理目标,正确实施各项护理措施,以减轻老年人的生理和心理压力。

在老年护理实践活动中,护士要灵活运用老化的生物学理论,更好地服务老年人。依据自由基理论,护士可通过健康教育,让老年人避免吸烟、过度劳累以及减少接触污染的空气,以减少体内过多自由基的产生;根据细胞损耗理论,护士在制定护理目标和护理计划时,要尽量减少给老年人带来的生理和心理压力;根据神经内分泌理论,护士应明确老年人出现多疑、忧郁、孤独、失去自我控制能力等心理特征的原因,以便有针对性地做好老年人的心理护理,促进老年人的健康;根据免疫理论,护士应注意观察老年人对某些疾病易感性的改变,如出现感染、癌症等症状,应有意识地采取预防措施,做到早发现、早诊断、早治疗;根据基因程控理论,护士应指导老年人正确面对衰老甚至死亡,因为衰老是由基因决定的一种必然过程。主要的老化生物学理论内容及其指导意义见表2-1。

表2-1　主要的老化生物学理论及其指导意义

老化理论	内容	指导意义
自由基理论	细胞代谢过程中自由基损伤细胞导致机体衰老	通过健康教育,让老年人避免吸烟、减轻压力,减少接触污染的空气,减少体内过多自由基的产生
细胞损耗理论	细胞长期损耗,修复功能有限	制订护理目标和护理计划时,尽量减少给老年人带来的生理和心理压力
神经内分泌理论	衰老现象是由于大脑和内分泌腺体的改变所致	明确老年人出现特有心理特征的原因,做好心理护理 观察老年人早期感染症状,及早采取干预措施
免疫理论	免疫衰退 自身免疫反应增加	指导老年人正确面对衰老甚至死亡
基因程控理论	基因遗传决定生物体寿命长短	

第二节　老化的心理学理论

老化的心理学理论(psychological aging theories)探索老化过程中老年人的心理行为变化、角色发展、行为控制和自我调节适应能力,解释"老化怎样影响行为""老年人行为改变是否有特殊的方式""老年人怎样应对老化""与老年相关的心理学改变有哪些"等问题。目前较广泛应用于老年护理研究与实践的理论主要有人格发展理论(psychological theory of personality development)、自我效能理论(self-efficacy theory)和超老化观感理论(gerotranscendence)。这些理论可以帮助护士理解老年人的心理特点及其对老年人健康的影响,制订"以人为中心"的护理计划,以帮助老年人更好地应对衰老。

一、人格发展理论

精神科医生 Erikson 于1950年提出以自我为核心的人格发展阶段理论。该理论重视个体的自我意识结构,阐述人格的形成和发展过程,以及个体在人格发展不同阶段所面临的危机和需要解决的心理冲突。Erikson 将人格发展过程分为八个阶段:婴儿期、幼儿期、学龄前期、学龄期、少年期、青年期、成年期和晚年期。每一阶段有其特定的发展任务,如果顺利完成人格发展各个阶段的任务,个体将呈现正向的自我概念及对生命的正向态度,人生则趋向成熟和完美;反之,则个体将呈现负向的自我概念及对生命的负向态度,人生则出现停滞或扭曲。

晚年期阶段的人格发展任务是适应身体功能的衰退和健康问题,适应退休及收入降低的生活,应对丧偶和死亡。晚年期的人格发展冲突是自我完整与失望,其特征是回顾和评价个人的经历和成就。如果老年人对自己的一生评价是自我完整,则对老年生活持有适应且满足的生活态度,能够乐观地对待死亡;若是对以往懊悔,失去完整自我,则会对老年生活产生失望、愤怒与惊恐的不适应现象与行为表现。

依据 Erikson 的心理社会发展理论,Butler 于 1963 年提出怀旧疗法,又称回忆疗法(reminiscence theory),即运用对过去事件、感受和想法的回忆,以促进人们改善情绪、适应目前环境或提高生活质量。回忆疗法分为基本层次和深入层次的怀旧。基本层次的怀旧主要着重于鼓励老年人重温过去的事件和经验,感受该事件给他们带来的喜怒哀乐;同时鼓励老年人与他人分享这些经验,以增加彼此了解,强化相互关系。深入层次的怀旧即"人生回顾"(life review),主要通过帮助老年人回忆过去的人生困难或挫折,协助他们接纳自己的过去,确认自己的人生价值,从而坦然面对死亡。怀旧是老年人人生回顾的正常方式,他们通过回顾自己的过去,整合过去的人生体验、矛盾冲突,并调整自己的心态,坦然接受自己的过去,来达到人生的成熟和完美。回忆疗法作为一种心理社会治疗手段已普遍应用于老年抑郁、焦虑及认知障碍患者的干预中。

采取以下的护理活动或方法有助于实施怀旧疗法:①确定最有效的回忆方法,如录音的自传、讲故事、开放式的讨论等;②利用刺激感官的小道具以激起回忆,如听老歌、看旧照片等;③鼓励患者说出对过去发生事件的正面和负面感受;④把怀旧疗法的重点集中在过程而不是结果上;⑤对参加怀旧疗法的患者表示支持、鼓励和同情;⑥协助患者表达出痛苦、愤怒和其他负面回忆;⑦协助老年人建立家谱,或记录其口述的历史;⑧告知老年人的家庭成员回忆对老年人的益处;⑨依据老年人集中注意力时间的长短决定每次的治疗时间,依据老年人的反应和意愿决定治疗的频次。

1997 年,Erikson 进一步完善了人格发展理论,增加了人格发展的第 9 个阶段,即超越老年阶段,是指 80 岁以后的老年期,是人生的最后阶段。在该阶段,老年人会运用人格发展动力来克服人生所经历的困难,从而坦然面对死亡,呈现出平静和谐的心态。

二、自我效能理论

美国心理学家 Bandura 于 1977 年提出自我效能的概念,1986 年,形成自我效能理论的初步框架。自我效能是个体对自己执行某一特定行为并达到预期结果的能力的自信心。Bandura 认为,人的行为不仅受到行为结果的影响,而且受到人对自我行为能力与行为结果的期望的影响,即自我效能的影响。他发现,即使个体知道某种行为会导致何种结果,也不一定从事这种行为,而是首先要推测和评估一下自己是否具有实施该行为的能力和信心。因此,人的行为既受结果期望的影响,更受到自我效能期望的影响,自我效能是人类行为的决定性因素。

自我效能被广泛应用于理解人的健康行为和促进行为改善方面。Bandura 通过研究自我效能对健康行为的影响,总结出自我效能感直接和间接影响健康行为习惯的结构路径,即自我效能感可以直接通过影响健康目标、结果预期、社会结构性的健康促进因素和妨碍因素间接影响人的健康行为。

老年人由于年龄增长和生理性老化现象的发生,与青年人相比,其自我效能感显著下降,主要表现在学习和记忆等方面。这种自我效能感的下降,会直接或间接影响老年人的健

笔记栏

康行为习惯或疾病康复的信心。例如,有些老年人学习能力下降,不能正确理解药物说明书或护士对药物的介绍,导致用药依从性差;而另一些老年人由于记忆力差,出现漏服药物或错服药物,导致用药安全问题。护士可以自我效能理论为指导,分析影响老年人有效服药的原因,并有针对性地设计促进老年人安全用药的护理干预措施。

三、超老化观感理论

超老化观感,又称超越老化观感,是由瑞典老年学家拉尔斯·托恩斯戴姆(Lars Tornstam)在提倡积极老龄化的大背景下于1989年首次提出。"超越老化"是指老年人在进入老化阶段时回顾整个生命历程,重新体悟生活,改变对老化的负面看法,最终以超越自然的视角看待老化过程并伴随生活满意度的提高。超老化观感是一种内在的超然的心理状态,它代表了个体从唯物主义和实用主义的世界观发展为一个更广阔、更超越自然的世界观。超越老化分为三个层面:宇宙超越、生命凝聚感和独处需求。宇宙超越层面,是个体对时空、宇宙、生死、自我等产生新的认识,即会超越时空的界限,与天地万物、大自然间建立新的连结,从而认识到生与死是自然现象,接受自然界的神秘、奥妙并从中得到享受。生命凝聚感层面,是个体降低对物质的需求转为提升精神层面的需求,并通过整合过去的人生经历及转换现实的新观点而感到生命的凝聚力与意义,肯定自我的价值。独处需求层面,是指个体投入自我的内在世界,增加独处、自我陪伴的时间。

研究发现,因疾病或个人喜好等原因逐渐退出社会活动角色的老年人,有着更为强烈的独处沉思的需要,与参与社会活动较多的老年人相比,他们同样具有较高的生活满意度,是一种积极健康的老龄化状态。随着年龄的增长,老年人对物理身体、物质财富、无意义关系和自身利益的关注减少,而是渴望一种更有意义和与他人更密切联系的生活。超老化观感实为一种超然性的精神发展,意味着能够平和地接纳和完善自我。

基于超老化观感理论,应让老年人保持与社会生活自然积极的脱离状态,尊重老年人的个体意愿与自主性,满足老年人积极独处与沉思的需求,全面和理性看待老年人参与社会活动的态度。社交活动并不一定是必须的,退出活动并不代表不成功或不健康的老龄化。该理论全面考虑到了老年期的个体差异,尊重老年人的自主选择,让老年人在自由的范围内遵循其内心需求,用一种积极心态决定是否参与社会活动。基于该理论提出的一项老年护理实践指南指出,护理人员必须首先熟知超老化观感理论,并将这一观点纳入自己对衰老过程以及照顾老年人的思维中。因此该理论无论对老年人还是护理人员都具有一定的借鉴意义。

四、老化的心理学理论与护理

老化的心理学理论为老年护理实践提供了理论框架。依据老化的心理学理论,护士不仅要关注老年人各脏器、系统结构和功能的老化变化,还应该理解老年人的各种心理行为,关注老年人对生理功能下降、离退休、丧亲等各种变化的反应,满足老年人的心理健康需求。人格发展理论可以指导护士理解老年人的思想和行为,协助老年人回顾和总结自己的一生,在出现发展危机的时候提供适当的护理干预,使老年人成功整合过去的人生经验,坦然面对老化甚至死亡,达到人生的成熟和完美;自我效能理论可以指导护士分析影响老年人健康行为的原因,有针对性地设计促进老年人健康行为的干预措施;超老化观感理论则指导护士应全面和理性看待老年人参与社会活动的态度,尊重老年人的个体意愿与自主选择,满足老年人积极独处与沉思的需求。主要的老化心理学理论内容及其指导意义总结见表2-2。

表 2-2　主要的老化心理学理论内容及其指导意义

老化理论	内容	指导意义
人格发展理论	生命周期分为 8 个阶段，老年期的人格发展冲突是自我完整与失望	协助老年人回顾和总结自己的一生
自我效能理论	自我效能感可以通过影响健康目标、结果预期、社会结构性的健康促进和妨碍因素而间接影响老年人的健康行为	分析影响老年人健康行为的原因，有针对性地设计促进老年人健康行为的干预措施
超老化观感	个体从唯物主义和实用主义的世界观发展为一个更广阔、更超越自然的世界观	全面和理性看待老年人参与社会活动的态度，尊重老年人的个体意愿与自主选择，满足老年人积极独处与沉思的需求

课堂互动

　　你的祖父、祖母或外祖父、外祖母存在哪些心理老化特征？请选用合适的老化心理学理论(人格发展理论、自我效能理论或超老化观感)对其进行指导。

　　采用小组讨论式进行，学生每 5~7 人为一小组，汇报后由教师点评。

第三节　老化的社会学理论

　　老化的社会学理论(social aging theories)是在社会背景下解释老年人的行为，重点研究老年人的角色发展、群体行为、社会制度、政策、环境变化对老年人的影响，以及老年群体对整个社会的影响。主要的老化社会学理论产生于 20 世纪 60 年代，研究重点在于老年人失去原有角色和社会群体后，重新适应调整的过程。代表理论有隐退理论(disengagement theory)、活跃理论(activity theory)、持续理论(continuity theory)、次文化理论(subculture theory)等。近年来，老化的社会学理论主要研究社会互动、社会期待、社会制度与社会价值对衰老过程适应的影响。

一、隐退理论

　　隐退理论又称空闲理论，由 E. Cumming 和 W. Henry 于 1961 年提出。该理论主张老年人的特征就是从社会中退出并把精力集中于个人，隐退行为是老年人和整个社会所期望的。一方面，老年人逐步走向以自我为中心的生活，生理、心理及社会方面的功能逐渐减退，离社会的要求相差越来越远。另一方面，社会平衡是通过社会与老年人的互动而实现的，这一过程由社会需要决定。因此，老年人应自动退出某些社会角色，以达到社会平衡，这是个体成功老化所必须经历的过程，也是促进社会进步、安定的完善途径。该理论可以用来协助老年人适应退休后所面临的种种生活改变。有些学者认为，这一理论未考虑社会文化环境对老年人的影响，事实上有些老年人退休后仍然乐意参与一些社会活动。

二、活跃理论

　　活跃理论又称活动理论，由 Havighurst 及其同事于 1963 年提出。该理论认为社会活动是生活的基础，人们对生活的满意度与社会活动紧密联系在一起。通过社会活动，老年人可以认识自我、获得社会角色、寻找生活的意义。老年是中年期的延伸，老年人仍然期望通过

笔记栏

参与社会活动,保持中年生活形态,维持原有角色功能。如果老年人失去原有角色功能,就会失去生活的信心与意义;反之,如果老年人有机会参与社会活动,就能够保持身体健康,获得人际关系,提升生活品质,从而更好地适应老年生活。相关研究表明,让老年人参加有兴趣的非正式的活动,比参加工作更能提升老年人的生活品质与满意度。这一理论为老年活动中心的建立奠定了理论基础。但活跃理论忽略了老年人之间的个体差异,不同的老年人对社会活动的参与要求是不同的;同时,活跃理论也忽视了低龄老人和高龄老人之间的差异,两个年龄阶段的老年人在活动能力和活动愿望上存在着明显的不同。

三、持续理论

持续理论由 Havighurst 等人于 1968 年提出。该理论以个性的研究为理论基础,主要探讨老年人在社会文化约束其晚年生活的行为时,身体、心理及人际关系等方面发生的调适。该理论认为,晚期生活是对早期生活的持续,老年人可采取中年时期的生活方式适应老化带来的正常变化,从而维持生活方式的连续性。如果一个人在其成熟阶段有稳定的价值观、态度、规范和习惯,就会将这些融入其人格与社会适应中。因此,老年期只要延续中年时期的爱好、习惯,或者寻找一些替代性的活动来代替失去的或改变的角色,就能获得成功的老化。

Havighurst 将老年人的人格分为四种,分别是完善型、防卫型、被动依赖型和非完善型。完善型的老年人能够积极参与社会活动,很好地适应老化。防卫型老年人会延续中年时的活动与角色。被动依赖型老年人依赖性强,对外部世界缺乏兴趣。非完善型的老年人则难以适应和应对老化带来的改变。

1989 年,Atchley 发展了持续理论,提出个体应维持生理、心理、社会等内外环境的平衡,并可运用恰当的应对方式来适应各种变化,以保持现在与过去生活的连续性。

综上所述,持续理论强调的是老年人的个体性差异,将老化过程与个体过去的人格与行为联系起来,弥补了隐退理论和活跃理论的缺陷。

四、次文化理论

次文化理论由美国学者 Rose 于 1965 年提出。该理论认为老年人不再有中年期的思想与行为,老年人群体会形成独特的老年次文化。由于老年人客观存在和主观感受到身心衰退,生理与心理适应新环境的能力不如年轻人,老年人会形成自己的人际圈,他们具有共同的话题、观念、态度和行为,具有特定的次文化,自成一个次文化团体。在老年人的次文化团体中,老年人能够产生互动,发展出相互依赖的关系,从而使他们得到相互支持及认同。随着老年人口的增加,老年次文化团体也随之壮大,许多相关的组织也随之成立,如:我国老年大学、老年人活动中心、老年人俱乐部等。研究表明,同龄群体相互支持和认同可促进老年人早日适应老化过程。强调老年次文化,在一定程度上可唤醒社会对老年人群体的关注,但也可能会将老年人进一步从主流社会分开,加剧老年人与主流社会的疏离感。

五、老化的社会学理论与护理

老化的社会学理论帮助护士从"生活在社会环境中的人"这个视角看待老年人,了解人格特征、家庭、教育程度、社区规范、角色适应、文化与政治经济状况等社会因素对老年人衰老过程的影响。在护理实践中,护士可以应用社会学理论帮助老年人适应晚年生活。

根据隐退理论,护士应关爱老年人,协助老年人适应退休后的生活改变;活跃理论,则提示护士应识别那些想要维持社会活动角色功能的老年人,评估其身心健康状况,协助老年人选择力所能及且感兴趣的活动;应用持续理论,护士应理解、接纳老年人的言行、举止;应用次文化理论,护士应认识并尊重老年人自己特定的生活信念、习俗、价值观及道德规范等文化特征,协助老年人成功地适应老年和疾病。主要的老化社会学理论内容及其指导意义见表2-3。

表2-3 主要的老化社会学理论内容及其指导意义

老化理论	内容	指导意义
隐退理论	老年人自动退出某些社会角色是成功老化所必须经历的过程	协助老年人适应退休后所面临的种种生活改变
活跃理论	让老年人有机会参与社会活动,协助他们适应老年生活	成立老年活动中心
持续理论	老年人可采取中年时期的生活方式适应老化带来的正常变化,从而维持生活方式的连续性	理解、接纳老年人的言行、举止
次文化理论	老年群体会形成独特的老年次文化	成立老年大学、老年俱乐部

在护理老年人时,护士不仅要了解老化的相关理论,而且还要了解老化理论研究的视角和对象,以及老年行为表现模式的影响因素与形成原因。各种老化理论在适用上都存在一定的局限性,护士在应用时需慎重选用不同的老化理论,并应用于不同的老年人。在老年护理实践中,护士需要不断地验证理论的适用性,并使理论不断充实、完善和发展。

思政元素

尊老敬老爱老助老,习近平身体力行

2013年2月4日,习近平到兰州一家"虚拟养老院"的养老餐厅考察工作。午饭时间,他发现72岁的杨林太老人面前还没有饭菜,就径直走过去,把一盘热气腾腾的饭菜递到老人手里,亲切地说:"请老人家吃饭。"

2017年11月17日,习近平在人民大会堂亲切会见参加全国精神文明建设表彰大会的600多名代表。准备合影时,他看到93岁的黄旭华和82岁的黄大发站在人群中间,就拉着两位老人的手,请他们坐到自己身边来。会见结束后,习近平还语重心长地对有关部门的同志说:"给老道德模范让座,这是尊老敬老的传统美德,这就叫人伦常情。"

深怀敬老之心,倾注爱老之情,笃行为老之事。习近平总书记为全社会树立了榜样。

第四节 老化的中医学说

中医学认为人体的衰老与内因、外因存在着重要的关系,但以内因为主。如《素问·上古天真论》强调养生之大则为"虚邪贼风,避之有时,恬惔虚无,真气从之,精神内守,病安从来"。中医学对人体衰老病机的探讨,《黄帝内经》则以"脏腑虚衰"和"阴阳失调"立论。后世医家又提出"气血失调""虚实相因"等学说。

一、脏腑虚衰学说

中医关于与老化相关的脏腑学说,包括肾脏虚衰学说、脾胃虚衰学说及心脏虚衰学说。

1. 肾脏虚衰学说 肾为先天之本,肾主藏精,为元气之本,一身阴阳生化之根。人体的生长、发育、衰老与肾脏的关系极为密切。《素问·上古天真论》中有"女子……七七，任脉虚，太冲脉衰少，天癸竭，地道不通，故形坏而无子也""丈夫……八八，天癸竭，精少，肾脏衰，形体皆极，则齿发去"的论述，就是以肾气的自然盛衰规律，来解释人体生长、发育、衰老的过程与先天禀赋的关系，提示衰老的关键在于肾气的盛衰。肾气的盛衰影响着元气的盛衰和生化功能的强弱，肾虚则元气衰，元气衰则生化功能弱，衰老就会提前，寿命也就短促。

2. 脾胃虚衰学说 脾胃为后天之本。《素问·灵兰秘典论》曰："脾胃者，仓廪之官，五味出焉。"水谷皆入于胃，五脏六腑皆禀气于胃，脾胃为水谷之海，胃主受纳，脾主运化，为气血生化之源，具有运化水谷，输布精微，灌溉经络，长养百骸，营养五脏六腑及皮毛的作用。若脾胃虚衰，饮食水谷不能被消化吸收，人体所需要的营养不能得到及时补充，便会影响机体健康，从而加速衰老。脾胃属土，为一身气机升降之中枢，脾胃健运，能使心肺之阳降，肝肾之阴升，而成天地交泰。若脾胃虚损，五脏之间升降失常，就会影响健康长寿。

虽然肾脏虚衰与脾胃虚衰皆可致人体衰老，但是二者是密不可分的。肾为先天之本，脾之功能赖之以生，赖之以长；脾为后天之本，肾所藏之精需要脾运化水谷精微以不断补充。通常认为，人之衰老，肾精先枯，全仗脾胃运化受纳，吸收精微，以滋荣全身，抵抗外邪。肾衰则脾失所本，肾阳不温则脾之功能降低，肾精亏损则脾失濡润；反之，脾胃虚衰则肾精不能补养，久之肾功必衰。所以，肾衰与脾虚先后发生，共同导致人体的衰老。

3. 心脏虚衰学说 《管子·内业》曰："平正擅胸，论治在心，此以长寿。"意思是说，具有平静端正的胸怀，可使心境保持安宁，有益于延年益寿。晋代《灵剑子》亦提出"心正则神调"，神调则道气足矣，使精气得以上通泥丸（脑），下达肾经，从而调节脏腑，平秘阴阳，"强己益身"。《素问·灵兰秘典论》则曰："心者，君主之官也，神明出焉。"心主宰人体的生命活动，协调脏腑、运行血脉。心气虚弱，血脉运行及神志功能就会受到影响，从而加速衰老。故中医养生学尤其重视保护心脏，认为"主明则下安，以此养生则寿，殁世不殆，以为天下则大昌。主不明则十二官危，使道闭塞而不通，形乃大伤，以此养生则殃"（《素问·灵兰秘典论》）。

二、阴阳失调学说

阴阳的盛衰决定着寿命长短，保持阴阳动态平衡是延年益寿的根本。《素问·阴阳应象大论》曰："年四十，而阴气自半也，起居衰矣。"《千金翼方·养老大例》亦指出："人年五十以上，阳气日衰，损与日至，心力渐退，忘前失后，兴居怠惰。"可见，随着年龄的增长，人体内阴阳逐渐失去平衡，人亦出现衰老征象。《素问·阴阳应象大论》告诫人们"能知七损八益，则二者（阴阳）可调，不知用此，则早衰之节也"。故阴阳失调可致衰老，而调节阴阳具有抗衰老的作用。

三、气虚血瘀学说

中医学认为，气血是构成人体的最基本物质，是脏腑经络运行的物质基础和原动力。生命的本质在于气血，离开气血就无所谓生命。在正常情况下，气血相生相依，气化血生，气行血行；血以载气，血失气耗。血液循行于脉管之中，流布全身，环周不休，而气则升降出入，无器不有，二者并行以供给人体各脏腑组织的营养需要。人体生长、发育、壮盛以至衰老的过程，也是气血由弱转强、由盛转衰的过程。人体进入老年，首先是气血失调，血液循环不畅，瘀血内停，导致气血失衡，脏腑器官得不到濡养，精气神出现虚弱，气机升降失常，从而产生气虚血瘀、虚实夹杂的恶性循环，进而导致机体的衰老。

四、老化的中医学说与护理

依据中医学的老化学说,历代医家积累了许多行之有效的抗老防衰、延年益寿的措施和方法,对老年人的养生及老年护理实践具有重要的指导意义。

1. 饮食有节,起居有常　关于饮食,《素问·上古天真论》提倡"食饮有节",《素问·痹论》指出"饮食自倍,肠胃乃伤"。可见饮食不加以节制,可损伤脾气。老年人由于脾胃虚弱,若饮食不节,更易损伤胃纳脾运的功能,加速衰老。故老年人饮食贵在有节,勿过饥过饱,不偏嗜,以清淡易消化为宜。关于起居,《素问·上古天真论》明确提出"起居有常",勿"以妄为常"。"百病起于过用",劳累太过或多逸少劳,皆有损于健康,影响寿命。《素问·宣明五气》曰:"久视伤血,久卧伤气,久坐伤肉,久立伤骨,久行伤筋,是谓五劳所伤。"《难经·四十九难》也提到:"久坐湿地,强力入水则伤肾。"关于睡眠,古人认为"少寐乃老年人之大患"。因此,老年人应保证睡眠充足,保持"卧如弓"的睡眠姿态。关于房事,古代养生家强调"欲不可纵""欲不可强",老年人尤应节制,切勿放纵,以养生保健,延年益寿。

2. 形神共养,动静兼修　《素问·上古天真论》提倡"精神内守,病安从来""恬惔虚无",并强调"七情"切忌过激。意思是说,注意精神修养,少思寡欲,精神才能守持于内,避免疾病的发生。反之,若情志失调,易引起人体气机紊乱,损害脏腑的生理常态而致病。老年人更需调节思想情绪,保持乐观开朗,使心胸开阔,气机调畅,方能保持心身健康、延年益寿。《素问·上古天真论》曰:"法于阴阳,和于术数。"所谓"和于术数",即包含体育锻炼等强身健体之法。因此,老年人应积极参加太极拳、舞剑、跳舞、慢跑、步行等文体活动,以达到增强体质、延缓衰老的目的。

3. 顺应自然,调和阴阳　中医学认为"天人相应",即自然环境和四时气候的变化与人体息息相关。《素问·四气调神大论》根据春生、夏长、秋收、冬藏的自然规律,提出了"春夏养阳,秋冬养阴"的养生原则,提醒老年人春天"夜卧早起",夏天"夜卧早起",秋天"早卧早起",冬天"早卧晚起",以顺应四时阴阳的变化,与外界环境保持协调平衡。中医还提倡"虚邪贼风,避之有时",即风、寒、暑、湿、燥、火六种邪气均为外邪,须及时躲避这些不正常的气候环境。因此,调节阴阳具有防衰抗老的作用,而平调阴阳则是延缓衰老的重要法则。老年人应从居所、作息、情绪和衣着等方面,顺应自然环境和四时气候的变化,以求祛病延年。

4. 未老先养,未病先治　未病先治的思想是中医学的重要理论之一,《素问·四气调神大论》曰:"圣人不治已病治未病……夫病已成而后药之,乱已成而后治之……不亦晚乎!"。从广义讲,中医学所有的养生防老的方法都是以预防疾病、健康长寿为目的的。人的生命过程分为生、长、壮、老、已几个阶段,养老防衰应当从青中年期就开始,这样才可以"尽终其天年,度百岁乃去"。

第五节　老年护理相关理论与模式

护理学研究人类对健康和疾病的反应,老年护理学研究老年护理的特殊性、护理程序和干预措施,最大限度维持和促进老年人功能,提高其生活质量。老年护理理论和模式是多种学科理论和知识的综合,并在护理实践中孕育产生。20世纪60至70年代,护理理论家们已经探究了护理实践中的一些重要理论与模式,如Orem的自护理论(self-care theory)、Roy的适应模式(adaptation theory)、Newman的健康理论(health theory)等。这些护理理论与模式对于老年护理实践有着非常重要的指导价值,在老年护理实践中应用广泛。借鉴并应用这些护理理论,可以帮助了解老年人所面临的生理、心理及社会层面的变化,指导观察、评估和处理老年人现存的和潜在的健康问题。目前在老年护理实践中应用较多的护理理论或模式包括疾病不确定感理论(theory of uncertainty in illness)、慢性病轨迹模式(the trajectory model of chronic illness)以及需求驱动的痴呆相关行为模式(need-driven dementia-compromised behavior model)。

一、疾病不确定感理论

疾病不确定感理论由美国护理学者 Mishel 于 1988 年提出。该理论的建立主要源于 Mishel 从事癌症患者护理的工作经历,用于解释人们如何应对有生命威胁的慢性疾病。

疾病不确定感是指患者对疾病的相关症状、诊断、治疗和预后等所感受到的不确定的感觉。在患病过程中,当患者的疾病经验无法与个人经验相吻合,或个人因缺乏相关信息而无法对所经历的事件进行定义及分类时,在认知上就会出现模糊不清、模棱两可、无法预测、不一致的情形。Mishel 疾病不确定感理论主要用来解释当疾病引起相关刺激时,个人会对刺激的构成及其含义进行归纳及认知,当个人无法对相关事件建立认知框架时,就会产生不确定感,而认知框架是个人对疾病、治疗、住院及预后的主观理解和诠释。不确定感本身是中性的,但个体对信息的评价和对其赋予的意义却可以是正面的或者负面的。

根据该理论,当源于癌症治疗的症状不能被理解时,疾病不确定感就会产生,而这种不理解往往源于这些症状是未被预料的或患者缺乏相关信息。通常患者的疾病不确定感主要来源于以下四个方面:①疾病的症状;②治疗和护理的复杂性;③与疾病诊断和严重程度相关信息的缺乏;④疾病过程和预后的不可预测性。对患者而言,癌症生存期间的不确定感是一种难以忍耐的经历,常伴随情感沮丧和对癌症复发的恐惧。

由于大多数癌症患者是老年人,且癌症患者多分布于医院多科室及社区,因此在老年护理实践中,及时向患者提供系统性的、有针对性的信息支持,如有关治疗会出现的症状、发生时间、程度以及持续时间等,将会帮助患者更好地理解症状,从而降低疾病不确定感。老年人由于认知功能下降,较其他群体,患病时更易产生疾病不确定感,因而该理论对老年护理实践有着更为重要的理论价值和指导意义。

二、慢性病轨迹模式

慢性病轨迹模式由 Corbin 和 Strauss 于 1992 年提出。该模式的中心概念是疾病过程或轨迹(illness course or trajectory),是指慢性病患者在疾病过程中所经历的上升阶段和下降阶段,以及各阶段中患者的常见表现。对老年人个体而言,慢性疾病过程代表了一种失能性疾病的累积效应,其中包括生理症状以及疾病对老年人心理-社会层面的影响。

该模式将老年人经历的疾病全过程分为前轨迹阶段(pre-trajectory)、始发阶段(trajectory onset)、稳定阶段(stable phase)、急性阶段(acute phase)、逆转阶段(comeback phase)、危机阶段(crisis phase)、不稳定阶段(unstable phase)、下降阶段(downward phase)和临终阶段(dying phase)九个阶段。虽然慢性病老年人经历疾病的过程各自不同,但相对于健康状况的改变以及对干预的需求有共同的阶段性。慢性病轨迹不同阶段老年人的表现描述见表 2-4。

基于以上慢性病的不同阶段,护士应有针对性地制定以下护理目标:①前轨迹阶段:协助老年人改变态度及生活方式,以促进健康及预防疾病。②始发阶段:协助观察并识别疾病早期症状,促进早期诊断和治疗。③稳定及逆转阶段:增强老年人对治疗护理方案的依从性,使老年人在失能状态下维持最佳功能状态。④急性阶段及危机阶段:确保老年人的生命安全,依据护理问题的轻重缓急安排优先顺序,尽早解除危机及恢复稳定状态。⑤不稳定阶段:协助老年人控制症状,促进其日常生活活动。⑥下降阶段:协助老年人维持感知觉,接受姑息治疗。⑦临终阶段:与老年人共同制定健康照护计划,满足临终前愿望。

表 2-4　慢性病轨迹不同阶段老年人的表现描述

阶段	描述
前轨迹阶段	疾病发生前;预防阶段;无症状和体征
始发阶段	有症状和体征出现;疾病被诊断
稳定阶段	经治疗疾病或症状得到控制;老年人维持每日活动
急性阶段	疾病活动期伴有严重而不能解除的症状或并发症;需要住院治疗
逆转阶段	逐步回归至可接受的生活方式
危机阶段	威胁生命的情况出现;需要急救服务
不稳定阶段	疾病或症状不能得到控制;不断寻求稳定的治疗方案,正常生活受到干扰;不需要住院治疗
下降阶段	生理/精神状态逐渐恶化;伴随不断增加的各种失能及症状出现;每日生活活动不断变化
临终阶段	不得不放弃日常生活兴趣和活动,让其平静离开人世

　　该模式为护士如何帮助老年人适应及应对疾病带来的挑战,对疾病不同阶段老年人进行护理评估以及护理干预提供了指导。国内研究表明,约80%老年人患有慢性病,随着老龄化问题的日益严峻,无论是在医院还是在社区工作,护士均会面临越来越多的老年慢性疾病老年人的护理问题,而慢性病轨迹模式描述了慢性病老年人不同阶段的特点和需求,对护士理解老年人疾病过程中的表现、评估老年人的需求及制定合理的护理计划均有很好的指导作用。

三、需求驱动的痴呆相关行为模式

　　该模式由 Kolanowski 于 1999 年提出。其主要观念是应该将痴呆患者表现出的与社会标准不相符的攻击行为、语言性激越行为以及躯体性非攻击行为(如徘徊、坐立不安、重复动作,常人无法理解的怪异动作)等症状行为,视为其潜在需求未能得到满足的表现。如果在护理中能够识别其未被满足的需求并给予正确回应,就能提高患者的生命质量。影响痴呆患者的行为因素可分为背景因素(background factors)和临近因素(proximal factors)。前者是指患者的人格特征、过去经历、人口统计学特征、心理-社会变量,以及与痴呆相关的机体功能状况。后者是指患者所处的物理和社会环境,以及患者的心理状况和心理需求状况(图 2-1)。

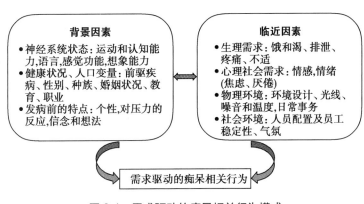

图 2-1　需求驱动的痴呆相关行为模式

由于认知损伤,痴呆患者的反应可能不是一种常规有效的反应,比如激越行为或极端被动,但这些行为实际上却是患者对其状态和需求的反应。护士和照顾者只要努力理解患者行为背后表达的需求,就能很好管理痴呆患者的行为,提高痴呆患者的生命质量。该理论为理解老年期痴呆患者行为提供了一种重要的思路,对指导老年期痴呆患者的护理有重要意义。

各种老年护理理论和模式的主要内容及指导意义见表2-5。护士可根据老年人的需求选择合适的理论和模式指导老年护理实践。

表2-5　老年护理理论和模式及其指导意义

老年护理理论和模式	内容	指导意义
疾病不确定感理论	当疾病引起相关刺激时,个人会对刺激的构成及其含义进行归纳及认知,当个人无法对相关事件建立认知框架时,就会产生不确定感	在老年护理中,及时向老年人提供系统性的、有针对性的信息支持,将会帮助老年人更好地理解症状,从而降低疾病不确定感
慢性病轨迹模式	老年人经历的疾病全过程分为九个阶段。虽然慢性病老年人经历疾病的过程各自不同,但相对于健康状况的改变以及对干预的需求有共同的阶段性	对护士理解老年人疾病过程中的表现、评估老年人的需求及制定合理的护理计划均有很好的指导作用
需求驱动的痴呆相关行为模式	应将痴呆患者表现出的与社会标准不相符合的症状行为,视为其潜在需求未能得到满足的表现。如果在护理中能够识别其未被满足的需求并给予正确回应,就能提高患者的生命质量	护士和照顾者只要努力理解患者行为背后表达的需求,就能很好管理痴呆患者的行为,提高痴呆患者的生命质量

学习小结

本章主要讲授老化的生物学理论、心理学理论、社会学理论、中医学说和老年护理相关理论与模式。老化的生物学理论主要包括体细胞突变理论、分子串联理论、自由基理论、神经内分泌理论、免疫理论、基因程控理论等。老化的心理学理论包括人格发展理论、自我效能理论、超老化观感理论。老化的社会学理论包括隐退理论、活跃理论、持续理论、次文化理论。老化的中医学说包括脏腑虚衰学说、阴阳失调学说及气虚血瘀学说。老年护理相关理论和模式包括疾病不确定感理论、慢性病轨迹模式、需求驱动的痴呆相关行为模式。各种老化理论和老年护理相关理论在老年护理实践中应用均有一定的局限性,应重点掌握老化的生物学理论、心理学理论及老年护理相关模式的内容,并在老年护理实践中灵活应用。

（宋　洁）

复习思考题

1. 简述自我效能理论的内容及其对老年护理实践的指导意义。

2. 活跃理论对老年人适应退休生活有何启示?

3. 试述疾病不确定感理论的内容及其对老年护理实践的指导意义。

4. 李某,男,61岁,为某事业单位退休处级干部。退休1年来,非常不适应退休后的生活,整日待在家里,闷闷不乐,害怕见人,甚至睡眠紊乱,食欲不振。请选用合适的老化社会学理论对其进行指导。

5. 张某,女性,78 岁,确诊阿尔茨海默病 2 年。自患病后,老人出现记忆障碍,说话重复,语言减少,喜欢藏匿东西,情绪烦躁易怒。近一个月来,老人有时会一边喊着要回家,一边就要出门,对家人的解释置之不理。家人对她的行为十分困惑不解和烦恼,通过电话向社区护士求助。问题:①护士可以应用什么理论解释张某的异常行为? ②针对老人的异常行为,护士可向家属提供哪些护理指导?

PPT 课件

03章PPT

◇◇◇ **第三章** ◇◇◇

老年人的健康评估

✎ **学习目标**

1. 掌握老年人健康评估的原则。

2. 熟悉老年人身体健康、心理健康、社会健康、生活质量及老年综合评估的评估要点,并能够使用恰当的量表协助评估。

3. 了解护理人员在对老年人健康评估过程中的注意事项。

4. 具备良好的健康评估技巧,能对老年人进行完整的健康评估,发现和确认老年人现存的/潜在的健康问题。

虽然老年人健康评估的过程与成年人相同,但是由于老化或某些慢性疾病的影响,老年人接受信息的能力下降,认知功能也会有不同程度的改变。因此,护理人员在进行评估时,应更加针对老年人的特点,运用专业技能和沟通交流的技巧,尽可能获得准确、全面、客观的资料,以便能清楚地反映出老年人的身体、心理、社会等方面的整体健康功能水平。

第一节 概 述

由于老化的改变,老年人生理、心理、社会层面的需求不同于一般的成年人,因此,老年人健康评估的重点、范围及所需使用的评估技巧和一般的成年人也不完全一致。

一、老年人健康评估的原则

为老年人进行健康评估时,护理人员应遵循以下原则:

(一)了解老年人生理、心理、社会层面的改变

护理人员必须熟悉老化过程中老年人的身心变化特点,以便于分辨生理性变化和病理性改变之间的不同。前者是指随着年龄的增长,机体发生的各种退行性改变,这些变化是正常的、无法避免的,是一种自然现象;后者是指由于生物的、物理的或化学的因素所导致的老年性疾病引起的变化,这些变化是异常的,属于病理性的改变。这就需要护理人员认真实施健康评估,确定与年龄相关的正常改变,区分正常老化和现存/潜在的健康问题,采取适宜的措施予以干预。

另外,护理人员不仅要了解老年人生理层面的改变,还要了解老年人因老化及疾病所带来的心理、社会层面的改变。

(二)正确解读老年人辅助检查结果

护理人员应能正确解读老年人的实验室检查数据。老年人实验室检查结果的异常有 3

种可能：①由于疾病引起的异常改变；②正常的老年期变化；③受老年人服用的某些药物的影响。目前关于老年人实验室检查结果标准值的资料很少。老年人实验室检查结果标准值（参考值）可通过年龄校正可信区间或参照范围的方法确定，但对每个临床病例都应个别看待。某些实验室检查值的异常是老年人正常的生理变化，但有些却提示老年人的病理改变，如果把所有的异常值都认为是老年期正常变化，就容易延误诊断和治疗。如血糖升高既可能是由于老年人内分泌系统生理改变而导致，也可能是疾病引起的。这就需要临床工作人员通过长期观察和反复检查，结合病情变化，来确认老年人的实验室检查值的异常是生理性老化还是病理改变所致。

（三）重视老年人疾病的非典型性表现

老年人感受性降低，加之常并发多种疾病，因而发病后往往没有典型的症状和体征，称为非典型性临床表现。患有严重疾病的老年人，其主诉可能是非典型的、不明确的，表现出来的症状也不如年轻人明显。例如，老年急性阑尾炎患者常常腹痛不强烈，麦氏点压痛、反跳痛等体征不典型，体温和血白细胞计数升高也不明显，临床表现轻而病理改变却很重，容易延误诊断和治疗。因此，对老年人要重视客观检查，尤其对体温、脉搏、血压及意识的评估极为重要。

二、老年人健康评估的方法

护士对老年人进行健康评估最常用和最基本的方法主要有：

（一）会谈

指通过与老年人及其亲友、照护者等进行交谈，了解老年人所患疾病的发生、发展、治疗经过以及老人既往身心健康状况等。在交谈中，护士应运用有效的沟通技巧，与患者及相关人员建立良好的信任关系，从而有效获取老年人的健康资料和信息，为进一步检查提供线索。

（二）观察

指运用感官获取老年人的健康资料和信息。护士可通过观察老年人的各种身体症状、体征、精神状态、心理反应及其所处的环境，以便发现潜在的健康问题。在观察的过程中，必要时可采用辅助仪器，以增强观察效果。

（三）体格检查

指通过视诊、触诊、叩诊、听诊和嗅诊的方法，对老年人进行全面而有重点的身体检查。

（四）阅读

指通过查阅病历、各种医疗与护理记录、辅助检查结果等资料，获取老年人的健康信息。

（五）测试

可通过问卷或量表来收集老年人的健康信息，在使用中应注意这些评估工具的信度及效度。

三、老年人健康评估的注意事项

在老年人健康评估的过程中，结合其身心变化的特点，护士应注意以下事项：

（一）提供适宜的环境

老年人的感觉功能减退，血流缓慢，代谢率及体温调节功能降低，体检时应注意环境温暖舒适，以 22~24℃ 为宜，防止老人受凉。由于老年人视力和听力下降，评估时应避免光线对老年人的直接照射，环境要尽可能安静、无干扰，同时注意保护老年人的隐私。

（二）安排充裕的时间

对于老年人来说，收集健康史需要花费较长的时间和更多的耐心。一般来说，时间以30~45 分钟为宜，交谈中最好有 5 分钟的休息。原因是老年人反应慢，感官退化，行动缓慢；

同时,老年人注意力不易集中,过长的访谈会引起老年人的疲惫,对于谵妄或痴呆的老年人,会引起老年人出现躁动不安的行为。如果老年人无法耐受全部的评估,护士应确定优先顺序,分次进行。

（三）选择得当的方法

对老年人进行躯体评估时,应根据评估的要求,选择合适的体位,重点检查易于发生皮损的部位。对有移动障碍的老年人,可取合适的体位。检查口腔和耳部时,要取下义齿和助听器。有些老年人部分触觉功能消失,需要较强的刺激才能引出,在进行感知觉检查,特别是痛觉和温度觉检查时,注意不要损伤老年人。

（四）运用有效的沟通技巧

老年人听觉、视觉功能逐渐衰退,交谈时会产生不同程度的沟通障碍。为了促进有效沟通,护士应尊重老年人,采用关心、体贴的语气提出问题,语速减慢,语音清晰,选用通俗易懂的语言,注意停顿,必要时进行重复。运用倾听、触摸、拉近空间距离等技巧,注意观察老年人的非语言性信息,以便能收集到完整而准确的资料。但值得注意的是,在与老人的非语言沟通中,应避免让老人感到不适应和难以接受的动作,如抚摸老年人的脸部或头部等。

第二节　老年人身体健康状况的评估

护士通过收集健康史和全面而有重点的体格检查,可以更好地了解老年人身体状况,为进一步形成护理诊断、制定护理计划提供依据。对老年人进行身体健康评估时,除了生理功能以及疾病本身外,还要对其日常生活能力即自理程度进行评估。身体健康评估的关键是辨别正常老化与异常病理性变化。

一、健康史

收集健康史是健康评估的一个非常重要的部分。老年人健康史收集的重点应集中在因疾病、功能或认知改变对老年人日常活动的影响以及心理、社会的反应方面。同时,由于老年人的健康史跨越数十年,很容易出现回忆性偏倚,所以为确保健康史的全面性和准确性,多渠道采集资料尤其重要。老年人本身、家庭成员、专业和非专业人员及医学病历都是资料来源。

（一）一般资料

包括姓名、性别、年龄、民族、婚姻状况、文化程度、职业以及医疗费支付形式等。许多健康问题的发生发展与性别、年龄、婚姻状况及职业等有关。除此之外,还应包括通信地址、电话、联系人及联系方式等,以便与其家人联系及今后的随访。同时还应注明资料来源（若资料来源并非被评估者本人,应注明其与被评估者的关系）及可靠程度、会谈日期等,便于今后查阅时参考。

（二）现病史

了解老年人目前的健康状况和患病情况、个人日常生活活动能力、心理状况以及参与社会活动情况等,围绕主诉详细描述被评估者自患病以来健康问题的发生、发展及应对的全过程。

（三）既往史

询问老年人曾患过何种疾病、疾病治疗及恢复情况。收集既往史的目的是了解被评估者过去所存在的健康问题、求医经过及其对自身健康的态度等,为选择和制定今后的治疗与护理方案提供重要依据。

（四）其他

健康史评估还应包括手术史、外伤史、食物及药物过敏史、家族史等。

二、体格检查

一般情况下，老年人应定期进行全面的体格检查，内容包括：

（一）一般状况

外表、穿着、体位、步态等可以提供一个老年人是否存在疾病或认知障碍的线索。如疾病常可使老年人体位发生改变，如心、肺功能不全的老年患者，可出现端坐呼吸。步态的改变也可对疾病的诊断有一定的帮助，如慌张步态表现见于帕金森病患者。

（二）智力、意识状态

评估老年人的记忆力、定向力有助于对老年人早期痴呆的诊断。老年人的意识状态可以反映其对周围环境的认识及对自身所处状况的识别能力，对判断有无颅内病变及代谢性疾病有帮助。

（三）生命体征

老年人的生命体征有以下的特点：①体温：老年人基础体温较成年人低，可导致感染时没有高热症状；②脉搏：脉率接近正常成年人，但脉搏可呈不规律性，因此，测量老年人脉搏的时间每次不应少于 30 秒；③呼吸：呼吸频率比正常成年人稍快，老年人呼吸频率为 16~25 次/min，在其他临床症状和体征出现之前，如老年人出现呼吸大于 25 次/min，可能是下呼吸道感染、充血性心力衰竭或其他病变的信号；④血压：在老年人中，高血压和直立性低血压比较常见。

（四）营养状况

评估老年人的饮食状况、有无饮食限制以及每日活动量。准确地测量老年人的身高和体重以保证营养评估和体重指数计算的准确性，其中体重指数（body mass index，BMI）是营养评估的常用指标。还可选用一些量表，目前老年人营养风险筛查及评估的常用工具主要有微型营养评价法（mini nutritional assessment，MNA）、微型营养评价简表（short-form mini-nutritional assessment，MNA-SF）、营养风险筛查 2002（nutrition risk screening 2002，NRS 2002）以及营养不良通用筛检工具（malnutrition universal screen tool，MUST），有助于筛查和评估老年人存在的营养问题。

（五）体表

1. 皮肤 评估的内容包括老年人皮肤的颜色、温度、湿度，皮肤的完整性与特殊感觉，有无癌前/癌病变。皮肤评估对长期卧床和患糖尿病的老年人尤为重要。老年人的皮肤干燥、皱纹多，缺乏弹性，没有光泽，常伴有皮损。常见的皮损有老年色素斑、老年疣、老年白斑等。

2. 毛发 头发变成灰白，发丝变细，头发稀疏甚至秃发。毛发变白的顺序依次为头发、鼻毛、睫毛。秃发一般从额头或额顶部开始，逐渐扩展，最后累及枕部。

3. 指甲 变黄、厚、硬，灰指甲在足趾部会更为明显。

（六）头面部

1. 眼睛及视力 老年人眼窝内的脂肪组织减少，眼球凹陷；眼睑下垂；瞳孔直径缩小，对光反应变慢；泪腺分泌减少，出现眼干；老年人角膜直径变小及呈现扁平趋势，致使老年人屈光力发生改变，这是导致老年人远视的原因之一；老年人晶状体质地变硬，睫状肌老化，眼的调节能力逐渐下降，迅速调节远、近视力的功能下降，出现老视；老年人因瞳孔缩小、视网膜的再生能力减退，使其区分色彩、暗适应的能力有不同程度的衰退和障碍。斯内伦视力图（Snellen chart）可以用来检查视力。眼晶状体和眼底检查对诊断白内障、糖尿病眼病和黄斑变性很有帮助。

2. 耳及听力　老年人的听力随着年龄的增加逐渐减退,对高音量或噪声易产生焦虑,常有耳鸣,特别在安静的环境下明显。耳语测听是临床言语测听法中常用的方法,一次只能检查单侧耳朵听力,检查者站在被检查者的身后或侧边以防止读唇。可采用老年听力障碍筛查量表(the hearing handicap inventory for the elderly-screening version,HHIE-S)进行老年人群老年性耳聋(prebycusis)的筛查。

3. 鼻腔　老年人鼻腔黏膜萎缩变薄,且变得干燥。重点检查鼻腔结构、黏膜是否有充血、红肿、息肉、出血及分泌物的情况。

4. 口腔　由于毛细血管血流减少,老年人唇周失去红色,口腔黏膜及牙龈显得苍白;唾液分泌减少,口腔黏膜干燥;味蕾的退化和唾液的减少使味觉减低。老年人由于牙齿脱落而常戴义齿。除了牙龈疾病外,不合适的义齿也会对口腔黏膜造成损伤。评估口腔时,应检查有无出血或肿胀的齿龈、松动和断裂的牙齿、经久不愈的黏膜白斑等。

（七）颈部

颈部结构与成年人相似,无明显改变。注意老年人颈部强直的体征,不仅见于脑膜受刺激的患者,而且更常见于痴呆、脑血管病、颈椎病、颈部肌肉损伤和帕金森病患者。

（八）胸部

1. 乳房　随着年龄的增长,老年女性乳房变长和平坦,乳腺组织减少。如发现肿块,要高度疑为癌症。男性如有乳房发育,常常由于体内激素改变或是药物的副作用。

2. 胸、肺部　听诊肺部有无呼吸音改变及啰音。老年人由于生理性无效腔增多,肺部叩诊多为过清音。老年人常有肺活量降低,纤毛运动功能下降,残气量增多且胸腔前后径增大,胸廓横径缩小等改变,可导致胸腔扩张受限,运动耐力下降,呼吸音减弱,易发生肺部感染。

3. 心脏　老年人因驼背或脊柱侧弯引起心脏下移,可使心尖搏动出现在锁骨中线旁。听诊第一心音及第二心音减弱,心室顺应性减低,可闻及第四心音。辨别第四心音和收缩期杂音是心脏体检的重点。

（九）腹部

检查时应注意腹部外形、有无压痛,有无肿块,听诊肠鸣音有无亢进或减弱。老年人腹部检查还应注重腹主动脉瘤和腹部肿瘤的评估。随着老年人运动量减少、脂肪的堆积,往往会有肥胖的发生,这些会掩盖一些腹部体征。而消瘦者则因腹壁变薄松弛,腹部体征也会不典型,如腹膜炎时不易产生腹肌紧张,但肠梗阻时则很快出现腹部膨胀。

（十）脊柱与四肢

观察有无脊柱后凸,老年人常由于椎间盘退行性变可出现脊柱后凸。评估四肢时,应检查各关节有无触痛、畸形、活动受限,肌肉有无萎缩、运动障碍等。老年人常由于关节炎及骨质疏松等损害,导致部分关节活动受限、畸形、疼痛等。

（十一）泌尿生殖器

老年女性由于雌激素缺乏,可出现阴毛稀疏;阴唇皱褶增多,阴蒂变小;阴道变窄,阴道壁干燥,皱褶不明显。子宫颈变短,子宫及卵巢缩小。男性外阴可出现阴毛变稀或变灰,阴茎、睾丸变小,双阴囊变得无皱褶等改变。且随着年龄的增长,老年男性逐渐发生前列腺增生,导致后尿道梗阻,出现排尿困难。

（十二）神经系统

神经系统检查包括中枢神经、反射、步态和平衡的评估。同时评估认知功能。随着年龄的增长,神经传导速度变慢、对刺激反应的时间延长,因此,老年人精神活动能力下降,如记忆力减退、易疲劳、注意力不易集中、反应变慢、动作不协调、生理睡眠时间缩短。

三、功能状态的评估

老年人的功能状态常与健康水平有关,并在很大程度上影响着老年人的生活质量。护理人员应定期对老年人的功能状态进行评估,有助于了解疾病对老年人所造成的影响,也可作为老年康复时功能重建的目标。

（一）评估内容

常见的功能状态评估内容包括基础性日常生活活动能力、工具性日常生活活动能力、高级日常生活活动能力三个层次。

1. 基础性日常生活活动能力（basic activities of daily living,BADL） 是老年人最基本的自理能力,是老年人自我照顾、从事每天必需的日常生活的能力。如衣（穿脱衣、鞋、帽,修饰打扮）、食（进餐）、行（行走、变换体位、上下楼）、个人卫生（洗漱、沐浴、如厕、控制大小便）,这一层次的功能受限,将影响老年人基本生活需要的满足。BADL 不仅是评估老年人功能状态的指标,也是评估老年人是否需要补偿服务的指标。研究发现,老年人的日常生活活动能力的退化有一定的顺序,常常先丧失洗澡的功能,再依次丧失穿衣、转移、如厕、清洁、进食的能力。

2. 工具性日常生活活动能力（instrumental activities of daily living,IADL） 是指老年人在家中或寓所内进行自我护理活动的能力,包括购物、家庭清洁和整理、使用电话、做饭、洗衣、理财等,这一层次的功能反映老年人是否能独立生活并具备良好的日常生活功能。因此也被称为独居生活能力。

3. 高级日常生活活动能力（advanced activities of daily living,AADL） 反映老年人的智能能动性和社会角色功能,包括主动参加社交、娱乐活动、职业等。随着老年期生理变化或疾病的困扰,这种能力可能会逐渐丧失。例如,一位经常参加各种社交和娱乐活动的老年人,因股骨颈骨折使失去了参与这些活动的能力,这将使老人的整体健康受到明显影响。高级日常生活能力的缺失,要比基本日常生活能力和工具性日常生活能力的缺失出现得早,一旦出现,就预示着更严重的功能下降。一旦发现老年人有高级日常生活能力的下降,就需要做进一步的功能性评估,包括基础性日常生活能力和工具性日常生活能力的评估。

（二）常用的评估工具

因国内外对功能评估的相关研究较多,可用于日常生活活动评估的量表种类也比较多,其中使用比较广泛的工具包括巴塞尔指数（Barthel index,BI）、Katz 指数（Katz index）、Lawton-Brody 工具性日常生活活动功能评估量表（Lawton-Brody IADL scale）和日常生活能力量表（activity of daily living scale,ADL scale）。

1. 巴塞尔指数 为国内外常用的一种 BADL 评定方法。由美国 Florence Marhoney 和 Porathea Barthel 于 20 世纪 50 年代中期提出,并于 1965 年正式命名为 Barthel index,有 10 项和 15 项两个版本。常选用使用较为广泛的 10 项版本（详见附录 1）。

（1）量表的结构和内容:BI 评定的项目包括进食、床椅转移、修饰、如厕、洗澡、平地行走、上下楼梯、穿衣、大便控制、小便控制。

（2）评定方法:每个项目根据是否需要帮助及其需要帮助的程度分为 2~4 个等级,评分有 0 分、5 分、10 分及 15 分的选项。

（3）结果解释:量表总分范围在 0~100 分。得分越高,独立性越好,依赖性越小。总分 0~40 分提示重度功能障碍;41~60 分提示中度功能障碍;61~99 分提示轻度功能障碍;100 分提示基本的日常生活能力良好。

（4）评定注意事项

1）可在老年人入院、病情变化、手术前后、出院时进行评估,来反映患者功能状况的变化,还可用来预测住院时间的长短、治疗效果和预后。

2）评定所需时间约 5 分钟,可直接观察老人完成动作的情况,对于年老体弱者可分次进行。也可采用间接评定的方法,向老人的家属、朋友等了解情况。

3）有学者提出 BI 灵敏度低,对患者的功能变化反应迟钝,因此在实际工作中也可以根据具体情况采用改良的 BI 进行 BADL 的评估。改良 BI 评估项目也为 10 项,但计分方法采用 5 级制。如对进食的评估由原来的 0 分、5 分、10 分的 3 级评分细分为 0 分、2 分、5 分、8 分、10 分的 5 级评分。

4）为了使评估结果真实可靠,评估者应熟悉量表评定细则,明确各评估项中老年人功能状态所对应的分值,从而做出最为准确快速的分数选择。

2. Katz 指数　又称 ADL 指数(the index of ADL),由 Katz 于 1959 年提出,并于 1976 年修订(详见附录 2)。Katz 指数是目前国内外广泛使用的 BADL 评价工具。

（1）量表的结构和内容:Katz 指数根据人体功能发育学的规律制定,将 ADL 分为六项内容,依次为:洗澡、穿着、如厕、床椅转移、大小便控制和进食,六项评定内容按照由难到易的顺序进行排列,不宜随意改变次序。

（2）评定方法:通过询问被测评者(或知情者)平时是如何执行这些日常生活活动的,来评定各项活动是"自理"还是"依赖"。

（3）结果解释:Katz 指数把 ADL 功能状态分为 A~G 七个功能等级,从 A 级到 G 级独立程度依次下降,A 级:全部六项活动均能独立完成;B 级:能独立完成任意五项,只有一项不能独立完成;C 级:只有洗澡和其余五项之一不能独立完成;D 级:洗澡、穿着和其余四项之一不能独立完成;E 级:洗澡、穿着、如厕和其余三项之一不能独立完成;F 级:洗澡、穿着、如厕、转移和其余二项之一不能独立完成;G 级:所有六项活动均不能独立完成。

（4）评定注意事项:评估者应熟悉量表评估项目及设计原理,评定时不随意改变评定项目的次序。本量表为等级量表,也可采用此量表进行功能等级评分,各评估项目依赖和独立完成分别计 0 分、1 分,总分 6 分表示完全独立;3~5 分表示部分功能受损;2 分以下表示严重功能受损。

3. Lawton-Brody 工具性日常生活活动功能评估量表(Lawton-Brody IADL scale)　由美国的 Lawton 和 Brody 编制,主要用于评定被测评者的工具性日常生活能力(详见附录 3)。

（1）量表的结构和内容:Lawton-Brody IADL 量表主要评估老年人购物、做家务、理财、食物烹饪、使用交通工具、使用电话、洗衣、服药等 8 项独居生活能力。

（2）评定方法及结果解释:每个评定项目根据被测评者独立完成的程度分为 3~5 个等级,有 2 套评分方法(详见附录 3),可根据具体情况采用。

（3）结果解释:量表总分范围有 0~24 分和 0~8 分两种,评分越低,提示被测评者 IADL 失能程度越大,社区独立生活能力越差。如购物、交通、食物储备、家务、洗衣等五项活动中有三项以上需要协助即为轻度失能。

4. 日常生活能力量表(ADL 量表)　由美国的 Lawton 和 Brody 于 1969 年编制,主要用于评定被测评者的日常生活能力。该量表项目细致,简明易懂,便于询问。评分采用计分法,易于记录和统计,非专业人员亦容易掌握和使用(详见附录 4)。

（1）量表的结构和内容:由躯体生活自理量表(physical self-maintenance scale,PSMS)和工具性日常生活活动量表(instrumental activities of daily living scale,IADL)组成。前者包括 6 项基础性日常生活能力:如厕、进食、穿衣、梳洗、行走和洗澡;后者包括 8 项独居生活能力:打电话、购物、做饭、做家务、洗衣、使用交通工具、服药和处理财物。

（2）评定方法:采用 1~4 分的四级评分法,评分标准为:1=自己完全可以做,2=有些困难,3=需要帮助,4=根本无法做。

（3）结果解释:评定结果可按总分、分量表分和单项分进行分析。总分最低为14分,为完全正常;大于14分表示有不同程度的功能下降;最高56分。单项分1分为正常,2~4分为功能下降。凡有2项或2项以上单项分≥3分,或总分≥22分,表明有明显的功能障碍。

（4）评定注意事项:评定时按表格内容逐项询问,如被测评者因故不能回答或不能正确回答（如痴呆或失语）,则可根据家属、护理人员等知情人的观察评定。

四、辅助检查

老年人机体形态和功能的一系列进行性、退行性改变,可不同程度影响辅助检查的结果,对此护士应予以正确的解读和分析。

（一）常规检查

1. 血常规　多数学者认为,临床常用的成年人血常规参考值范围不适用于老年人群。一般以红细胞小于 $3.5×10^{12}/L$,血红蛋白小于 110g/L,血细胞比容小于 0.35,作为老年人贫血的标准,但贫血并非老年期正常生理变化,因而需要进行全面系统地评估和检查。血小板计数无增龄性变化。白细胞的参考值为 $(3.0~8.9)×10^9/L$。在白细胞分类中,T 淋巴细胞减少,B 淋巴细胞则无增龄性变化。

2. 尿常规　老年人尿蛋白、尿胆原与成年人之间无明显差异。老年人肾排糖阈值升高,可出现血糖升高而尿糖阴性的现象。老年人由于泌尿系统炎性细胞非特异性渗出增多,使得其镜下脓尿的判断标准与成年人不同,其尿沉渣中白细胞大于 20 个/HP 才有病理意义。老年人中段尿培养污染率高,可靠性较低,老年男性中段尿培养菌落计数≥ $10^3/ml$、女性≥ $10^4/ml$ 为判断真性菌尿的界限。

3. 血沉　老年人的血沉变化范围较大。一般老年人血沉正常值在 30~40mm/h,在此范围内无病理意义;如果血沉超过 65mm/h,则应考虑感染、肿瘤及结缔组织病的可能性。

（二）生化与功能检查

老年人生化与功能检查中常见的生理变化见表 3-1。

表 3-1　老年人生化与功能检查中常见的生理变化

检验内容	成人正常值范围	老年期生理变化
空腹静脉血糖	3.9~6.1mmol/L	轻度升高
肌酐清除率	80~100ml/min	降低
血尿酸	210~430μmol/L（男性）/150~360μmol/L（女性）	轻度升高
乳酸脱氢酶（LDH）	50~150U/L	轻度升高
碱性磷酸酶	20~110U/L	轻度升高
总蛋白	60~80g/L	轻度升高
总胆固醇	2.8~6.0mmol/L	60~70岁达高峰,随后逐渐降低
低密度脂蛋白	<3.1mmol/L	60~70岁达高峰,随后逐渐降低
高密度脂蛋白	1.1~1.7mmol/L	60岁后稍升高,70岁后开始降低
甘油三酯	0.23~1.24mmol/L	轻度升高
甲状腺激素 T_3	1.08~3.08nmol/L	降低
甲状腺激素 T_4	63.2~157.4nmol/L	降低
促甲状腺素	（2.21±1.1）mU/L	轻度升高或无变化

（三）心电图检查

随着年龄的增长，老年人心电图的异常改变明显增多，变化复杂，常提示器质性病变。但如果老年人心电图出现 P 波轻度低平、T 波振幅减低、PR 间期延长等改变时，则考虑为增龄所带来的非特异性改变。

（四）影像学及内镜检查

影像学检查已广泛应用于老年疾病的诊治，如 CT、MRI 对急性脑血管病、颅内肿瘤的诊断有很大价值。内镜检查对老年人胃肠道肿瘤、消化性溃疡以及泌尿系统疾病的诊断具有重要意义。

第三节　老年人心理健康状况的评估

随着年龄的增长，老年人会经历许多生活事件，如退休、丧偶、身体功能受限、慢性疾病缠身、经济状况改变等，如果适应不良，可带来许多负性的心理反应。老年人的心理健康是其躯体健康和社会功能状态的直接影响因素，也是实现健康老龄化不可缺少的维度之一。老年人的心理健康状况常从情绪与情感、认知能力、压力与应对等方面进行评估。

一、情绪与情感评估

情绪和情感是人对客观事物态度的体验，是人的需要是否得到满足的反映。同是人对客观事物的反映，情绪和情感不同于认知过程，认知过程是人对客观事物本身的反映，而情绪和情感反映的则是客观事物与人的主观需要之间的关系。一般来说，老年人容易产生孤独感、失落、焦虑、抑郁等消极情绪，其中抑郁症最为常见。国家卫生健康委员会在 2020 年 9 月发布的《探索抑郁症防治特色服务工作方案》中提出，老年人群应作为抑郁症防治工作中需关注的重点人群之一。

（一）焦虑

焦虑（anxiety）是个体感受到威胁时的一种紧张的、不愉快的情绪状态，表现为紧张、不安、急躁、失眠等，但无法说出明确的焦虑对象。常用的评估方法有以下三种：

1. 访谈与观察　询问、观察老年人有无因情绪改变而引起的面容表情、姿势步态等的改变。

2. 心理测试　可用于老年人焦虑评估的常用量表有汉密尔顿焦虑量表（Hamilton anxiety scale，HAMA）、焦虑自评量表（self-rating anxiety scale，SAS）、广泛性焦虑量表（7-item generalized anxiety disorder scale，GAD-7）、贝克焦虑量表（Beck anxiety inventory，BAI），其中使用较多的为汉密尔顿焦虑量表、焦虑自评量表、广泛性焦虑量表。

（1）汉密尔顿焦虑量表：由汉密尔顿（Hamilton）于 1959 年编制，是广泛用于评定焦虑严重程度的他评量表（详见附录 5）。

1）量表的结构和内容：该量表包括 14 个条目，分为精神性焦虑和躯体性焦虑两个维度，前者为第 1~6 项及第 14 项，由焦虑心境、紧张、害怕、失眠、认知功能、抑郁心境以及会谈时行为表现等 7 项组成；后者为第 7~13 项，由躯体性焦虑（肌肉系统）、躯体性焦虑（感觉系统）、心血管系统症状、呼吸系统症状、胃肠道症状、生殖泌尿系统症状和自主神经系统症状等 7 项组成。

2）评定方法：应由经过培训的 2 名评定员进行联合检查，一般采用交谈和观察的方法，待检查结束后，2 名评定员各自独立评分。根据符合程度，分为无、轻度、中度、重度、极重度,采用 0~4 分的 5 级评分法。

3)结果解释:分数越高,焦虑症状越重。总分≥29 分,提示可能为严重焦虑;总分≥21 分,提示有明显焦虑;总分≥14 分,提示有肯定的焦虑;总分≥7 分,可能有焦虑;小于 7 分,提示没有焦虑。其中总分≥14 分,提示被测试对象具有临床意义的焦虑症状。

4)应用价值:该量表能很好地衡量治疗效果,以及比较治疗前后症状变化。如利用因子分析法作疗效分析,还能确切地反映各类靶症状群的变化情况;该量表评定方法简单易行,可用于焦虑症,但不宜用于估计各种精神病时的焦虑状态。

(2)焦虑自评量表:由宗氏(W. W. K. Zung)于 1971 年编制,用于评定焦虑患者的主观感受(详见附录 6)。

1)量表的结构和内容:该量表为 20 个项目的自评量表,用来了解被测评对象在过去一周内受到焦虑、害怕、惊恐、发疯感、不幸预感、手足发抖、躯体疼痛等症状的困扰程度。

2)评定方法:采用 1~4 分的 4 级评分,正向评分题的评分标准:1=没有或很少时间;2=有时有;3=大部分时间有;4=绝大部分时间或全部时间都有。反向评分题则相反,评为 4、3、2、1。

3)结果解释:该量表的主要统计指标是总分。将各项得分相加得总粗分,经过公式转换成标准总分,即用总粗分乘以 1.25 后取其积的整数部分,就得到标准总分。分值越高,说明焦虑程度越严重。按照中国常模结果,SAS 标准总分低于 50 分为正常;50~59 分为轻度焦虑;60~69 为中度焦虑;69 分以上为重度焦虑。该量表可以评定焦虑症状的轻重程度及其在治疗中的变化,主要用于疗效评估,不能用于诊断。

(3)广泛性焦虑量表:是一种简明、有效的焦虑自评工具,由 Robert L. Spitzer 等于 2006 年根据广泛性焦虑症(generalized anxiety disorder,GAD)的诊断标准编制而成,用于广泛性焦虑筛查及症状严重度的评价,因其良好的信效度、可重复性和多语言环境下人群适用性而被国内外广泛使用(详见附录 7)。

1)量表的结构和内容:GAD-7 由 7 个条目组成,用来了解被测评对象在过去两个星期里受到包括"难以放松""对各种各样事情过度担心"等 7 个问题的困扰程度和功能影响。

2)评定方法:采用 0~3 分的 4 级评分法,其中 0=没有;1=有几天;2=一半以上时间有;3=几乎天天都有。

3)结果解释:量表得分范围为 0~21 分,分值越高,说明焦虑程度越严重。评定标准:0~4 分为没有焦虑;5~9 分为轻度焦虑;10~14 分为中度焦虑;≥15 分为重度焦虑。Kroenke 等认为基于不同的使用目的,GAD-7 的临界值可以有所不同。若以 GAD-7 作为诊断的粗筛工具,可以将临界值定得稍微低一些,避免漏检;而在临床研究中,若以 GAD-7 作为诊断的替代工具,可以将临界值定得高一些,减少非焦虑患者的混杂。

3. 焦虑可视化标尺技术　请被评估者在可视化标尺相应位点上表明其焦虑程度,因其使用简单,在临床上应用也比较广泛(图 3-1)。

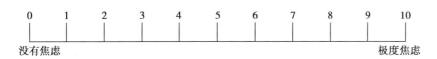

图 3-1　焦虑的可视化标尺

(二)抑郁

抑郁(depression)是个体失去某种其重视或追求的东西时产生的情绪状态,其特征是情绪低落,甚至出现失眠、悲哀、自责、性欲减退甚至是自杀等表现。常用的评估方法有以下三种：

1. 访谈与观察　通过询问、观察老年人有无不修边幅、不爱整洁、懒言少语等，综合判断老年人有无抑郁情绪存在。

2. 心理测试　可用于老年人抑郁评估的量表有汉密尔顿抑郁量表（Hamilton depression scale，HAMD）、老年抑郁量表（the geriatric depression scale，GDS）、患者健康问卷-9（patient health questionnaire-9，PHQ-9）、流调中心用抑郁量表（the center for epidemiological studies depression，CES-D）、抑郁自评量表（self-rating depression scale，SDS）、贝克抑郁量表（Beck depression inventory，BAI）等。其中汉密尔顿抑郁量表、老年抑郁量表和患者健康问卷-9 是比较常用的抑郁筛查量表。

（1）汉密尔顿抑郁量表：由 Hamilton 于 1960 年编制，是临床上评定抑郁状态时应用最普遍的量表，后又经过多次修订，版本有 17 项、21 项和 24 项三种。现介绍的是目前使用广泛的 17 项版本（详见附录 8）。

1）量表的结构和内容：HAMD-17 测评了以下症状：抑郁情绪、有罪感、自杀、入睡困难、睡眠不深、早醒、工作和兴趣等。

2）评定方法和评分标准：应由经过训练的两名评定员对被评定者进行联合检查。一般采用交谈与观察方式，待检查结束后，两名评定员分别独立评分。该量表大部分项目采用 0~4 分的 5 级评分法，其评分标准：0=无；1=轻度；2=中度；3=重度；4=很重。少数项目评定则为 0~2 分 3 级评分法，其评分标准：0=无；1=轻中度；2=重度。

3）结果解释：总分能较好地反映病情的严重程度，总分越高，抑郁程度越重。一般认为总分≥25 分，为重度抑郁；总分 18~24 分，为中度抑郁；总分 8~17 分，为轻度抑郁；总分 0~7 分，则没有抑郁症状。

4）评定注意事项：量表中第 8、9 及 11 项，依据对被测评者的观察进行评定；其余各项，则根据被测评者自己的口头叙述评分；但其中第 1 项需两者兼顾。第 7 项需向被测评者家属或病房工作人员收集资料；第 16 项应根据体重记录，也可依据被测评者主诉及家属或病房工作人员所提供的资料评定。

（2）老年抑郁量表：由美国心理学家 Brink 和 Yesavage 于 1982 年编制，被全球广泛运用以测量老年人的抑郁水平（详见附录 9）。

1）量表的结构与评分方法：GDS 中文版共有 30 个条目，以问题的形式列出，要求受试者以"是"或"否"作答。其中 20 个条目采用正向计分（即回答"是"提示存在抑郁），有 10 个条目采用反向计分（即回答"否"提示存在抑郁），每项提示抑郁的回答得 1 分。得分范围为 0~30 分，得分越高说明抑郁越严重。

2）结果解释：该表可用于筛查老年抑郁症，但其临界值仍然存在疑问。Brink 建议按照不同的研究目的（要求更好的灵敏度还是更高的特异度）用 9~14 分作为存在抑郁的界限分。用于一般筛查目的时建议采用：总分 0~10 分，正常；11~20 分，轻度抑郁；21~30 分，中重度抑郁。

3）简化版本：1986 年 Sheikh 和 Yesavage 在 30 个条目的标准版本基础上设计出包含 15 个条目的简版老年抑郁量表（GDS-15），由于其更为简短和易于操作，简版抑郁量表作为 GDS 的替代同样得到临床工作者和心理学研究者的肯定和广泛使用，目前已有汉化版本，且经研究显示具有良好的信效度。

（3）患者健康问卷-9：由美国哥伦比亚大学于 20 世纪 90 年代中期发展出的抑郁筛查工具，因其条目少、内容简单、可操作性强等优势被国内外广泛使用（详见附录 10）。

1）量表的结构与内容：PHQ-9 包含两个维度即情感方面和躯体症状方面，共有 9 个条目即9个抑郁症状组成,用来了解患者在过去两个星期里"难以放松""对各种各样事情过度担心"等9个抑郁症状出现的频率。

2)评分方法:采用0~3分的4级评分法,其中0=没有;1=有几天有;2=一半以上时间有;3=几乎天天都有。

3)结果解释:量表得分范围为0~27分,分值越高,说明抑郁程度越严重。评定标准:0~4分为没有抑郁;5~9分为轻度抑郁;10~14分为中度抑郁;15~27分为重度抑郁。

4)简化版本:简化版本患者健康问卷-2(PHQ-2)采用PHQ-9的前两个条目,主要评定被测评者在过去两周中2个抑郁核心症状即抑郁心境和快感缺失出现的频率。PHQ-2作为抑郁快速筛检工具在国内外被广泛使用,具有良好的信效度。

二、认知评估

认知包括一个人的语言能力、记忆力、判断力、定向力、计算力和推理力。认知功能对老年人是否能够独立生活以及生活质量起着重要的影响作用。老年人认知的评估包括思维能力、语言能力以及定向力三个方面。可用于认知损害筛查的工具非常多,包括画钟试验(clock drawing test,CDT)、简易认知分量表(mini-cognitive assessment instrument,Mini-Cog)、知情者老年人认知功能减退问卷(informant questionnaire on cognitive decline in the elderly,IQCODE)、记忆损害筛查(memory impairment screen)、简易智力检测量表(abbreviated mental test,AMT)、简易精神状态检查(mini-mental state examination,MMSE)、简易操作智力状态问卷(short portable mental status questionnaire,SPMSQ)、8条目痴呆筛查问卷(ascertain dementia 8-item questionnaire,AD8)等。其中最普及的测试是简易精神状态检查和简易操作智力状态问卷,而AD8量表是国家卫生健康委员会于2020年8月发布的《探索老年痴呆防治特色服务工作方案》中推荐的老年认知评估筛查工具,近年来被广泛使用。

(一)简易精神状态检查

简易精神状态检查由美国精神医学家福尔斯坦(M. F. Folstein)等于1975年编制。它是最具影响的认知缺损筛选工具之一,具有快速、简便的优点,对评定员的要求不高,只需经过简单的训练便可操作,适用于社区和基层,可为进一步检查和诊断提供依据(详见附录11)。

1. 量表结构与内容 MMSE量表共19项,30个小项,测评范围包括时间和地点定向力、即刻记忆和近期记忆力、计算和注意力、物体命名、回忆和语言表达等。

2. 评定方法 评定时,向被测者直接询问,被测者回答正确或操作正确记1分,回答错误或拒绝回答或回答不知道记0分。

3. 结果解释 MMSE的主要统计指标为总分,为所有记"1"的项目(小项)的总和,得分范围为0~30分。MMSE总分分界值与受教育程度有关:文盲组(未受教育)17分,小学组(教育年限≤6年)20分,中学或以上组(教育年限>6年)24分,若测评结果低于分界值,可认为被测评者有认知功能缺损。

4. 评定注意事项

(1)要向被测评者直接询问。

(2)如在社区中调查,注意不要让其他人干扰检查。

(3)老年人容易灰心或放弃,应注意鼓励。

(二)简易操作智力状态问卷

简易操作智力状态问卷由Pfeiffer于1975年编制,适用于评定老年人认知状态的前后比较(详见附录12)。

1. 量表结构与内容 问卷评估包括定向、短期记忆、长期记忆和注意力4个方面,共10

项内容。

2. 评定方法 评定时,向被试者直接询问,被试者回答或操作正确记1分。

3. 结果解释 问卷满分10分,评估时需要结合被测试者的教育背景做出判断。错0~2项者,表示认知功能完整;错3~4项者,为轻度认知功能损害;错5~7项者,为中度认知功能损害;错8~10项者,为重度认知功能损害。如果被测评者为小学及以下文化程度,允许再多错一项;如果被测评者为高中以上文化程度,允许错误的项目数要少一个。

（三）AD8量表

AD8量表是由美国华盛顿大学Galvin等于2005年开发的医学量表,用于早期痴呆的筛查(详见附录13)。

1. 量表结构与内容 该问卷包括8个问题,评估患者在日常生活中是否存在判断力下降、记忆障碍及由此引起的生活能力下降。

2. 评定方法 评定时最好由了解被测评对象的知情者来回答,也可以由被测评对象自己回答,需要特别指出的是该量表考察的是"变化",要求观察对比患者是否产生了八种特定的"变化",回答"有改变"记1分,回答"无改变"记0分。

3. 结果解释 量表得分范围为0~8分,0~1分提示认知功能正常,2分及以上提示可能存在认知障碍。

4. 评定注意事项

（1）该量表评价的是被测评者的变化,且要强调变化是基于认知障碍,而非躯体障碍。

（2）此项筛查本身不足以诊断痴呆,但能非常敏感地检测出很多常见疾病的早期认知改变。异常范围的分数提示需要进一步的检查评估。

三、压力与应对评估

随着年龄的增长,老年人在认知、心理及自我照顾方面的能力逐渐降低,压力研究对老年人来说就显得更为重要,主要是因为他们经历压力性生活事件的老年期,正是他们处在身体、心理、社会与经济各方面的资源皆受到限制的时候。压力对老年人的影响是多方面的,包含生理、心理、认知及行为方面。

（一）老年人的压力源

1. 老年人的心理压力 在心理压力方面,虽然老化、慢性疾病可给老年人带来压力,但更多的可能源于角色、关系和生活环境的改变。老年人的心理压力有:

（1）与家庭成员的关系:对于大多数老年人来说,他们世界被局限在家庭里,如果与家庭成员相处愉快,那么他们就会有很好的晚年生活,反之,老年人就会感受到压力。

（2）环境改变:环境改变不只是丧失熟悉的环境,还需要适应新环境。如一些老年人被儿女接到城市中,对新环境的不适应也会给老人造成很大的压力。环境改变也包含由家庭搬入机构内,此种改变所造成的压力往往较大。

（3）退休:退休不仅是从工作中隐退,丧失原有的收入与生活形态,失去了原有的社会角色,也象征丧失了决定者的角色。

（4）孤独与失落:人是群居动物,没有人能够一个人独自生活在这个社会中,老年人同样需要陪伴,而现实是老年人的社交方式和范围都大幅度减少,孤独成为老年人经常面对的状态,这种孤独状态会给老年人造成很大的压力。同时,老年人作为一个特殊群体,比年轻人面对更多的生死离别,亲人、朋友离世会给老人造成压力。因此,失落是老年人常需面对的心理压力。

（5）现代信息智能技术:随着我国互联网、大数据、人工智能等信息技术快速发展,智能化服务得到广泛应用,深刻改变了生产生活方式,但不少老年人不会上网、不会使用智能手机,在出行、就医、消费等日常生活中遇到诸多不便,不仅无法享受智能化服务所带来的便利,还会引起老年人的无用感和心理压力。

另外,许多老年人担心失去适当的身体功能,从而失去对生活环境的控制力及独立性;还可能有怕面对死亡等害怕心理及性功能改变等也会给老年人带来心理压力。

2. 老年人的社会压力

(1)经济压力:没有一个群体对通货膨胀冲击的感受像老年人那么强烈,物价的上涨、医疗费用的支出可给老年人带来压力。经济宽裕度是决定老年人晚年生活是否幸福的重要元素。

(2)歧视的压力:所谓老年歧视是指对老年人的偏见。老年人常被认为是健忘、软弱、胆小、不安和退缩的,甚至对老年人的歧视也出现在医护人员中。

此外,对医疗卫生安全的担忧,社会上一些不法分子针对老年人的欺骗等也可对老年人造成很大的压力。

（二）老年人的压力评估

杰奇(Janke)把压力定义为对需求的适应反应或不满意的调适状况。压力被认为是危害健康的主要因素之一。许多研究显示,压力与疾病的发生发展显著相关。护理人员应全面评估老年人压力的各个环节,及时了解有无压力源存在,压力源的性质、强度、持续时间以及对老年人的影响,从而能适时地发现和处理老年人的压力反应,并采取适当的措施来帮助老年人成功地适应生活。

（三）老年人的应对方式及评估

应对(coping)是心理应激过程的重要中介因素,与应激事件性质以及应激结果均有关系。近年来应对方式评估受到广泛重视,许多应对方式问卷被应用于中国老年人群,包括应付方式问卷(coping style questionnaire,CSQ)、特质应对方式问卷(trait coping style questionnaire,TCSQ)、简易应对方式问卷(simplified coping style questionnaire,SCSQ)、医学应对问卷(medical coping modes questionnaire,MCMQ)等。其中医学应对问卷常被应用于探讨不同疾病的老年患者可能存在的应对策略,而本文介绍的简易应对方式问卷是比较常用的老年人应对方式研究的自评量表(详见附录14)。

简易应对方式问卷是由我国学者解亚宁等于1998年在国外应对方式量表基础上,根据实际应用需要,结合我国人群的特点所编制。

1. 量表结构与内容 该问卷由积极应对和消极应对两个维度组成,共20个条目,其中积极应对维度由条目1~12组成,重点反映积极应对的特点;消极应对维度由条目13~20组成,重点反映消极应对的特点。

2. 评定方法 采用0~3分的4级评分法,其中"0"代表"不采取","1"代表"偶尔采取",2代表"有时采取","3"代表"经常采取"。

3. 结果解释 可根据下面的公式计算结果判断个体应对方式倾向性,标准分采用积极应对方式和消极应对方式平均值和标准差分别进行Z转换。

$$应对倾向 = 积极应对标准分（Z分）- 消极应对标准分（Z分）$$

例如:某被测者积极应对和消极应对分量表实际得分（平均值）分别为1.90和1.32,代入Z分计算公式:Z=（实际得分-样本平均值）÷样本标准差。解亚宁等的研究结果显示,积极应对分量表的平均分为1.78,标准差为0.52;消极应对分量表的平均分为1.59,标准差为0.66。即:积极应对标准分=（1.90-1.78）÷0.52=0.23,消极应对标准分=（1.32-1.59）÷

$0.66 = -0.41$。将计算结果代入上式中：

$$应对倾向 = 0.23 - (-0.41) = 0.64。$$

应对倾向值大于 0,提示该被测者在应激状态时主要采用积极的应对方式,小于 0 则提示被测者在应激状态时更习惯采用消极的应对方式。

第四节　老年人社会健康状况的评估

随着医学模式和健康观的转变,健康状况评估已经不仅指对生理、心理功能的评估,还应包括对社会健康状况的评估。社会健康是指个人适应社会生活、扮演社会角色、行使社会功能的状态。因此,社会健康评估应对老年人的社会适应、社会支持、社会资源环境等方面进行评定,具体包括角色功能、所处环境、文化背景、家庭状况等方面。

一、概述

(一)社会健康的概念

目前,对于个体社会健康概念的认识有所不同。一般认为,社会健康作为个体健康的一个维度,指个体在与他人相处或交往中的状态以及个体与社会环境相互作用的情况。有学者从社会适应和社会支持两个方面提出社会健康的概念框架,社会适应包括社会关系满意度、社会角色表现和对环境的适应,社会支持包括社会网络和社会联系的满意度。

(二)社会健康的内涵

社会健康主要包括以下几个方面:

1. 角色活动与社会适应　包括妥善处理不愉快事件的能力,对生活、工作、学习等环境的适应能力,对所担当角色的评价以及家庭生活和睦程度。

2. 社会资源与社会接触　社会资源包括是否有关系密切的同事、同学、邻居、亲戚、伙伴等以及关系密切程度如何,社会接触包括是否与亲朋好友保持联系、是否经常参加社会或集体活动等。

3. 社会支持　包括老年人社会支持需要类型(经济支持、精神慰藉、生活照料)和社会支持来源(政府、社会、家庭、亲属等正式及非正式支持)两个方面。

二、角色功能的评估

角色(role),又称社会角色。这一词源于戏剧舞台上的用语,后来被社会心理学家借用来表示对具有某种特定社会职位的个体所规定的标准和期望。角色是社会对个体或群体在特定场合下职能的划分,代表了个体或群体在社会中的地位以及社会期望表现出的符合其地位的行为。角色不能单独存在,需要存在于与他人的相互关系中。在社会活动中,同一个体往往同时扮演多种角色。

(一)老年人角色变化的特点

老年人一生中经历了多重角色的转变,从婴儿到青年、中年直至老年,从学生到踏上工作岗位直至退休,从儿子/女儿到父母亲直至祖父母等,适应对其角色功能起着相当重要的作用。

1. 社会角色的变化　主要表现为从职业角色转为闲暇角色。对于老年人而言,退休所带来的工作角色丧失是一项极大的改变,尤其是当他/她这么多年以来,工作一直是其活动及社交的主要来源时,离开原来的岗位使老年人突然变得空闲时间很多,生活变得单调乏味。有的老人退休后甚至角色生活失去了重心,觉得被社会所抛弃,表现出情绪低落、郁郁寡欢、沉默、忧虑等。

2. 家庭角色的变化　老年人离开工作岗位后,家庭成了主要的生活场所,并且大部分家庭有了第三代,老年人由父母的地位上升到祖父母的位置,增加了老年人的家庭角色,常常担当起照料第三代的任务;此外,随着年龄的增长,对子女的依赖程度越高,主要表现为从主体角色逐渐转变为依赖角色;老年期又是丧偶的主要阶段,若配偶去世,则要失去做丈夫或妻子的角色,表现为从配偶角色转变为单身角色。

（二）角色功能评估的目的

了解老年人对角色的感知、对承担的角色是否满意、角色行为是否正常,有无角色适应不良或冲突,以便及时采取干预措施,避免角色功能障碍给老年人带来生理和心理两方面的不良影响。

（三）角色功能评估的方法和内容

1. 角色功能评估的方法　对老年人角色功能的评估,可以通过访谈与观察的方法收集资料。评估时要求护士秉持非评判、尊重事实的态度,询问老年人过去以及现在的情况。

2. 角色评估的内容

（1）承担角色情况:了解老年人过去的职业、职务、离退休年份,目前在家庭或社会中所承担的角色。评估角色的承担情况,可询问:最近一星期内做了什么事? 哪些事占去了大部分时间? 对他/她而言什么事情是重要的,什么事情很困难?

（2）角色的感知情况:让老年人描述对自己角色的感知,了解老年人是否了解自己的角色权利和义务,同时还应询问是否认同别人对其所承担角色的期望。

（3）角色的满意度与适应:让老年人描述对自己承担的角色是否满意以及与自己的角色期望是否相符,观察有无角色适应不良的身心行为反应,如头痛、头晕、疲乏、睡眠障碍、焦虑、抑郁、忽视自己和疾病等。

三、环境评估

环境与人的关系密不可分,尤其是对老年人而言,更直接地影响了老年人晚年生活安全、便捷和生活质量。

（一）环境评估的目的

通过对环境进行评估,可以减少环境中妨碍生活行为的因素,给予较多的辅助和足够的刺激,创造发挥补偿机体缺损的功能的有利因素,促进老年人生活质量的提高。

（二）环境评估的方法和内容

1. 环境评估的方法　评估环境时可以采用自述法或询问法获得资料,必要时可通过家访现场观察的方法收集资料。

2. 环境评估的内容

（1）物理环境:是指一切存在于机体外环境的物理因素的总和。由于人口老龄化的出现、"空巢"家庭的日益增多,大量老年人面临着独立居住生活的问题。居住环境是老年人的生活场所,是学习、社交、娱乐、休息的地方,评估时应了解其生活环境/社区中的特殊资源及其对目前生活环境/社区的特殊要求,其中居家安全环境因素是评估的重点,可采用居家危险因素评估工具(home fall hazards assessments,HFHA)来评估,从室内灯光、地面(板)、卫生间、厨房、客厅、卧室、楼梯台阶等方面找出居家环境中的危险因素,减少老年人跌倒等意外的发生(详见附录15)。

笔记栏

（2）社会环境：包括经济、文化、教育、法律、制度、生活方式、社会关系、社会支持等诸多方面。这些因素与人的健康密切相关，本节着重于经济、生活方式、社会关系和社会支持的评估。

1）经济：在社会环境因素中，对老年人的健康以及患者角色适应影响最大的是经济。这是由于老年人因退休、固定收入减少、给予经济支持的配偶去世所带来的经济困难，可导致失去家庭、社会地位或生活的独立性。护理人员可通过询问以下问题了解经济状况：①您的经济来源有哪些？单位工资福利如何？对收入低的老年人，要询问这些收入是否足够支付食品、生活用品和部分医疗费用。②家庭有无经济困难？是否有失业、待业人员？③医疗费用的支付形式是什么？

2）生活方式：通过交谈或直接观察，评估饮食、睡眠、活动、娱乐等方面的习惯以及有无吸烟、酗酒等不良嗜好。若有不良生活方式，应进一步了解对老年人带来的影响。

3）社会关系与社会支持：评估老年人是否有支持性的社会关系网络，如老年人与邻里、老同事的关系如何，与亲戚朋友的接触频度，参与社会团体情况，有无社交孤立倾向等。可采用 Lubben 社会网络量表（Lubben social network scale，LSNS），来测评老年人与家庭成员、亲戚及朋友等的相互关系（详见附录16）。

四、文化评估

文化是在某一地域内，大多数社会成员所必须遵循的社会规范。这些文化会对个体的健康产生积极或消极的影响。

（一）文化评估的目的

通过文化评估，了解老年人在健康观念、求医方法、习惯与治疗方法上是否存在文化差异，并努力探索影响老年人健康的各种文化因素，以便制定出符合其文化背景的、切合实际的护理措施。

（二）文化评估的方法和内容

1. 文化评估的方法　对老年人文化的评估，可以通过访谈与观察的方法收集资料。评估时要求护士尽可能持中立、非评判的态度，不以自己的情绪和主观意见去影响老年人。

2. 文化评估的内容

（1）价值观：可以询问老年人：你认为自己健康吗？你认为你是如何患病的？你对自己所患疾病是如何认识的？你认为你的生活受到疾病影响了吗？

（2）信念：信念的评估应包括以下问题：你认为引起你健康问题的原因是什么？你是如何发现有此健康问题的？你的健康问题对你产生了哪些方面的影响？

（3）宗教信仰：在事先确认老年人有宗教信仰的情况下，可以通过以下问题了解老年人的宗教活动及对宗教信仰的依赖程度：宗教信仰对你有多重要？你是否因为宗教信仰而禁食某种食物？你有无因宗教信仰而必须禁止做的事情？在你的家庭中，谁与你有相同的宗教信仰？

（4）风俗、习惯：护理人员在对风俗、习惯进行评估时，应了解不同文化区域的风俗习惯，其评估内容也应注意从与健康相关的各种习俗方面进行，包括饮食、礼节、家庭习惯、民间疗法等。

五、家庭评估

家庭是老年人主要的、甚至是唯一的生活环境，家庭环境的优劣是影响老年期心理再适应的重要因素，也是影响老年人健康的主要原因。

笔记栏

（一）家庭评估的目的

家庭是老年人获得满足的重要来源,也是其情绪支持的基本来源。对家庭的评估,有助于了解家庭对老年人健康的影响,从而能制定切实有效的方法,充分调动家庭对老年人的支持,共同帮助老年人恢复健康。

（二）家庭评估的方法和内容

1. 家庭评估的方法　家庭评估可以根据所需资料的不同而采用不同的方法,一般可以通过访谈与观察的方法收集资料。有时可以结合问卷进行评估。

2. 家庭评估的内容

（1）家庭成员基本资料:主要包括家庭成员的性别、年龄、文化程度、职业、健康状况等。

（2）家庭结构:主要是指家庭组成的类型以及家庭成员相互间的关系。

1）家庭类型:社会学家将家庭结构分为主干型、联合型、核心型、单身型四种类型。我国传统的家庭结构是以主干型和联合型的大家庭为主要结构的形式,老年人在家庭中的地位较高,生活在这种类型家庭里的老年人精神较充实。随着社会的发展,家庭的结构类型发生了明显的变化,核心家庭所占比例逐渐增大,核心型小家庭的状态使许多老年人得不到合适照顾,增加了老年人的孤独感。

2）家庭成员的关系:主要是指与配偶、子女、媳婿以及孙辈之间的关系。护理人员可通过对老年人家庭成员关系的评估,了解其家庭有无矛盾及产生的原因。

（3）家庭功能:家庭功能的健全与否关系到每个家庭成员的身心健康及疾病的预测,故家庭功能是家庭评估的重要内容之一。家庭对老年人的作用主要有三个方面:①为老年人提供全部或部分经济支持;②为老年人提供日常生活照顾;③为老年人提供精神支持。常用的家庭功能评估工具包括家庭功能评定量表（Family Assessment Device,FAD）(详见附录17)、家庭关怀度指数量表（APGAR）(详见附录18)、家庭支持量表（Perceived Social Support from Family Scale,PSS-Fa）(详见附录19)以及家庭环境量表中文版（Family Environment Scale Chinese Version,FES-CV）(详见附录20)等。

（4）家庭压力:包括家庭成员关系的改变、家庭成员的角色冲突、家人患病或死亡等都会造成家庭失衡,扰乱家庭正常生活。

六、社会健康状况综合评估

目前,对社会健康状况进行评估的工具主要包括综合评估工具及单项评估工具。社会健康状况单项评估是指通过对老年人社会健康的不同方面进行单独评估,来反映老年人社会健康状况。本节前述内容均属于单项评估,故在此不赘述。现主要介绍社会健康状况的综合评估工具。

1. 社会健康量表　社会健康量表（详见附录21）是自测健康量表,由角色活动与社会适应（0~40分）、社会资源与社会接触（0~50分）、社会支持（0~30分）3方面,共12个条目组成。

2. 老年人社会健康量表　该量表由鲍成臻于2018年编制（详见附录22）,属于访谈式量表,包含社会支持（包括情感支持、信息支持、工具性支持）、社会适应（包括社会参与、社会关系和自我意识系统）及感知到的资源环境（包括自然环境、建成环境和社区管理/服务）3个维度,共25个条目。适用于"相对健康"的老年人。

第五节　老年人生活质量的评估

随着医学模式的转变,医学的目的与健康的概念不再单纯是生命的维持和延长,而是同时提高生活的质量,即保持和促进老年人在生理、心理及社会功能诸方面的完好状态。

一、概述

生活质量作为生理、心理、社会功能的综合指标,可用来评估老年人群的健康水平、临床疗效以及疾病的预后。

(一)生活质量的概念

生活质量(quality of life,QOL)又称生命质量、生存质量。1993年,世界卫生组织将其定义为:不同文化和价值体系中的个体对他们的生存目标、期望、标准以及所关心的事情相关的生存状况的感受。中国老年学学会老年医学委员会认为,老年人生活质量是指60岁或65岁以上的老年人群身体、精神、家庭和社会生活满意的程度和老年人对生活的全面评价。

(二)生活质量的内涵

1995年,Ferrell博士使世界卫生组织对生活质量的定义更为具体化,提出生活质量是四维模式结构,应包括:①身体健康状况:自身各种生理功能活动有无限制,休息和睡眠是否正常,肢体残废缺陷情况等;②心理健康状况:自身智力水平及各种心理活动、情绪变化、紧张刺激等;③社会健康状况:个人的社会交往和社会活动情况,爱情、婚姻、职业、社会地位以及家庭关系;④精神健康状况:对自己生活价值的认识,精神文化生活和宗教信仰等。2002年6月由全国老龄工作委员会主办的"提高老年人生活质量对策研讨会"上提出,现阶段我国老年人生活质量应包括:①经济保障,包括养老保障、医疗保障、经济收入、生活开支;②健康状况,包括身体状况、营养状况、精神卫生等;③精神文化生活,包括文化教育、情趣爱好、文体活动、感情需求;④生活环境,包括居住条件、家庭环境、社会环境、自然环境。

二、生活质量的评估

国内外诸多学者对生活质量进行了较多的研究,由于研究的侧重点不同,所使用的测评工具也不一致。

(一)生活质量的主观评估

一些测评方法更注重于情感、角色、社会活动和认知功能等主观方面内容,因为主观感受间接甚至直接反映着社会卫生服务质量和老年人对社会服务的满意程度,测量内容包括老年人的生活满意度和幸福感,常使用的量表有生活满意度指数(life satisfaction index,LSI)、纽芬兰纪念大学幸福度量表(Memorial University of Newfoundland Scale of Happiness,MUNSH)等。

(二)生活质量的综合评估

另一些研究则从身体、心理、生活等各方面进行综合测量,常使用的量表有生活质量综合评定问卷(generic quality of life inventory-74,GQOLI-74)、生活质量核心问卷(quality of life questionnaire core 30 items,QLQ-C30)、WHO生活质量量表老年模块(WHOQOL-OLD)、老年人生活质量调查表和健康调查简表(medical outcomes study 36-item short-form health survey,MOS SF-36)等,其中老年人生活质量调查表和SF-36是国内应用较为广泛的量表。

1. 老年人生活质量调查表　该表由中华医学会老年医学学会流行病学组于1994年10月制定,并建议在全国有条件的地区进行老年人生活质量调查(详见附录23)。该调查综合了主客观两方面的内容,包括身体健康、心理健康、社会适应、环境适应4个维度,疾病症状、慢性疾病、畸形残疾、日常生活功能、情绪性格、智力、生活满意度、人际关系、社会活动、生活方式、环境条件11个方面,对老年人生活质量的客观状态及主观感受做出较翔实、准确的评价。

2. SF-36 SF-36 是在 1988 年 Stewartse 研制的医疗结局研究量表(medical outcomes study-shor form,MOS-SF)的基础上,由美国波士顿健康研究所发展而来。1991 年浙江大学医学院社会医学教研室翻译了中文版的 SF-36 从生理功能、心理功能等多个方面评估人的整体健康状况(详见附录 24)。SF-36 量表评价健康相关生活质量的 8 个方面,即生理功能(physical functioning,PF)、生理职能(role-physical,RP)、躯体疼痛(bodily pain,BP)、总体健康(general health,GH)、活力(vitality,VT)、社会功能(social functioning,SF)、情感职能(role-emotional,RE)、精神健康(mental health,MH)。此外,SF-36 量表还包括一项指标——健康变化(health transition,HT),用于评价过去一年内健康改变。

第六节 老年综合评估

随着医学模式和健康观的转变,对老年人的评估已不仅仅是停留于对老年人身体健康、心理健康、社会健康状况等方面的单一评估,而是更加重视多方面的综合评估。

一、概述

通过对老年人进行综合评估,可以揭示老年人的多种现存的以及潜在的健康问题,为老年人分级管理、照护资源分配以及健康管理方案制定提供有力依据。

（一）老年综合评估的概念

老年综合评估(comprehensive geriatric assessment,CGA),是指采用多维度、多学科的方法对老年人的躯体健康、功能状态、心理健康、社会支持和环境状况等进行综合评估,并制定和整合以保护老年人健康和功能为目的的预防及诊疗计划,以最大限度地提高老年人的生活质量。在国外既往文献中,老年综合评估又称为老年多维度功能性评估(multidimensional functional assessment,MFA)和老年功能综合评估(comprehensive functional assessment,CFA)等,其基本内涵与老年综合评估相近。

（二）老年综合评估的对象

老年综合评估的对象既可以是社区一般老年人群,也可以是患多种慢性疾病、老年问题或老年综合征,伴有不同程度的功能残缺、衰弱的老年患者,住院患者,不同地区的某些特定人群等。但对于严重痴呆、完全功能丧失、肿瘤晚期等的重症患者,因其从评估中获益较少,故不适宜做综合评估。

（三）老年综合评估的内容

尽管各种老年综合评估工具中的具体评估内容不尽相同,但主要评估维度基本一致,包括:

1. 一般医学评估 包括以疾病为中心的医学诊断、脏器功能、老年综合征及用药评估。

2. 躯体功能评估 主要从行动能力和活动限制两方面来评估老年人日常生活、娱乐、职业和社会角色扮演等方面的能力。

3. 精神心理评估 包括认知功能评估和心理状态评估。

4. 社会支持评估 主要包括社会适应能力、社会支持、社会交际网络、社会服务、经济状况及社会需求等。

5. 环境评估 主要从老年人生活环境、空气饮水质量、居家安全性等方面进行评估。

二、老年综合评估

目前,国内外诸多学者对老年综合评估进行研究,并研制出评估工具,根据评估形式及结果的应用范围,老年综合评估工具可分为标准化评估工具、综合评估工具和单一评估工具。

（一）标准化评估工具

标准化评估工具的特点是有统一的护理语言,可实现评估结果在不同医疗或照护机构间的数据共享、成果标准化和推广,评估内容最为全面。

1. 老年人能力评估量表　老年人能力评估量表是2013年由中华人民共和国民政部发布的民政行业标准,用于评估需要接受养老服务的老年人(详见附录25)。

（1）量表的结构和内容:该量表共包含调查对象一般人口学资料、日常生活活动、精神状态、感知觉与沟通、社会参与、老年人能力评估报告等七部分。日常生活活动包括巴塞尔(Barthel)指数量表中的10个指标;精神状态包括认知功能、攻击行为、抑郁症状3个指标;感知觉与沟通包括意识水平、视力、听力及沟通交流4个指标;社会参与包括生活能力、工作能力、时间/空间定向、人物定向、社会交往能力5个指标。

（2）评定方法:评估员佩戴资格证,在指定地点对老年人进行评估,每次评估应由两名评估员同时进行。评估员通过询问被评估者或主要照顾者,按照"老年人能力评估表"逐项评估,并填写每个二级指标的评分。根据各一级指标的分级标准,确定各一级指标的分级,填写在"老年人能力评估表"中。根据4个一级指标的分级,使用"老年人能力等级结果判定卡",最终确定老年人能力等级,填写在"老年人能力评估表"的"老年人能力评估报告"中,进行确认并签名。

（3）评定注意事项:老年人能力评估是基础性评估,只提供能力分级。当"精神状态"中的认知功能评定为受损时,宜进行MMSE专项评估。对有精神疾病的老年人,宜进一步进行专科评估。

2. 国际居民评估工具　国际居民评估工具(international resident assessment instruments, inter RAI)由来自23个国家的多名学者、医生和其他专业人士组成的非营利性国际组织开发,源于20世纪80年代后期美国政府为统一各照护机构的评估标准而研发出的数据收集表(minimum data set, MDS),是国际公认的目前应用最广泛、发展最完善的标准化评估工具,现已开发了长期照护评估(long-term care facilities, LTCF)、家庭照护评估(home care, HC)、辅助生活评估(assisted living, AL)、福利和社区健康评估(community health, CH)、急性病医院评估系统(acute care hospital system, ACHS)、安宁疗护(palliative care, PC)、精神心理照护(mental health, MH)、儿童与青年智障和发育障碍的评估(child and youth intellectual/developmental disability)以及儿童与青年精神健康评估(child and youth mental health)等20余种评估子工具。每套子工具均由评估表、评估表使用手册、临床评估协议(clinical assessment protocols, CAPs)及状态和结局的测量标尺(scales)构成。

现选取长期照护评估表和家庭照护评估表两个较常用的评估工具进行介绍。

（1）长期照护评估表(inter RAI-LTCF):该评估表在2001年被翻译成中文,用于评估在机构接受长期照护老年人的照护需求和健康问题。现就2015年中文版inter RAI-LTCF量表进行介绍。

1）量表的结构和内容:该量表主要包括:①功能表现,包括身体活动不足、日常生活活动能力受限、身体约束;②认知和心理健康,包括认知功能下降、谵妄、沟通交流受限、抑郁情绪、异常行为问题;③社会功能状况,包括社会活动不足、社会交往受限;④临床健康问题,包括跌倒风险、疼痛、压疮风险、心血管与呼吸系统问题、营养不良、脱水、鼻饲管道问题、预防性健康措施不足(包括健康筛查和免疫接种)、烟酒滥用、尿失禁、大便问题。

2）评定方法:研究者使用该工具前必须经过国际居民评估工具组织的统一培训,培训合格方可使用。需 2 名评估员分别对同一老年人进行评估。

3）结果解释:评估表中所有评估结果均为编码,评估者需要根据 inter RAI-LTCF 结果使用手册(临床分析报告 CAPs)从 4 个维度分析老年人面临的主要问题及照护需求。

（2）家庭照护评估表(inter RAI-HC):该研究工具由来自多个国家的临床医生、研究者、卫生管理者共同组成的一个非营利的国际研究组织开发,于 1994 年创立家庭照护评估系统版本 1.0,随后不断对工具进行修正和升级,直至 2010 年发布最新版本 9.1。该量表主要用于对在家庭环境中接受正式或非正式家庭护理的老年人和残疾人进行评估。

1）量表的结构和内容:评估表内容主要包括基本信息、认知能力、沟通能力和视力、情绪和行为、心理健康、功能状态、疾病诊断、健康状况、口腔和营养状况、皮肤情况、用药情况、治疗和照护服务等内容。

2）评定方法:同长期照护评估表。

3）结果解释:评估表中所有评估结果均为编码,评估者需要根据 inter RAI-HC 结果使用手册(临床分析报告 CAPs)从 4 个维度分析老年人面临的主要问题及照护需求。

国际居民评估工具被认为不仅是评估工具,还能够作为制定干预措施的指导工具和干预后的效果质量评价工具,使得评估和干预成为一套科学体系,且均有据可循,有准可依。但量表条目较多,计算方法复杂,限制了其应用和推广,部分国家已通过将国际居民评估工具计算机程序化来规避这些问题,并取得较好效果。

3. 老年护理需求评估标准 由国家卫生健康委员会于 2019 年发布,旨在评估提供老年护理服务的医院、护理院(站)、护理中心、康复医疗中心、社区卫生服务中心、乡镇卫生院、医养结合机构中的医疗机构,以及通过家庭病床、巡诊等方式为居家老年人提供上门医疗护理服务的相关医疗机构中的老年人的护理需求。

（1）量表的结构和内容:包括《老年人能力评估标准表(试行)》和《老年综合征罹患情况(试行)》(详见附录 26)。《老年人能力评估标准表(试行)》包括老年人日常生活活动能力(包括卧位状态左右翻身、床椅转移、平地步行等 15 个条目)、精神状态与社会参与能力(包括时间/空间定向、人物定向、记忆、抑郁等 8 个条目)、感知觉与沟通能力(包括意识水平、视力、听力、沟通交流 4 个条目)3 个维度。

（2）评定方法:评估人员应当由具备合法资质、有评估能力的相关医院、护理院等医疗机构或其他专业机构内经过省级护理服务需求评估专业培训,并考核合格的人员(包括医师、护士等医务人员)担任。每次至少由 2 名评估人员(至少有 1 名医师)共同完成评估。

（3）评定注意事项:原则上,评估结果有效期为 6 个月。在评估结果有效期内,如老年人身体、能力、疾病状况发生变化,或者有效期满,医疗机构应当及时进行重新评估。

（二）综合评估工具

综合评估工具是一类相对全面、内部结构和评价尺度具有一致性的多维度评估工具,但由于国家、地域和语言不同,评估尺度及标准不一,不同研究结果间的可比性受限。

1. 美国老年人资源与服务评价量表 美国老年人资源与服务评价量表(Older American Resources and Services, OARS)于 1975 年由 Duke 老年与人类发展研究中心基于临床环境研制,由多维功能评估问卷(OARS Multidimensional Functional Assessment Questionnaire, OMFAQ)和服务评价问卷(Service Assessment Questionnaire, SAQ)两部分构成,二者可同时使用也可单独使用。目前,已广泛应用于老年人个体功能状况评估、人口现状的调查、服务利用率和需求评估等方面。

（1）量表的结构和内容:量表包括社会资源、经济资源、心理健康、生理健康、日常生活能力 5 个维度。社会资源包括家庭关系和朋友关系,经济资源即经济收入是否充足,心理健康包括心理健康的程度及相应的机体表现,生理健康包括生理失调的表现和生理活动,日常生活能力包括基础性日常生活能力和工具性日常生活能力。

（2）评定方法:该问卷共包括 105 个问题,其中 72 个问题由老年人自行完成,19 个问题由老年人周围人(如家庭成员)填写,14 个问题由评估者填写,需要大约 1 小时完成。评估者最好先接受 Duke 大学专门培训再实施评估。

（3）评定标准:各条目均采用 1~6 分的等级评分法,从小到大依次代表极佳、良好、轻度、中度、重度和完全障碍,5 个维度得分之和代表老年人的综合健康状况,得分范围 5～30 分。

（4）结果解释:总分越高,表明功能越差。具体而言,总分 5～10 分表示综合健康状况良好,11～14 分为一般,15 分及以上为较差。

2. 欧洲老年人评估系统量表(European Assessment System for Care of Old People,EASY-Care)　由英国、美国、其他一些欧洲国家共同研发完善,第 1 版于 1994 年问世,包括 31 个问题,后分别于 1999 年、2004 年和 2010 年进一步修正。

量表由 49 个问题组成,涉及身体、心理、社会及环境多个方面。第 1 部分为个人信息及病史;第 2 部分是对目前需求和优先需求事项的评估,包括视听力和沟通能力、自理能力、日常活动、安全、居住和经济状况、精神健康和幸福感。第 3 部分是根据结果,对日常活动支持的需求、紧急入院的危险和跌倒的危险进行评分,最终确定老年人的优先需求及其他需求。

3. 老年健康综合评估量表　2016 年由我国学者谢世麒等基于现有评估量表和德尔菲法构建,该量表适用于养老机构、医院和社区,但缺乏老年综合征的评估内容及大样本人群调查的信效度检验。量表包括躯体(8 个条目)、生活(11 个条目)、社会(8 个条目)和精神心理(10 个条目)4 个维度 37 个条目(详见附录 27)。

（三）单一评估工具

基于单一评估工具的老年综合评估,首先通过单一评估工具(本章已逐一介绍)分别对老年人各个方面进行评估,最后综合评价测量结果。这种评估方式运用较灵活,但各工具因结构不同,缺乏统一标准,叠加使用时可能存在重复评估等问题,从而使评估数据的准确性受限。

学习小结

　　通过本章节内容的学习,了解了护理人员对老年人进行健康评估的注意事项;熟悉老年人的身体健康、心理健康、社会健康、生活质量以及综合健康状况的评估方法和内容;掌握对老年人进行健康评估的原则及老年人体格检查的重点;具备良好的健康评估技巧,能对老年人进行健康状况的综合评估,从而发现和确认老年人现存及潜在的健康问题。

（孟娣娟　王　黎）

复习思考题

1. 孙女士,56 岁,退休 10 个月,退休前为高级工程师。近日经常不修边幅,不爱整洁,懒言少语,精神疲惫,情绪低落,甚至试图自杀。

请问:

(1) 如何对孙女士进行心理健康的评估?

(2) 如何对孙女士进行社会健康的评估?

2. 张大爷,84 岁,骨折康复后返回养老机构。

请问:

(1) 是否需要对张大爷进行健康评估? 为什么?

(2) 如需要,应如何评估?

第四章

老年人的健康保健与养老模式

⚓ 学习目标

1. 掌握老年保健、自我保健的概念；老年保健重点人群；老年人自我保健措施。
2. 熟悉老年保健的基本原则；任务与策略；四季养生保健。
3. 了解国内外老年保健的发展现状；老年养老照护模式。
4. 具有高度责任心，以人为本，尊重、关心、善待老年人；具备指导老年人进行自我保健，促进老年人健康的能力。

随着我国社会经济发展和医疗保健事业的不断进步，人们生活及健康水平不断提高，人类平均寿命在逐渐延长，老年人口也不断增多。因此，满足老年人的健康需求，提高老年人的生活质量，是当前我国十分重要的任务。作为老年保健工作者，不仅应追求延长老年人寿命，而且应树立"健康寿命"新观念。为此，做好老年保健工作具有重要意义。

第一节 老年保健概述

一、老年保健的概念

世界卫生组织（World Health Organization，WHO）老年卫生规划项目认为，老年保健是在平等享有卫生资源的基础上，充分利用现有的人力、物力，以促进和维护老年人健康为目的，发展老年保健事业，使老年人得到基本的医疗、护理、康复、保健等服务。

老年保健事业是以维持和促进老年人健康为目的，开展老年防病、治病、康复、生活方式指导及健身等一系列的保健活动，如建立健康手册，对老年人进行健康咨询、健康体检、康复训练等。老年保健的具体内容包括老年人的日常生活、饮食、运动、心理、用药、常见健康问题与疾病等方面的保健。

二、老年保健的重点人群

（一）高龄老年人

高龄老年人是指 80 岁以上的老年人。高龄老年群体中 60%～70%有慢性病，随着年龄增加，老年人的健康状况不断下降，常有多种疾病共存，病情复杂、病程长，同时存在很多心理问题，因此，高龄老年人对医疗保健需求日益增大。

（二）独居老年人

随着社会的发展和人口老龄化，高龄化和家庭结构小型化，我国"空巢家庭"的比例逐渐增多,导致独居老年人对医疗保健需求增多。如何为独居老年人提供健康服务,送医送药上门,解决老年人的医疗保健问题,减轻老年人的压力,是全社会都应关注的问题。

(三)丧偶老年人

丧偶老年人随增龄而增加,女性丧偶概率大于男性。丧偶对老年人的生活产生很大影响,尤其是心理方面。丧偶的老年人发生心理障碍的概率高于有配偶者。丧偶常常导致老年人原有疾病复发或抑郁症,因此,应重视对丧偶老年人的健康保健。

(四)新近出院的老年人

近期出院的老年人,因病情尚未完全康复,需要进行院外延续治疗和康复护理。如不能积极治疗,疾病极易复发甚至导致死亡。因此,社区医护人员应定期进行家庭随访。

(五)有心理问题或认知障碍的老年人

神经衰弱、焦虑症、抑郁症、认知障碍的老年人,认知功能减退或丧失,自理能力减退,对于医疗护理和保健服务的要求高于其他人群。医护人员和全社会都应关注这部分人群。

三、国内外老年保健的发展

(一)国外老年保健的发展

以英国、美国、日本等发达国家老年保健制度的建立和发展为例,介绍国外老年保健事业的发展情况。

1. 英国的老年保健 老年保健起源于英国,分为医院和社区两个部分,并且医院与社区在老年保健方面有广泛的联系。医院设有老年病科及老年病床,并且有老年病专科医生。同时,作为现代社区卫生服务发源地的英国,按照一级预防原则,以社区保健为重点,采取了一系列的老年保健措施。英国卫生服务体系的基本特征是全民免费的国家保健服务制度和社区卫生服务。社区卫生服务在英国卫生系统中的地位及对维护居民健康的重要作用,引起了国际卫生界的广泛关注,社区卫生服务的模式和经验被许多国家效仿和借鉴。

2. 美国的老年保健 美国的老年保障制度始于1965年,老年健康保险被写进《社会保障法》,1966年7月开始实施。美国的老年健康保险包括:A类保险(强制性的住院保险),用于支付住院治疗费用、家庭保健治疗费用和临终关怀医院的费用;B类保险(附加医疗保险)用于支付医生的服务费用和医院门诊服务费。在美国,老年服务的机构主要有护理之家、日间护理院、家庭保健、老人养护院等,大约有20%的老年人每年接受一次老年护理机构的服务,他们享有包括保健、住房和营养在内的广泛服务。

3. 日本的老年保健 日本是一个经济发达的国家,也是世界第一长寿国。日本的老年保健制度是在20世纪70年代以后逐步建立和完善起来的,目前已形成了一套比较完整的体系,有老年保健法、老年福利法、护理保险法,并逐步形成了医疗、老年保健设施和老人访问护理等一系列制度。多元化的养老服务是日本社区老年保健的主要特点,老年保健机构把老年人的疾病预防、治疗、护理、功能训练及健康教育等方面结合起来,对保持老年人的身心健康发挥了很大作用。

(二)国内老年保健的发展

1. 国内老年保健现状 中国老年学和老年医学研究开始于20世纪50年代中期。1977年后,老年医学与老年生物学开始复苏。中国政府对老年工作十分关注,从1980年起,国家颁布和实施了一系列的法律法规和政策。1982年中国政府批准成立了中国老龄问题全国委员会,建立了老年学和老年医学的研究机构,老年心理学、老年社会学等应运而生,老年保健观念也开始改变。1995年中国政府批准成立了中国老年保健协会,关注社会老龄化与老年健康产业发展。

当前,我国尚未建立单独的老年医疗保障制度,老年人的医疗保障包含在我国现行的医疗保障体系里,不同的老年人群是通过参加城镇职工基本医疗保险、城镇居民基本医疗保险、新型农村合作医疗和城乡医疗救助来享受医疗保障待遇。随着我国人口老龄化程度的不断加深,国家和政府也越来越重视老年人的医疗保障问题,近年来也采取了一些可行的措施,如为了切实保障老年人的基本医疗需求,城镇职工基本医疗保险针对退休人员制定了相关倾斜政策。《国务院关于建立城镇职工基本医疗保险制度的决定》规定:退休人员参加基本医疗保险,个人不缴纳基本医疗保险费。从制度层面,初步形成了以基本医疗保险为主体,以各种形式的补充医疗保险为补充,以社会医疗救助为底线的多层次医疗保障体系的基本框架。

2. 各阶段老年保健举措 2001 年国务院印发《中国老龄事业发展"十五"计划纲要(2001—2005 年)》,提出了老年人卫生保健发展的目标、任务和措施。同年,卫生部印发《关于加强老年卫生工作的意见》,对加快老年卫生事业发展做出具体部署。2006 年印发的《中国老龄事业发展"十一五"规划》明确指出"建立健全以社区卫生服务为基础的老年医疗保健服务体系"。老年卫生保健工作还被纳入《全国健康教育与健康促进工作规划纲要(2005—2010 年)》《中国护理事业发展规划纲要(2005—2010 年)》《中国精神卫生工作规划(2002—2010 年)》等一系列卫生工作发展规划中。2006 年颁布实施的《中华人民共和国国民经济和社会发展第十一个五年规划纲要》把实施爱心护理工作,加快发展面向高龄病残老年人的护理服务设施纳入规划重点。2009 年国务院印发的《医药卫生体制改革近期重点实施方案(2009—2011 年)》提出"定期为 65 岁以上老年人做健康检查"。

"十二五"期间,我国基本医疗保障制度框架基本形成,医疗保障水平不断提高。基本医疗保险制度进一步完善,基本实现了医疗保险全覆盖。"十二五"期末,我国城乡居民医保覆盖率达到 95% 以上,待遇保障水平持续提高,城乡居民住院医疗费用政策范围内报销比例达到 75%。老龄健康政策不断完善,老年健康权益得到更好保障。2014 年,国家卫生和计划生育委员会成立老龄工作领导小组,统筹推进老年健康相关工作,组织开展《中国健康老龄化战略研究》,明确"健康老龄化"的核心要义,做出关注生命全程、提高老年人健康水平和生命质量的战略部署。2015 年 11 月,国务院办公厅转发了国家卫生和计划生育委员会等部门《关于推进医疗卫生与养老服务相结合的指导意见》(国办发〔2015〕84 号),明确了医养结合工作目标、重点任务和保障措施。各地医养结合工作扎实起步,开展了围绕老年人的健康养老需求的综合连续医养结合服务。

国家《"十三五"健康老龄化规划》发展目标明确指出:围绕国民经济和社会发展目标,优化老年医疗卫生资源配置,加强宣传教育、预防保健、医疗救治、康复护理、医养结合和安宁疗护工作,建立覆盖城乡老年人的基本医疗卫生制度,构建与国民经济和社会发展相适应的老年健康服务体系,持续提升老年人健康水平。

《国务院关于实施健康中国行动的意见》提出总体目标:到 2022 年,健康促进政策体系基本建立,全民健康素养水平稳步提高,健康生活方式加快推广,重大慢性病发病率上升趋势得到遏制,重点传染病、严重精神障碍、地方病、职业病得到有效防控,致残和死亡风险逐步降低,重点人群健康状况显著改善。面对国人口老龄化的问题,主要任务是实施老年健康促进行动,健全老年健康服务体系,完善居家和社区养老政策,推进医养结合,探索长期护理保险制度,打造老年宜居环境,实现健康老龄化。

第二节　老年保健的原则、任务和策略

一、老年保健的原则

（一）老年保健的基本原则

1. 全面性原则　老年人健康包括身体健康、心理健康、社会适应良好和道德健康等,是一个全方位的健康理念,所以老年保健应该是多层次、多维度、综合性的。为提高老年人生存质量,需要从老年人的疾病预防、治疗、康复、健康促进,保持良好的精神状态,提高适应社会能力等方面开展工作。

2. 区域化原则　是指以社区为基础提供老年保健,即以一定区域为单位,社区医护人员针对本地区老年人独特的需要进行专门训练和服务安排,以确保在必要的时间、地点为老年人提供援助。老年保健的区域化使老年人能更方便、快捷地获得保健服务。受中国文化积淀和习俗的影响,老年人更乐意留在社区,享受以家庭为依托的保健服务,而不愿住各层次的老年保健机构。因此,老年人的居家保健将是未来老年保健的主要形式。

3. 费用分担原则　随着老年保健需求的日益增长和财政支持紧缺,我国老年保健费用采取多渠道筹集社会保障基金的办法,即政府承担一部分、保险金补偿一部分、老年人自己承担一部分。这种"风险共担"的原则得到大多数人的认同。

4. 功能分化原则　是指在对老年健康多层次认识的基础上,对老年保健的各个层面,所开展的以老年人保健为目的的各类组织机构,如各层面的老年护理院、三级预防保健网、家庭病床、临终关怀医院等。老年保健功能分化是随着老年保健需求及我国的国情而产生的,在老年保健计划、组织、实施及评价方面都体现出来。

（二）联合国老年政策原则

1991 年 12 月 16 日,联合国大会通过了《联合国老年人原则》(United Nations Principles for older Persons)。该原则强调老年人的独立、参与、照顾、自我实现和尊严。其原则包括:

1. 独立性原则

（1）老年人应能通过收入、家庭和社区支持及自我储备去获得足够的食物、住宅及庇护场所。

（2）老年人应有继续参加工作的机会或其他有收入的机会。

（3）老年人应当能参与决定何时及采取何种方式从劳动力队伍中退休。

（4）老年人应当有机会获得适宜的教育和培训。

（5）老年人应当能够生活在安全、与个人爱好和能力变化相适应及丰富多彩的环境中。

（6）老年人应当能够尽可能长期生活在家中。

2. 参与性原则

（1）老年人可以参加社会活动,参与部分卫生法规之类的政策制定等,并与年轻人共同开发科研等工作,享受同等待遇。

（2）老年人可以积极参与社区服务,根据兴趣发挥自己的特长。

（3）老年人可以组织自己的协会或组织。

3. 保健与照护原则

（1）老年人应享有与其社会文化背景相适应的家庭和社区的照护与保护。

（2）老年人应享有卫生保健护理服务,以维持或重新获得最佳的生理、心理与情绪健康水平,预防或推迟疾病的发生。

（3）老年人应享有社会和法律的服务,以提高其自主能力,得到更好的保障和照护。

（4）老年人应利用适宜的服务机构,获得政府提供的保障、康复、心理和社会性服务及精神支持。

（5）老年人在其所归属的任何一种庇护场所、保健和治疗机构中都能享受人权和基本自由,包括充分尊重他们的尊严、信仰、利益、需求、隐私,以及对其自身保健和生活质量的决定权。

4. 自我实现与自我成就原则

（1）老年人应当追求充分发展自己潜力的机会。

（2）老年人应当享受社会中的教育、文化、精神和娱乐资源。

5. 尊严性原则

（1）老年人生活应有尊严和保障,避免受到剥削和身心虐待。

（2）所有老年人都应被公正对待,并尊重他们对社会的贡献。

二、老年保健的任务

老年保健工作的目的是要运用老年医学知识开展老年病的防治工作,加强老年病的监测,控制慢性病和伤残的发生,开展老年人群健康教育,指导老年人的日常生活和健身锻炼,提高健康意识和自我保健能力,延长老年人的健康期望寿命,提高老年人的生活质量。因此,老年保健任务的完成需要依赖完善的医疗保健服务体系。

（一）建立社区老年保健网络

老年保健的中心在社区。社区中可以建立以家庭为基础、以居委会为核心、以社区为依托的老年保健服务体系。社区老年保健服务可以提供多种形式的综合服务,为不同年龄段、不同健康状况的老年人提供所需要的服务,使老年人不离开自己熟悉的生活环境就能够得到适宜的医疗保健服务。

（二）建立社区老年医院、老年护理医院和老年保健所

在社区内逐步建立配套的老年医院、老年护理医院和老年保健所,为老年疾病的治疗、康复、护理、日间照料、健康教育、健康检查等提供全面服务。

（三）开展老年人家庭健康管理

主要包括建立健康档案,开设家庭病床,提供家庭护理等。

1. 建立健康档案 其目的是掌握社区老年人的基本健康状况和社区的医疗保健资源,为老年保健管理提供依据。健康档案包括:

（1）个人健康档案:主要涉及老年人健康的基本情况、健康检查记录、主要的健康问题等。

（2）家庭健康档案:是指家庭成员的基本资料、家庭功能评估和家庭主要问题等。

（3）社区档案:包含有社区老年人群的总体健康状况和卫生保健需求等。

2. 积极开设家庭病床 家庭病床可以解决老年人到医院就诊的诸多困难,同时也可以缓解医院病床紧张的状况。家庭病床应具有医疗、预防、保健、康复、健康教育等综合性服务功能,实行全科医疗服务。同时,由于绝大部分老年人生命的最后阶段都是在家中度过的,因此,家庭病床医护人员还要承担"临终关怀"的任务。

3. 开展家庭护理 家庭护理可以缓解综合性医院床位紧张的局面,减少住院费用,节约开支。同时,也可以使老年人生活在自己的家庭,并能与亲属在一起。家庭是老年人最好的康复场所,能够对老年人提供物质支持、生活照护和心理安慰。

三、老年保健的策略与措施

（一）老年保健策略

在现有的经济和法律基础上,建立符合我国国情的老年保健制度和体系是老年保健事业的关键。针对老年人的权益和特点,根据老年保健目标,可将我国的老年保健策略归纳为六个"有",即"老有所养""老有所医""老有所乐""老有所学""老有所为""老有所教"。前三个"有"关系到老年人的生存和健康问题,后三个"有"关系到老年人的发展和成就。

1. 老有所养——老年人的生活保障　家庭养老仍然是我国老年人养老的主要方式,但是由于家庭养老功能的逐渐弱化,养老必然由家庭转向社会,特别是社会福利保健机构。建立完善的社区老年服务设施和机构,增加养老资金的投入,确保老年人的基本生活和服务保障,将成为老年人安度幸福晚年的重要方面。

2. 老有所医——老年人的医疗保障　大多数老年人随着年龄的增长,健康问题和疾病逐渐增多。要改善老年人口的医疗状况,就必须首先解决好医疗保障问题。只有深化医疗保健制度改革,逐步实现社会化的医疗保险,运用立法的手段和国家、集体、个人合理分担的原则,将大多数的公民纳入这一体系当中,才能真正实现"老有所医"。

3. 老有所乐——老年人的文化生活　老年人在离开劳动生产岗位之前,奉献了自己的一生,因此有权继续享受生活的乐趣。国家、集体和社区都有责任为老年人的"所乐"提供条件,积极引导老年人正确和科学地参与社会文化活动,提高身心健康水平和文化修养。"老有所乐"的内容十分广泛,如社区内可建立老年活动站,开展琴棋书画、阅读欣赏、体育文娱活动,饲养鱼虫花草、组织观光旅游、参与社会活动等。

4. 老有所学——老年人的发展　老年人在人生岁月中积累了丰富的经验和广博的知识,是社会的宝贵财富。因此,老年人仍然存在着一个继续发展的问题。老年人可根据自己的兴趣爱好选择学习内容,如弹琴、绘画、烹调、缝纫等,这些知识又给老有所为创造了一定的条件或有助于老年人潜能的发挥。

5. 老有所为——老年人的成就　老有所为可分为两类:①直接参与社会发展,将自己的知识和经验直接用于社会活动中,如从事各种技术咨询服务、医疗保健服务、人才培养等;②间接参与社会发展,如献计献策、社会公益活动、编史或写回忆录、参加家务劳动、支持子女工作等。

6. 老有所教——老年人的教育及精神生活　老年群体是相对脆弱的群体,经济脆弱、身体脆弱、心理脆弱。科学的、良好的教育和精神文化生活是老年人生活质量和健康状况的前提和保证。因此,社会有责任对老年人进行科学的教育,充分利用先进文化武装人、教育人、塑造人、鼓舞人,建立健康的、丰富的、高品位的精神文化生活。

（二）老年保健措施

自我保健(self-health care)是指人们为保护自身健康所采取的一些综合性的保健措施。老年自我保健(self-health care in elderly)是指健康或罹患某些疾病的老年人,利用自己所掌握的医学知识和科学的养生保健方法,简单易行的康复治疗手段,依靠自己、家庭或周围的力量对身体进行自我观察、诊断、预防、治疗和护理等活动。老年人自我保健的具体措施,包括自我预防、自我监测、自我治疗、自我护理、自我急救、定期体检。

1. 自我预防　是指建立健康的生活方式,是预防疾病的重要措施。主要包括养成良好的生活、饮食、卫生习惯,调整和保持良好的心理状态,坚持适度运动、科学锻炼等。

2. 自我监测　主要是观察自觉症状和所能看到的体征变化,包括自我观察和自我检查两部分。自我观察是通过"视、听、嗅、触"等方法观察自己的健康情况;自我检查,即通过自己所能掌握的试剂、仪器、器械等工具,进行检查。老年人还要学会体温、脉搏、呼吸、血压的测量法及注意事项,掌握相应的正常值。随时注意自己身体所发生的变化,及时寻求相应的医疗保健服务。

3. 自我治疗　主要指对轻微损伤和慢性病的自我治疗。如患有慢性心肺疾病的老年人可在家中使用氧气枕、小氧气瓶等吸氧;糖尿病患者可学会自己进行皮下注射胰岛素;常见慢性病患者的自我服药等。

4. 自我护理　增强生活自理能力,根据自己的病情,运用家庭护理知识进行自我保护、自我照料、自我参与和自我调节等护理活动。

5. 自我急救　在特殊危急的情况下,老年人及家属应具有一定的急救常识,才能最大限度地提高治疗效果,挽救患者的生命。如熟知急救电话和指定医院,外出时随身携带自制急救卡,随身携带急救药盒等。

6. 定期体检　定期健康体检可以使新患疾病得以早期发现,及时治疗,避免引起严重后果。

第三节　老年人四季养生保健

养生就是根据生命的发展规律,达到保养生命、健康精神、增进智慧、延长寿命的方法。中医养生保健是中医关于人体生命养护的理论、原则、经验及方法的知识体系,是在中医理论的指导下,探索人类健康理论,研究中国传统颐养身心、增强体质、预防疾病、延年益寿的方法,并用这种理论和方法指导人类保健活动的一门学科。

中医学认为"天人相应",即自然界的一切变化均会对人体造成一定的影响,人体应适应自然。故提出"顺应四时"的养生观点,即人体应根据四季的气候变化,适时地调整自身以适应自然。四季养生就是顺应自然界一年中春、夏、秋、冬四季气候阴阳变化的规律和特点,通过相应的调养护理方法,达到健康长寿的目的。

思政元素

传承中医养生,弘扬孝道文化
——"名医孝母剂(头脑的来历)"故事

"头脑"是山西特有的一种传统小吃,是由明末清初著名文人、医学家傅山发明,为药膳食品,对人体有滋补作用。"头脑"又名"八珍汤",是由黄芪、煨面、莲藕、羊肉、长山药、黄酒、酒糟、良姜配制而成,外加腌韭菜做引子。傅山先生很孝顺母亲。据说,傅山中年丧妻之后,未续,一直照顾年迈的母亲。母亲体弱多病,傅山十分心疼,便研制出了以羊肉、莲藕、山药、黄芪、良姜、煨面(炒过的面粉)、黄酒、酒糟八种药材和食物为原料的"八珍汤",让母亲冬季早上吃,滋养身体。那个冬天过后,母亲精神焕发,恢复如初。时值清兵入主中原,傅山悲愤之极,特意把"八珍汤"改叫为"头脑",意思是反清复明需要用头脑。从此"八珍汤"(头脑)之名不胫而走,人们称之为"名医孝母剂"。

一、春季养生保健

🔍 知识拓展

春 季 养 生

《素问·四气调神大论》指出:春三月,此谓发陈,天地俱生,万物以荣,夜卧早起,广步于庭,被发缓形,以使志生,生而勿杀,予而勿夺,赏而勿罚,此春气之应,养生之道也。

春季昼长夜短,是阳长阴消,天地俱生,万物欣欣向荣,万象更新的季节,气候变化以风为特点,风善行数变,乍暖还寒。春季人体的阳气也顺应自然向上向外疏发,所以,春季养生首要掌握春令之气升发舒畅的特点,节制和宜达春阳之气,并从精神、起居、饮食、运动等方面加以调摄,以保障人体正常的新陈代谢和阴阳的平衡。

（一）精神调养

春天属木,肝属木,肝在生理功能上主调畅气机,春季老年人的情绪易随万物生发而波动,出现情志抑郁、烦躁易怒、头昏目眩、胁肋胀痛等肝郁不舒及肝阳上亢等症状,易于罹患高血压和冠状动脉粥样硬化性心脏病(简称冠心病)等疾病。这种气候的变化,容易导致情绪波动。原有的躁狂症、精神分裂症、老年抑郁症等精神疾病患者对这种气候的变化非常敏感,容易出现激愤、暴怒、吵闹等病态。所以民间有"春天到,痴子闹"之说。中医认为,这些精神疾病的发作,与春天阳气升发太过有关。

春天可以使万物复苏,注入勃勃生机,同时也是一个"多事"的季节。春季老年人的精神养生既要力戒暴怒,又勿要忧郁,应做到心胸豁达。因此,春季在精神调养上,要做到"戒暴怒以养其性,少思虑以养其神,省言语以养其气,绝私念以养其心"(《类修要诀》)。总之,春之时当陶冶性情,务使精神愉快,气血调畅,使一身之阳气条达升发,充满生气。

（二）起居调摄

春为四季之首,指阴历正月至三月。春季阳气萌动,万物复苏,气象更新。为适应这种自然与人体的变化特点,老年人应注意起居调摄。

1. 室内空气宜清新　"树木花草栽庭院,空气新鲜人舒展"。老年人室内应保持每天开窗通风1~2次,每次半小时以上。春季气温日渐增高,为减少致病因子,应适当地进行室内绿化。

2. 夜卧早起　顺应昼长夜短特点,春季应坚持晚睡早起,晚21:00~22:00左右睡觉,早晨5:00~7:00左右起床为宜。

3. 适当"春捂"　根据春季阳气升发的特点,衣着当求宽松舒展,柔软保暖,并遵循"春捂秋冻"的原则,做到随气温变化而及时加减衣服,使身体适应春季气候变化的规律。

4. 防"春困"　春时天气转暖,空气潮湿,人体阳气较易为湿气所困,故较易产生疲惫困乏症状,亦即"春困"。老年人宜多进行户外活动,放松身体,呼吸新鲜空气,做到"广步于庭,被发缓形"。

（三）饮食调理

春季阳气生发、生机盎然,但也是各种病菌和微生物繁殖、复苏的季节,疾病容易流行,合理的饮食可以提高人体免疫力,预防疾病发生。

《备急千金要方》载,春季饮食宜"省酸增甘,以养脾气"。中医认为,脾胃是后天之本,

笔记栏

人体气血化生之源,脾胃之气健壮,人可延年益寿。春天是肝旺之时,多食酸性食物会使肝火偏亢,损伤脾胃。老年人应多吃一些性味甘平,且富含蛋白质、糖类、维生素和矿物质的食物,如瘦肉、禽蛋、牛奶、蜂蜜、豆制品、新鲜蔬菜、水果等,有利于发寒散邪,扶助阳气。此外,春季应多吃大枣,大枣性平味甘,含有大量蛋白质、糖类、有机酸、维生素等,是春季滋补的上等食品。中老年人体弱及脾胃不足的人,应经常服用焦枣茶,可以起到补中益气、健脾生津的作用。此外,因"春困"脾气易乏,故饮食亦不宜过量,食宜清淡、忌油腻。

（四）运动调畅

万物复苏,春意盎然,老年人宜进行户外运动。户外运动有利于人体吐故纳新,振奋人体阳气,化生气血津液,充养脏腑筋骨。一般选择能够达到一定运动量、能舒展筋骨,畅达气血的运动项目,如:散步、太极拳、五禽戏、八段锦等。老年人春季锻炼时应注意"五不宜":

1. 不宜过早　春天早晨气温较低,且雾气较大,室内外的温差较大,容易引起感冒或哮喘,使肺心病及慢性支气管炎等加重。老年人应在太阳升起后再外出锻炼。

2. 不宜空腹　老年人由于新陈代谢慢,在早晨血压和体温均偏低,为了防止脑血管意外,应在晨练前喝些热饮,以增加热量。

3. 不宜过露　老年人应选择避风向阳、温暖安静且空气新鲜的场所进行晨练,如感到太热甚至于出汗时,应适当降低运动强度或休息片刻,千万不可以脱衣服。

4. 不宜过剧　老年人体力较弱且适应力差,在运动时不能过剧,一定量力而行。

5. 不宜过急　老年人锻炼前应先通过放松运动,活动关节、肌肉,防止骤然运动而发生意外。

（五）疾病预防

春天是一个气候转变的过渡季节,天气变化无常,人体内的阴阳也应适时调整。由于气象要素的多变,在春天常引起许多疾病的复发或增患新病。年老体弱或患有疾病者,稍不注意调摄就常常会引发旧病,故民间有"百草回芽,旧病萌发"的说法。因此,在春季应根据不同情况,从各方面做好预防工作。春季需要预防复发的常见病有以下几种:

1. 冠心病　春季是心肌梗死的发病高峰期。春季气候变化无常,忽冷忽热,老年人应根据气候变化做好自身防护,积极锻炼身体,定期去医院检查。

2. 关节炎　患有关节炎的老年人对气候的变化是非常敏感的,气温忽高忽低,关节炎的症状会随着气温变化而加重。因此,老年人应该注意保暖,每天可用热水泡脚,以促进血液循环。

3. 慢性支气管炎　早春时节,早晚温差较大,而老年人都有早起晨练的习惯,冷空气刺激,常会诱发慢性支气管炎。此时,老年人应根据温度变化增减衣物,同时注意保持室内空气新鲜,每天早晚各通风一次。

4. 哮喘　哮喘的老年人对温度变化较敏感,很容易被空气中存在的致敏原诱发。因此,有哮喘的老年人应尽量避免与致敏物质接触,贴身衣物或被褥应定期晾晒,以免尘螨等病菌诱发哮喘。

5. 高血压及脑血管意外　由于春季的气候变化大,气温忽高忽低,尤其是早春时节,早晚温差大,容易诱发老年人脑血管意外发生,尤其是高血压的老年人。因此,老年人应加强防护,有晨练习惯的老年人在早晨出门时最好戴帽子,避免冷风直接吹向头部;有高血压的老年人,最好每天测量血压,观察血压变化,如血压变化较大应及时就医;如果刮大风等气温陡然变化的情况,建议老年人尽量减少出门,以免脑血管收缩引起头痛。

6. 慎防感冒　春天经常会有寒潮的侵袭,老年人容易感冒。受凉、疲劳、年老体弱或情绪不佳等都可成为感冒的诱因。老年人要注意增减衣物和被褥,不能过早脱去冬衣,但许多老年人不论气温高低,春天都穿着厚重的冬衣,也是不妥的,如气温升高,穿衣过多会出汗,若不及时更换衣物反而会引起感冒。

二、夏季养生保健

🔍 **知识拓展**

夏 季 养 生

《素问·四气调神大论》指出:夏三月,此谓蕃秀,天地气交,万物华实,夜卧早起,无厌于日,使志无怒,使华英成秀,使气得泄,若所爱在外,此夏气之应,养长之道也。

夏季昼长夜短,暑气灼人,人体阳气趋外,易宣泄。老年人耐受力弱,适应性差,生理活动与外界环境的平衡容易遭到破坏,所以,此时养生要顺应自然及人体生理的变化规律,调摄精神、起居、饮食、运动,以保障人体的健康。

(一)精神调养

夏属火,心也属火,所以夏季与心相应。在炎热的夏季,老年人受到外界环境的影响,易出现情绪烦躁、易激动,心境低落,缺乏兴趣,行为古怪、固执等不良情绪。应注意心神的调养,戒烦戒躁戒怒。夏季养生重在养心,具体调理方法如下:

1. 神志怡静法 老年人在夏日应调整心态,遇到不顺心时,尽量转移注意力,去户外活动,养花弄草,做到神清气和、心胸豁达、敦厚待事,用理智来驾驭心理,保持心态平和,达到机体宣畅,通泄自如,防治疾病的目的。

2. 悠闲消遣法 夏季老年人要学会休息与消遣。消遣是老年人抚慰心身的重要手段,能使人精神上享受与快乐,如:欣赏荷花,结伴到清风凉爽之处散步、打拳、垂钓、下棋等活动。炎热的夏季,老年人为防止夜晚高温睡眠不足,每日早饭后可打个盹,中午也可安排一小时的午睡,既可缓解疲劳恢复体力,还可避开高温时刻,防止中暑。

3. 居室凉爽法 对于老年人来讲,夏季拥有一个凉爽舒适的居室环境对身心健康十分有益。一可将多余或不用的物品入橱入柜,以扩大居室空间,防止心理"拥挤",给人以宽阔清心的感觉;二可将沙发套、灯罩、窗帘换成淡绿、湖蓝或乳白色,以给心理上产生凉爽或冷意;三可将临窗一侧悬吊一盆吊兰或红色花卉,令人赏心悦目。

(二)起居调摄

1. 起居有常 生活宜有序,起居宜有常,即生活作息有规律,养成良好的生活习惯。夏季白天长、夜晚短,但老年人应保持有序生活,夜卧早起,参加晨练,不可贪凉。

2. 睡眠宜充足 夏季是人体心火旺、肺气衰的季节,起居方面要适当地晚些睡觉,早些起床。清晨空气新鲜,起床后可到户外参加一些适当的体育活动,对增强体质颇有益处。夏季昼长夜短,且因燥热,中午要适当睡眠,保持精力,但由于天热出汗毛孔扩张,机体易受风寒侵袭,所以不可露天或在树下睡眠,不可在凉风处和堂风口处及电风扇旁午睡。

3. 衣着舒适 着装宜宽松、舒爽,夏日服装力求简单、单薄,透气性好,款式上应宽松舒适,色彩要素雅大方,质地上能吸汗透气,内衣裤要每天更换。

(三)饮食调理

夏季与五脏中的心相对应,在炎热的夏季,我国民间有"十苦九补"的说法,多吃苦味食品,有利于调节身体的阴阳平衡,如苦瓜、苦菜、莴笋、蒲公英、枸杞苗等。

夏季气候炎热多雨,由于暑热夹湿,往往导致脾胃受困,食欲不振。此时饮食以清淡、少油为宜,如绿豆汤、荷叶粥等。夏季人的消化功能相对较弱,饮食不宜肥甘厚味,冷食瓜果当适量,不可过食,免伤脾胃。

夏季暑湿较盛,尤其是脾虚者,夏季养生,应以益气滋阴、健脾养胃、清暑化湿的清补为原则,选用香甜可口、易于消化、补而不腻的食品,如莲子汤、荷叶粥、绿豆粥等。患有高血压、高脂血症的老年人,可用海蜇、荸荠等煮食。消化不良、慢性腹泻者,可用鲜白扁豆煮粥食用。体虚患者,可选瘦猪肉、鸭肉、兔肉、咸鸭蛋、清蒸鲜鱼等富含优质蛋白质的食品,以增加蛋白质的摄取量。

盛夏时节,天气炎热。人体出汗多,睡眠少,消耗大,易出现气阴两伤。平素体虚的老年人易产生精神疲惫、食欲不振、体重减轻等现象。故应重视饮食调理,进行清补。此外,特别要注意多饮水,以补充机体因出汗造成的水分丢失。解暑的饮料中以茶水为佳,尤其绿茶,有消暑解渴清热的作用。

（四）运动调畅

很多专家提倡的是"冬练三九,夏练三伏",运动可以使毛细血管扩张,使机体的散热能力提高,提高机体调节体温的能力。但是老年人由于身体体质较差,所以老年人不适合"夏练三伏"。老年人应该选择运动量低、时间短的运动,结合自身的实际情况选择适合自己的运动。

夏季老人运动健身要注意八戒:戒急于求成;戒过分剧烈运动;戒单独运动;戒高温下运动;戒过早运动;戒坏天气运动;戒单一运动;戒不做准备运动。

（五）疾病预防

1. 预防暑邪致病　夏季炎热多雨,脾胃功能虚弱,暑湿之邪易侵袭人体,而导致疾病发生,尤其是年老体弱及多病的老年人更易出现中暑的症状。预防中暑的方法在于合理安排生活和活动时间,做到劳逸结合;防止在烈日下暴晒,做好室内降温防暑工作;保证睡眠、保证饮食营养丰富;家中常备防暑饮料和药物,如西瓜、芦根汁、绿豆汤、酸梅汁、藿香正气水、十滴水、生理盐水等,及时补充丢失的津液。

2. "冬病夏治"保健法　根据中医学"春夏养阳"的原则,一些冬季常发的慢性病及一些阳虚阴寒内盛的疾患,如支气管炎、支气管哮喘、肺气肿、肺心病、慢性腹泻、虚寒性脘腹痛、腰痛、肢体痛等病证,可以通过伏天的调养治疗,使病情好转甚至痊愈,待冬季天寒之时不再发作。此种方法即为"冬病夏治"。具体方法可用穴位敷贴、伏针(埋针)灸治、中药内服等。

三、秋季养生保健

知识拓展

秋 季 养 生

《素问·四气调神大论》指出:秋三月,此谓容平,天气以急,地气以明,早卧早起,与鸡俱兴,使志安宁,以缓秋刑,收敛神气,使秋气平,无外其志,使肺气清,此秋气之应,养收之道也。逆之则伤肺,冬为飧泄,奉藏者少。

秋季是自然界"阳消阴长"的过渡阶段,人体的阴阳之气随之而有"长""消"改变,因此,秋季养生要注意保养内守之阴气,凡精神调养、起居调摄、饮食保养等皆不能离于"养收"原则。

（一）精神调养

秋风萧瑟,秋雨凄凉。秋季,红衰翠减,百花凋零,有些老年人对这些变化极为敏感,容易导致触景生情,引起愁绪,产生凄凉、苦闷、垂暮之感,诱发消极情绪和灰色心理,因此,做好老年人的秋季精神调养非常重要。

1. 防秋愁　应培养乐观豁达的胸襟,保持心情舒畅,因势利导,宣泄积郁之情,以避开肃杀之气。同时,还应收敛神气,以适应秋天容平之气。防止秋愁,可进行适当的体育运动,用肌肉紧张消除精神紧张。根据自己的身体情况及爱好,选择琴棋书画、养鸟养鱼、花卉盆景、旅游垂钓、书画写作、集邮收藏等,对陶冶情操,调适情绪,强身壮体大有好处。

2. 防忧郁　中医学认为,秋应于肺,在志为悲,这个时期是抑郁症的高发期。抑郁症是现代紧张病的代表性疾病,症状包括失眠、疲倦、身体不适、头痛、食欲缺乏等。轻者,适当放松,舒解压力,不致妨碍工作;重者,可出现腹痛,甚至晕倒。预防抑郁症要做到早点起床,进食营养丰富的早餐,装扮整洁出门。积极参与各种社交活动,扩大生活圈子,促进人际关系,培养兴趣、爱好。到老年大学学习,接受新知识。正如《养老奉亲书》指出:"秋时,凄风惨雨,草木黄落。高年之人……动多伤感……若颜色不乐,便须多方诱说,使役其心神,则忘其秋思。"

（二）起居调摄

1. 早卧早起　早卧以顺应人体阴精的收藏,以养"收"气;早起以顺应阴气的舒长使肺气得以舒展,睡眠时间可稍延长,免受凋零冷落之象的影响。睡前应减慢呼吸节奏,比如可适当静坐、散步、看慢节奏的电视、听低缓的音乐等,使身体逐渐入静,静则生阴,阴盛则寐,最好能躺在床上做几分钟静气功,做到精神内守。忌睡前情绪激动;忌睡前过度娱乐;忌过多言谈;忌蒙头睡眠。睡觉时,最理想的睡姿是侧身屈膝,即卧如弓。睡眠时间以7~8小时为佳,因为少睡折寿,久卧伤气,贪睡易引发肥胖。

2. 适宜"秋冻"　秋季天气多变,有寒热之异,温凉燥之别,故衣服的增减要及时。根据"春捂秋冻"的道理,气候转凉之际,让机体逐渐适应,不可骤然增减,减慢添衣速度,以利于身体对日后寒冷气候的适应能力。对患有心脑血管疾病、骨关节疾病、消化系统疾病的老年人则不适宜进行秋冻。

3. 防秋燥　"秋燥"常使人口渴、咽干、皮肤干燥、大便干结。中医有滋阴清热之法,可用麦冬30g,煎水代茶饮用。麦冬甘寒,有养阴润肺的功效,是预防秋燥的良好保健饮品。此期当补充水分,多食一些富含液汁的水果,以生津润燥,此外,避免过度剧烈运动造成的大汗淋漓,致使津气耗散。

（三）饮食调理

《饮膳正要》曰:"秋气燥,宜食麻,以润其燥。禁寒饮食,寒衣服。"秋燥易伤阴津,饮食安排当以滋阴润燥为准则。

初秋气候偏温燥,饮食以清热滋润为主。饮食养生可用二粥一汤的饮食方法,即早晚餐食粥,午餐喝汤。由于燥邪最易伤肺,在煮粥时可加梨块,有生津止渴,滋阴润燥,止咳化痰的作用,适用于秋季口燥咽干,大便干结者食用。百合有润肺止咳,养心安神的作用,宜于秋季干咳少痰、失眠多梦者食用。银耳滋阴润肺养胃,身体虚弱及患有高血压、血脂异常及慢性支气管炎者宜食。

深秋气候偏于凉燥,饮食宜以祛寒滋润为主。饮食养生的方法除滋阴润燥外,应适当增加蛋白质和热量较高的食物,可食梨粥、百合粥、银耳粥等,还可增加瘦肉、皮蛋等,以补充蛋白质的消耗;进食栗子粥、桂花莲子粥、龙眼肉粥、红枣粥等,并多食一些温性的蔬菜水果,如南瓜、葱姜、香菜、桃、杏、大枣、荔枝、乌梅等。

（四）运动调畅

入秋后气候宜人,老年人在秋季锻炼可以增强体质,增进机体抗寒能力,提高心血管系统的功能和机体的免疫功能。然而,秋季气候的特点是一日多变,如果此时采取的锻炼方法不当,反而更容易生病。老年人在秋季进行锻炼,应该注意以下事宜:

1. 运动适量,循序渐进　老年人随着年龄增大,生理功能逐渐衰退,肺活量减小,运动协调性降低,骨骼肌、心肌的收缩力下降,血管壁弹性减弱,出现血压升高,易发生骨折。因此,老年人秋季运动应避免进行紧张激烈、活动幅度大的运动项目,以散步、慢跑、太极拳、八段锦、保健操等运动项目较为适宜。同时要注意运动量应由小到大,循序渐进,以运动后轻松舒适,身体发热,微微出汗为宜。

2. 运动卫生,预防疾病

（1）秋末冬初,心肌梗死的发病率明显升高,老年人晨起时宜喝杯白开水,以降低血液黏稠度,以免锻炼中发生意外。

（2）秋日清晨气温低,不可着单衣进行户外活动;锻炼发热时不宜脱衣太多;锻炼后切忌穿着汗湿的衣服在冷风中逗留,以防感冒。

（3）饭前饭后避免剧烈运动;运动期间应及时补充水分,但需遵循少量多次饮水的原则;运动后不应立即冷水浴或游泳,以免感冒。

（五）疾病预防

一年之中秋季气候变化最大,初秋湿热较甚;白露后雨水减少,气候干燥,昼热夜凉,气候寒热多变;寒露后天气很快变冷。许多老年人很难适应秋季气候变化,疾病便纷至沓来,需预防疖肿、感冒、大便秘结及血栓等疾病的发生。

1. 防疖肿　初秋湿热并重,人们常常出汗过多,但秋季早晚凉爽,由于夜间凉爽,老年人不常沐浴,皮肤易生疖肿,因此,要经常洗澡以保持皮肤清洁。沐浴时可在浴盆里放一些花露水,使浴后皮肤清爽滑润,避免疖肿发生;洗澡时不要用碱性肥皂,浴后擦些爽身粉。

2. 防感冒　秋季昼夜温差很大,老年人往往认为早上温度很低,多穿点衣服有利于健康,以至于天气稍凉便厚衣加身,殊不知,如较早穿上厚衣,势必导致出汗增加,使皮肤腠理舒张,极易感冒。"秋冻"就是一种在秋初以少加衣服来逐渐锻炼抗寒能力的方法。"秋冻"并非挨冻,其原则以穿衣不出汗为度。

3. 防秘结　秋季气候干燥,大便也会干结难解,按摩通便是一种简便易行的方法,可在晚上睡觉前或清晨起床前,先将两手心摩擦至热,然后两手叠放在右腹下部,按顺时针方向围绕腹部旋转,以助大便通畅。

4. 防血栓　秋季由于气温变化较大,老年人血管弹性变化较为明显,使得脑血栓发病率增高。

四、冬季养生保健

知识拓展

冬季养生

《素问·四气调神大论》指出:冬三月,此谓闭藏,水冰地坼,无扰乎阳,早卧晚起,必待日光,使志若伏若匿,若有私意,若已有得,去寒就温,无泄皮肤,使气亟夺,此冬气之应,养藏之道也。逆之则伤肾,春为痿厥,奉生者少。

冬三月是闭藏的季节。天气寒冷,气候干燥,河水结冰,田地冻裂,是阴盛阳衰的现象,冬季养生要顺应体内阳气的潜藏,以敛阴护阳为原则。老年人易受风寒,要避寒就暖,应以养精蓄锐为主,内心积极向上,冬天养生以养护"藏"气为主。

（一）精神调养

冬季之时,枯木衰草,毫无生机,万物凋零,阴雪纷纷,易使人触景生情,郁郁寡欢。因此,老年人要养神易藏,注意情感调理。老年人可采取以下方法,调畅情志,消除或减弱冬季带给老年人的不良心理影响:

1. 增加情趣 养花养草、听音乐、写字、画图等,尽量使老年人忙起来,动起来,培养其广泛的生活情趣。

2. 多做社会工作 量力而行,从事自己力所能及的社会工作,使身心融入社会之中,但要注意工作的强度、时间,不可过劳。

3. 参加集体活动 天气恶劣时,可参加室内的集体活动,如老朋友一起唱歌、弹琴;天气好转时,多参加室外的集体活动,如跳舞、做操、打门球等,以利于振奋精神,激起生活的热情,消除冬季心理的烦闷。

（二）起居调摄

1. 早卧晚起 生活宜有节,起居宜有常,冬三月早卧晚起,"必待日光",也就是等太阳出来了再起床。早睡是为了养人体阳气,保持身体温热,迟起是为了养阴气。

2. 防寒保暖 冬季气候严寒,当保持一定的室内温度,选择暖和柔软的衣被,做到"冬防寒,又防风"（《理虚元鉴》）。冬季手脚易冻,尤需保暖,"去寒就温"是冬季起居调摄的准则,但不可暴暖。

3. 环境舒适 居室宜舒适,保持居住环境的舒适,冬天气温低,老年人可以使用取暖器或空调将室温调到舒适的温度。此外还应该保持室内空气的新鲜,每天最好开窗通风两次,早晚各一次,以避免室内有害因素如粉尘、煤气等影响。

（三）饮食调理

冬季饮食基本原则是保阴潜阳。冬季宜多食的食物有羊肉、狗肉、鹅肉、鸭肉、萝卜、核桃、栗子、白薯等。同时,还要遵循"少食咸,多食苦"的原则:冬季为肾经旺盛之时,而肾主咸,心主苦,当咸味吃多了,就会使本来就偏亢的肾水更亢,从而使心阳的力量减弱。所以,应多食些苦味的食物,以助心阳。冬季饮食切忌黏硬、生冷食物,因为此类食物属"阴",易使脾胃之阳气受损。

冬季阳气闭藏,闭藏之中含有勃勃生机,中药易于蕴蓄而发挥效能,是年老体弱之人、慢性病患者进行调补的最佳时机。冬补可选择食补、药补。

（四）运动调畅

"冬练三九"不仅锻炼意志和毅力,而且多在室外锻炼,能弥补阳光照射不足。这对老年人来说尤其重要。耐寒锻炼最好在户外进行,运动方式可根据个人的兴趣爱好,选择有助于提高抗寒能力的运动项目。如:慢跑、太极拳、五禽戏、八段锦等。老年人在做冬季运动时要注意以下几点:

1. 防超负荷锻炼 老年人冬季锻炼的项目要符合自身的生理特点和健康状况。适宜的活动量是增强体质、预防感冒的关键。活动量必须遵循渐次递增的原则,切忌即兴加量的锻炼。

2. "冬练"要注意保暖 老年人由室内转向室外训练时,首先要适应机体各器官系统对寒冷的刺激。锻炼前,要多穿些衣服,经过8~10分钟暖身活动后,体温逐渐升高,方可卸脱御寒外衣。锻炼间歇,不要选择在风口处就座,可以稍稍解开衣扣,用柔软的干毛巾擦抹身

笔记栏

上的汗水。锻炼后,体表出汗较多,应立即返回室内进行擦浴或淋浴,然后,更换上干净、柔软的衣服。

3. 不宜空腹锻炼　清晨血糖较低,加上气温低也会使血管收缩,空腹锻炼可能会因严重低血糖和心脑血管强烈收缩而引起猝死。喝 1 杯温热开水及适当进食后再去锻炼较为适宜。

4. 选择合适的时间和环境　凌晨是老年人心肌梗死、脑血管意外等疾病的高发时段,同时由于早晨气温低,雾气重,湿度大,易患感冒、气喘,还会使慢性支气管炎、肺心病病情加重。因此,老年人最佳锻炼时间为早上 9:00 到中午 11:00 左右,应在没有雾霾的时候进行锻炼。

（五）疾病预防

冬季如果气候反常,"当至不至",可引起多种外感热病,对人体的健康危害极大,因此,要积极采取预防措施,做好环境及个人卫生,防止病源的交叉传染。另外,适当使用一些中药口服,如大青叶、板蓝根、白茅根、茵陈等,也可起到很好的防治作用。

冬季寒冷的气候变化常诱使许多慢性病复发或进一步加重,如支气管哮喘、慢性支气管炎、消化道溃疡、冠心病心绞痛等。预防的方法除防寒保暖,避免严冬寒冷刺激外,必要时还可服用药物来预防;同时应积极参加力所能及的体育锻炼,以增强体质,提高机体的御寒能力和抗病能力。

第四节　养老照护模式

随着中国老龄化社会到来,养老问题日益突出,养老问题不仅是老年人的福利问题,更是一个关系到国家长治久安的大问题。如何满足老年人的养老与照护需求,让老年人安享晚年,老有所终,已成为世界各国重要的社会问题。

一、养老服务

（一）养老服务的层次

为健全养老保障体系,贯彻养老保障制度,把实惠真正落实到老年人身上,养老服务可以划分为基本养老服务和非基本养老服务两个层次。基本养老服务是为老年人提供生活资料、护理和社会化服务。非基本养老服务是为老年人提供在基本养老服务范围以外的生活、医护、保健、教育、就业和再就业、文化、娱乐等领域的高层次服务。养老服务的内容应该以解决广大老年人最关心、最直接、最现实的问题为主,满足不同群体老年人多层次需求为辅;以基本养老服务为主,以非基本养老服务为辅。

（二）养老服务体系

养老服务体系是指老年人在生活中获得的全方位服务支持系统,既包括家庭提供的各种服务和条件,也包括政府、社会提供的有关服务的形式、制度、政策、机构等各种条件,但一般不包括物资和经济供养内容。社会养老服务体系是与经济社会发展水平相适应,以满足老年人养老服务需求、提升老年人生活质量为目标,面向所有老年人,提供生活照料、康复护理、精神慰藉、紧急救援和社会参与等设施、组织、人才和技术要素形成的网络,以及配套的服务标准、运行机制和监管制度。

我国养老服务体系建设的目标,是以居家养老服务为基础,社区养老服务为依托,机构养老服务为支撑,着眼于老年人养老服务的实际需求,优先保障孤老优抚对象、低收入的高龄、独居、失能等养老困难老年人的服务需求。养老服务建设以社区日间照料中心和专业化养老机构为重点,在机构养老层面,重点建设社会福利院、养老院、敬老院、荣军院、老年公寓等养老机构。

二、养老照护模式

随着时代和社会的变迁,我国养老照护模式正在向着新的方向发展。目前我国养老照护模式主要是居家养老、社区养老和机构养老,同时在积极探讨医养结合养老模式、异地养老模式等多元化养老方式作为补充。

（一）居家养老照护模式

居家养老是以家庭为核心,以社区养老服务网络为支持,以养老保险制度为保障,通过调动社会各方面的力量共同构建一个符合老年人意愿的养老体系。居家养老是相对于机构养老(如养老机构、托老所、老年公寓、敬老院等)而言的,是指老年人在家居住,由社区和社会帮助家庭为居家老年人提供生活照料、医疗护理和精神慰藉等方面服务的一种社会化养老模式,侧重点在于养老的居住方式上。而家庭养老的侧重点在于子女是否提供养老资源的问题。

（二）机构养老照护模式

机构养老是指老年人居住在福利院、敬老院、托老所、疗养院等机构中集中养老,养老费用可以是来自子女亲属,也可以是老年人的退休金或者其他津贴。养老机构能够提供比较好的专业护理以及随时随地的医疗资源,从而能够满足老年人照护需求。

（三）社区居家养老模式

为更好地应对人口老龄化,满足日益增长的养老需求,国家一直在大力促进社区开展居家养老服务。社区居家养老是指以家庭为核心,由社区以上门服务和日托等形式,为老年人提供日间照料、生活护理、家政服务和精神慰藉等服务,同时社区也可以引入养老机构专业化服务方式的一种养老模式。

（四）医养结合养老模式

"医养结合"就是指医疗资源与养老资源相结合,实现社会资源利用的最大化。其中,"医"包括医疗康复保健服务,具体有医疗服务、健康咨询服务、健康检查服务、疾病诊治和护理服务、大病康复服务以及临终关怀服务等;而"养"包括生活照护服务、精神心理服务、文化活动服务。以"医养一体化"的发展模式,将养老机构和医院的功能相结合,集医疗、康复、养生、养老等为一体的新型养老服务模式。近年来,我国就医养结合养老模式进行了许多创新尝试,在"机构养老""社区养老""居家养老"等方式中将"医""养"融合,初步形成了具有中国特色的医养结合养老模式。"医养结合"是养老机构吸引老年人入住的重要特色,特别适合患有慢性病并且经常需要急救服务的老年人。

（五）其他养老模式

近年来,随着人们生活水平的提高和思想观念的不断改变,大城市老人的养老模式已经从过去的居家养老、机构养老等逐步向多元化养老方式发展。其中,"异地养老"逐渐被越来越多的老年人接受,成为一种方兴未艾的新趋势。

所谓"异地养老",就是指老年人离开现有的住宅,到外地去居住的一种养老模式,包括旅游养老、候鸟式养老、回原籍养老等许多方式。从自然环境看,"异地养老"可以使老人摆脱喧嚣嘈杂的城市生活,享受清新的空气、纯净的水质、新鲜的食物、开阔的活动空间,在这样的环境中安享晚年生活,是有益于老年人身心健康的。

学习小结

　　本章重点讲授了国内外老年保健的发展概况,老年保健的重点人群、老年保健的基本原则、任务与策略;我国养老照护模式;中医四季养生保健。通过本章学习,培养学生以人为本,尊重关爱老年人的职业情感,掌握老年人养生保健的方法和策略,具备维护和促进老年人健康保健的能力。

（刘　伟）

复习思考题

1. 简述老年人自我保健的具体措施。
2. 简述老年保健的重点人群。
3. 简述中医四季养生中起居调摄的特点。
4. 简述医养结合养老模式。

◆◆◆ 第五章 ◆◆◆

老年人的心理卫生与精神障碍护理

学习目标

1. 掌握维护与促进老年人心理健康的原则;老年抑郁症及老年期痴呆患者的护理。
2. 熟悉老年人心理健康的标准;老年抑郁症及老年期痴呆患者的表现。
3. 了解老年人的心理特点及影响因素、老年抑郁症及老年期痴呆患者的病因。
4. 具备维护和促进老年人心理和精神健康的能力;能对老年人常见的心理问题进行有效的心理调护,对有精神障碍的老年患者实施有效的治疗和护理措施。

第一节　老年人的心理卫生

05章01节PPT

PPT 课件

由于各种生理功能逐渐衰退,同时面临社会角色变化、经济收入下降、罹患躯体疾病、与子女分居、丧偶等问题,出现不同心理障碍,如情绪低落、焦躁不安、孤僻、抑郁、自卑等,损害老年人的身体健康。针对老年人常见的心理问题,需予以有效的心理调护,以维护和促进老年人的身心健康。

一、老年人的心理特点及影响因素

老年人的心理变化是指心理能力和心理特征的改变,包括感知觉、智力和人格特征等。很多因素可能影响老年人的心理,致使老年人出现一些心理问题。

（一）老年人的心理特点

老年人的心理变化特点主要表现在以下几方面。

1. 感知觉的变化　感知觉是个体发展最早也是衰退最早的心理现象,老年人的心理变化是从感知觉的渐变开始的。老年人由于相应的感知器官老化、功能衰退,继而出现反应迟钝、行为迟缓、注意力不集中、易跌倒等变化。这些都会给老年人的生活和社交活动带来诸多不便,例如由于听力下降,容易误听、误解他人的意思,出现悲观、孤独、冷漠、敏感、猜疑,甚至有心因性偏执观念,易产生丧失感、隔绝感、衰老感。

2. 智力的变化　智力分为液态智力和晶态智力。液态智力是指获得新观念、洞察复杂关系的能力,如直觉整合能力、机械记忆、思维敏捷度,以及注意力和反应速度等,主要与人的神经系统生理结构和功能有关,一般在成年早期达到高峰,以后随着年老而递减。晶态智力是指与语言、文学、数学、概念、逻辑等抽象思维有关的智力,与后天的知识、文化和经验的积累有关。智力会随年老而发生变化,随着年龄增长,老年人学习新东西、新事物不如年轻人,其学习也易受干扰,老年人的液态智力呈逐渐下降的趋势,高龄后下降明显,这与老年人的知觉整合和心理运动技能退变有关。但老年人智力并非全面减退,老年人的晶态智力则保持相对稳定,有的甚至还有所提高,这主要与后天的学习和经验积累有关,到高龄后才出现减退,且减退速度较缓慢。大量研究证实,智力与年龄、受教育程度、自理能力等有密切关系。

3. 记忆的变化 神经递质乙酰胆碱影响着人的学习记忆,老年人可能是由于中枢胆碱能系统的功能减退,从而出现记忆能力减退。记忆与人的生理状况、健康精神状况、记忆的训练、社会环境等因素相关。随着年龄的增加,老年人感觉器官逐渐失去正常有效地接受信息的能力,同时因大脑体积萎缩,影响各种记忆信息的储存,记忆能力变慢、下降。此外,某些疾病对记忆也会产生影响,如老年期痴呆等。老年人的记忆具有以下特点:

(1) 初级记忆较好,次级记忆较差:初级记忆(primary memory)是指人们对于刚刚听过或看过、当时还在脑子里留有印象的事物的记忆,初级记忆随增龄基本上没有变化,或者变化很少;次级记忆(secondary memory)是指对已听过或看过一段时间的事物,经过编码储存在记忆仓库,以后需要时加以提取的记忆。由于大多数老年人在对信息进行加工处理方面不如年轻人主动,组织加工的效率也较差,所以记忆活动的年龄差异主要表现在次级记忆方面,其减退程度大于初级记忆。

(2) 再认能力基本正常,但再现或回忆明显减退:由于再认时,原始材料仍在眼前,是有线索的提取,难度小一些,所以,老年人再认能力的保持远比回忆好。老年人对看过、听过或学过的事物再次出现在眼前时能辨认(即再认)的记忆能力基本正常。而对刺激物不在眼前,要求将此物再现出来时的记忆能力(即再现或回忆)明显减退,表现出命名性遗忘,即记不起或叫不出以往熟悉的人或物的姓名或名称。

(3) 逻辑性记忆较好,机械性记忆较差:老年人对与过去经历和与生活有关的事物或有逻辑联系的记忆较好,而对生疏的或需要死记硬背的机械性记忆较差。老年人速记和强记虽然不如年轻人,在规定时间内速度记忆衰退,但理解性记忆和逻辑性记忆常不逊色。

(4) 远事记忆尚好,近事容易遗忘:老年人常表现为对数年前或数十年前发生事物的记忆良好,对最近几年或几个月发生事物的记忆的保持效果较差,表现为丢三落四。

4. 思维的变化 思维随着年龄的增长出现衰退的现象发生的较晚,特别是对自己熟悉的专业领域的思维能力在年老时仍保持较好。但是,老年人感知和记忆力的减退,无论在概念形成、逻辑推理和解决问题的思维过程还是创造性思维和逻辑推理方面都受到影响。尤其是思维的敏捷度、流畅性、灵活性、独特性以及创造性比中青年时期下降明显,另一方面,部分老年人出现联想内容缺乏逻辑联系,讲话滔滔不绝。

思维能力的弱化在每个老年人身上表现不同,有些高龄的人思维仍很敏捷,而有些年龄不大的人却有严重的思维障碍。所以要重视老年人的身心健康,鼓励老年人以积极的态度对待生活,以恢复和提高其思维能力。

5. 人格的变化 老年期人格(包括能力、性格、气质、兴趣、需要、动机、价值观等)也发生相应改变,如由于记忆减退,说话重复唠叨;学习新鲜事物的能力降低,多数研究表明,老年期个体的人格总体趋于稳定。但由于人体老化使生理功能逐渐衰退,疾病、退休、丧偶等导致的负性情绪困扰着老年人的生活,老年人必须重新面临着对新的社会生活的再适应,在此过程中,老年期人格也会发生相应变化,如对健康和经济的过分关注与担心产生的不安与焦虑;学习新事物的能力降低、机会减少而保守、固执、刻板、任性等。

老年人依照其不同的人格模式有不同的社会适应形态:

(1) 整合良好型:是大多数老年人的类型。其特点是:成熟,能正视新的生活,有高度的生活满意感,有良好的认知、自我评价能力。

（2）防御型：此型老年人对衰老完全否认，雄心不减当年，刻意追求目标。表现为退而不休，老有所为。

（3）被动依赖型：这种类型老人有两种表现，一种从外界寻求援助，获得心理支持，以帮助自己适应老年生活；另一种老人对生活的没有目标，对周围事物不感兴趣，几乎不从事任何社会活动。

（4）整合不良型：此型老年人有明显的心理障碍，不善于调控情绪，生活满意度低，需要家庭照顾和社会组织的帮助才能生活。

6. 情感与意志的变化　一般情况下，老年人情绪状态比较稳定，喜怒哀乐不易表达或对事物的反应强度比较降低，但是老年人的情绪一旦被激发，恢复平静需要较长时间。此外，由于丧失感的产生，如身心健康的丧失，经济上独立的丧失，与家庭、社会关系的丧失等，老年人比较容易产生消极的情绪，这些丧失感也成为老年人负性情绪体验最重要的激发条件。

（二）老年人心理变化的影响因素

1. 生理功能减退　随着年龄的增加，老年人各种生理功能减退，并出现一些老化现象，如神经组织，尤其是脑细胞逐渐发生萎缩并减少，导致精神活动减弱、反应迟钝、记忆力减退，尤其表现在近期记忆方面。视力及听力也逐渐衰退，感知觉随之降低；由于骨骼和肌肉系统功能减退，运动能力也随之下降。

2. 社会地位的变化　由于社会地位的改变，一些老年人容易发生种种心理上的变化，如孤独感、自卑、抑郁、烦躁、消极等，加速了衰老的进程。特别是离退休的老干部，从昔日紧张有序的工作中突然松弛下来，生活的重心变成了家庭琐事，使他们感到不习惯和不适应。

3. 家庭人际关系　离退休后老年人生活范围缩小，大多局限于家庭，很容易造成老年人情感波动，使老年人变得多愁善感、多疑，还有的老年人变得异常敏感，对身边小事十分计较，在人际关系上处理不良或出现紧张。有的老年人感觉自己在社会和家庭中的地位下降，如有的老年人过去因为工作时经济收入较好，在家庭中的角色比较重要，受到较多的尊敬。退休赋闲之后，收入会有一定程度的下降，家庭角色退居为次，甚至承担较多家务劳动。家庭成员之间的关系，对老年人影响很大，如夫妻争吵、婆媳不和等对老年人的心灵打击也十分严重。如果受到子女的歧视或抱怨，性格倔强的老年人，甚至会产生轻生的念头。

4. 疾病　有些疾病会影响老年人的心理状态，如脑动脉硬化，使脑组织供血不足，使记忆力减退加重，晚期甚至会发生老年期痴呆等。脑卒中等可使老年人卧床不起，生活不能自理，以致产生悲观、孤独等心理状态。特别是一些慢性疾病需要长期服药治疗、反复检查，容易使老年人产生沉重的心理压力，常会导致过分依赖、恐惧、焦虑、抑郁等心理反应。

二、老年人常见的心理问题与护理

（一）焦虑

焦虑是一种很普遍的现象，适度的焦虑有益于个体更好地适应变化，有利于个体通过自我调节保持身心平衡。但持久过度的焦虑则会严重影响个体的身心健康。

1. 原因　老年人发生焦虑的可能原因有：①老化因素：如耳聋、眼花、躯体不适、手脚不灵活、疼痛、性功能障碍、社交障碍、沟通能力下降等；②社会心理因素：如离退休、经济困扰、环境改变、家庭关系不和、丧偶、丧子等；③疾病：抑郁症、痴呆、甲状腺功能亢进、低血糖、直立性低血压等；④某些药物的副作用，如抗胆碱能药物、咖啡因、β受体阻滞药、皮质类固醇、麻黄碱等均可引起焦虑反应。

2. 表现　焦虑分急性焦虑和慢性焦虑两大类。

（1）急性焦虑：主要表现为急性惊恐发作。老年人发作时常突然感到不明原因的紧张、心烦意乱、坐卧不安、睡眠不稳，或激动、哭泣，常伴有口干、心悸、多汗、潮热感、呼吸加快、脉搏加快、血压升高、大小便意增加等躯体症状。严重时，可出现阵发性气喘、胸闷，甚至有濒死感，并由此而产生妄想和幻觉，有时有轻度意识迷惘。急性焦虑发作一般持续几分钟到几小时，之后症状缓解或消失。

急性焦虑发作可引起脑卒中、心肌梗死、青光眼眼压骤升而头痛、失明，或发生跌伤等意外事故。

（2）慢性焦虑：表现为持续性精神紧张。其焦虑情绪可以持续较长时间，其焦虑程度也时有波动。老年慢性焦虑一般表现为经常提心吊胆，有不安的预感，平时比较敏感，处于高度的警觉状态，易激怒，生活中稍有不如意的事，就会心烦意乱、生闷气、发脾气、注意力不集中、健忘等。

持久过度的焦虑可严重损害老年人的身心健康，加速衰老，增加失控感，损害自信心，并可诱发高血压、冠心病。

3. 预防与护理

（1）评估老年人的焦虑程度：临床常用焦虑症状评估量表（如：急性焦虑可用惊恐相关症状量表、慢性焦虑可用汉密尔顿焦虑量表、广泛性焦虑量表等）对老年人的焦虑程度进行评定。

（2）指导老年人保持良好心态：老年人应学会自我疏导，自我放松，主动寻求帮助；对自己有正确的认识和评价，树立信心；转移注意力，例如读有趣的书或从事紧张的体力劳动，忘却痛苦的事情。

（3）针对原因进行处理：指导和帮助老年人及其家属分析焦虑的原因和表现，正确对待离退休等问题，尽快适应新生活、新角色；积极治疗原发病，尽量避免使用或慎用可引起焦虑症状的药物。

（4）子女应理解和尊重老年人：帮助老年人子女学会谦让和尊重老年人，理解老年人的焦虑心理，倾听他们的心声，鼓励老年人宣泄内心的负性情绪，真正从心理精神上去关心体贴老年人。

（5）药物治疗：重度焦虑应遵医嘱应用抗焦虑药物，如阿普唑仑、氯硝西泮等。

（二）抑郁

抑郁和焦虑一样，是一种极其复杂、正常人也经常以温和方式体验到的情绪状态；只是作为病理性情绪，抑郁症状持续的时间较长，并可使患者生理功能下降或社会功能受损。抑郁程度和持续时间不一，当抑郁持续 2 周以上，表现符合《精神障碍诊断和统计手册（第五版）》（DSM-Ⅴ）的诊断标准则为抑郁症。老年人常有抑郁情绪，一般病程较长。据中国科学院调查显示，我国老年人中有 40% 存在抑郁症状，老年人自杀通常都与抑郁障碍有关。

知识链接

心理障碍——重性抑郁发作的 DSM-Ⅴ 诊断标准

A. 在连续两周内有 5 项下述症状，并且是原有功能的改变，其中至少有 1 项症状是（1）心境抑郁或（2）对活动失去兴趣或愉快感。注：不包括显然由躯体情况所致的症状，或与心境不协调的妄想或幻觉。

（1）几乎每天和每天的大部分时间都心境抑郁，既可以是主观的报告（例如，感到悲伤、空虚、无望），也可以是他人观察到（例如，表现为流泪）。注：儿童和青少年心境表现为易激惹。

（2）几乎每天和每天大部分时间,对于所有的或几乎所有的活动的兴趣或愉悦感都明显减少（既可以是主观陈述,也可以是观察所见）。

（3）在未节食情况下,体重明显减轻,或体重增加（例如,一个月内体重变化超过原体重5%）,或几乎每天都食欲减退或增加。注:儿童则可表现为未达到标准体重。

（4）几乎每天都有失眠或睡眠过多。

（5）几乎每天都有精神运动性激越或迟滞（由他人看得出来而不仅仅是主观体验到的坐立不安或变得迟钝）。

（6）几乎每天疲劳或精力不足。

（7）几乎每天都感到自己毫无价值,或过分地、不适当地感到内疚（可以达到妄想的程度;不仅仅是因为患病而自责或内疚）。

（8）几乎每天都存在思考能力减退或注意力不能集中,或犹豫不决（既可以是主观陈述,也可以是他人的观察）。

（9）反复出现想死的想法（而不仅仅是恐惧死亡）,反复出现没有具体计划的自杀意念,或有某种自杀企图,或有某种实施自杀特定计划。

B. 这些症状临床意义的痛苦,或导致社交、职业或其他重要功能的损害。

C. 这些症状不能归因于某种物质的生理效应或其他躯体疾病。

注:诊断标准A~C构成了重性抑郁发作

注:对于重大丧失（例如,丧痛、经济破产、自然灾害的损失、严重的躯体疾病或伤残）的反应,可能包括诊断标准A所列出的症状:如强烈的悲伤,沉浸于丧失、失眠、食欲不振和体重减轻,这些症状可以类似抑郁发作。尽管此类症状对于丧失来说是可理解的或反应恰当的,但除了对于重大丧失的正常反应之外,也应该仔细考虑是否还有重性抑郁发作的可能。这个决定必须要基于个人史和在丧失的背景下表达痛苦的文化常模来做出临床判断。

D. 这种重性抑郁发作的出现不能更好地用分裂情感性障碍、精神分裂症、精神分裂样障碍、妄想障碍,或其他特定和非特定精神分裂症谱系及其他精神病性障碍来解释。

E. 从无躁狂发作或轻躁狂发作。

注:若所有躁狂样或轻躁狂样发作都是由物质滥用所致的,或归因于其他躯体疾病的生理效应,则此排除条款不适用。

1. 原因　导致老年人抑郁的可能原因有:①增龄引起的生理和心理功能退化;②较多的应激事件,如离退休、丧偶、经济窘迫、家庭关系不和等;③孤独;④对事物消极的应对方式;⑤心身疾病,如高血压、低血压、冠心病、糖尿病及癌症等致躯体功能障碍和因病致残导致自理能力下降或丧失。

2. 表现　抑郁症状的发生是渐进而隐伏的,早期可表现为神经衰弱的症状,头痛、头昏、食欲不振等。老年抑郁表现特点大多数以躯体症状作为主要表现形式,心境低落表现不太明显,称为隐匿性抑郁。

3. 预防与护理

（1）注意饮食起居,严防自杀,避免诱发因素。

（2）可采用心理治疗,必要时给予药物治疗,首选三环类抗抑郁药,如盐酸多塞平、阿米替林、丙米嗪。

（3）对药物治疗无效或对药物不良反应不能耐受者和有严重自杀企图和行为者,需采用电休克治疗。

（三）孤独

孤独是一种心灵的隔膜,是一种被疏远、被抛弃和不被他人接纳的情绪体验。老年人常有孤独感。随着老龄化的加剧,老年人的心理孤独问题表现得越来越突出。美国医学家詹姆斯对老年人的调查研究显示,在排除其他原因的情况下,那些孤独老年人的死亡率和癌症发病率比正常人高出 2 倍。

1. 原因 导致老年人孤独的可能原因有:①离退休后不参加任何工作,远离社会生活;②无子女或因子女独立生活成为空巢家庭;③子女或他人对老年人不理解;④性格内向或孤僻;⑤体弱多病、行动不便降低了与亲朋来往的频率;⑥丧偶。

2. 表现 孤独寂寞,社会活动减少会使老年人产生伤感、抑郁情绪,精神萎靡不振,常偷偷哭泣,顾影自怜,如体弱多病、行动不便时上述消极感会更加明显。久之,身体免疫功能降低,易致躯体疾病。孤独也会使老年人选择不良的生活方式,如吸烟、酗酒等,严重影响身心健康,有的老年人会因孤独而转化为抑郁症,有自杀倾向。

3. 预防与护理

（1）社会予以关注和支持:对尚有工作能力和学习要求的老年人,各级政府和社会要为他们创造工作和学习的机会,如开设老年大学;社区应经常组织适合老年人的各种文体活动,如扭秧歌、广场交谊舞、书画剪纸比赛等;对于卧床行动不便的老年人,社区应派专干定期上门探望。

（2）鼓励老年人积极参与社会活动:在老人身体状况允许的情况下,鼓励其参加适当的活动,使其认识到活动能保持机体健康平衡代谢,促进身体健康,延缓衰老,如下棋、听音乐、唱歌、打太极等娱乐活动,在活动中扩大社会交往,做到老有所为,可消除孤独与寂寞,更从心理上获得生活价值感的满足,增添生活乐趣,也可以通过参加老年大学的学习消除孤独,培养广泛的兴趣爱好,挖掘潜力,增强幸福感和生存价值。

（3）子女注重精神赡养:子女应该从内心深处诚恳关心父母。与父母同住的子女,茶余饭后陪父母唠唠嗑,听听父母的唠叨;和父母同住一城的子女,与父母房子的距离最好不要太远,方便经常回家看望父母;身在异地的子女,应尽量常回家看看,或经常通过电话、互联网等进行情感交流,将使老年人感到莫大的欣慰;对于丧偶的老年人,如有合适对象,子女应支持老年人的再婚需求。

（四）自卑

自卑,即自我评价偏低,自己瞧不起自己,是一种消极的情感体验。当人的自卑需要得不到满足,又不能恰如其分、实事求是地分析自己时,就容易产生自卑心理。自卑的老年人常常对生活缺乏追求的勇气,对自己缺少自信感,如果过分自卑或不明缘由的自卑,会对心理健康造成极大的危害,甚至会诱发神经衰弱、抑郁症等精神障碍性疾病。

1. 原因 老年人产生自卑的原因有:①老化引起的生活能力下降;②疾病引起的部分或全部生活自理能力和适应环境的能力丧失;③离退休后角色转换障碍;④家庭矛盾。

2. 表现 老年人形成自卑心理后,往往从怀疑自己能力不能表现出自己的实力,从而怯于与人交往到孤独的自我封闭,本来经过努力追求可以达到的目标也会认为我不行而放弃。他们看不到人生的希望,领略不到生活的乐趣,也不敢去憧憬美好的明天。

3. 预防与护理

（1）为老年人创造良好的社会心理环境:尊老敬老。对生活完全不能自理的老年人应注意保护,在不影响健康的前提下,尊重他们原来的生活习惯,满足老年人受尊重的需要。

（2）鼓励老年人参与丰富活动：老年人应做力所能及的事情，如琴、棋、书、画、烹调、缝纫、养殖栽种、工艺制作、适当运动等活动都是老人克服自卑心理的理想选择，满足老年人自我实现的需要，增加生活的价值感和自尊，是老年保健，尤其是精神保持安乐的好方式。

（3）指导老年人保持乐观的生活态度：人到暮年，做到安心处事、性格豁达，不自寻烦恼，不必和青壮年人相比，不争强好胜，始终保持泰然自若、心平气和、知足而常乐的心理。

（五）空巢综合征

"空巢家庭"是指家中无子女或子女成人后相继离开家庭，只剩下老年人独自生活的家庭。生活在空巢家庭的老年人常由于人际疏远、缺乏精神慰藉而产生被疏离、被舍弃的感觉，出现孤独、空虚、寂寞、伤感、精神萎靡、情绪低落等一系列心理失调症状，称为空巢综合征（empty nest syndrome）。

据统计，目前我国空巢老人数量达到了老年人口的一半。到2040年以后，大部分独生子女，作为父母逐渐步入老年，空巢家庭将成为老年家庭的主要形式。预计因空巢而引发的老年身心健康问题将更加突出，必须引起高度重视。

1. 原因　产生空巢综合征的原因有：①传统观念冲击：对子女情感依赖性强，导致老年人产生孤苦伶仃、自卑、自怜等消极情绪；②不适应离退休生活：有些老年人对离退休后的生活变化不适应，感到生活冷清、寂寞；③性格因素：有些老年人由于本身性格方面的缺陷，对生活兴趣索然，缺乏独立自主、振奋精神、重新设计晚年美好生活的信心和勇气。

2. 表现

（1）精神症状：情绪上烦躁不安、消沉抑郁等，兴趣减退，不愿参加任何活动，不愿主动与人交往。甚至对自己存在的价值表示怀疑，严重的表现出老年抑郁症的症状，甚至出现自杀的想法和行为。

（2）躯体化症状："空巢"应激影响产生的不良情绪，会减低身体免疫功能，导致一系列的躯体症状和疾病，如失眠、早醒、头痛、乏力、食欲不振、心慌气短、消化不良、心律失常，甚至患高血压、冠心病、消化性溃疡等疾病。

3. 预防与护理

（1）正视"空巢"，充实生活，回归社会：做父母的要做好充分的思想准备，应在子女生活独立之前注意调整日常生活的模式，学会独处，寻找精神寄托，走出家门，体味生活乐趣，结交朋友，以便适应"空巢"家庭生活。

（2）重建家庭关系，夫妻相携，子女关心：对于进入中老年的家庭应该及时将家庭关系的重心，由纵向的亲子关系转向横向的夫妻关系，培养共同兴趣与爱好，子女应该经常回家看望父母，与之交流。

（3）政府扶持，社会合力：充分发挥社会支持系统的作用，各界都应对老年人给予关心、关爱，提供支持，为老年人建立起广泛的社会支持网络。

（4）重者给予规范治疗：有严重的空巢综合征，如存在严重的心境低落、失眠，有多种躯体化症状，有自杀念头和行为者，应及时寻求心理或精神科医师的帮助，接受规范的心理或药物治疗。

（六）离退休综合征

离退休综合征（retired veteran syndrome）是指老年人由于离退休后不能适应新的社会角色及生活环境和生活方式的变化而出现焦虑、抑郁、悲哀、恐惧等消极情绪，或因此产生偏离常态行为的一种适应性心理障碍。这种心理障碍往往还会引起其他疾病的发生或发作，影响身体健康。

据统计，约有1/4的离退休人员会出现不同程度的离退休综合征，大多数老年人经过心理疏导或自我心理调适在1年内基本恢复常态,个别需较长时间才能适应,少数患者可能转化为严重的抑郁症,并发其他身心疾病。

1. 原因　产生离退休综合征的原因有:①离退休前缺乏足够的心理准备;②离退休前后生活境遇反差过大,如社会角色、生活环境、家庭关系等的变化;③个人适应能力差或个性缺陷;④社会支持缺乏;⑤失去价值感。

2. 表现　离退休综合征是一种复杂的心理异常反应。主要表现焦虑症状,如坐卧不安、心烦意乱、行为重复、无所适从,偶尔出现强迫性定向行走;由于注意力不集中而常做错事;性格变化明显,易急躁和发脾气,做事缺乏耐心,对任何事情都不满或不快,多疑,对现实不满,常怀旧,不能客观地评价事物甚至发生偏见;大多数患者出现失眠、多梦、心悸、阵发性全身燥热感等症状;自信心下降,有强烈的失落感、孤独感、衰老无用感,对未来生活感到悲观失望,无兴趣参加以前感兴趣的活动,不愿与人主动交往,懒于做事,严重时个人生活不能自理。

3. 预防与护理

(1) 正确认识离退休,做好心理行为准备:到了一定的年龄,退休是人生必然经历的过程,老年人必须在心理上认识和接受这个现实。消除"人走茶凉"的悲观思想和不良情绪,坚定美好的信念,将退休生活视为另一种绚丽人生的开始,重新安排自己的生活、学习和工作,做到老有所为,老有所学、老有所乐。

(2) 做好离退休心理行为准备:快到离退休年龄时,可适当减少工作量,多与已离退休人员交流,主动及早地寻找精神寄托;离退休前积极做好各种准备,如经济上的收支、生活上的安排,老年人如果身体健康、精力旺盛,可积极寻找机会,做一些力所能及的工作,发挥余热,为社会继续做贡献,实现自我价值,完善并提升自己的人生。老年人应积极参加街道社区、各大公园、老年活动中心的文娱体育活动,也可以自由选择适合于自己特点的棋牌类、球类、健身操、太极拳、歌舞等活动。

(3) 家庭关爱,社会支持:家庭和社会应关心和尊重离退休老年人的生活权益,包括精神和物质的关怀,家人要多陪伴老年人;单位要经常联络、看望离退休老年人,使他们感到精神愉快、心情舒畅。或老有所为的公益活动,让老年人感到老有所用;对可能患有离退休综合征或其他疾病的老年人应提供特殊帮助。

(七) 高楼住宅综合征

所谓高楼住宅综合征,是指一种因长期居住于城市的高层闭合式住宅里,与外界很少接触,也很少到户外活动,从而引起一系列生理上和心理上的异常反应的疾病。这种病症多发生于离退休后久住高楼而深居简出的老年人。由于目前城市化发展很快,各大、中城市高楼林立,老年人高楼住宅综合征发生率近年呈明显上升趋势,它是导致老年肥胖症、糖尿病、骨质疏松症、高血压及冠心病的常见原因。

1. 原因　老年人由于住在高楼中,外界交往和户外活动减少,找不到聊天对象产生孤寂感,这种局面不利于老年人的身心健康。

2. 表现　常见症状有四肢无力、脸色苍白、消化不良、脾气暴躁、注意力不集中、焦虑及忧郁等症状。久之不爱活动,不愿与人交谈,性情孤僻,对外界适应能力差,严重者因孤独、抑郁、对生活失去信心而产生自杀倾向。

3. 预防与护理

(1) 增加人际交往:与左邻右舍应经常走动、聊天,以增加相互了解,增进友谊,这样也有利于独居高楼居室的老人调适心理,消除孤寂感;和其他老年人交朋友,一起打太极拳、做老年操,既增进友谊,又锻炼身体,消除孤寂感;根据身体状况,积极参与社区、居委会等组织的老年活动,消除因居住高楼而不利于人际交流的弊端。

（2）保持乐观情绪:在平常生活中,不如意的事是常有的,怒、忧、悲、恐等不良刺激不时发生,要创造良好心境,做到理智冷静,自我调节。

（3）经常户外活动:居住高楼的老年人,每天应下楼到户外活动1~2次,并保持经常性,可呼吸户外的新鲜空气,增加活动量。

（4）心理辅导:对已经发生高楼住宅综合征的老年人应及时给予心理辅导和治疗,对严重抑郁或有自杀倾向的老年人应遵医嘱用药,避免各种不良后果发生。

（八）疾病焦虑障碍

疾病焦虑障碍(illness anxiety disorder)是在老年人中也比较常见的精神异常。常有某种严重疾病的先占观念。不存在躯体症状,如果存在,其强度是轻微的。如果存在其他躯体疾病或有发展为某种躯体疾病的高度风险(例如,存在明确的家族史),其先占观念显然是过度的或不成比例的。对健康状况有明显焦虑,有过度的与健康有关的行为(例如,反复检查他/她的躯体疾病的体征)或表现出适应不良的回避(例如,回避与医生的预约和医院)。疾病的先占观念已经存在至少6个月,但所害怕的特定疾病在那段时间内可以变化。

1. 原因 ①与人格特征有关:性格内向孤僻、敏感多疑、固执死板、谨小慎微、自我中心或自怜的老人容易产生疾病焦虑障碍。②与早期经历有关:在成长过程中,老年人往往接触过疾病的环境,例如家庭中有人患过病,或者亲密的家庭成员在老年人成长的关键时期去世,或者在童年时家人对老年人漠不关心等,这些早期的不幸经历对老年人造成心理创伤,也有可能引发疾病焦虑障碍。③不良环境刺激:如离退休后独居一处,空闲无事容易产生孤独、失落感,导致特别关注自己的健康;耳闻目睹原来自己社交范围内的老朋友或老同事患病或死亡,老年人便往往会联想到自己,因而变得忧心忡忡;也有部分老年人,由于躯体疾病后的衰弱状态,或者由于环境的变迁以及个体生理心理条件的改变,如绝经期等的疑虑,因自我暗示或条件联想而产生疾病焦虑障碍。

2. 表现

（1）疑病:患疾病焦虑障碍老年人对身体某部位的变化特别敏感和警惕,对一些微小的变化也特别关注,并且加以夸大和曲解,将其作为严重疾病的证据,诉说的症状常涉及身体的很多部位并且种类多样,但其描述往往含糊不清,部位不恒定。另一种老年人的描述形象逼真,生动具体,他们指给医生看有病的部位,或者表演如何不适,带有强烈的情感色彩,形成患有严重疾病的证据。患者常感到忧郁和恐慌,对自己的病症感到极为焦虑,然而其严重程度与实际情况极不相符。客观的身体检查的结果证实没有病变,老年人仍不相信,对报纸杂志上介绍的一些常见病“对号入座”,不相信医生的结论,甚至认为医生有故意欺骗和隐瞒的行为。医生的再三解释和保证不能使其消除疑虑,因为担心患了不治之症,得不到有效治疗而惶惶不安、焦虑、苦恼。

（2）疼痛:约有2/3的老年人有疼痛症状,常见部位为头部、下腰部或右髂窝,但对疼痛描述不清,有时甚至诉全身疼痛。老年人四处求医,辗转内外各科,最后才到精神科,常伴有失眠、焦虑和抑郁症状。

（3）躯体症状表现多样广泛:可涉及身体许多不同区域,认为自身患了某种严重疾病或坚信某种异物侵入身体,如口腔内有异味、恶心、吞咽困难、反酸、胀气、腹痛、心悸、左侧胸痛及呼吸困难等,担心高血压或心脏病。有些老年人怀疑自己五官不正,特别是鼻子、耳朵及乳房形状异样,还有诉体臭或出汗等。

3. 预防与护理

（1）心理护理:与他们建立良好的护患关系。开始让老年人尽情倾诉,暴露出心理矛盾和冲突,对他们出示的各种检查结果表示同情,尽量回避与老年人讨论症状或向老年人表示疑病是无客观依据的,从而取得老年人信任,解除或减轻老年人的精神负担,在老年人信任医务人员的基础上,逐步引导其认识疾病的本质。指导老年人保持乐观、开朗的心态,引导老年人多回忆过去愉快的往事,回味当时的幸福体验,多设想今后美好的生活,不要让过去的痛苦和不幸笼罩自己。组织老年人参加一些有益的娱乐活动和适当的社会活动,转移老年人的注意力。

（2）避免医源性影响:在工作中医务人员要特别注意避免不恰当的言语、态度和行为。在老年人就诊过程中,当出现新的症状与诉述时,注意不要简单地把他们归入疾病焦虑障碍之中,须认真检查是否确实伴发了躯体疾病,以免延误治疗。

（3）心理治疗:对老年人个性特点进行分析,如果暗示性很高,可以做暗示疗法,可获得较好的疗效。另外,通过心理医生对其实施认知性心理治疗、森田疗法等,可望取得更好的疗效。

（4）药物治疗:疾病焦虑障碍药物治疗一方面进行对"症"治疗,满足老年人在心理上的渴求,取得心理平衡;另一方面可试用抗焦虑药如地西泮、阿普唑仑,或抗抑郁药如阿米替林、丙咪嗪等,对减轻焦虑、抑郁或恐怖等症状有一定效果,但是用量不宜过大,时间不宜过长。

三、老年人心理健康的维护与促进

第三届国际心理卫生大会将心理健康（mental health）定义为:"所谓心理健康,是指在身体、智能以及情感上与他人的心理健康不相矛盾的范围内,将个人心境发展成最佳状态。"具体标志是:①身体、智力、情绪十分协调;②适应环境,人际关系良好;③有幸福感;④在生活、工作中,能充分发挥自己的能力,过着有效率的生活。也就是说,心理健康不仅意味着没有心理疾病,还意味着个人的良好适应和充分发展。

（一）老年人心理健康的标准

我国著名的老年心理学专家许淑莲教授把老年人心理健康的标准概括为五条:①热爱生活和工作;②心情舒畅,精神愉快;③情绪稳定,适应能力强;④性格开朗,通情达理;⑤人际关系适应性强。

国外专家在老年人心理健康的标准方面研究得比较具体,他们制订了 10 条参考标准:①有充分的安全感;②充分了解自己,并能对自己的能力做出恰当的估计;③有切合实际的目标和理想;④与现实环境保持接触;⑤能保持个性的完整与和谐;⑥具有从经验中学习的能力;⑦能保持良好的人际关系;⑧能适度地表达与控制自己的情绪;⑨在不违背集体意识的前提下有限度地发挥个性;⑩在不违反社会道德规范的情况下,能适当满足个人的基本需要。

综合国内外心理学专家对老年人心理健康标准的研究,结合我国老年人的实际情况,老年人心理健康的标准基本可以从以下 6 个方面进行界定:

1. 认知正常 认知正常是人正常生活的最基本的心理条件,是心理健康的首要标准。老年人认知正常体现在有正常的感觉和知觉,有正常的思维,有良好的记忆。即判断事物基本准确,不发生错觉;回忆往事记忆清晰,不发生大的遗忘;分析问题条理清楚,不出现逻辑混乱;回答问题能对答自如,不答非所问;在平时生活中,有比较丰富的想象力,并善于用想象力为自己设计一个愉快的奋斗目标。

2. 情绪健康 愉快而稳定的情绪是情绪健康的重要标志。心理健康的老年人能经常保持愉快、乐观、开朗、豁达、自信的心情。并能适度宣泄不愉快的情绪,通过正确评价自身及客观事物而较快地稳定情绪。

3. 人格健全 ①以积极进取的人生观为人格的核心,积极的情绪多于消极的情绪。②能够正确评价自己和外界的事物,不固执己见,能够控制自己的行为,办事较少盲目性和冲动性。③心理健康的老年人能自觉地确定行动目标,具有按此目标行动的决心和毅力,有独立自主的能力,用自己的意志调节和支配自己的行为。能经得起外界事物的强烈刺激;在悲痛时能找到发泄的方法,而不至于为悲痛所压倒;在欢乐时能有节制地欢欣鼓舞,而不是得意忘形和过分激动;遇到困难时,能沉着地运用自己的意志和经验去加以克服,而不是一味地唉声叹气或怨天尤人。

4. 关系融洽　作为老年人,乐于与他人交往,乐于帮助他人,也乐于接受他人的帮助,与大多数人心理相容,关系融洽,是心理健康的表现:①与家人都能保持情感上的融洽,并得到家人发自内心的理解和尊重;②有知己的朋友,在交往中保持独立而完整的人格,有自知之明,不卑不亢,能客观评价他人,对人不求全责备,宽以待人,友好相处。

5. 适应环境　老年人能与外界环境保持接触,虽退休在家,却能不脱离社会,通过与他人的接触交流、电视广播网络等媒体了解社会变革信息,丰富精神生活,正确认识社会现状,如对社会的看法、对国内外形势的分析、对社会道德伦理的认识等,都能与社会上大多数人的态度基本上保持一致,使心理行为能顺应社会改革的步伐,更好地适应社会环境,适应新的生活方式。

6. 行为正常　能坚持正常的生活、工作、学习、娱乐等活动。其一切行为符合自己在各种场合的身份和角色。

（二）老年人心理健康的维护与促进

1. 维护和增进心理健康的原则

（1）适应原则:心理健康强调人与环境能动地协调适应,达到动态平衡,以保持良好的适应状态。人对环境的适应、协调,不仅仅是被动的顺应和妥协,更主要的是积极、能动地对环境进行改造以适应个体的需要或改造自身以适应环境的需要。因而需要积极主动地调节环境和自身,减少环境中的不良刺激,学会协调人际关系,发挥自己的潜能,以维护和促进心理健康。适应不能脱离个体年龄和身体状况,来追求最佳状态,而应注重身心统一,把握现实做到适度反应,以获得快乐和稳定的情绪。

（2）发展原则:人和环境都在不断发展和变化,每个人的心理健康状态都不是静止的,而是动态发展的过程。人在不同年龄阶段、不同时期、不同身心状况下和不同或变化的环境中,其健康可以因个体内部心理状态和外部环境条件的变化转变为不健康。在人的一生中,都存在着维护和增进心理健康的问题。所以,增进心理健康要以发展的观点动态地把握和促进心理健康。

（3）系统原则:人是一个开放系统,人无时无刻不与自然、社会文化、人际间相互作用、相互影响,如生活在家庭或群体之中的个体会影响家庭或群体,同时也受到家庭或群体的影响。人的生命活动与健康的基本条件是人体内外环境的协调与平衡。因此维护和增进心理健康要考虑到人既是生物的人,社会的人,也是具有自我意识,善于思考、情感丰富、充满内心活动的人。而人所生活的环境也是一个历史发展的综合体,所以只有从自然、社会文化、道德、生物、人际关系等多方面、多角度、多层次考虑和解决问题,才能达到内外环境的协调与平衡。

（4）整体原则:每个个体都是一个身心统一的整体,身心相互影响。因此,通过积极的体育锻炼、卫生保健和培养良好的生活方式以增强体质和生理功能,将有助于促进心理健康。

2. 维护和增进老年人心理健康的措施

（1）帮助老年人正确认识和评价衰老、健康和死亡

1）正确看待生老病死:每个物种都有其生命周期,人也不例外。没有人可以长生不老,也没有让人长生不老的药。如果总处于一种年龄增长、生命垂暮、死亡将至的心理状态,就会加速心理及生理的衰老。若能以轻松自如的平常心态接受生老病死,则可能延缓衰老。

2）正确评价自我健康状况:老年人往往多病,并对自己的健康状况持消极评价,对疾病过分忧虑,不能实事求是地评价自己的健康状况,过度担心自己的疾病和不适,会导致神经

性疑病症、焦虑、抑郁等心理精神问题,加重疾病和躯体不适,更感衰老、无用,对老年人心理健康十分不利。因此,应指导老年人正确评价自身健康状况,对健康保持积极乐观的态度,采取适当的求医行为,以促进病情的稳定和康复。

3）树立正确的生死观:死亡是生命的自然结果,当死亡的事实不可避免时则应泰然处之。因此,只有确立正确的生死观,克服对死亡的恐惧,以无畏的勇气面对将来生命的终结,也才能更好地珍惜生命,使生活更有意义和乐趣。

（2）做好离退休的心理调节:老年人随着年龄增加,由原来的职业功能上退下来,这是一个自然的、正常的、不可避免的过程。只有充分理解新陈代谢,新老交替的规律,才能对离、退休这个生活变动泰然处之。离退休必然会带来社会角色、地位的变动,对此,要教育老年人有足够的思想准备,必须认识与适应离退休后的社会角色转变,才能生活得轻松愉快。

（3）树立老有所为,老有所用的新观念:老年人阅历丰富、知识广博,很多老年人为家庭、为社会在继续发挥余热,获得心理的满足和平衡。老年人如何继续发挥作用,需根据自身的具体情况及客观条件而定。对于身体好、精力充沛、仍可继续从事职业生活的离退休老年人来说,退休后的再就职,十分常见。

（4）老有所学,鼓励老年人勤用脑:老年人退出工作岗位后,仍然需要学习。学习不仅是老年人的精神需要,而且可以增长知识,活跃思维,开阔眼界,端正价值观,同时也有益于身心健康。坚持适量的脑力劳动,使脑细胞不断接受信息刺激,对于延缓脑的衰老和脑功能的退化非常重要。研究表明,对老年人的视、听、嗅、味、触觉器官进行适当刺激,可增强其感知觉功能,提高记忆力、智力等认知能力,减少老年期痴呆的发生。

（5）丰富精神生活:老年人的精神保养重在养心安神,精神乐观。孙思邈在《千金翼方》中指出:养老之要,耳不妄听,口不妄言,身无妄动,心无杂念,此皆有益于老人也。老年人可根据自身的具体条件和兴趣学习和参加一些文化活动,如阅读、写作、绘画、书法、音乐、舞蹈、园艺、棋类等,不仅可以开阔视野、陶冶情操,丰富精神生活,更能有效地帮助他们摆脱空虚、消沉、失落、孤独和抑郁等不良情绪,促进生理及心理的健康,而且是一种健脑、健身的手段。它既可以通过使用大脑来锻炼大脑的思维、逻辑、想象、识别、运算、感知觉等功能,也可以通过大脑和眼睛、四肢等的并用,使人的感官和肌肉、关节都得到锻炼。

（6）培养良好的生活习惯:良好的生活习惯对老年人心理健康至关重要。如起居有常、饮食有节、戒烟、节酒等。适当的修饰外貌,装饰环境、扩大社会交往,多与左邻右舍相互关心与往来,有助于克服消极心理,振奋精神,怡然自得。

（7）妥善处理家庭关系:家庭是老年人晚年生活的主要场所。老年人需要家庭和睦与温馨,家庭成员的理解、支持和照料。但老年人与子女之间在思想感情和生活习惯等方面有时因看法和处理方法不同,而有所谓"代沟",即不相适应、难以沟通或难以保持一致的状况。作为子女应尽孝道,多关心、体谅、尊重老年人,遇事多与老年人商量,对于不同意见要耐心听取,礼让三分,维护老年人的自尊。作为老年人亦不可固执己见,独断专行,应有意识地克制自己的一些特殊性格,应理解子女,以理服人,不必要求晚辈事事顺应自己,对一些看不顺眼又无法改变的事情,则尽量包容,不要强行干涉。遇事多和配偶、子女协商,切不可自寻烦恼和伤感。老年夫妻要互相关怀、体贴,相互宽容,使老年夫妻生活充满情趣与温馨,是老年人长寿的良药。空巢家庭中,老年人应正确面对子女成家立业离开家的现实,不过高期望和依赖子女对自身的照顾,善于利用现代通信方式与子女沟通,并及早由纵向的父母与子女的关系转向横向的夫妻关系,子女则应经常看望或联系父母,让父母得到天伦之乐的慰藉。

（8）改善和加强社会支持系统

1）进一步树立和发扬尊老敬老的社会风气:尊老敬老是中华民族的传统美德,也是老年人保持心理健康的良好社会心理环境。政府、社会、单位、邻里、家庭及亲友等都应对老年人给予关心、安慰、同情和支持,为老年人建立起广泛的社会支持系统网,形成尊老、敬老的社会风气。满足老年人的物质和文化需求。如医疗与经常性体检,尽快发展老年人服务事业,提供老年人食品、服装、开设老年人门诊,方便老年人就医和保健,加强老年人社会保险和福利设施,为"健康老龄化"的实现奠定基础。

但随着社会的变革、人口老龄化的到来、家庭结构和年轻一代赡养压力的改变,敬老养老的社会风气正面临着新的挑战。在我国"未老先富"的国情下,应加强宣传教育,继续大力倡导养老敬老,以促进健康老龄化的实现。

2)维护老年人的合法权益:现行的《中华人民共和国老年人权益保障法》把积极应对人口老龄化上升为国家的一项长期战略任务,在家庭赡养与抚养、社会保障、社会服务、社会优待、宜居环境、参与社会发展、法律责任等方面均进行具体制定,为维护老年人的合法权益,增强老年人安全感,解除后顾之忧,安度晚年提供法律保障。

第二节　老年期常见精神障碍患者的护理

PPT 课件

近年来,老年人精神障碍的发病率日趋上升。老年人精神障碍的临床表现往往不典型,且明显不同于青年人与中年人,老年人在出现精神障碍之后其性格特征很可能发生改变,不仅自己日常生活不能自理,还会给家人或其他照顾者带来生理与心理的巨大压力。老年人常见的心理障碍主要有老年期抑郁症和老年期痴呆。

一、老年期抑郁症患者的护理

老年期抑郁症(geriatric depression)泛指存在于老年期(≥60 岁)这一特定人群的抑郁症,包括原发性抑郁(含青年或成年期发病,老年期复发)和见于老年期抑郁。严格而狭义的老年期抑郁症是特指首次发病于 60 岁以后、以持久的抑郁心境为主要临床特征的一种精神障碍。老年期抑郁症的临床症状多样化且不典型,主要表现为情绪低落、焦虑、反应迟钝和躯体不适等,常以躯体不适的症状首先就诊,且不能归于躯体疾病和脑器质性病变。

抑郁症是老年期最常见的功能性精神障碍之一。国外 60 岁以上老年人抑郁症的患病率在社区约为 8%~25%,在老年护理机构约为 30%~50%。最新流行病学研究显示,我国老年人抑郁症患病率可达 7.6%~25.5%,女性患病率高于男性,北方患病率高于南方,农村患病率高于城市。多数人发病前有社会心理诱因,比如退休后与同事间的交往中断、子女婚后分家单过等,分居或丧偶者危险性相对较大。相关研究发现,老年人的自杀行为和自杀企图有 50%~70% 由抑郁症导致。所以老年期抑郁症已成为全球性的重要精神卫生保健问题,被世界卫生组织列为各国的防治目标之一。

（一）原因

老年期抑郁症的病因涉及生物、心理和社会因素多方面。

1. 患有慢性疾病　如心身疾病(高血压、冠心病、糖尿病及癌症等)和其他精神障碍(焦虑、躯体症状障碍)。

2. 遗传和表观遗传因素　随着研究深入,某些遗传因素被发现会使大脑发育偏向疾病易感性。5-羟色胺转运蛋白基因与老年抑郁症患者脑结构性改变存在相关性,Met 等位基因与老年抑郁症风险增加相关,GR 基因外显子 1F 甲基化与老年抑郁症存的发生有关。

3. 神经结构异常　随着年纪增长,老人的脑组织结构发生改变,脑室有扩大的倾向;脑内的神经递质5-羟色胺、儿茶酚胺类与内分泌腺(下丘脑、垂体、肾上腺、甲状腺及性腺等)也有改变,而这些变化对老年期抑郁症的发病起着重要的作用。

4. 免疫炎症机制　与衰老有关的炎症过程可能会引起抑郁症发展过程中的神经和代谢变化。促炎细胞因子影响单胺神经递质途径,并增加有害的色氨酸分解代谢产物的合成,从而促进海马的损伤和凋亡。

5. 心理-社会因素　老年期遭遇到的生活事件,如退休、丧偶、独居、家庭纠纷、经济窘迫、躯体疾病等对老年期抑郁症产生、发展的作用已被许多研究所证实。此外,具有神经质性格的人比较容易发生抑郁症。老年人的抑郁情绪还与消极的认知应对方式,如自责、回避、幻想等有关。

（二）表现

老年期抑郁症的临床症状群与中青年相比有较大的变异,症状多样化,趋于不典型。老年期抑郁症患者更易以躯体不适的症状就诊,而不是抑郁心境。具体表现如下:

1. 隐匿性　老年期抑郁症患者大多数以早期有躯体症状作为主要表现形式,常见的躯体症状有睡眠障碍、头痛、疲乏无力、胃肠道不适、食欲下降、体重减轻、便秘、颈背部疼痛、心血管症状等,情绪低落不太明显,因此极易造成误诊。隐匿性抑郁症常见于老年人,以上症状通常查不出相应的阳性体征,服用抗抑郁药可缓解、消失。

2. 躯体化　老年期抑郁症患者常从轻微的躯体不适开始,继而出现焦虑、不安、抑郁等情绪,由此反复去医院就诊,要求医师给予保证,如要求得不到满足则抑郁症状更加严重。伴躯体症状的抑郁症患者内容常涉及消化系统症状,便秘、胃肠不适是此类患者最常见也是较早出现的症状之一。

3. 迟滞性　表现为行为阻滞,通常以随意运动缺乏和缓慢为特点,肢体活动减少,面部表情减少、思维迟缓、内容贫乏、言语阻滞。患者大部分时间处于缄默状态,行为迟缓,重则双目凝视,情感淡漠,对外界动向无动于衷。

4. 激越性　激越性抑郁症最常见于老年人,表现为焦虑恐惧,终日担心自己和家庭将遭遇不幸,大祸临头,搓手顿足,坐卧不安,惶惶不可终日;夜晚失眠;或反复追念着以往不愉快的事,责备自己做错了事导致家人和其他人的不幸,对不起亲人,对环境中的一切事物均无兴趣,可出现冲动性自杀行为。

5. 妄想性　大约有15%的患者抑郁症状比较严重,可以出现妄想或幻觉,看见或听见不存在的东西;认为自己犯下了不可饶恕的罪恶,听见有声音控诉自己的不良行为或谴责自己,让自己去死。由于缺乏安全感和无价值感,患者认为自己已被监视和迫害。这类妄想一般以老年人的心理状态为前提,与他们的生活环境和对生活的态度有关。

6. 自杀倾向　自杀是抑郁症最危险的症状。抑郁症患者由于情绪低落、悲观厌世,严重时很容易产生自杀念头,且由于患者思维逻辑基本正常,实施自杀的成功率也较高。据统计,抑郁症患者的自杀率比一般人群高20倍。自杀行为在老年期抑郁症患者中很常见,一旦决心自杀就很坚决,而且行动隐蔽。部分患者可以在下定决心自杀之后,表现出镇定自若,不再有痛苦的表情,进行各种安排,如会见亲人,寻求自杀的方法及时间等。因此,常由于患者所表现出的这种假象,使亲人疏于防范,很容易使自杀成为无可挽回的事实。由于自杀是在疾病发展到一定的严重程度时才发生的,所以及早发现疾病,及早治疗,对老年期抑郁症患者非常重要。

7. 抑郁症性假性痴呆　抑郁症性假性痴呆在老年人中较为常见,为可逆性认知功能障碍,经过抗抑郁治疗可以改善。

8. 季节性　有些老年人具有季节性情感障碍的特点。抑郁常于秋、冬季发作,春季或夏季缓解。

（三）护理

治疗护理的总体目标是：减轻抑郁症状，减少复发风险，提高生活质量，促进身心健康，减少医疗费用和死亡率。具体护理措施如下：

1. 日常生活护理

（1）保持合理的休息和睡眠：生活要有规律，鼓励患者白天参加各种娱乐活动和适当的体育锻炼；晚上入睡前喝热饮、热水泡脚或洗热水澡，避免看过于兴奋、激动的电视节目或会客、谈病情。为患者创造舒适安静的入睡环境，确保患者充足睡眠。

（2）加强营养：老年期抑郁症患者往往伴有营养不良，因此在饮食上要注意营养成分的均衡摄取。保证蛋白、维生素与碳水化合物的均衡摄入。

2. 用药护理

（1）密切观察药物疗效：目前临床应用的抗抑郁药主要有：①选择性 5-羟色胺再摄取抑制剂（SSRI）：主要应用的有氟西汀、帕罗西汀、氟伏沙明、舍曲林、西酞普兰及艾司西酞普兰 6 种。其中，艾司西酞普兰禁与非选择性、不可逆性单胺氧化酶抑制剂（包括异烟肼）合用，以免引起如激越、震颤、肌阵挛和高热等 5-羟色胺综合征；如果患者用药要由单胺氧化酶抑制剂改换成艾司西酞普兰，则必须经 14 天的清洗期；②5-羟色胺-去甲肾上腺素再摄取抑制剂（SNRI）：主要应用的有去甲文拉法辛、度洛西汀、左旋米那普仑、米那普仑四种。SSRI 类及 SNRI 类药物的常见副作用有头痛、影响睡眠、食欲减退、恶心等，症状轻微，多发生在服药初期，之后可消失，不影响治疗的进行。

（2）遵医嘱服药：因抑郁症治疗用药时间长，有些药物有不良反应，患者往往对治疗信心不足或不愿治疗，可表现为拒绝服药、藏药或随意增减药物。要耐心说服患者严格遵医嘱服药，不可随意增减药物，更不可因药物不良反应而中途停服。另外，由于老年期抑郁症容易复发，因此强调长期服药，对于大多数患者应持续服药 2 年，而对于有数次复发的患者，服药时间应该更长。

3. 严防自杀　自杀观念与行为是抑郁患者最严重而危险的症状。患者往往事先计划周密，行动隐蔽，甚至伪装病情好转以逃避医务人员与家属的注意，并不惜采取各种手段与途径，以达到自杀的目的。

（1）识别自杀动向：首先应与患者建立良好的治疗性人际关系，在与患者的接触中，应能识别自杀动向，如在近期内曾经有过自我伤害或自杀未遂的行为，或焦虑不安、失眠、沉默少语，或抑郁的情绪突然"好转"，在危险处徘徊、拒餐、卧床不起等，给予心理上的支持，使他们振作起来，避免意外发生。

（2）环境布置：患者住处应光线明亮，空气流通、整洁舒适，墙壁以明快色彩为主，并挂上壁画，摆放适量的鲜花，以利于调动患者积极良好的情绪，焕发对生活的热爱。

（3）专人守护：对于有强烈自杀企图的患者要专人 24 小时看护，不离视线，必要时经解释后予以约束，以防意外。尤其夜间、凌晨、午间、节假日等人少的情况下，要特别注意防范。

（4）安全管理：自杀多发生于一刹那间，凡能成为患者自伤的工具都应管理起来；妥善保管好药物，以免患者一次性大量吞服，造成急性药物中毒。

4. 心理护理

（1）阻断负向的思考：抑郁患者常会不自觉地对自己或事情保持负向的看法，护理人员应该协助患者确认这些负向的想法并加以取代和减少。其次，耐心地培养信心和激发生活的动机，可以帮助患者回顾自己的优点、长处、成就来增加正向的看法。此外，要协助患者检查其认知、逻辑与结论的正确性，修正不合实际的目标，协助患者完成某些建设性的工作和参与社交活动,减少患者的负向评价,并提供正向增强自尊的机会。

（2）鼓励患者抒发自己的想法:严重抑郁患者思维过程缓慢,思维量减少,甚至有虚无罪恶妄想。对语言反应很少的患者,应以耐心、缓慢以及非语言的方式表达对患者的关心与支持,通过这些活动逐渐引导患者注意外界,同时利用治疗性的沟通技巧,协助患者表述其看法。对有自杀危机者,可采用疏泄法、支持治疗等心理干预方法,耐心倾听,努力找到绝望的原因,在理解其孤独无助、愤怒的情感基础上,创造一个安全、接纳的环境,帮助其度过危机。

（3）怀旧治疗:怀旧治疗作为一种心理-社会治疗手段在国外已经被普遍应用,价值已经得到肯定,在我国部分地区也得到初步运用。它是通过引导老年人回顾以往的生活,重新体验过去的生活片段,并给予新的诠释,协助老年人了解自我,减轻失落感,增加自尊及增进社会化的治疗过程。也有研究显示,怀旧功能存在个体差异,某些个体不适应怀旧治疗。

（4）学习新的应对技巧:为患者创造和利用各种个人或团体人际接触的机会,以协助患者改善处理问题、人际互动的方式,增强社交的技巧。并教会患者亲友识别和鼓励患者的适应性行为,忽视不适应行为,从而改变患者的应对方式。

5. 健康指导

（1）不脱离社会,培养兴趣:老年人要面对现实,合理安排生活,多与社会保持密切联系,常动脑,不间断学习;并参加一定限度的力所能及的劳作;按照自己的兴趣培养爱好,如唱歌、书法、摄影、下棋、集邮、钓鱼、种花等。

（2）家人多给予照护:家人对于老年期抑郁症患者,应该给予更多的关心和照顾,多陪伴他们,主动慰藉老年人;鼓励子女与老年人同住,和睦、温暖的家庭和社交圈,有助于预防和度过灰色的抑郁期;避免或减少住所的搬迁,以免老年人不易适应陌生环境而感到孤独。要定期带他们上专科医院,以免病情恶化或发生意外。

（3）社会支持:社区和老年护理机构等应创造条件让老年人进行相互交往和参加一些集体活动,针对老年期抑郁症的预防和心理健康促进等开展讲座,有条件的地区可设立网络和电话热线进行心理健康教育和心理指导。

二、老年期痴呆患者的护理

老年期痴呆(senile dementia)是指发生在老年期由于大脑退行性病变、脑血管性病变、脑外伤、颅脑感染、肿瘤、营养代谢障碍等多种原因引起的,以认知功能缺损为主要临床表现的一组综合征。临床表现为慢性、进行性、持续性的智能损害。其智能损害包括:记忆、思维、理解力、判断力、计算力、学习能力、定向力、情感以及人格等各方面。该智能障碍是获得性,而非先天性的,亦不是儿童期精神发育迟滞。

老年期痴呆主要包括阿尔茨海默病(Alzheimer's disease,AD)、血管性痴呆(vascular dementia,VD)、混合性痴呆(mixed dementia,MD)和其他类型痴呆,如帕金森病、酒精依赖、外伤等引起的痴呆。AD是所有痴呆疾病中最常见的一种类型,其次为VD,占15%~20%。同时还有8%~30%的AD和VD并患的患者,称为混合性痴呆的患者。

AD是一组病因未明的原发性退行性脑变性疾病。多起病于老年期,起病隐袭,病程缓慢且不可逆,临床上以智力损害为主。在神经细胞之间形成以沉积的β淀粉样蛋白(β-amyloid,Aβ)为核心的老年斑(senile plaques,SP)和神经细胞内存在神经元纤维结(neurofibrillary tangles,NFT),此为AD最显著的组织病理学特征。β淀粉样蛋白对它周围的突触和神经元具有毒性作用,最终引起神经细胞死亡,神经元大量减少。随着神经元的丢失,各种神经递质也随之缺乏,其中最早也最明显的是乙酰胆碱及胆碱乙酰化酶。病理改变主要为大脑皮质广泛性萎缩,重量常较正常人大脑轻20%以上或小于1 000g,沟回增宽,脑室扩大。

VD 是指由各种脑血管病变引起,以痴呆为主要临床表现的疾病。VD 大都在 70 岁以后发病,多发生于多次短暂性脑缺血发作或连续的急性脑血管意外之后,个别人也可发生在一次严重脑卒中后。梗死灶一般较小,但效应可累加。

老年期痴呆已成为老年人健康的第三大杀手,仅次于心脑血管病和恶性肿瘤。AD 和 VD 所致的大脑病理改变均导致患者认知功能和日常行为功能的异常,最终导致患者自理能力的丧失,最后完全依赖于他人的照顾。痴呆给老年人带来不幸、给家庭带来痛苦、给社会带来负担,已经成为全世界所面临的公共卫生和社会问题。世界卫生组织报道,在 2015 年全球大约有 4 747 万老年期痴呆患者。这个数目到 2030 年将达到 7 563 万,到 2050 年达到 13 546 万。2017 年全国流行病学调查显示,我国 65 岁及以上人群老年期痴呆患病率为 5.56%。老年期痴呆人数达 840 余万,占到全球老年期痴呆人数的五分之一。随着老龄化进程的加快,我国老年期痴呆的患病人数将迅速增加。

（一）原因

1. 遗传因素　5%~10%的 AD 患者有家族史,直系亲属中患有老年期痴呆的人员,其患病的概率为一般人的 3~5 倍。

2. 疾病因素　脑器质性精神障碍疾病如帕金森病、脑肿瘤、脑积水、脑外伤并发癫痫者,脑神经细胞受损、变性或死亡,导致痴呆发病率明显升高;脑血管性疾病如脑卒中,有完全性脑卒中史的老年人,痴呆患病率为 11%,为无脑卒中老年人的 7 倍;代谢性疾病如慢性肝脏疾病、尿毒症、黏液性水肿、糖尿病、甲状腺功能低下,均易使痴呆发病率增高。另外,老年期抑郁症亦是老年期痴呆的危险因素。

3. 有毒物质　如铅、铝、汞、锰、铬、一氧化碳、抗焦虑药、抗痉挛药、有机磷、酒精等中毒,对脑细胞均有毒害作用。

4. 高龄　老年期痴呆患病率与年龄呈正相关。随着年龄增长,机体功能进行性衰退,神经递质乙酰胆碱减少,影响记忆和认知功能。另外老年人听力下降,导致与外界接触减少,加速认知功能减退。

5. 文化程度低　在患病率上,文盲组>小学组>中学及中学以上组。

（二）表现

1. AD 的病程分期　AD 是一种以智能减退和行为及人格改变为主的临床综合征。发病隐匿,进程缓慢,呈进行性加重且不可逆转。根据病情演变,AD 一般分为三期:

第一期,早期,遗忘期:患者症状轻微,临床上常因为无明显症状而不易作出正确诊断,常被误认为是老化的正常反应。其主要表现为:①记忆力减退:首发症状为近期记忆减退,表现为对刚发生的事和刚说过的话不能记忆,忘记熟悉的人名,对年代久远的事记忆相对清楚;②语言能力下降:是大脑皮质功能障碍较敏感的指标,表现为用词不当,找不出合适的词汇表达思维内容甚至出现孤立性失语;③空间定向不良:易于迷路;④抽象思维和恰当判断能力受损:当找不到东西时会以为被别人拿走了;⑤情绪不稳定:情感可较幼稚,或呈童样欣快,情绪易激惹,出现抑郁、偏执、急躁、缺乏耐心、易怒等;⑥人格改变:如主动性减少、活动减少、孤僻、自私、对周围环境兴趣减少、对人缺乏热情、敏感多疑。病程可持续 1~3 年。

第二期,中期,精神混乱期:①记忆力进一步减退:表现为完全不能学习和回忆新信息,远事记忆力受损,但未完全丧失;②定向力进一步丧失:常去向不明或迷路,一般先出现时间定向障碍再出现空间定向障碍,表现为无法说出时间、季节,对不熟悉的环境感到糊涂;③注意力不集中;④明显的语言功能障碍:如言语不流畅、理解及复述能力差,可出现不同程度的失用、失认、失写、失计算等现象;⑤日常生活能力下降:如洗漱、梳头、进食、穿衣及大小便等需别人协助,社交能力下降,并随着时间的推移而加重;⑥人格进一步改变:如兴趣更加狭窄,对人冷漠,甚至对亲人漠不关心,言语粗俗,无故打骂家人,缺乏羞耻感和伦理感,行为不顾社会规范,不修边幅,不知整洁,将他人之物据为己有,争吃抢喝类似孩童,随地大小便,甚至出现本能活动亢进,当众裸体,甚至发生违法行为;⑦行为紊乱:如精神恍惚,无目的翻箱倒柜,爱藏废物,视作珍宝,怕被盗窃,无目的徘徊,出现攻击行为等,也有动作每日渐少、端坐一隅、呆若木鸡者。本期是本病照护最困难的时期,该期多在起病后的2~10年。

第三期,晚期,严重痴呆期:此为 AD 的终末期,患者的认知功能进入全面衰退状态,表现为:①自理能力丧失:生活完全不能自理,大小便失禁;②智能丧失:其判断力和认知能力完全丧失,对周围的环境、日期、季节的变化、身在何处均不知晓;③植物人状态:无自主运动,缄默不语,终日卧床,四肢僵硬,移动困难,身体日益消瘦,成为植物人状态;④合并其他病症:常因吸入性肺炎、压疮、泌尿系感染等并发症而死亡。此期患者完全需要他人照料。该期多在发病后8~12年。

2. AD 与 VD 的鉴别 AD 和 VD 在临床上均有构成痴呆的记忆障碍和精神症状的表现,但两者又在多方面存在差异,见表5-1。

表5-1 AD 与 VD 的鉴别

	AD	VD
起病	隐匿	起病迅速
病程	缓慢持续进展	呈阶梯式进展
认知功能	可出现全面障碍	有一定的自知力
人格	常有改变	保持良好
神经系统体征	发生在部分患者中，多在疾病后期发生	在痴呆的早期就有明显的脑损害的局灶性症状、体征

此外,VD 的临床表现除了构成痴呆的记忆障碍及精神症状外,还有脑损害的局灶性神经精神症状,如偏瘫、感觉丧失、视野缺损等,并且 VD 的这些临床表现与病损部位、大小及发作次数关系密切。

思政元素

唤起学生关注 AD，激发学生创新思维

阿尔茨海默病(Alzheimer's Disease,AD)俗称痴呆症,给老龄化社会带来重大公共卫生问题,由于病因和发病机制未明,尚无有效治愈手段,已成为 21 世纪全球健康难题。2020 年 12 月,贾建平团队在《柳叶刀》刊发研究表明:中国 60 岁以上老年人中已有 AD 患者 983 万,而具有高度向 AD 转化倾向的轻度认知障碍(mild cognitive impairment,MCI)老年人群达到 3 877 万人;中国老年保健协会阿尔茨海默病分会 2020 年 1 月发布调研报告显示,预计到 2050 年,我国 AD 患者将超过 4 000 万,这给国家、社会及家庭带来沉重的经济负担和护理负担。《健康中国行动(2019—2030 年)》明确提出降低 65 岁以上老人"痴呆症患病率"。MCI 是老年期痴呆发病的前驱阶段,其起病隐匿,往往被个人和家庭成员忽视,早期医院不可及,家庭无感知,发现时患者往往已处于病情相当严重的 AD 状态。家庭作为 MCI 早期识别第一场所,如何对 MCI 风险人群进行早期识别及干预,让更多老年人免受 AD 之苦,对降低家庭和社会负担具有重要的现实意义。

同学们可以查阅国内外文献,围绕家庭早期识别和干预,提出解决问题的办法。

笔记栏

（三）护理

老年期痴呆往往症状较为明显时才会引起家人的重视，此时大多已是中期，一旦确诊后，发展快者3~4年，慢者15年左右，大多维持在7~10年就会死亡。随着病情的发展，老年期痴呆患者逐渐丧失认知功能和生活自理能力，越来越需要他人的照顾。症状变化不可逆转，但通过精心治疗和护理，可延缓病情发展，提高老年期痴呆患者和家属的生活质量。

1. 日常生活护理　应充分考虑并加强患者的自理能力，扩大剩余功能。对于轻中度痴呆患者，鼓励患者参加日常生活活动及社交活动，应尽可能给予其自我照顾的机会，并指导其进行生活技能训练，如鼓励患者洗漱、穿脱衣服、用餐及如厕等，应理解老年人的动手困难，鼓励并赞扬其尽量自理的行为，以提高老年人的自理能力和自尊；患者完全不能自理时应专人照护，有计划的协助患者活动身体，避免产生肢体功能费用的现象。

（1）穿着：①为患者准备便于穿戴的衣服，避免太多纽扣，可以拉链取代纽扣，以弹性裤腰取代皮带；②衣裤要合体，选择宽松的内衣、内裤，女性胸罩选择前扣式；③选择不用系带的鞋子，穿合脚、防滑的鞋；④衣服按穿着的先后顺序叠放；⑤说服患者接受合适的衣着，不要与之争执，并给予鼓励，然后再告知穿衣的步骤，必要时给予示范。

（2）进食：①最好是与家人一起进食，环境轻松，以唤起患者的食欲。②患者可能忘记已经进食或忘记进食，所以应注意保证营养和水分，保证患者饮食结构合理，如清淡、易消化、富含维生素、纤维素、低盐、低糖、多品种、少动物脂肪类等。③食物要简单、软滑，最好切成小块。④进餐定时、定量，不可过饱，防止暴饮暴食。⑤注意饮食卫生，义齿必须每日清洗；允许患者用手拿取食物，进餐前协助清洁双手，亦可使用一些特别设计的碗筷，以减低患者使用的困难。⑥注意饮食安全，进食时，将固体和液体食物分开，以免患者不加咀嚼就将食物吞下而导致窒息；注意饮食过程中的异常现象如呛咳、误吸、噎食等；食物和水不可过热，以免发生烫伤。⑦给患者逐一解释进食的步骤，并作示范，必要时予以喂食。

（3）睡眠：①创造良好的睡眠环境，如空气流通、温湿度适宜、灯光柔和、床铺整洁舒适。②养成良好的睡眠习惯，睡觉前让患者先上洗手间，以减少半夜醒来上洗手间的次数；入睡前温水泡脚，不进行刺激性谈话，不给患者饮浓茶、咖啡；鼓励患者白天参加各项有益的活动；坚持午睡，但不要让患者在白天睡得过多。③协助入睡，给予患者轻声安慰，有助于患者入睡；如果患者以为是日间，切勿与之争执，可陪伴患者一段时间，再劝其入睡；对严重失眠者，可遵医嘱给予药物辅助入睡。

2. 用药护理

（1）正确给药：老年期痴呆的药物治疗常以口服药为主，但痴呆老年人因疾病的原因常会出现忘记吃药、吃错药，或忘记已经服过药又重复用药。为确保患者用药的正确性，不论是对早期还是晚期患者，老年人服药时必须有人在旁陪伴，看着或帮助患者服药到口并咽下，方可离开，以免遗忘或错服；对吞咽困难的患者不宜吞服药片，要碾碎后溶于水中服用；昏迷的患者由胃管注入药物。

（2）观察用药效果及不良反应：治疗AD常用药物有：①乙酰胆碱酯酶（AchE）抑制剂，包括盐酸多奈哌齐、重酒石酸卡巴拉汀、加兰他敏。可选择性的抑制乙酰胆碱酯酶，增强胆碱能作用，改善记忆和认知等功能，在老年期痴呆的治疗方面发挥了治疗作用。②抗焦虑与抗抑郁等中枢神经药物，改善患者的异常行为及精神方面的症状。③银杏叶提取物EGB-761，有一定的认知功能改善作用。治疗VD的常用药物主要是促进脑细胞代谢的药物，如三甲基环己扁桃酸、盐酸异克舒令等，可增进脑血流及血氧的吸收利用情况。

痴呆老年人，因其记忆障碍、认知障碍等原因，服药后常不能诉说不适，要细心观察患者有何不良反应,及时与医师沟通,调整给药方案。

（3）对拒绝服药者的护理

1）常见拒绝服药的情况有:①早期患者常不承认自己有病,拒绝服药;②因存在抑郁情绪,认为活着没意义,而拒绝服药;③中期会因幻觉、幻想、多疑而认为给的是毒药,出现拒绝服药;④晚期患者会因认知力完全丧失和自我约束能力丧失,拒绝服药。

2）对拒绝服药患者的护理措施:①不与患者争执,需要耐心说服、解释;②可以将药研碎在饭中或溶于水中吃下;③对拒绝服药的患者,一定要看见患者把药吃下,让患者张开嘴,观察是否咽下,防止患者在无人看管时把药吐掉,还要防止患者存药;④若仍无法让患者服药,可与医师沟通,改用其他给药途径如针剂等。

（4）药品管理:对伴有抑郁症、幻觉和自杀倾向的痴呆老年人,一定要把药品管理好,放到患者拿不到或找不到的地方。

3. 安全护理

（1）防迷路走失:国际老年痴呆协会研究表明,60% 的 AD 老年人有走失危险。所以住院期间要有家人陪护。家人有事离开时,要和医护人员联系,尽量减少患者的单独行动;尽可能避免搬家,当患者要到一个新地方时,最好能有他人陪同,直至老年人熟悉了新的环境和路途。患者外出时最好有人陪同或佩戴写有联系人姓名和电话的卡片或智能手环,以助于迷路时被人送回。

（2）防止意外发生:老年期痴呆患者常可发生跌倒、烫伤、烧伤、误服、自伤或伤人等意外。

1）防跌倒、坠床:①提供安全的生活环境:房间光线要充足,设施简洁、固定,尽量减少障碍物,减少室内物品的位置的变动;将老年人的日常生活用品放在其看得见、找得到的地方;地面要保持干燥、防滑,走廊、浴室等处要安装扶手,以防跌伤骨折。②患者的衣裤要合体,鞋要合脚、防滑。③睡床高度恰当,患者上床后要加用床档。

2）防烫伤、烧伤、中毒:患者洗澡、喝水时注意水温不能太高,热水瓶应放在不易碰撞之处,以防发生烫伤;不要让患者单独承担家务,勿使其直接触电源、打火机、煤气等物品,避免因其缺乏应急能力而导致烧伤、火灾、煤气中毒等意外。

3）防自伤或他伤:加强对各种不安全因素和危险物品的管理,定期进行安全检查,发现安全隐患及时处理,杜绝不安全因素。家居布置简单,无尖锐的边缘;药品应放在患者拿不到的地方或放入加锁的柜中,以免误服中毒;锐器、利器应放在隐蔽处,以防痴呆老年人因不愿给家人增加负担或在抑郁、幻觉或妄想的支配下发生自我伤害或伤人。

4. 常见精神行为症状的护理　老年期痴呆患者因为大脑结构的损害,影响到患者的人格特质,导致常常出现令人困扰的精神行为症状,见表5-2。基本上任何精神行为症状都是有意义的,护理人员应当尝试去理解其行为症状背后的意义。应当给予患者一个支持性的环境,处理此类问题时要能共情患者的感受,不要以暴还暴,应该针对原因采取措施,使其有愉悦感以减少问题行为的发生。

表5-2　老年期痴呆常见精神行为症状及处置

精神行为症状	可能发生原因	处理对策
躁动不安	对人事物混淆,药物副作用	减少环境中的刺激,调整用药
攻击行为	疲劳,环境嘈杂,幻觉,压力感	转移注意力,不与之争辩
游走	寻找食物或伙伴,想回到从前,受惊吓	注意环境安全,安排例行活动
猜疑	对事情误解,幻觉	勿在患者面前说悄悄话

5. 康复训练

（1）运动训练:老年期痴呆患者进行适宜的运动不仅可以增强体质,同时对延缓病情发展有很重要的意义。每周进行 150 分钟的中等强度的有氧运动能有效缓解认知功能的下降。可根据疾病的情况选择适宜的运动项目,如散步、打太极拳、健身操、手指操、打门球等,既可以锻炼身体又可以锻炼脑功能。在运动时要注意安全、适度,要根据自身特点,在力所能及范围内进行。

（2）记忆训练:如果经常提取、再储存曾经记忆的信息,遗忘的速度就会大大减缓。采用 3R 智力激发训练法,鼓励老年人回忆过去的生活经历,可帮助其认识目前生活中的人和事,恢复记忆并减少错误判断;鼓励老年人参加一些力所能及的社交活动,通过动作、语言、声音、图像等信息刺激,提高记忆力。对于记忆障碍严重者,通过编写日常生活活动安排表、画图、制订作息计划、挂放日历等,帮助其记忆。对容易忘记的事或经常出错的程序,设立提醒标志,以帮助记忆。

知识链接

3R 智力激发训练法

国外有作者研究 3R 智力激发训练法对老年期痴呆的影响。3R 是 reminiscence（回忆往事）、reality（现实）和 remotivation（记忆再激发）三个英文单词的首字母。3R 智力激发法是通过结合现实回忆往事以增进患者的记忆的护理方法,可改善血管性痴呆患者的记忆能力和生活质量,具体内容可根据患者的功能水平进行:①生活训练:选择患者熟悉的与日常生活方式密切联系的内容。如做饭、进餐、穿衣、洗刷、沐浴、购物等日常生活能力训练,先叙述后模拟。②逻辑思维与表达能力训练:如提问患者与生活密切相关的问题,并进行简单的数字计算。③环境记忆能力训练:提问患者现在所处地点、家庭住址、工作单位,两者或三者相对距离、途径,主要建筑标志,街道与路口等。

（3）智力锻炼:可寻找一些有益于智力的玩具,如进行拼图游戏,简单的折纸与手工等;对一些图片、实物、单词做归纳和分类,如让患者说出哪些属于蔬菜类、水果类等;进行由易到难的数字概念和计算能力训练,通过数数、简单计算等,训练老年人的数字概念和计算能力。

（4）理解和表达能力训练:评估其视听功能,必要时协助其使用辅具（助听器等）;在讲述一件简单事情后,提问让老年人回答,或让其解释一些词语的含义,患者回答不出时可给予提示,给予其足够的反应时间。

（5）社会适应能力的训练:尽可能地让患者多了解外部的信息,训练其简单的社会技能,鼓励参加力所能及的事情;结合日常生活常识,训练老年人自行解决日常生活中的问题。

6. 健康指导

（1）早期预防痴呆:①老年期痴呆的预防要从中年开始做起;②积极合理用脑、劳逸结合,保证充足睡眠,脑力活动多样化,保护大脑;③培养广泛的兴趣爱好和开朗性格;④培养良好的卫生饮食习惯,多吃富含锌、锰、硒、锗类的健脑食物,如海产品、贝壳类、鱼类、乳类、豆类、坚果类等,适当补充维生素 E,中医的补肾食疗有助于增强记忆力;⑤戒烟限酒;⑥尽量不用铝制炊具,过酸过咸的食物在铝制炊具中存放过久,会使铝深入食物而被吸收;⑦积极防治高血压、脑血管病、糖尿病等慢性病;⑧按摩或灸任脉的神阙、气海、关元,督脉的命门、大椎,膀胱经的膏肓、肾俞、志室,胃经的足三里穴(双),均有补肾填精助阳、防止衰老和预防痴呆的效果,并且研究表明按摩太阳、神庭、百会、四神聪等穴位可有效提升认知功能或延缓认知功能的衰退;⑨许多药物能引起中枢神经系统不良反应,包括精神错乱和倦怠,尽可能避免使用镇静剂,如苯二氮䓬类药物,抗胆碱能药物,如某些三环类抗抑郁药、抗组胺制剂、抗精神病药物以及甲磺酸苯扎托品。

（2）及早发现痴呆:人们一直以来都认为本病是年龄增长不可避免的结局,或由于病耻感,缺乏对 AD 早期诊断和早治疗重要性的认识,导致患者通常都难以得到早期治疗。因此在社会层面,需要大力开展科普宣传,普及有关老年期痴呆的预防知识和痴呆早期症状,全社会参与防治痴呆,让公众掌握痴呆早期症状的识别;鼓励凡有记忆减退主诉的老年人及早就医,对老年期痴呆做到真正意义上的早期诊断和干预。

（3）照护者的培训与支持:应加强对照护者生活护理、生活技能训练等相关知识和技能的培训。教会照护者自我放松方法,合理休息,寻求社会支持,适当利用家政服务机构和社区卫生服务机构及医院和专门机构的资源,组织有痴呆患者的家庭进行相互交流,相互联系与支持。

学习小结

　　通过对本章的学习,了解老年人的心理特点及影响因素;掌握如何维护与促进老年人心理健康;能对老年人常见的心理问题进行有效的心理调护,对有精神障碍的老年患者实施有效的护理措施,从而维护老年人身心健康及延缓老年人衰老,并为将来开展老年护理、社区护理等打下基础。

（董雪　宋丹）

复习思考题

1. 张先生,61 岁,某机关干部,退休在家,感到整日无所事事,别人不再叫他某某领导感觉很不适应。近一年经常感到胸闷,入睡困难,不爱吃饭,总感觉自己没有用了,活着没有意思。问题:

（1）该老年人最可能的临床诊断是什么?

（2）简述如何为该老年人进行护理。

2. 刘某,女性,65 岁,小学文化,退休工人,性格内向。2 年前,儿子因意外死亡,一直闷闷不乐,经常哭泣,不思饮食,难以入睡,不愿说话,有时心烦易怒摔东西,自杀 3 次,被及时发现成功抢救。曾在当地医院治疗,服用阿米替林,病情稍微减轻,但仍有自杀倾向,认为"活着不如死了好",家人领其来院就诊。体格检查:神经系统检查无异常。精神检查:悲哀面容,双眉紧锁,呆坐,无主动语言,回答简短,但切题,缓慢。问题:

（1）该老人最可能的临床诊断是什么?

（2）简述如何为该老人进行护理。

3. 李某,男性,70 岁,已婚,工人,初中文化。4 年前家人发现患者经常丢三落四,近 2 年来更严重,外出买菜忘记将菜带回家,有时外出找不到回家的路。近 1 年来开始忘记原来很熟练的钳工技术,经常如厕后找不到回房间的路,不主动进食,不会穿衣,家人纠正,他反而生气。常呆坐呆立,从不主动与人交谈,不关心家人。入院前 3 天无目的地外出走失,被家人找回后送入医院。体格检查未发现神经系统定位征,CT 检测提示轻度脑萎缩。问题:

（1）该老人最可能的临床诊断是什么?

（2）简述对老人的护理要点。

第六章

老年人的日常生活护理

📌 学习目标

1. 掌握老年人皮肤清洁、饮食与排泄、休息与活动的护理要点。
2. 熟悉老年人日常生活护理的原则、老年人宜居生活环境的内涵。
3. 了解与老年人沟通的技巧,以及性对老年人生活的意义。
4. 能够根据老年人日常生活护理的原则,因人而异地制定护理计划。

从生命全程的视角来看,老年期是人生的最后一个阶段,也是人生重要的组成部分,同样需要重视生活质量和生命尊严。衰老与疾病将会影响到老年人的日常生活状态,进而降低生活质量。因此,对老年人的长期照护,不仅要重视对疾病本身的治疗与护理,更要帮助老年人在机体功能状态受损的情况下,尽可能地保持甚至恢复基本的生活能力,提高老年人自主性,保证生活质量,维护其生命尊严。

第一节　概　　述

一、老年人日常生活护理的主要内容

所有人的日常生活离不开"衣、食、住、行",老年人亦不例外。在为老年人提供生活护理的同时,需结合其生理与疾病特点,尽可能地考虑到老年人的生理、心理、社会及灵性需求。

（一）老年人的居住环境

在老年人居住环境方面,需注意"适度"适老化的问题。近年来,对老年人居住环境的适老化改造越来越受到关注。在居住环境设计上,全国部分地区已经开始启动对传统住宅的无障碍设计与改造,增加社区适老化设施,并在整体风格上开始注意对老年人兴趣喜好的文化尊重。今后,老年人居住环境的适老化设计与改造将会越来越普及,但需注意防止过度适老化的问题,即让老年人感到舒适与安全才是最重要的。

（二）老年人的沟通与互动

在与老年人互动沟通方面,需继续探索陪伴方式及基于认知特点的沟通技巧。由于家庭小型化、代际文化隔阂、新兴社交方式不断涌现等现实因素,现代社会中与老年人群接触、互动、沟通的机会相对减少,从而越发缺少对老年人群需求的真正了解,加剧了代际距离及社会公众对老年人群的"歧视"态度。近年来,对老年人的精神慰藉受到广泛重视,国内外开始探索一些短期、长期陪伴的新形式,在沟通方法上也开始出现一些专业的理论指导,这些将会促进社会公众与老年人群之间的有效沟通与理解。

（三）老年人的生活照料

在老年人的饮食起居、清洁卫生等生活照护方面，基本上呈现出"居家—机构"的二元化格局。即家庭照护多由亲属或家政人员等非正式照护者来承担，或是由老人完全自理，虽然能够维系亲情，但缺少专业性，有安全隐患的同时更易忽视老年人的自主性和尊严。在养老机构中，则能够获得相对专业的护理服务，但家庭与亲情的氛围又相对缺失，且目前我国养老机构的护理质量管理水平参差不齐，同样也存在着安全隐患。近年来，智慧养老的理念与技术越来越得到推广和普及，在一定程度上能够提高照护的安全性、体现人文关怀、提升护理管理效率。

（四）老年人的活动与休息

在老年人的活动与休息方面，科学指导与健康教育亟待加强。近年来，随着科普的广泛开展，大多数老年人已经认识到活动与休息对于身心健康的意义，但对活动指导的科学性仍需加强。特别是对那些由于疾病、残疾等原因导致肢体功能缺陷、生活不能完全自理的老年人，缺少活动的机会与场所、科学的康复指导、合适的活动辅具等，从而加速了身体功能和健康水平的下降。近年来，在社区和机构中开展的老年人活动相对丰富，而对居家老年人活动与休息的科学指导形式还将继续探索尝试。

（五）老年人的性态度与需求

在老年人对性的态度与需求方面，随着社会文明的进步，公众的态度逐渐趋于理性。受传统世俗文化的影响，长久以来，社会公众在老年人性需求问题上的态度大多是不理解、不接受、不能够以科学理性的视角对待。从近年来媒体频繁曝出的涉及老年人性侵的事件上，可以看出老年人群对性的需求亦是生活的基本需要。如何正视老年人的性需求，如何正确地指导老年人的性心理与性行为，如何引导社会舆论也是提升老年人生活质量、促进社会文明进步的重要方面。

综上所述，老年人日常生活的内涵极为丰富。一个人生活能力的强弱是影响生活质量的重要因素，而日常生活功能状态则是评价生活能力强弱的常用指标。日常生活功能状态的评估主要包括基本日常生活能力（basic activities of daily living，BADL）、功能性日常生活能力（instrumental activities of daily living，IADL）、高级日常生活能力（advanced activities of daily living，AADL）三个层面。老年人的日常生活功能状态不仅会影响到老年人的生活行为，还会影响到老年人的心理健康。因此，老年人的日常生活护理应针对以上三个层面，必要时给予适当的帮助，以期补充、维持、提升老年人的日常生活功能状态，提高老年人的生活质量。

二、老年人日常生活护理的原则

（一）尽最大可能自理与自立

老年人由于老化或疾病而无法独立完成日常生活活动时，往往需要照护者提供部分协助或全部护理。有些老人会对照护人员产生强烈的依赖心理，有些老年人是为了得到他人的关注和爱护而要求护理，有些老年人则是被照护者人为地剥夺了自主完成生活活动的权利。因此，应该对老年人进行综合评估，评估其生活功能状态，既要明确其丧失的功能，又要发现其残存的功能；在心理方面，要通过观察、交谈等途径了解其是否存在过度依赖的思想和其他心理问题如抑郁、孤独等。照护者既要体谅、理解老年人渴望被关注的心理情绪，提供陪伴等方式尽量满足其情感需求，更需知晓代做一切（照顾过剩）的方式反而能加速其身体功能的退化速度。因此，在为老年人提供日常生活照护时，可参照 Orem 的"自护理论"与日本的"自立支援"理念，把关注和调动老年人的主观能动性放在首位，提供科学的康复指导，最大限度地发挥其残存功能，鼓励其"自己动手"，协助开发自理潜能，尽量让老年人保持自我独立性,能动地掌控个人生活、参与社会生活,而不是单纯地依赖他人。其次,当老年人不得已需要护理协助时,则应为其提供必要的、专业的照护服务,以保证其正常生活的运行。

（二）做好安全防护

1. 针对相关心理认知进行安全教育 危及老年人安全的常见心理状态有两种:一是不服老,二是怕麻烦他人。不管是居家老人、养老机构老人还是住院老人,均普遍存在这两种心态。如老年人为了强身健体,不顾自己年事已高,选择不适合自己体能的运动项目;住院老人怕给医护人员带来麻烦,不顾自己是否能够起床下地均要坚持自己洗漱、自己如厕等。这样的心态尤其体现在生活中的小事上,但往往这样的"小事"就是老年人出现安全意外的"温床"。对此,照护者一方面要理解、体谅老年人不愿服老的心情,感谢其不愿给别人添麻烦的善意;另一方面要向老人讲解安全对于健康、对于生活的重要性,让其了解自己的健康状况和自理能力,对可能发生的危险及时给予提醒。照护者应在充分尊重老年人独立自主性的基础上提供生活协助,尽量减少老年人因接受帮助而产生的自卑、无用感,既要维护老年人的尊严,又要保证老年人的安全。

2. 针对常见的安全问题做好防护措施 由于衰老、疾病以及生活环境等带来的不安全因素,易导致老年人发生安全意外事件,从而影响身心健康、甚至威胁生命。老年人常见的安全问题有:跌倒、噎呛、服错药、坠床、交叉感染、水火电安全等。照护者应会评估危险因素,及时发现危险隐患,采取有效措施,防患于未然。

（1）防坠床:在居家环境中,对有坠床危险的老年人应该配备装有防护装置（如床档）的护理床,且在老年人睡眠过程中应加强观察;对于入住养老机构或医院的老年人,一般的护理床均配有床档,护理人员应强化对床档的使用意识与使用方法,在床头悬挂"易坠床"的危险标识,在日常的护理工作中正确使用床档,如协助翻身时、老人意识不清醒时均要加用床档;一方面要防止坠床,另一方面还应注意使用床档时避免发生老年人磕碰伤。对有条件的家庭或机构,可以安装智能化床垫,一旦老年人存在坠床危险或发生坠床事件,系统会在第一时间发出警报通知照护者赶到现场,解除安全隐患或者立即进行施救。

（2）防止交叉感染:老年人免疫力下降,且多为多病共存,因此无论是居家还是入住机构均要注意交叉感染的问题。老年人要注意个人卫生,居室清洁,作息规律,饮食均衡,活动适宜,及时接种疫苗,提高自身免疫力,以抵抗传染性疾病侵袭;照护者要增强防感染意识,做好自身卫生防疫的同时,要保证老年人的清洁卫生以及环境的清洁卫生,实施护理服务时按照规范流程,既是保护自己也是保护老年人。

（3）注意水、火、电安全:对于大多数老年人而言,水、火、电基本是每日都会接触到的生活要素,也是存在着巨大安全隐患的危险品。对于健康自理的老年人,要加强使用水、火、电的安全意识,定期检修家用电器,更换安全线路;对于生活不能完全自理的老年人,更要加强环境安全防护,平时有专人看护,在有水、火、电的地方设置特殊标识,一律使用安全性能强的家用电器等。对有条件的家庭或机构,可以安装智能化报警装置。报警装置能自动识别环境中的安全隐患,发出警报的同时将信息通过网络传输到管理中心或照护者终端,以便及时施救。另外,还可以设计一些方法提高老年人的安全意识,如编制"安全口诀歌",内容即为用水、用火、用电、用钱的安全注意事项,简单易学、朗朗上口,可以由家人或志愿者教授,也可以通过网络线上学习,这对于记忆力下降特别是有早期认知障碍的老年人是非常好的方法。

（三）日常生活时间安排要有节律性

生活由日常生活和非日常生活组成。日常生活是指具有一定的时间节律性,在各种场所中,连续地、反复地展开,并习惯化的事情,具有连续性、习惯性、反复性和恒定性的特点,如穿衣、吃饭、做饭、洗衣、如厕、睡眠、购物及家庭经济管理等。非日常生活是指不具备以上特点的其他事件,如临时决定的旅游、社交活动等。日常生活受时间和空间的限制,故老年人的日常生活要合理地安排时间,并尽量保持其节律性和固定的场所,避免因时间或空间的调整带来的不适应,甚至影响健康。例如用餐时间、睡眠时间、活动时间固定,有助于老年人形成规律的作息习惯,亦有利于身心的休养。

（四）尊重与保护老年人的个性和隐私

1. 尊重老年人的个性　个性是指每个人所具有的个别的生活行为和社会关系,以及与经历有关的自我意识。由于每个人的生活背景和人生经历均不同,故其思维方式、生活方式、价值观等均有差别。老年人有着比其他年龄阶段的人更丰富的社会阅历和人生经历,形成了具有自身特点、较为固定的思维方式和性格特征,自我意识较强烈,自我权威性往往不容置疑和挑战。因此,在为老年人提供护理服务时,无论在沟通方式上还是在具体的服务措施上,均应首先考虑老年人的文化背景、生活习惯、兴趣喜好、性格特点、宗教信仰等,充分尊重其人格尊严,提供个性化的人文关怀。

2. 保护老年人的隐私　生活是在时间和空间中展开的,一些生活行为如进餐是需要共同的时间和空间的,还有一些生活行为则需要私人的时间和空间,如如厕、沐浴、更衣等。对于这些私人生活行为,尤其是身体有创伤或残疾而不愿被暴露的老年人,要给予安全而私密的个人空间,避免其人格受到伤害。无论是在家,还是在机构,照护者或医务人员提供治疗护理时均应充分考虑到"隐私权"这一问题。一方面要对老年人的私人行为予以尊重和保护,如提供单人间、在多人间架设屏风或帘幕等;另一方面,还要对其个人信息安全进行维护,防止由于信息安全疏漏导致个人信息的泄露而造成隐私暴露。另外,现代化的智能照护系统(亦可称为智慧养老)同样存在隐私暴露的可能,当系统监测、暴露的个人信息多于健康照护所需时,则造成了隐私暴露,因此对于智能化设备的使用是一个必须谨慎考虑和权衡的伦理问题。

（五）注重对老年人的心理护理和灵性照护

人到老年阶段,会因为自身的衰老、疾病,以及生活事件(如退休、丧偶、子女成家等)的影响,产生各种负面的心理问题,如焦虑、抑郁、孤独、离退休综合征、空巢综合征、高楼综合征等,这些心理问题会直接或间接影响身体健康。因此,在为老年人进行日常护理时,不仅要关注其生理层面的健康水平,更要注意其心理变化,及时发现现存的或潜在的心理问题,及时采取相应的心理护理措施,维持心理健康,减少身心之间的相互影响。此外,还应注意到一个重要的精神需求,即灵性需求。灵性需求存在于每一个人的精神世界中,它并不等于宗教信仰,宗教信仰只是获得灵性满足的途径之一。灵性照护能给人带来心灵上的宁静与从容,获得精神层面的满足与抚慰。因此,在对老年人群进行心灵照护与精神交流时,尤其是对于临终的老年人,应借助一些方法满足其灵性需求,使其感受到充满真、善、美的人文关怀。

第二节　老年人的居住环境

一、老年人与环境的关系

环境可以分为小环境和大环境。小环境一般指与人们居住密切相关的四周环境,如灯光、室温、音响、墙壁颜色等。大环境则指自然界、社会中可以影响全人类的环境因素,例如气候、污染、自然灾害、交通状况等。大环境的变化或改善有赖于政府或非政府组织的政策措施,小环境却可由个人的意愿和努力而获得改善。无论是大环境还是小环境,与人的关系是密不可分的,尤其是对老年人而言,环境的安全性、舒适性、便捷性、文化契合性等直接影响着老年人的生活质量。

（一）环境对老年人的影响

人在感官功能的作用下与环境产生互动。在老化的过程中,视觉、听觉、嗅觉、触觉的改变使得老年人必须对环境重新适应,以达成与环境之间的和谐状态。对老年人而言,在各种适应环境的情境中,迁入新居或入住医院(或养老机构)的老年人最需要充分的心理准备与协助,否则可能会引发一系列的心理问题。老年人最宜居的场所是家庭,但是因为各种原因而必须搬离家园时,老年人也期望新的居所有家的感觉和味道,与家越相似越好。如果是在养老机构,老年人亦希望能够感受到家的氛围和温暖。无论是居家还是入住养老机构,老年人的宜居环境应具有的特征包括:能满足老年人的需要、有治疗性的功能、容易操作、能鼓励身体的活动及各种社交活动并能刺激心灵的活动等。

对于老年人的行为与环境间的关系,巴克斯(Bakos,1980)等的研究指出,改变(居家或机构的)环境,能使老年人较常离开床,可以提高老年人参与各种活动的意愿与频率,增加与其他人接触的机会并维持身体及心灵活动的功能;如果能让老年人适度地参与改变环境的设计过程,则他们对环境的适应行为会更加理想。

由此可见,环境不仅满足生理需要和安全需求,更直接影响到老年人的社会心理感受。如果环境中能提供较多的辅助、较少的阻碍以及足够的刺激,对提升老年人的生活质量会有很大的促进作用。当人类无法阻止老化的进程时,更需要对环境给予充分设计,发挥环境的功能提升生活品质。

（二）文化对老年人环境的影响

1. 社会文化与环境　居住或生活环境中除了必需的硬件设施外,还应包括丰富的文化内涵。现代建筑虽然克服了寒暑等大自然的限制,但同样需要面对现代社会的居住问题,如人口密度增加、老年人口比例上升、家庭小型化等,这些问题即构成了现代居住环境的文化内涵。老年人需要的是什么样的居住环境？除了物理的建构,还需要结合他们所处的社会背景、所认可的历史文化,这才是建构老年宜居环境的正确宗旨。

2. 生活文化与环境　老年人宜居环境除了考虑社会文化外,还必须贴合老年人的生活文化,即生活习惯、生活形式、价值观及信仰,如中国传统住宅对方位、朝向的讲究需要被尊重。有学者提出,住宅的设计应满足以下 4 个目标才算尽善尽美:①满足社会和文化的需求;②它是经济的,大多数人都负担得起;③它能维持使用者的健康;④只需最少的维护便能传得久远。对老年人而言,这些目标的实现体现了生活文化、社会文化与环境的融合,是尊严生活的最基本要求,然而在实际中很难全部满足,特别是在发展中国家。

二、老年人居住环境的评估原则和评估工具

（一）居住环境的评估原则

适合老年人的居住环境应具有治疗性、易操作性,且能够鼓励身体和心灵活动等特质,基于此,对老年人居住环境的评估应遵循以下原则:

1. 无障碍　无障碍设计是老年人宜居环境的基本要求,如地板、门、窗、电梯、楼梯、浴室、卫生间、厨房等的设计。水电的安全性也是不可忽略的。除了房屋的设计外,室内的用物摆设也需要仔细评估,包括所使用的辅具的适当性、使用的正确性及维护方法等。但应把握"适度"的原则,以避免因过度无障碍和适老化带来的资源浪费及主观上的不舒适。

2. 私密 老年人的日常活动,如沐浴、如厕、用物、空间等是否能保护个人隐私。照顾者(家属或机构服务人员)能否保护老年人的个人信息。

3. 自由 老年人是否具有决定个人事务的权利,如迁入(出)机构的决定权、活动外出的自由、支配金钱的权力、饮食喜好的自由、信仰的自由等。

4. 社会参与 环境中的设计是否有利于老人与外界保持接触,如窗户的设计是否有助于老人观察到外面的世界;环境中是否提供老人写信或使用电话的机会,以便于老人与外界联络沟通;环境的设计是否有利于各种活动的展开;是否考虑到老年人的身体限制及兴趣爱好,是否能够让老年人感受到活动的意义等。

5. 人际互动 这一点对养老机构的人文环境尤为重要。在养老机构中强调的不应是医院中治疗性的人际关系,而是一种亲密关系。这种超越"护患"而又不是"亲人"的关系究竟应该怎样建立与维持,是对养老机构工作人员的一项挑战,但是这样的关系必须也只能在养老机构中形成,才能让居住其中的老人找到家的感觉。

（二）评估工具的开发与使用

目前已有针对不同的安全问题或老年群体而开发的评估工具,通过评估工具的使用可以及早监测出危险因素,防患于未然。研究和开发最多的是针对跌倒问题的评估工具,如"居家危险因素评估工具(home fall hazards assessments,HFHA)";此外还有针对养老机构老年期痴呆患者治疗性环境的评估工具,如护理院治疗性环境筛查量表(therapeutic environment screening survey for nursing home,TESS-NH)。这些量表虽具备一定的信效度,但条目繁多,护理人员在忙碌的工作中若使用如此冗长的评估工具则会影响其使用的积极性和收集信息的准确性。开发适用于一线护理工作的、方便使用的、综合反映老年人安全问题的评估工具是值得研究的课题。

三、老年人宜居环境的安排与调整

老年人的居住环境应把握"适度适老化"原则,结合老年人的身心状态,运用无障碍且人性化的设计以保持或提升老年人功能性的独立及心理上对自我的肯定。常见无障碍设计包括出行环境设计(如门、走廊、地板、扶手、电梯、楼梯等)、防意外伤害设计(如家具、厨卫等);除考虑环境中的无障碍因素外,还需注意温湿度调节、噪音控制及色彩搭配等,使居住环境更加宜居。

1. 门及走廊 一般门的有效开口宽度必须能容许轮椅出入,即宽度必须在90cm以上。走廊也必须考虑轮椅回转的空间,宽度最好能在150cm以上。在通道上应避免堆积杂物,以免妨碍通行或造成意外。

2. 地板与扶手 地板材质以防滑为重点,尤其对使用拐杖者更重要。选择地毯时也要注意安全,有的地毯在经过一段时间的使用后易卷边起毛,会增加老年人绊倒的机会,且地毯对于使用轮椅者活动移位时更为费力。室内各空间的地板最好都在同一平面,避免高低错落,这样有利于轮椅使用者或助行器/拐杖使用者的活动移位。若必须有高低落差时,在设计上应使用明显的颜色加以区分,达到提醒的作用。扶手可安置在一般的走廊、楼梯、电梯、卫生间或斜坡上,扶手的高度最好在80~85cm,墙壁与扶手间的间隔在3cm以上,也可采用内凹式将扶手设于墙壁的凹入部位以节省空间。

3. 楼梯与电梯 楼梯除应注意安装防滑扶手外,楼梯梯面也应做防滑处理,每个阶梯的高度、踏面的宽度等均要为老年人考虑,最好能配备照明设备。在无障碍电梯中,与门相对的墙上多装有镜子,以方便轮椅使用者进出电梯;一面墙上有方便轮椅使用者的横向按钮面板,在按钮旁也有为视觉障碍者设计的点字;有些电梯还配有语音服务。无障碍电梯除了基本的无障碍设计外,还应注意日常的维护保养,如开关门的速度,对于活动不便或行动较慢的老年人可能是一个潜在的危险因素。

4. 家具 家具的选择与摆放要考虑使用者的情况,要方便使用者,对使用者安全。如床的高度应该能够使双脚着地,太高则会造成上下床的不方便,不仅带来安全隐患,也降低了老年人离开床的动机;衣柜虽然一般放置在墙角,但旁边多有其他家具,这对轮椅使用者就显得不方便,且衣柜门的开法也应为轮椅使用者考虑,向两边开的折叠式或推拉式门有利于轮椅在室内的回转;桌椅是日常生活中使用频率最高的家具,为了方便轮椅使用者,应注意桌面的高度,以便能够将轮椅充分地嵌入桌面下。除了安全的考虑,家具最好能选择容易清洗的材质,避免藏污纳垢,减少老年人的家务劳动量,也减少对老年人呼吸系统的刺激。

5. 卫生间 卫生间是最容易发生跌倒意外的场所之一。最好采用外开式的门,避免内推式,有助于意外发生时的紧急处理。地板要防滑。对于能够自行沐浴或需要简单协助者,可在浴缸边缘安装扶手,使老人较易进出浴缸。还可以在浴缸内或卫生间地板上铺设防滑垫。为降低老年人跌倒的危险及沐浴时的疲劳感,可以放置防滑椅。对于不能自理的老年人,有条件的养老机构或家庭可以配备自动洗澡机帮助洗澡。对于马桶的设计也要为老年人考虑,根据日本建筑学会的建议,马桶的高度以 42~45cm 为宜,最好能配合轮椅的高度;马桶旁应加设扶手,或者是吊环,以方便老人如厕后站起。除此之外,洗脸盆周围可安装扶手,对于使用轮椅者,洗脸盆的高度要配合轮椅的高度,使之能够嵌入洗脸盆之下。

6. 厨房 厨房是最容易发生安全意外的另一个场所。厨房的地板也要防滑。为了方便老年人或轮椅使用者,橱柜的高度不宜过高。橱柜的门或抽屉应容易开启或关闭。厨房应留有足够的空间供轮椅回转。厨房的水、电、燃气设计也要符合安全标准,定期检修。有条件的家庭或机构可以配备自动化整体橱柜,通过遥控器控制橱柜的高低升降、门或抽屉的开关,或通过肢体触碰感应控制橱柜门或抽屉的开关,还能够通过智能化设备监测危险因素,如烟雾、燃气、温湿度等,发现危险时能够自动报警。

除以上常见的无障碍设计外,空气、温湿度、噪音、色彩搭配等同样影响着居住者的身心健康。空调易引起病原菌传播,应定期清洁除尘保养;室内应每日定时开窗通风,保持空气流通。对于噪声控制,除尽可能消除声源外,还可从阻隔声源上进行改善,如在设计建筑时须考虑建材对隔音的效果、安装两重窗户或增加玻璃厚度等。色彩的合理运用也能够给居住环境带来功能性辅助作用。如在养老机构中,可以用颜色区分餐饮用品、卫生清洁用具、日常活动用物等,以避免交叉污染;楼梯或地板可采用色差强烈的两种颜色来提示水平高度变化;卫生间的马桶与地板最好采用不同色系,避免使用者无法准确估计马桶的位置及高度。设计者在运用色彩时还应考虑整体的视觉效果,力求安全兼美观。

第三节　老年人的沟通与交流

沟通是指两个人或两个群体之间,相互分享与交换信息、信仰、感情与态度的过程。在这过程中,需要信息发出者与接收者之间持续不断的调整与适应,使交换的信息更加清晰与明确,以达到有效的沟通及促进彼此正向关系的目的。沟通过程包括 4 个要素:①信息发出者;②信息接收者;③沟通信息,包括语言与非语言两大部分;④沟通渠道,包括有声的语言和无声的非语言渠道,如肢体语言、信函公文等。沟通的模式可分为单向沟通与双向沟通,后者具有最佳的沟通效果。老年人因其认知能力逐渐退化,加上社会变迁所带来的新生活方式的影响,使其沟通形态与年轻人有很大不同。老年照护服务者为确保能够理解老年人的真实需求,学会如何与老年人沟通是首要问题。

一、非语言沟通的技巧

非语言沟通占据了沟通过程的一大部分,占所有信息的55%~97%。由于老年人认知功能的退化,非语言沟通特别是身体语言显得越来越重要。照顾者为了能够持续地沟通及了解、分享老年人的意图、需要与感觉,必须强化非语言的沟通技巧。

(一)触摸

触摸是人际关系中最亲密的动作。当伤心、生病或恐惧时特别需要温暖而关爱的触摸,尤其是当年老又遭遇生活坎坷时,人更需要被触摸。但在现实中却由于种种限制而使老年人很难得到他人的触摸。例如老年人的护理床、轮椅,虽然有安全防范作用,但也剥夺了老人与他人之间身体接触的机会。对于老人的身体接触,很多是在治疗、护理工作中发生,如测量生命体征、身体清洁等,较少运用在情绪上的支持。在家庭或机构中,常可见到有的老人对身边经过的人伸出双手或有依恋行为,有些老人则有自我刺激行为的发生,如摩擦椅背、揉搓衣服、摆弄玩具物件等,均表示他们有被触摸的需要。一些简单的触摸动作,如拍拍肩膀、手臂的环抱等可以给老人带来安全感,抚慰焦躁。触摸,寓意着照顾者对老人的关心与在乎,表现出老人的存在感。但是,如果触摸使用不当,可能会起到相反的作用,触犯老人的尊严,特别是对于意识不清的老人,触摸的含义常常被误解。因此,在把触摸当做关怀工具时,需要注意以下方面:①尊重老年人的尊严与其文化社交背景;②循序渐进式的展开,并持续观察老年人的反应;③实施者要清楚适宜的触摸部位,最被接受的部位是手,其次是手臂、上臂与肩膀;④运用平常的接触与活动而达到触摸的效果,如握手、牵手、清洁身体、按摩等;⑤鼓励工作人员积极而适宜地运用触摸;⑥确定老年人知晓照顾者的存在方可触摸;⑦保护老年人脆弱的皮肤;⑧学会接受老年人对照顾者回馈性的触摸,如有的老年人喜欢用触摸头发、手臂或脸颊来表达对照顾者的感谢与喜爱;⑨避开引起原始反射的部位以防止带来不适。

(二)身体姿势

身体姿势能够有效表达语言所无法清楚表达的寓意。与有认知障碍的老年人沟通前,需先让其知晓照顾者的存在。口头表达时,要面对老人,并加以缓和、明显的肢体动作(根据沟通的内容而即兴表现)来辅助信息的传递。同样,若老人难以用语言表达其意思时,鼓励老人运用肢体动作辅助表达,以达到双向沟通的目的。以下是在日常沟通中常见的身体姿势,能够有效地强化沟通效果:①挥手问好或再见;②招手动作;③伸手指出物品所在地,或伸手指认自己或他人;④模仿和加大动作以指示日常活动,如洗手、刷牙、喝水、吃饭、睡觉等;⑤手臂放在老年人肘下,或让老年人的手轻轻勾住照顾者的手肘,协助老年人察觉要与他同行的方向。

(三)眼神与表情

说话者保持眼神与老年人的眼神相接触,脸部表情要平和,不皱眉不紧绷,说话声音应略低、平缓且热情,说话时身体略向前倾以表达对对方的兴趣。可以适当夸大表情以传达赞同、喜悦、担心、关怀等情绪,让老人感觉能够与之产生共鸣。只要能适时鼓励与协助老人表达他们的情绪与意愿,就能减低其躁动,预防伤害性行为的产生。

(四)沟通环境

恰当的环境设计可以促进有效沟通,建立双方的信任感与亲切感,使沟通顺利进行。

1. 沟通的时间、地点要适宜　避开老人就餐、休息与活动的时间;室内光线温和,温湿度适宜;沟通的时间不宜过长,一般不超过1小时,避免使老年人感到疲劳。

笔记栏

2. 提供辅助物品　如环境中有老年人喜欢的宠物、植物、书籍报刊等,或老年人喜爱的画作、墙纸、雕塑、背景音乐等,还可以让老人把玩自己喜欢的玩具,这些物品可以让老年人感到安全与放松。

二、语言沟通的技巧

有学者提出,通过表达可以提升思考能力,因此,应鼓励老年人通过多种方式如歌唱、演说,或写出文字来表达心中所想,以达到与外界互动的效果。

（一）老年人的口头语言表达

口头表达对于性格外向的老年人而言,是抒发情感、维护社交互动的有效途径,增强口头语言沟通效果的方法有:

1. 沟通语词的调整与设计　用字遣词要让双方都了解,注意说话的时间长短和用词难易程度,尽量使用非专业术语,避免抽象语句或专业术语,同时可以配合书写文字以起到提示的作用。运用文字沟通时,注意字体宜大不宜小,可使用简明的图表、图片来辅助说明。

2. 适当使用非语言要素　沟通过程中,多运用非语言沟通方式回馈老人,如点头、握手、轻拍肩膀,或运用实物,如写字板、日历等。

3. 体现对老年人的尊重　稍微增加音量,说话速度缓和且清晰,话语宜简短,多主动倾听且鼓励老人畅所欲言;老年人未完全表达时避免做片面或仓促的回复;谈话中根据内容给予老人适时的提醒。以平等方式与老年人谈话,以适宜的称谓称呼老年人,避免当着老人面与其他人窃窃私语,当老人表达出不适宜或不正确的信息与观点时,不可辩白使其陷入窘境;给予老人充分的时间与耐心,以理解信息和做出反应,谈话者应学会适应"治疗性沉默"。

（二）其他表达方式

随着年龄的增长,无论老年人原先的性格特点如何,都可能变得比较内向和退缩,对外界活动缺乏热情而倾向于向内在世界探寻自我。较好的应对方法是提供多元化的自我表达机会,并给予正向鼓励而不勉强。在信息化时代背景下,社交方式也在发生着变化,老年人亦需要与时俱进,越来越多的老年人开始接触网络媒体、智能通信工具、社交软件等,通过语音、视频等形式与外界进行着互联和沟通。这其中也暴露出了一些问题,比如老年人学习智能设备的能力不如年轻人群、对互联网的安全意识较薄弱、针对老年人群设计开发的社交软件或平台还很匮乏等等,这些问题均在影响着老年人与外界环境之间的沟通与交流。尽管存在着这些问题,但相信随着社会的发展进步,老年人群终将赶上时代的步伐,适应新型的交流与沟通模式。

此外,手写的书信仍是一项传统而富有温情的沟通方式。不管是网络还是书信,照顾者要尊重老年人的喜好与习惯,以求达到有效沟通和理解的最终目的。

第四节　老年人的皮肤护理与衣着卫生

一、皮肤护理

皮肤是人体最外层的器官组织。一些由体内问题（如疼痛、营养状况等）或体外因素（如日光照射、化学物质侵害）产生的影响等都会反映在皮肤上,也都会影响正常皮肤的老化过程,皮肤的改变是老化最早且最容易观察到的征象。老年人皮下脂肪减少,尤其在骨隆突处及四肢最明显;真皮层变薄,静脉血管更明显;胶原蛋白减少,皮肤失去饱满度;弹性纤维减少,皮肤弹性减弱,从而产生皱纹,也易产生下巴及眼皮下垂的现象;皮脂腺由于雄性激素的减少导致分泌降低;汗腺由于数量减少致功能减低、汗量减少,使得老年人皮肤较为干燥,常常会有皮肤瘙痒的现象,甚至出现皮脂缺乏症(干皮病)。针对老年人皮肤老化的特点,掌握对皮肤的一般护理要点,以及对常见的皮肤问题学会识别并实施正确的护理措施是照护人员应该具备的护理技能。

（一）一般护理

要保持皮肤的清洁卫生,特别是皱褶部位,如腋下、外阴、肛门等处。老年人应根据自身习惯和地域环境特点来选择沐浴频率,一般北方是夏天每天一次,其余季节每周 1~2 次温水洗浴,南方在夏秋两季可每天 1 次,冬春两季每周 1~2 次,或酌情安排。皮脂腺分泌旺盛、出汗较多的老年人,沐浴次数可适当增多。不宜在饱食或空腹时沐浴,应在进餐后 2 小时左右进行。水温适宜,在 40℃左右,避免烫伤或受凉;室温调节在 24~26℃;沐浴时间以 10~15分钟为宜;洗浴用品宜选择弱酸性的温和沐浴液(皂),避免碱性肥皂的刺激;建议每晚用热水泡脚,一方面可帮助去除角化层,另一方面可以促进血液循环,改善新陈代谢,缓解身心疲劳,有利于提高睡眠质量;已有手足皲裂的老年人可以在沐浴后涂抹温和性质的护肤用品,并可戴上棉质手套、袜子,可有效改善皲裂情况。近年来,针对老年人洗浴的设备与用品种类日益繁多,如针对卧床患者的洗澡机、洗澡床、自动洗头机,为提高安全性和舒适性而设计的洗澡椅、智能浴缸等,这些设备或用品为老年人带来良好的主观体验的同时,也为照护者提供了便捷,缓解了照护人员的护理压力。

皮肤的附属器官还包括毛发和指甲。遗传因素、营养与一般的健康状况都会影响老年人毛发的质量与分布情形。老年人头皮、腋下及会阴部的毛发会变得较细,颜色也会变成灰白色,量也较稀疏。根据自身特点定期清洗头发,选用温和性质的洗发用品,保持头发的清洁柔顺。指甲会反映出年龄的变化。老年人的指甲成长较慢,质地变得较厚且硬,失去光泽,纵向的隆起条纹增加,且变得易碎易脱落,也较易变形或变色,难以修剪,尤其是脚趾甲。修剪指甲也是老年人的困扰之一,因此足部护理的工作十分重要。

（二）老年人常见皮肤问题及护理要点

表 6-1 列举了几种常见的老年人皮肤问题及护理要点。

表 6-1　老年人皮肤常见问题及护理措施

皮肤问题	相关因素	临床表现	护理要点
瘙痒症（pruritus）	内源性因素: ①慢性肾病 ②糖尿病 ③肝病 ④癌症 ⑤精神疾病或心理问题 皮肤干燥: ①正常皮肤的老化过程 ②洗澡次数过多 ③长时间使用冷暖气空调 ④疥疮或虱引起	皮肤皲裂、鳞屑、湿疹、出血裂隙等	①辨别引起瘙痒的相关因素 ②按需洗澡,建议 2~3 天洗澡一次,避免皮肤太过干燥 ③使用温和性质的沐浴液（皂）,洗澡水温度适宜,避免过烫 ④用沐浴海绵轻擦身体以去除皮屑 ⑤沐浴后轻轻拍干,避免用力擦干 ⑥浴后用适量乳液或乳霜轻涂皮肤 ⑦避免使用含水、乙醇、香料多的乳液 ⑧避免使用易使老人滑倒的沐浴油剂

续表

皮肤问题	相关因素	临床表现	护理要点
脂溢性皮炎（sebor-rheicd-ermatitis）	①受内分泌、营养状况、感染和情绪的影响 ②遗传因素	①皮肤瘙痒不适 ②皮肤有黄色油性鳞状屑 ③眉毛、鼻边、发线、胸骨、腋下可出现红色鳞屑	①可使用抗脂溢性香皂清洁皮肤 ②遵医嘱每日2次局部使用糖皮质类固醇，如1%氢化可的松乳膏 ③头皮屑太多时可使用含有硫黄、水杨酸或煤焦油的药用洗发水洗头 ④避免摄入高脂肪及刺激性食物
擦疹（intertrigo）	①肥胖老人未保持适当清洁 ②因摩擦、出汗、细菌或念珠菌感染造成发炎	乳下、腋下、腹部皱褶处形成脂溢性湿疹、发炎、痒	①以亚麻布条分开皮肤皱褶处，以六氯酚清洗 ②遵医嘱局部涂抹1%氢化可的松乳膏 ③遵医嘱给予抗感染治疗，如念珠菌感染者以制霉素局部治疗，细菌感染者以新霉素治疗 ④穿着透气性好的衣服
肛门瘙痒、女性外阴瘙痒（pruritus vulvae）	①大小便失禁，尤其是慢性疾病或意识不清的老年人 ②外阴部因受热、肿胀、痔疮、瘘管等刺激	①摩擦、搔抓使外阴与肛门周围皮肤变厚或破皮有伤口 ②夜晚常会痒，晨起可发现抓痕	①遵医嘱给予相应药物治疗 ②局部保持干燥、清洁 ③遵医嘱可在局部使用类固醇乳膏或口服止痒药物

二、衣着卫生

老年人的服装选择，要兼顾舒适、安全、美观等原则。保证与皮肤友好性的基础上，降低发生危险的可能，同时还应美观时尚、大方得体，展现老年人的精神气质。

对于衣服的材质，尤其是内衣，宜选择透气性和吸湿性较高的纯棉织品。化纤织品对皮肤有一定的刺激性，可引起皮肤瘙痒、疼痛、红肿等不适，且容易引起静电，吸附灰尘，故不宜作为贴身衣物材质。

老年人的衣服还应增加安全性，减少危险隐患。在服装设计上注意便于穿脱，这一点不仅适用于自理老人，对于不能完全自理的老人及其照顾者而言更为重要。对于意识清楚的自理老人可以有纽扣、拉链等设计。对于自理能力有缺陷的老年人，纽扣和拉链的设计与使用则因人而异。对于半自理的老人，纽扣的设计不宜繁琐，数目不宜多，可以设计拉链，鼓励老人自行完成穿脱衣行为，最大限度地保持和开发其残存的功能。对于完全不能自理的老人，如老年期痴呆患者或卧床老人，则可设计为粘贴式衣扣，降低穿脱衣的难度及对身体的伤害；也可以使用拉链设计，此时拉链的使用者是照顾人员而非老人，拉链的位置可以进行改造创新，如侧拉链或自上而下的一体式拉链。此外，现在还设计出了拉链器、系扣器、穿袜器等产品，让不能完全自理的老人独立操作完成穿脱衣物，以锻炼其生活能力、增强自信心。

老年人的服装款式还应体现美观、时尚，个性化。尊重老人的个人喜好和文化信仰，符合老年人的年龄特点和自身气质，在满足舒适、安全的基本条件下能够展现老年人的精神风采。

在鞋的选择上，也应兼具舒适、安全、美观等要素。鞋大小要合适，过小会增加皮肤摩擦，对患有糖尿病的老人有危险；避免鞋底过平或过薄，鞋底厚度或后跟高度在2cm左右，以减少足部疲劳感；鞋子的防滑功能对于老年人非常重要，为减少跌倒的发生风险，无论在室内还是室外,均应选择具有防滑功能的鞋。老年人的鞋也可体现时尚潮流的元素,增加美感。

此外,随着智能化养老的逐渐普及,开始出现智能服装、智能鞋等,在衣服和鞋原有功能的基础上增加了定位、健康监护等新功能,为老年人生活带了更多的便利。

第五节　老年人的饮食与排泄

一、营养指导与进食护理

膳食营养与老年人的身体功能、生活质量、医疗经济负担及社会和谐有着密切的关系,也是实现健康老龄化的基础。老年人生理结构与功能的老化、心理及社会文化等因素均会对其营养摄入产生影响,从而影响其整体的健康水平。要维持老年人健康的饮食习惯及良好的营养状态,需分析各种影响因素,并实施正确的饮食指导与护理。

（一）影响老年人营养摄取的因素

1. 生理因素　①口腔的变化:牙齿及其周边组织的损坏,常见的原因有牙菌斑、牙结石、食物残留、假牙使用不当、维生素缺乏、牙龈黏膜变薄、女性骨质疏松症等,直接影响了老年人对食物的选择;味蕾数量减少,导致味觉的接收功能减弱,尤其是甜、咸的味觉丧失最多;口腔黏膜变得易磨损且较干燥,一旦有损伤则不易愈合,阻碍营养摄取。②胃肠道的变化:胃动力减弱,盐酸分泌减少,导致食物的排空延缓,因此老年人的进餐应为少量多餐;肠蠕动减弱,小肠血流量减少,影响维生素 D、维生素 B_{12}、铁及钙的吸收;肠黏液分泌减少,肠壁弹性下降,粪便排出障碍易导致便秘。③消化液分泌的改变:唾液量减少到年轻时的 1/3,影响食物的吞咽,因此在进食时应增加水分的供给,促进食物与唾液的混合;唾液淀粉酶、胃蛋白酶、胰淀粉酶、胰蛋白酶及胰脂肪酶等消化液的分泌量均减少,从而影响碳水化合物、蛋白质及脂肪的消化与吸收。④活动能力降低:由老化导致的握力下降、由关节炎症导致的手部关节活动受限或者由于脑血管疾病引起的肢体麻痹、震颤、肌力下降等,均会影响基本进食动作的完成;活动受限又减少了老年人走出室外接受日光照射的机会,而影响到维生素 D 的吸收。

2. 病理因素　多病共存是老年人的一大特点,如心脑血管疾病、糖尿病、呼吸系统疾病等,需要长期服用药物加以控制,因此,药物对老年人营养素摄取的影响不可忽略。由治疗慢性病的药物所引起的常见不良反应有恶心、呕吐、口干、肠胃不适、食欲降低、便秘或腹泻、味觉改变等,从而直接或间接地影响老年人对食物的摄取以及对营养素的吸收。便秘是困扰老年人的一大健康问题,虽然不如致命疾病般紧急,但能给老年人带来巨大痛苦。肠蠕动减缓、知觉感受降低及腹肌力量降低等因素,增加了老年人便秘的可能性;又因牙齿咀嚼功能不佳,膳食纤维及水分摄入不足,使便秘问题加重。而便秘常导致老年人食欲下降,进食量减少,从而影响营养素的摄入。

3. 心理及社会文化因素　饮食在生活中呈现的意义不只是营养的供给,更是一种感官的体验与享受,常常涵盖了个人心理状况及其个人所属的社会文化意义。例如,一次进餐活动除了"吃"这一基本要素之外,还常常是一个与他人沟通的机会或是社交活动。对与家人同住的老年人而言,进餐时间代表了与家人的团聚与交流;对于居住在机构中的老年人而言,吃饭更是一项重要的社交活动;对于生病住院的老年人,医院的伙食可能会引起不习惯或不适应,同时情绪上的焦虑、忧郁也会导致进食量下降,营养失调。需要指出的是,对于居家老人,即使尚可自理,但如果面临丧偶、独居、缺少社会支持系统等情况时,亦可能存在进餐障碍与营养不良问题,因为这样的老人可能不愿意出门采买,对做饭、吃饭问题不重视,再加上社会支持资源(送餐服务)的缺乏,时间一长很容易产生营养失调的问题。此外,社会经济水平与老年人的营养状况也有相关性,社会经济发展水平低的国家或地区较易出现不正确的营养摄取情形。就我国而言,传统文化对国人的饮食观念和饮食习惯影响颇深,可以借鉴中医文化中的养生理论,为老年人推荐更为科学合理的饮食观和饮食习惯。对于有特殊民族属性与宗教信仰的老年人,应仔细评估,尊重其个人意愿,尽可能提供适宜的饮食指导和个性化的进餐环境。

（二）老年人的营养指导

在中国营养学会《中国老年人膳食指南(2016)》中指出,在一般人群膳食指南的基础上,老年人营养指导与饮食护理主要内容包括如下内容。

1. 少量多餐,细软多食,预防营养缺乏　老年人牙齿缺损,消化液分泌和胃肠蠕动减弱,容易出现食欲下降和早饱现象。对于有吞咽障碍和80岁以上老人,可选择软食,进食中要细嚼慢咽,预防呛咳和误吸;对于贫血,钙和维生素 D、维生素 A 等营养缺乏的老年人,建议在营养师和医生的指导下,选择适合自己的营养强化食品。

（1）食物多样,少量多餐:老年人每天应至少摄入 12 种以上的食物。进餐次数可采用三餐两点。用餐时间应相对固定。睡前一小时内不建议用餐、喝水,以免影响睡眠。

（2）细软食物易于消化吸收:①将食物切小切碎,或延长烹调时间。②肉类食物可切成肉丝或肉片后烹饪,也可剁碎成肉糜制作成肉丸食用;鱼虾类可做成鱼片、鱼丸、鱼羹、虾仁等。③坚果、杂粮等坚硬食物可碾碎成粉末或细小颗粒食用,如芝麻粉、核桃粉、玉米粉等。④质地较硬的水果或蔬菜可粉碎榨汁食用。⑤多采用炖、煮、蒸、烩、焖、烧等烹调方法,少煎炸、熏烤等。针对咀嚼吞咽困难的老年人,《中国老年人膳食指南(2016)》中特别给出了饮食建议。

（3）细嚼慢咽:通过牙齿细嚼磨碎食物,增加食物与唾液接触面积,促进消化吸收。充分细嚼,可以促进唾液分泌,发挥唾液内溶菌酶的杀菌作用;防止因咀嚼吞咽过快,使食物误入气管,造成呛咳或者吸入性肺炎甚至窒息。老年人味觉敏感性显著下降,细嚼慢咽可以帮助老年人味觉器官充分发挥作用,提高味觉感受,更好地品味食品。细嚼慢咽还可以使咀嚼肌肉得到更多锻炼,并有助于刺激胃肠道消化液的分泌。

（4）合理使用营养强化食品:强化食品的选择应看标签,如强化维生素和矿物质的奶粉、强化钙的麦片等。营养素补充剂包括单一或多种维生素和矿物质。老年人可根据自己身体需要和膳食状况,在专业人员的指导下,选择适合自己的强化食品或营养素补充剂、医用食品。

（5）预防老年贫血:帮助老年人积极进食。增加主食和各种副食品的摄入,保证能量、蛋白质、铁、维生素 B_{12}、叶酸和维生素 C 的供给,提供人体造血的必需原料。合理调整膳食结构,老年人应注意适量增加瘦肉、禽、鱼、动物的肝脏、血等摄入,也应该增加水果和绿叶蔬菜的摄入,浓茶、咖啡会干扰食物中铁吸收,因此,在饭前、饭后 1 小时内不宜饮用。

（6）合理选择高钙食物,预防骨质疏松:保证老年人每天能摄入 300g 鲜牛奶或相当量的奶制品。选用豆制品(豆腐、豆腐干等)、海产类(海带、虾、螺、贝)、高钙低草酸蔬菜(芹菜、油菜、紫皮洋葱、苜蓿等)、黑木耳、芝麻等天然含钙高的食物。

2. 主动足量饮水,积极户外活动

（1）主动足量饮水:老年人身体对缺水的耐受性下降,饮水不足可对老年人的健康造成明显影响,因此要足量饮水。每天的饮水量达到 1 500~1 700ml。应少量多次,主动饮水,首选温热的白开水。正确的饮水方法:主动、少量、多次饮水,每次 50~100ml,清晨一杯温开水,睡前 1~2 小时一杯水,应养成定时和主动饮水的习惯。

(2)积极参加户外活动:适宜老年人的运动包括步行、快步走、门球、太极拳、瑜伽等耐力性和抗阻运动(举哑铃、拉弹力带等)。①安全第一:避免参与剧烈和危险项目,防止运动疲劳和运动损伤,尤其要注意关节损伤。②多种运动:重点在能活动全身的项目,使全身各关节、肌肉群和多个部位得到锻炼。③舒缓自然:运动前或后要做准备或舒缓运动,动作应简单、缓慢。④适度运动:每天户外锻炼 1~2 次,每次 1 小时左右,以轻微出汗为宜;或每天至少走 6 000 步。

3. 延缓肌肉衰减,维持适宜体重 骨骼肌肉是身体的重要组成部分,延缓肌肉衰减对维持老年人活动能力和健康状况极为重要。延缓肌肉衰减的有效方法是吃动结合,一方面要增加摄入富含优质蛋白质的瘦肉、海鱼、豆类等食物,另一方面要进行有氧运动和适当的抗阻运动。老年人体重应维持在正常稳定水平,不应过度苛求减重,体重过高或过低都会影响健康。从降低营养不良风险和死亡风险的角度考虑,老年人的体重指数(BMI)应不低于 $20.0kg/m^2$ 为好。

(1)延缓老年人肌肉衰减:①常吃富含优质蛋白的动物性食物,尤其是红肉、乳类及大豆制品;②多吃富含 ω-3 多不饱和脂肪酸的海产品,如海鱼和海藻等;③增加户外活动时间、多晒太阳并适当增加摄入维生素 D 含量较高的食物,如动物肝脏、蛋黄等;④可以进行拉弹力绳、举沙袋、举哑铃等带抗阻运动 20~30 分钟,每周大于或等于 3 次。

(2)保持适宜体重:建议老年人体重指数(BMI)最好不低于 $20.0kg/m^2$,最高不超过 $27kg/m^2$,另外尚需结合体脂和本人健康情况来综合判断。消瘦虚弱的老年人可用以下方法来增加体重:①除一日三餐外,可适当增加 2~3 次间餐(或零食)来增加食物摄入量;②零食选择能量和优质蛋白质较高并且喜欢吃的食物,如蛋糕、奶酪、酸奶、坚果等;③适量参加运动,促进食物的消化吸收;④加强社会交往,调节心情,增进食欲;⑤保证充足的睡眠。老年人时常监测体重变化,胖瘦要适当。体重过低或过高对老年人的健康都不利,营养师需要给予个性化营养评价和指导,时常监测体重变化。如果体重在 30 天内降低 5% 以上,或 6 个月内降低 10% 以上,则应该引起高度注意,及时到医院进行必要的检查。

4. 摄入充足食物,鼓励陪伴进餐 老年人应积极主动与人交流,多参与群体活动。可以适当参与食物的准备和烹饪,烹制自己喜爱的食物,享受家庭共同进餐的愉悦。对于孤寡、独居老年人,建议多结交朋友,去社区老年食堂、助餐点、托老所用餐,增进交流,增加食物摄入。生活自理有困难的老年人,应采用辅助用餐、送餐上门等方法,保障食物摄入和充足的营养。

(三)老年人的进食护理

1. 一般护理 进餐时,室内空气要流通、新鲜,避免异味。鼓励老人自行进食。对尚可自理的老人,尽量让其到餐厅与其他老人一起进餐;对不能够自理的老人,应该尽可能提供条件助其到餐厅集体进餐,这样有助于对老人身体功能的刺激;若无条件而必须在房间内进食时,也应该鼓励老人自行完成进食,实在有困难时照顾者可以提供帮助。进餐的前后均应给予液体流质,这是由于老年人唾液分泌减少,口腔黏膜的润滑作用减弱,因此进餐之初就应让老人先喝些水或汤,最后再以水结束,以减少口腔内的食物残留,每勺的食物量应是普通勺容量的 1/3~1/2。注意食物种类的多样化、色香味俱全,创造轻松、愉快的进餐环境与氛围,在尊重老人饮食习惯和社会习俗的基础上给予科学指导。

2. 上肢功能障碍者 当老年人存在麻痹、挛缩、变形、肌力低下、震颤等上肢功能障碍时,自己摄入食物较为困难,而又要鼓励老人自行进食,这时可以选择各种特殊的餐具。如专为老年人设计的筷子、碗碟、勺子、叉子等,便于持握,又能有效地防止碰翻、洒落等。亦可以将布条或纱布缠绕在普通勺柄上使其变粗,不易从手中脱落。

3. 视力障碍者 对于存在视力障碍的老年人,照顾者首先要向老年人说明餐桌(餐盘)上的食物种类及位置,并帮助用手触摸以便确认。要尽量使食物的位置相对固定,即菜、主食、汤羹等的位置尽量不变。要对热汤、热水等容易引起烫伤的食物多加提醒,帮助老人将鱼刺剔除干净。协助老人进餐时,要不时地观察老人的反应,适时的提醒与询问不仅能有效避免发生意外,同时也能给予老人心理关怀,增进其食欲。

4. 吞咽能力低下者 会厌反应能力低下、会厌关闭不全、声门闭锁不全等均可造成吞咽能力低下,极易将食物误咽入气管。尤其是卧床老人,舌控制食物的能力减弱。因此,这样的老人进餐时体位的摆放至关重要。一般坐位或半坐位是比较安全的体位,偏瘫的老人可采取侧卧位,最好是卧于健侧。进食过程中,照顾者应在旁观察,以防意外事故的发生。

二、排泄相关问题的护理

人体内的废物主要由肠道、泌尿系统及汗腺负责排出。随着生理结构的老化、生理功能渐进性的退化及慢性病的伴随,排泄系统健康问题在老年人中相当多见。老年人肾实质的肾单位数目减少,肾小球滤过率下降,肾小管的浓缩和稀释能力减弱,导致尿液稀释及夜尿增多现象。肌张力降低及膀胱容量减少,使膀胱排空能力下降,残余尿增加,导致女性尿路感染、尿失禁现象增加。老年男性因睾丸萎缩,导致性激素分泌紊乱,出现前列腺增生,可引起尿路梗阻,排尿困难。老年人的消化功能日益减退,各种消化液分泌减少,胃肠道蠕动减慢;结肠、直肠及肛门肌肉松弛,易产生便秘或大便失禁。

以上排泄问题会影响老年人的日常生活,造成心理窘迫,易导致抑郁和失去自尊心,对老年人的身心健康、生活质量会产生极大的负面影响,同时还会给照护者带来压力。因此,排泄问题的护理是老年人日常生活护理的重要内容。

(一)排泄能力的评估

1. 评估老年人是否能自主排便,有无排便困难或大小便失禁的情况。

2. 了解影响老年人排泄能力的原因,如患有尿路感染、脊髓损伤、肠梗阻等影响排泄能力的疾病,或存在某些药物不合理使用的情况等。

3. 评估老年人取用便器的能力、语言表达能力、服药情况、生活习惯、意识状态、认知能力、活动状态等。

4. 评估大便和尿液的性质、量、颜色、内容物及气味等。

(二)排泄的一般护理

1. 排尿护理 老年人因肾、膀胱等功能衰退,会出现尿液稀释、夜尿增多、残余尿增加等现象。前列腺增生压迫尿道,使老年男性容易发生尿路梗阻,排尿困难。对于老年人的排尿护理,可以从以下几方面进行。

(1)坚持每日饮水 1 500~1 700ml,或维持尿量每日在 900ml 以上,保持小便通畅,预防泌尿系统结石形成和感染的发生。

(2)养成白天饮水的习惯,尽量避免晚间或睡前喝水,减少夜尿次数。

(3)鼓励老年人有尿意时立即排尿,不要憋尿。

(4)衣裤应宽松,容易穿脱,以满足老年人需要紧急如厕的需求。

(5)每次外出前,注意排尿。每到新的环境,尽可能先了解厕所的位置,避免憋尿。老年人排尿时,等候者不要催促,以免影响排尿。

(6)高龄、活动障碍或夜尿增多者,练习床上解小便,夜间床旁放置便器。电灯容易开关,以免发生跌倒意外。

（7）对认知障碍的老年人要定时督促排尿,满足老年人需要协助如厕的要求。

（8）对尿失禁者的护理,参见第八章第二节。

2. 排便护理　老年人由于活动减少,肠蠕动减慢,容易发生便秘。在保持老年人排便规律方面,应注意以下几个方面。

（1）养成清晨饮一杯温开水或蜂蜜水的习惯。

（2）每日坚持适当的锻炼和活动,也可行自我腹部按摩,按照右下腹→右上腹→左上腹→左下腹→右下腹的顺序环形按摩,反复数次,坚持 10~15 分钟,促进胃肠蠕动。

（3）增加富含纤维的蔬菜、水果的摄入,这是因为高纤维能够增加和软化粪便,扩张直肠和诱发排便欲望。

（4）对于大便失禁的老年人,避免进食可能引起大便失禁的食物,包括任何含有咖啡因的食物,因为咖啡因可以使肛门内括约肌松弛;避免引起腹泻的食物,如辛辣食物、酒、牛奶制品、油腻和油炸食物、人工甜味剂等。

（5）给予老年人健康教育,制定个性化的规律排便时间表。每日坚持排便 1~2 次,鼓励老年人有便意时一定要排便,避免因控制排便而造成便秘或肠内形成粪石。

（6）对于便秘的护理,参见第八章第二节。

第六节　老年人的休息与活动

一、休息与睡眠指导

中医典籍《素问·上古天真论》中记载:"饮食有节,起居有常,不妄作劳,故能形与神俱,而尽终其天年,度百岁乃去。"这充分说明了有规律的生活对健康长寿的重要性。人的生活节律常常受工作安排、社交活动、生活事件、健康状态等因素影响。人到老年由于离退休的社会规定,在长期工作、生活实践中形成的一套生活规律被打破,生活范围变成以家庭为主,规范的作息制度逐渐淡化,加之老年人休息与睡眠规律也随年龄增长发生着改变,容易形成紊乱的生活节律和不健康的生活方式,从而导致某些健康问题的发生。培养老年人良好的生活节律,可以从进入离退休阶段开始,尊重老人的生活习惯,合理安排活动,认识到休息是为了更好地活动,活动又能够促进睡眠,劳逸结合,精神放松,心情舒畅,才有助于健康生活节律的建立与维持。

（一）休息指导

休息是指一段时间内相对地减少活动,使身体各部分放松,处于良好的心理状态,以恢复精力和体力的过程。休息与活动在老年人生活中占有重要的位置。老年人的休息方式有多种,例如脑力劳动后进行一些文体活动或散步等,与朋友或家人聊天,闭目静坐或静卧片刻等。老年人需要较多的休息,合理的休息应穿插在整天的活动中。变换一种活动方式也是休息,如坐久了,需要卧床休息一会或起身活动一下;老年人伏案工作、看书学习、看电视等时间不宜超过 4 小时,在其过程中也应不断变换体位,或卧床休息或站立活动片刻,举目远眺或闭目养神。需注意的是,老年人在改变体位时,应预防直立性低血压或跌倒等意外的发生。由床上到地下可以使用"三个半分钟起床法",以减少心、脑供血不足的发生。此外,老年人的休息还要注意质量。有的老年人认为只要是坐着、躺着就是休息,但有时仍觉得疲劳。真正有效的休息应满足三个基本条件:充足的睡眠、心理的放松、生理的舒适。因此,并

笔记栏

不是简单的卧床限制活动就能保证老年人处于休息状态,有效的休息能够改善老年人的精神状态,提高健康水平。

（二）睡眠指导

睡眠是人类生命活动的一种生理现象,它与觉醒交替出现,呈周期性。睡眠是中枢神经系统内产生的一个主动性抑制过程。大脑皮质的神经细胞因不断地工作而疲劳时,睡眠能保护大脑皮质细胞,使其免于衰竭和破坏,同时又使精神和体力得到恢复。对老年人而言,休息和睡眠是消除疲劳的重要方式,睡眠是休息的深度状态。老年人的睡眠时间与其他年龄段的人群相比具有自身的特点。人类每日需要睡眠的时间因年龄、性格、健康状态、劳动强度、营养条件、工作环境的不同而有所差异。成年人每日睡眠时间约需为 7~8 小时,老年人因为新陈代谢减慢及体力活动减少,所需睡眠时间相对也减少。实际上,老年人每日全部睡眠时间并不比成年人少,只是持续睡眠的时间变短。一般认为,老年人平均每日睡眠时间,60~70 岁为 8 小时,70 岁以上为 9 小时,90 岁以上高龄老年人为 10~12 小时。睡眠的好坏并不全在于"量",更在于"质",即睡眠的深度和快慢波睡眠占整个睡眠的比例。正常的睡眠应以精神和体力的恢复为标准,如果睡后感觉疲劳消失、头脑清晰、精力充沛,则无论睡眠时间的长短都属于较高质量的睡眠。低质量的睡眠会导致烦躁、精神萎靡、食欲减退、疲乏无力,甚至疾病的发生,影响机体的健康状况及生活质量。

1. 影响睡眠的因素

（1）睡眠习惯:每个人的睡眠习惯均不同。为保证老年人白天的日常活动和社交,使其符合人体生物钟节律,提倡养成早睡早起、午睡片刻的习惯。对于已经存在的特殊睡眠习惯,不能强迫立即纠正,需要多加解释和引导,逐渐调整睡眠规律,使其睡眠时间尽量正常化。

（2）环境:居住房间的光线明暗度、温湿度、噪音、空气洁净度等均是影响睡眠的因素。此外,居住环境的安全性对睡眠也很重要。老年人夜尿多,夜间起床易失去定向感,故应注意房间的布局,去卫生间的通道上不宜放置障碍物,地面要平,最好有地灯,防止跌倒。对于起床困难的老年人,床边要备好便器。老年人宜选择低矮、软硬度适中的床,必要时安装床档,以防坠床。

（3）情绪:对老年人的睡眠影响较大。由于老年人思维较专一且偏固执,遇到问题常爱反复思考,若百思不得其解,将会影响睡眠。老年人的性格特点也是影响睡眠的一个因素。性格开朗的老年人对待问题比较豁达,或者能自我调节或者会主动求助于他人;性格内向的老年人遇到问题则喜欢独立思考,不愿与他人沟通交流,这样就容易使睡眠质量变差。因此,要改善老年人的睡眠质量,应先调整其心态和情绪,特别是在睡眠之前,不宜告知可令其情绪波动之事或者观看过于惊险、激动、悲伤等刺激性强的影视片,以免影响其睡眠。

（4）药物:许多老年人长期服用镇静安眠的药物来辅助睡眠,这些药物可产生某些不良反应,如抑制机体功能,降低血压、影响胃肠蠕动和意识活动,甚至还会产生对安眠药物的依赖性等。如果老年人多病共存,服用多种药物,照护者应会识别影响睡眠的药物,并在医生指导下对药物进行调整以减少对睡眠的影响。

2. 促进睡眠的护理措施

（1）建立规律的作息时间:提倡养成早睡早起、午睡片刻的生活习惯,到就寝时便可条件反射地自然进入睡眠状态。

（2）注意运动适度:白天适当安排体力活动或脑力活动,如早上起床之后运动半小时,可以快步走、打太极拳或其他运动项目;中午睡半小时至一小时;晚饭后散步半小时。其他时间可以处理家务、看书读报、看电视、听音乐或者参与社会活动等。注意任何活动应以不感到疲劳为主。

（3）保持睡前情绪安定：睡前不宜喝茶、咖啡、酒等兴奋性饮料，不宜观看刺激性强的影视片，书籍报刊也不宜看过长时间，使思想平静，以利于睡眠。

（4）创造舒适的睡眠环境：睡眠的居室应安全、安静、空气流通新鲜、温湿度适宜，光线强度柔和。

（5）建立规律合理的膳食习惯：每日摄取食物的时间应规律，饮食宜清淡量少，晚餐时间至少在睡前2小时之前。

（6）保持个人清洁卫生：应经常洗澡擦身、换衣，使身体清爽舒适。睡前温水泡脚是促进睡眠的有效方法，一方面可促进全身的血液循环，使足部血管扩张，血流增加，减少头部血流供给，降低大脑皮质的兴奋性，从而便于抑制过程的扩散；另一方面，可以保持足部的清洁卫生，减少足部疾病及下肢浮肿，使全身放松，缓解疲劳，利于睡眠。

（7）养成正确的睡眠姿势：睡眠姿势应以自然、舒适、放松为原则。良好的睡眠姿势应取右侧卧位，上、下肢半屈曲状。这样的姿势可以使机体大部分肌肉处于松弛状态，有利于心脏排血及胃的排空。睡眠时体位是不自主变换的，这对于避免身体某些部位过度受压而影响血供是有益的。

（8）选择舒适的睡眠用品：选择舒适的床，床垫软硬适度，应能保持脊柱的正常生理状态。枕头高度适宜，一般以8~15cm为宜，稍低于从肩膀到同侧颈部的距离，过低则使头部下垂，过高则会使颈部与躯干形成一定角度，易使颈部肌肉劳损。枕头软硬适中，枕芯以木棉、棉花为好。床单被褥以棉织品材质为佳，增加与皮肤的友好性，提高睡眠的舒适度。

二、活动指导

生命在于运动。人体的活动与新陈代谢、生理活动、生化反应等密切相关，活动可以使老年人生理、心理及社会各方面获益，保持运动与活力是人类健康长寿的关键。了解老年人活动与健康的关系及影响活动的因素、评估老年人的活动能力、选择适合老年人的活动方式、协助老年人特别是不能完全自理的老年人活动，是老年人日常生活护理的重要内容。

（一）活动与健康

活动可以维持人的基本生理功能，增强自我照顾的能力，改善生活质量，维持心智功能，增强自尊心和自信心，减少罹患疾病的危险，延缓衰老的过程。

1. 神经系统　活动可以使脑血流量增加，有利于脑代谢，使神经细胞经常受到刺激和兴奋，减慢退化和萎缩的进程，使人保持思维敏捷，动作准确、迅速、协调，不易疲劳。尤其对脑力工作者而言，活动可以促进智能的发挥，有助于休息和睡眠，缓解大脑疲劳。

2. 心血管系统　活动可以增加心肌收缩力，改善心功能，维持或增加心肌供氧，预防或延缓冠状动脉硬化的进展，增加冠脉侧支循环，改善心肌的血液灌注和分布。活动还可以使血中胆固醇、低密度脂蛋白、甘油三酯降低，高密度脂蛋白增高，从而防止血脂升高，有助于预防和延缓老年人心血管疾病的发生。

3. 呼吸系统　活动可以改善老年人的呼吸功能，增强呼吸肌肌力，提高胸廓运动度，增加肺活量。呼吸加深使肺通气量和最大通气量增加，提高换气效率。呼吸深匀可增加血氧含量，使能量储备及氧的利用增加，保证脏器和组织的需氧量。活动还可使呼吸加深加快，改善肺组织的收缩和膨胀，减慢老年人肺组织纤维化的过程。

4. 消化系统　活动可促进胃肠蠕动、消化液分泌，有利于食物的消化和吸收，促进机体的新陈代谢，改善肝、肾功能，减少体内脂肪的堆积，维持血糖的稳定，保持合适的体重。

5. 运动系统　活动可使老年人骨质密度增强，维持韧性及弹性，预防骨质疏松，减少骨折风险;加固关节,增加关节灵活性,预防和减少老年性关节炎的发生;还可以使肌肉纤维变粗、坚韧有力,增加肌肉运动的耐力。

6. 其他方面　活动还可增加肾的血液供给,提高肾脏排泄废物的能力,增加水分和其他物质的重吸收,保护肾功能。活动可促使膀胱协调自主收缩,促进残留尿液的排出,预防尿路感染。活动还能增强骨髓的造血功能,促进红细胞、血红蛋白的生成,有利于老年人贫血的纠正和康复。总之,活动对机体各个系统都有促进作用,经常运动能增强体质,提高机体的免疫功能,维持机体环境的稳态,预防心身疾病的发生。

（二）影响老年人活动的因素

相比于成年人,老年人活动更具有特殊性,这是由其组织器官的老化和各种急、慢性疾病所决定的。

1. 心血管系统

（1）最大耗氧量下降:当老年人活动时耗氧量会下降,而且随着年龄的增长而递减。可能的原因是老年人因身体功能受限,造成长期运动量减少所致。

（2）最快心率下降:研究发现,当老年人进行最大限度的运动时,其最快心率要比成年人低。一般来说,老年人的最快心率约为 170 次/min。老年人的心室壁弹性比成年人弱,导致心室的再充盈所需时间延长,因此影响整个心脏功能。

（3）心排血量下降:老化会造成老年人全身的小动脉和大动脉弹性降低,使收缩压上升;外周血管阻力增加,可引起舒张压升高。因此,当老年人增加运动量时,血管扩张能力下降,导致回心血量减少,心排血量下降。

2. 运动系统　老年人肌细胞减少,肌张力也有不同程度的下降,加之多有骨质疏松的情况,当在最大运动量时,由于骨骼支撑力下降使老年人容易跌倒。老化对骨骼系统的张力、弹性、反应时间以及执行功能都有负面的影响,从而造成老年人运动量减少。

3. 神经系统　神经系统的老化对老年人活动的影响比较复杂。有些改变可引起功能受限,有些则可造成严重的功能损伤。因为前庭器官过于敏感,会导致对姿势改变的耐受力下降及平衡感缺失,故老年人应考虑运动的安全性。老化会使脑组织血流减少、大脑萎缩、运动纤维和神经树突数量减少、神经传导速度变慢,导致对事情的反应时间延长。这些变化会从老年人的姿势、平衡状态、肢体协调、步态中反映出来。

4. 其他　多种慢性疾病会使老年人对运动的耐受力下降。如帕金森病对神经系统的侵犯,可造成步态迟缓,身体平衡感丧失;骨质疏松症导致老年人运动能力受限,易发生跌倒造成骨折等损伤。此外,现代生活方式的改变使人的活动越来越少,以车代步、电梯代替爬楼等,这些都减少了身体的活动。因此,适当安排一些身体活动对维持健康非常必要。

（三）老年人活动能力的评估

协助老年人活动是照护者的职责之一。老年人可能因为慢性疾病、疼痛、身体运动功能受限、服用药物的不良反应、情绪低落、寂寞、忧郁、自我满意度低等原因而不愿意活动。因此,首先要帮助老年人认识活动的重要性,其次要对其活动能力进行正确评估,并根据评估结果制订适合老年人的活动计划。对老年人活动能力的评估包括以下几个方面:①进行基本的身体检查,包括心血管系统、骨骼系统、神经系统,特别是老年人的身体协调情况及步态表现,了解老年人现存的活动能力;②了解老年人的病史,询问老年人的用药情况,评估其运动耐受力;③了解老年人的活动兴趣,特别是老年人力所能及的运动;④每次给予新的运动内容时,都应评估老年人对于该项目的耐受性,是否出现间歇性跛行、心率过度增加、疲惫不堪、呼吸急促等情况;⑤评估老年人活动的支持系统,如活动的场所、环境、设施,照顾者的人数、陪伴时间、知识储备等,能否给予老年人足够的活动支持。

（四）适宜老年人的活动

老年人的活动量、活动种类以及强度应根据个人的能力及身体状态来选择。老年人的活动量可以以一次性消耗 335kJ 能量的运动项目进行参考,如体操 20~30 分钟、沐浴 20~30 分钟、清洁卫生 20 分钟、投球 10 分钟、爬楼梯 5~10 分钟、跳绳 10~15 分钟、跑步 10~15 分钟、读书 6 小时、写作 40~50 分钟、游泳 5 分钟等。

1. 老年人的活动种类及项目　老年人的活动可分为 4 种:日常生活活动(activities of daily living)、家务活动(household activities)、职业活动(occupational activities)、娱乐活动(recreational activities)。对于老年人来说,日常生活活动和家务活动是基本的活动,职业活动能够发展潜能,娱乐活动则有益于身心健康。老年人要选择适合自己的活动形式,安排好个人的活动时间,动静结合,科学养生。表 6-2 列举了每种活动的常见项目,并反映了活动与所需能量之间的关系,横向活动所消耗的能量都是相同的,纵向越向下表示所耗费的体力越大。照护者可以以此作为参考为老年人设计选择活动内容。

表 6-2　活动项目与所需能量的关系

活动名称	日常生活	持家活动	职能活动	娱乐活动
活动所需之能量由少到多(上至下)	坐、站、开车、散步、洗脸刷牙	煮饭、扫地、洗碗	修表	编织、打牌、读书、看电视
	穿衣、站着梳洗	轻拍灰尘、站着熨烫衣服	修理鞋子、收音机、清洁工作	画图、弹琴、打高尔夫
		整理床褥、晒衣服、吸尘	推轻装载的推车	打保龄球、慢速骑车、划船、钓鱼
	较快速度地走路	手洗衣服、地板打蜡	劳力工作	跳舞、整理花园、打网球

2. 老年人的活动原则及注意事项

(1)注意安全:老年人可以根据自己的年龄、体质状况、场地条件、个人兴趣爱好等选择运动项目及适当的运动量。如体质健壮的老年人可选择运动量较大的项目进行锻炼。年老体弱、患有急/慢性疾病者,应在医师的指导下运动或暂停活动,以免发生意外。老年人精神受刺激、情绪激动或悲伤时,应该在病情或情绪稳定后再开始运动。

(2)循序渐进:应遵循活动量由小到大,动作由简单到复杂的原则,不要急躁冒进,急于求成。应该先选择不费力的运动开始,再逐渐增加运动量、时间、频率,逐渐减短每一次的时间间隔。运动之前应该做热身,至少 5 分钟,以减少肌肉受伤的风险。运动应该慢慢减缓再停止,不可立即停止。

(3)持之以恒:通过锻炼增强体质、防治疾病,是一个逐步积累的过程,贵在坚持。一般要坚持数周、数月甚至数年才能取得效果。在取得疗效以后,仍需坚持锻炼巩固效果。

(4)时间适宜:老年人活动的时间以每日 1~2 次,每次 0.5 小时左右,一天总时间不超过 2 小时为宜。活动时间最好选择在早上起床后。饭后不宜立即运动,因为运动可减少对消化系统的血液供应及兴奋交感神经而抑制消化器官功能,从而影响消化吸收,甚至导致消化系统疾病。使用胰岛素的老年人,宜在饭后 0.5~1.5 小时后再运动,即在胰岛素最强作用出现以前。如在胰岛素作用最强时锻炼,应适当多吃些食物或携带一些糖果或甜食,以防低血糖反应发生。下午或晚上运动时间因人而异,宜安排在下午 5:00~8:00 进行。还要注意气候变化。老年人对气候适应调节能力较差,夏季高温炎热,户外运动要防止中暑;冬季严寒冰冻,户外运动要防止跌倒、摔跤和受凉。

（5）场地适宜：运动场地尽可能选择空气新鲜、安静清幽的广场、公园、树林、操场、庭院、湖畔等，并保证地面平整防滑，避免跌倒。

（6）学会自我监护：运动锻炼要求有足够而又安全的运动量，这对患有心血管疾病、呼吸系统疾病和其他慢性疾病者尤为重要。运动时的最高心率可反映机体的最大吸氧力，而吸氧力又是机体对运动负荷耐受程度的一个指标，因而可通过监测最高心率来掌握运动量。

1）运动的心率监测：最简单方便的监测方法是以运动后心率作为衡量标准，即运动后最高心率（次/min）= 170-年龄。身体健壮者可以用 180 作为被减数，即运动后最高心率（次/min）= 180-年龄。计算运动时心率可采用测 10 秒心率再乘以 6 的方法。

2）运动者的监测：观察运动量是否适宜的方法有：①运动时心率不超过最高心率。②运动结束后在 3 分钟内心率恢复到运动前水平，表明运动量较小，可以加大运动量；在 3~5 分钟之内恢复到运动前水平表明运动适宜；而在 10 分钟以上才能恢复者，则表明运动量过大，应减少运动量。以上监测方法还要结合自我感觉综合判断，如运动时全身有热感或微微出汗，运动后感到轻松愉快或稍有疲劳，食欲增进，睡眠良好，精神振作，表明运动量适当，效果良好；如运动时身体不发热或无出汗，脉搏次数不增加或增加不多，则说明运动量小，可以加大运动量；如果在运动中出现严重的胸闷、气喘、心绞痛或心率反而减慢、心律失常等应立即停止运动，并给予就医治疗；如果运动后感到很疲乏、头晕、胸闷、气促、心悸、食欲减退、睡眠不良，说明运动量过大，应减少运动量。

3）运动效果的评价：锻炼前进行身体评估，系统地了解心率、呼吸、血压、体重、肺活量以及消化功能等，选择合适的活动形式。经过一段时间的锻炼，应再系统地全面复查，与锻炼前的情况进行对比，评价活动的效果，或是调整修改原定活动项目及强度。

（7）体现自主性：从对身体状况的评估、风险的识别、活动内容与形式的选择、活动计划的制定，到活动的具体实施与活动效果的评价等，是老年人、照顾者、专业人员一起完成的过程。这其中要充分尊重老年人的个人意愿，鼓励老年人积极参与制定自己的活动计划，从而体现自主自立的照护原则。

3. 特殊老年人的活动指导　由于某些疾病导致活动能力严重受限的老年人，其活动问题尤其值得关注和研究。

（1）偏瘫老年人的活动：对这类老年人要借助助行器、多脚手杖、站立机等辅助器具来辅助出行。助行器有两种，一种是带轮子的，适用于能够步行但容易疲劳的老年人；另一种是不带轮子的，可以帮助不能行走的老年人站立，也可以训练老年人行走的能力。多脚手杖种类较多，其特点是支撑面大、稳定性好，给行走不便的老年人增加了运动的安全性。目前，辅助老年人站立或移位的辅具种类很多，比如站立机、站立沙发、站立轮椅、移位机、电动爬楼椅等，为活动不便的老人提供了方便和安全。此外，偏瘫老年人的康复锻炼尤其重要，应在康复师指导下尽早介入康复锻炼，还可以借助步态训练仪、平衡杆等康复设备辅助锻炼肢体功能，力求达到最佳的康复效果。

（2）制动状态老年人的活动：制动状态多见于肢体损伤，很容易出现肌力下降、肌肉萎缩等并发症。因此，在配合治疗的同时，尽早地开始康复训练，在康复治疗师的指导下循序渐进地进行肢体康复锻炼，辅以康复器械，如上下肢关节训练器等，科学地恢复肢体功能。

（3）逃避或害怕运动老人的活动：由于种种原因而不愿意活动的老年人为数不少，对这类老年人要耐心说明活动的重要性。对于活动欲望低的老年人，照护者可邀请其共同参与活动计划的制订，尽力提供安全的活动环境和轻松的活动氛围，并动态地监测身体健康状况,使其感受到由活动带来的实际效果,从而能够转变观念,主动配合。

（4）认知障碍老年人的活动:首先要转变观念,消除认为认知障碍老年人活动存在较多的安全隐患,因此应强制性限制其活动范围的错误认识。照护者应根据认知障碍老年人的失能失智程度,设计改造适合其活动和居住的环境,在保证安全的基础上提供活动的场所,并尽可能地满足认知障碍老人喜欢游走和外出的特点。此外,还应提供促进其心智康复的活动,既能减缓机体功能的退化速度,又能够使认知障碍老人得到有尊严的尊重以及人性化的关怀。

第七节　老年人性问题与性心理卫生指导

根据世界卫生组织的定义,人类完美的性(holistic sexuality)是综合了情绪、身体、心智及社会方面的过程。因此完美的性是不因种族、年龄而有所限制的,即使罹患慢性病的老年人仍能享有人类完美的性。老年人的性生活常遇到一些阻碍,很大一部分是来自社会传统的世俗观念,这些观念影响了老年人及其他人群对性问题的正确认知。因此,唯有社会公众能在思想上破除这些旧观念,并给予老年人正确的性生活指导,才能使其真正享受美好的性生活。

一、社会对老年人性问题的观念与态度

对老年人性问题的关注是近几十年的事情,美国从20世纪70年代开始才有较多的文献对其进行探讨,并越来越受到支持和鼓励。科学的验证及探讨越少,流传于社会上的旧观念影响力就越大,例如年轻才是性感的表征、性是年轻人的专利、年龄越大就会失去性欲及性能力、老年人仍有性需求或性生活则被视为"老不羞"、女性在停经后性欲就会停止等。在对老年人性伴侣的选择上也常存在着世俗观念的阻力,如男性年纪应该比女性年纪大,若老年女性再婚的对象比自己年轻常会受到来自社会多方面的歧视与质疑。这些观念无形中会使得老年人对性生活心生畏惧,裹足不前。

在针对老年人的性知识及性态度调查中,有研究结果表明,中老年人的性知识相当缺乏,超过80%的人误认为阳痿是老年男性必须经历的老化过程;有研究发现有近70%的受访者对"老年人仍有性生活"的观念表示不太能接受。有的研究指出,失去性欲与丧偶是老年人性生活减少或缺失的两大因素。

在国外一项关于护生对老年人性知识与态度的调查中发现,具有较多的老年性知识者也相对的有较正向的态度,年龄较大的学生具备较多的知识及较正向的态度;亚裔护生相对于白人护生而言,有关老年人的性知识较少并呈较负向的态度。国内在这一方面的研究还比较少,有学者曾在20世纪80年代对中国台湾护理专业学生展开性知识测试,结果发现若以一般学生而言,得分尚可,但若以将来需负起护理责任的护生而言就显得明显不足。如此看来,要对老年人的性问题提供专业的护理,护生需要更多的努力,且证明了个人的性态度及知识深受所处的社会文化所影响。

还有针对机构内的工作人员展开的研究。结果发现,照顾者所受的护理教育程度越高则性态度越包容,表明了护理教育对照顾者在老年人的性态度上具有正向的影响。因此,在护理教育中应涵盖性知识及性态度的内容。

以上研究结果使专业人员对社会对于老年人性问题的观念与态度有一些基本的了解,也说明需要更多的本土研究来关注此问题。

二、影响老年人性生活的因素

（一）老年人的生理变化

在一般的老化过程中,男性、女性的生理变化常影响着老年人的性生活。虽然在性器官或者性反应上会出现某些改变,但不会因为老化因素而导致无法进行性行为或者无法感受性生活的美好。

1. 男性的改变　男性因神经传导速度减慢,阴茎勃起需要较大的刺激来释放神经传导物质,也需要较长的时间达到勃起,而勃起的持续时间也会比年轻的时候短;阴茎勃起的角度、睾丸上提的状况均有降低的现象。除此之外,射精前的分泌物及精液减少,并且不是每次性交都会射精,射精后的阴茎软化得较快。性潮红的情形也较少发生,且缓解期所需要的时间较长。面对这些改变,老年人需要建立正向的态度、得到伴侣的鼓励,再加上事前充分的准备及方法上的修正,老年人依旧可以享受美好的性生活。

2. 女性的改变　女性的大阴唇变平较不易分开,小阴唇的颜色有所改变,阴蒂包皮有萎缩的现象,但阴蒂的感觉还在;在性行为中阴道内润滑液产生的较慢较少,并且需要较直接的刺激;由于雌激素分泌较少,在性交中可能会产生疼痛的感觉;高潮期时间变短,高潮的时候子宫收缩也可能造成疼痛,性潮红发生率减少或者消失;乳房的血管充血反应较少或者消失,肌肉强直的情形也会降低。有骨质疏松的女性常会引起骨痛、失眠,这些会使人感到沮丧而影响性生活的质量。应正确对待这些生理上的问题,使之影响减少到最小,并纠正一些针对老年人性生活的误解,例如误以为绝经后就没有性需求。

（二）老年人常见疾病

有心肌梗死、慢性阻塞性肺疾病、糖尿病及泌尿生殖系统疾病的患者或其配偶通常认为性生活(尤其是激烈的性交)会导致疾病的复发甚至死亡。心肌梗死的患者对性活动会出现害怕的心理,担心心脏是否能承受这样的活动。对于老年期痴呆症患者性生活的了解和研究更有限,已有研究指出,即使是阿尔茨海默病患者及其配偶仍有性的需要及感受,患者会有勃起的问题,其原因未明,但患者不常出现不适当的性行为。除上述疾病外,一些药物的副作用也是影响性功能的重要因素,例如可乐定、甲基多巴、哌唑嗪等抗高血压药物,或部分β受体阻断药如阿替洛尔、普萘洛尔,或部分镇静催眠药等。因此,护理人员在评估药物治疗效果或了解患者自行停药原因时都应具专业性评估能力;同时也应明确,老年人患有疾病并不等于宣判了性生活的死刑,经过正确的治疗、疾病控制与适当的护理措施,仍能将疾病的影响减到最低,还可以享有人生亲密关系的乐趣。

（三）老年人的态度因素

国外有学者针对老年人对性的认知、态度与性行为的关系进行了研究。结果显示,实验组的老年人在接受关于老年人性的课程后,知识上比对照组有显著的提升,而态度上却没有显著的差异,由此可知老年人具有性知识并不表示具有较正向的性态度,而且态度也不能作为性生活或性活动的保证。知识可以经由教育活动加以补充,但态度的改变不是一朝一夕或单一方法能够改变的。

（四）社会文化及环境因素

社会上仍有许多现实的环境与文化困境影响着老年人的性生活。例如,老年公寓中夫妻同住者的房间常设计成两个单人床,这样的安排不禁让人怀疑是否考虑了老年人的夫妻生活,应赋予老年人自主决定这些居住安排的权利,使他们可以在较熟悉的环境下享受属于自己的生活。在长期护理机构的中的老年人所面对的问题更是被忽略,例如衣服没有性别样式的区别,或浴厕没有男女分开使用的安排,这些都不利于性别角色的认同。另外,在小区中与家人同住的老年人也不一定就能拥有较理想的环境,例如受经济能力的限制,使得部分老年人需与年幼的孙辈同住一个房间,这样的安排也使得老年人较不方便对配偶表达亲密的感情或行为,甚至担心成年子女对此事的态度等。而社会公众对老年同性恋、自慰、再婚等问题的看法与态度也颇有争议,中国传统的面子、羞耻等价值观,都是影响老年人性观念的因素。

三、对老年人性问题的评估

(一)老年人性问题的护理评估

性问题的评估所涵盖的内容不仅仅是身体评估,还应包含社会心理方面,如自我概念、自我认知等内容。与其他问题较为不同的是,对此问题的评估不只是围绕老年病患本身,还要重视配偶(性伴侣)的评估与参与,因为性问题展现了两个人之间沟通的状况。因此,评估内容应包含身体评估、心理层次的评估及婚姻性生活的现状等。

1. 收集病史及客观资料　老年患者的一般资料、性认知、性知识、性态度、性别角色及自我概念,是评估时首先要了解的内容。在评估中应了解老年患者的婚姻状况、宗教信仰、疾病史及治疗情形,如药物的使用情况、性生活史、目前困扰的问题(如早泄或射精困难,或阴道分泌物减少或性交疼痛)、性功能评量等。男性的性功能评量内容包括性欲、性频率、性满意次数、性行为成功次数、阴茎勃起情形、勃起后控制情形、勃起硬度及夜间勃起等。还需了解老年人对治疗或咨询的期望,以免老年患者对治疗或咨询过程有过高的期望或错误的期待。上述这些项目不因性别的不同而有所不同。但从文献上来看,对男性性问题的关注确实比女性要多,因此,对女性性问题值得多加研究。

性问题的产生常常是由生理及心理层面所交织而成,对配偶或性伴侣的评估对整个性问题的解决有着不可忽略的重要性。配偶的评估内容也包含一般资料、性认知、性知识、性态度、性别角色及自我概念等,还应了解配偶的期望及配合度。

2. 身体检查　性问题的产生部分是由心理因素导致,有些是生理因素造成的,在临床上除了询问谈话能对老年患者有深入的了解外,还有一些检查能协助专业人员确认老年患者的问题。常见的检查有阴茎膨胀硬度检测、海绵体内药物注射测试、神经传导检查、阴茎动脉功能检查等。

(二)评估性问题的注意事项

护理人员开展评估时应细致并具有专业的敏感度,尤其应尊重患者的隐私权。一般而言,患者不会直接主动地表达自己有性问题方面的困扰,有些患者会从睡眠状况不佳、情绪焦虑不安,或更换药物后感觉有变化等问题谈起,这时护理人员就需要应用"倾听"与"沟通"的技巧;有些患者则习惯从"别人"的问题谈起;有些则需要用较含蓄的语言来切入,如"在一起"等。

在评估中若患者几乎没有性生活,或其方式频率非护理人员所预期的,护理人员也无须面露惊讶或进行道德判断,更不可认为个案应向研究调查中的多数者靠拢。因性生活本身就是千变万化的,是两个人之间的沟通方式,只要两情相悦就是理想的,无须用频率的高低来衡量老年人的性生活是否"足够"或"正常",而性器官的大小更无法代表任何性的信息。

除了对老年患者及其配偶(性伴侣)进行仔细的评估,护理人员还应评估自己是否曾接受过专业的性治疗教育及训练,是否需将患者转介给其他的专业人员,如性治疗师、婚姻咨询机构等。因为护理人员并非万能,无法处理所有的问题。即使需要转介患者,护理人员仍应具有正确的观念及沟通技巧,才能发现问题并提供专业的护理服务。

四、对老年人性问题的护理观与老年人性生活指导

（一）护理人员应有的护理观

护理人员作为普通的社会成员，也会有属于自己的文化背景及宗教信仰，从而形成个人的价值观；而作为专业人员，常会直接接触患者的身体，这些工作接触是自然的且具有专业性质，但仍旧难免带来困扰，影响到护理人员与患者之间的关系。护理人员应更加充实专业知识并具备专业态度。

在处理老年人的性问题前，护理人员应自我检视对老年人的性观念，进而以专业的态度与知识来协助患者，如此才能得到患者的信任与支持。有学者指出，具有下列特质者较能坦然面对性问题——具备自尊自信、能公开诚实地说出关于人类性的各种问题、具有正确的性知识、了解社会文化及宗教教义、能与各年龄层的人讨论性、重视个人及家庭。因此，护理人员在自我准备上可以以上述的特质作为学习目标，也可以试着问自己下列问题——当年老时，是否还愿意如年轻时持续性生活？我的（祖）父母仍享有性生活时我会觉得如何？我会如何看待丧偶再婚并享有性生活？通过自我思考或与他人讨论这些问题来端正自己的观念。

（二）对老年人性生活的健康指导

1. 促进夫妻（性伴侣）间良好沟通　在评估过程中，应注意夫妻（性伴侣）间的沟通是否良好，如果双方的关系存在问题，就应帮助其分析原因，并尝试寻找解决的方法，争取重建双方的良好关系，因为这是其他护理措施得以有效实施的第一步。

2. 提升环境的切适性　提升老年人性生活质量的环境，除了温度、湿度的考虑外，基本的环境要求应具有隐私性及自我控制的条件，如门窗/窗帘的隐私性、床的高度以及舒适性等，在过程当中也不应被干扰，在时间上应充裕，避免造成压力。此外，还可以提醒老年人在外观上加以装扮，除了适当的营养休息以保有良好的精神，在服装发型上应有性别角色上的意义，若能依个人的喜好或习惯作其他的修饰，如女性使用香水、戴饰物等，男性使用古龙水、刮胡子、穿喜爱的衣服等，更能表达属于自我的意义。

3. 指导适合的调适方式　通过知识宣传破除社会旧的观念，普及老年人的性教育。由生理或疾病所引起的不便，可通过较为实际的方法加以解决，如使用润滑剂、改变姿势等。但在建议老年人尝试改变姿势时应告知让老人了解，每变换一种姿势或一种方法应多作尝试，因每次的改变都是学习的过程，甚至在开始时会有紧张的情绪，这些都可能是造成失败或老年人无法接受的原因，因此需经过多次的练习才会较放松，感受其美好的一面。不仅在姿势的改变上需有耐心，在其他相关的态度及性生活的改变上都需如此，例如对感到焦虑的老年人更应以渐进式的方式使之接受；若一对伴侣已经数年不曾有过亲密的性行为，则可建议从习惯亲密的拥抱开始再进一步到一起沐浴等。

在时间的选择上以休息后为佳，男性激素在清晨时浓度最高，对男性而言每天清晨是不错的时间选择；而饮食上采取低脂饮食可保持较佳的性活动，因高脂易引起心脏及阴茎的血管阻塞而造成阳痿，因此在平时的保健中就应注意。尽管女性停经后雌激素水平下降、阴道黏膜较干，但没有怀孕的顾虑，这更是有利的心理状态，可以放心地享受美好的性生活。

4. 提醒安全的重要性　在享受美好的性生活之余也应提醒安全性生活的重要性。因此，必要的安全措施仍是不能少的，如性伴侣的选择及保险套的正确使用等，这也是护理人员应尽到指导或教育的职责。

5. 避免性骚扰 性骚扰指不受欢迎、且有性意图的行为,包括语言及肢体的行为。并非只有年轻的女性才会有性骚扰的困扰,而是不分性别年龄的。老年人的性骚扰问题很少被关注,无论性骚扰来自于工作人员或外来者,护理人员都有避免使老年人受到性骚扰的责任。一旦发生可疑的性骚扰行为,鼓励老年人或者协助老年人及时报警,用法律保护个人的基本权益。

6. 防止性老化 要享受美好的性生活,最积极的方法是防止性老化,有学者提出了 7 点保健措施:①防止肥胖,保持适当体型、标准体重;②避免心理狂躁或郁闷,保持愉快的情绪;③有规律地从事运动,保持良好的体能;④少抽烟、少喝酒,最好戒掉烟酒;⑤预防药物成瘾,因为这是性能力的慢性杀手;⑥少吃白砂糖与白面制的面包,尽量摄取新鲜蔬菜水果、牛奶、燕麦、芝麻、小麦胚芽及少量人参等;⑦养成和医生讨论的习惯,以便早日发现疾病及治疗。

7. 与辅助器、手术、药物相关的护理措施 在男性老年人因生理状况或疾病等造成勃起功能障碍时,医学上仍有方法可以协助老年人,在实施各种治疗时也应有适当的护理措施与之配合。

(1) 真空吸引器:真空吸引器有手控及电动之分,但其原理及措施是类似的。使用时将吸筒套在阴茎上,吸成真空,强迫使血液流入阴茎海绵,造成充血,再以橡皮套套入阴茎根部,造成持续效果。需注意的是,每次使用不可超过 30 分钟,以免造成异常勃起。尤其应评估老年人是否受了不当广告的影响,误以为勃起时间越长越好;应注意有凝血方面问题的患者不可使用此方法。更应让老年人了解由于市场上产品的质量参差不齐,不可自行购买使用,需经专业人员的协助与教导才可使用。

(2) 人工阴茎植入:将人工阴茎以手术方式植入。因人工阴茎的形式有数种,在使用的操作方法上也有所不同,但相同的是在手术后仍需必要的护理措施。如一般情况下,病患在手术后需在专业人员的指导下练习正确的操作技术,才能正式的使用,一般在 6 周后才可恢复性生活。

(3) 药物使用:需确认老年人对药物有正确的认知,且在服药上能正确执行,避免错误地认为吃药越多越能使勃起硬度提高或勃起时间持久,从而造成伤害。

学习小结

生理性老化和慢性病使老年人全身各器官功能衰退,日常生活能力受损。为提高老年人生活质量,在日常生活护理中要鼓励老年人发挥自主性,挖掘自理潜能,提高安全意识,尊重个性及保护个人隐私,注重心理护理和灵性照护。老年人日常生活护理的内涵十分丰富,包括对居住环境进行适度地适老化设计与改造、与老年人进行有效沟通、做好日常的身体清洁卫生、养成良好的饮食/排泄/休息/睡眠习惯、科学地进行活动锻炼、树立正确的性观念及健康的性行为等。做好老年人日常生活护理,可以延缓老年人器官功能衰退的进程,使其在衰老和疾病状态下,维持或恢复最佳日常生活能力,维护个人尊严,提升生活品质,延长健康期望寿命。

(胡 燕)

复习思考题

1. 老年人日常生活护理的原则有哪些?

2. 何谓适老化设计? 老年人宜居环境的具体内涵有哪些?

3. 通过对老年人日常生活护理知识的学习,结合"护理学基础"中的相关内容,比较老年人与其他年龄阶段的人群在清洁、排泄、营养、饮食、休息、睡眠、活动等方面的护理异同。

第七章

老年人的安全用药与护理

学习目标

1. 掌握老年人用药原则及安全用药护理要点。
2. 熟悉老年人常见药物不良反应及原因。
3. 了解老年人药物代谢和药效学特点。
4. 具备指导老年人安全用药,正确处理药物不良反应的能力。

随着年龄的增长,机体各脏器组织结构和生理功能逐渐出现退行性改变,影响药物在体内的吸收、分布、代谢及排泄。老年人常常同时患有多种慢性疾病,服药种类多,加之老年人对部分药物的敏感性和耐受性发生改变,药物不良反应发生率增高。因此,老年人的安全用药与护理尤为重要。

第一节　老年人药物代谢和药效学特点

老年人各器官功能随着年龄的增长逐渐衰退,机体对药物的代谢和反应也随之发生改变。在临床护理工作中,应注意评估老年人药物代谢和药效学的特点,合理指导临床用药及药物护理。

一、老年人药物代谢特点

药物代谢动力学(pharmacokinetics),简称药动学,是研究药物在体内的吸收、分布、代谢和排泄过程及药物浓度随时间变化规律的科学。老年药动学改变的特点主要有:药物代谢动力学过程缓慢,绝大多数药物的被动转运吸收不变而主动转运吸收减少,药物代谢能力减弱,药物排泄功能降低,药物消除半衰期延长、血药浓度增高。

(一)药物的吸收

药物的吸收(absorption)是指药物自用药部位进入血液循环的过程。口服给药是最常用的给药途径,药物经胃肠道吸收后进入血液循环,到达靶器官而发挥效应。因此,胃肠道环境或功能的改变可能对药物的吸收产生影响。影响老年人胃肠道药物吸收的因素有以下几点:

1. 胃酸分泌减少导致胃液 pH 升高　老年人胃黏膜萎缩,胃壁细胞功能下降,胃酸分泌减少,胃液 pH 升高,可影响药物离子化程度。如弱酸性药物阿司匹林、呋喃妥因等,在正常胃酸情况下,在胃内不易解离,吸收良好;当胃酸缺乏时,其离子化程度增大,使药物在胃中吸收减少,影响药效。而安定类药物必须在胃酸中水解转化为有效代谢产物去甲基安定才能发挥作用,老年人胃酸分泌减少、胃内 pH 升高会使水解转化减少,血液中有效代谢产物浓度降低,造成生物利用度差,从而影响药效。

2. 胃排空速度减慢　老年人胃平滑肌萎缩,胃蠕动减慢,使胃排空速度减慢。小肠有较大的吸收面积,是大多数药物最有效的吸收部位。由于老年人胃排空减慢,延迟药物到达小肠的时间,因此,药物的吸收延缓、速率降低,达到有效血药浓度的时间推迟,特别对在小肠远端吸收的药物或肠溶片有较大的影响。

3. 肠蠕动减慢和吸收载体减少　老年人肠蠕动减慢,对于大多数经被动扩散机制吸收的药物,如阿司匹林、对乙酰氨基酚等,药物在肠道内停留时间延长,与肠道表面接触时间延长,使药物吸收增加;另一方面因吸收面积减少,内脏血流量降低,不利于药物的吸收。总体来说,对这类药物吸收的影响不大。对于通过主动转运吸收的药物,如维生素、铁剂、钙剂等,这些药物的吸收需要酶和糖蛋白等载体参与,而老年人这些蛋白的分泌下降,导致吸收减弱。胆汁和消化酶分泌减少等因素都可影响药物的吸收,如老年人胆汁分泌缺乏,脂溶性维生素的吸收相应下降。

4. 胃肠道和肝的血流减少　胃肠道和肝的血流量随着年龄增长而减少。胃肠道血流量减少可影响药物吸收速率,故老年人对奎尼丁、氢氯噻嗪的吸收可能减少。肝血流量减少,使药物首过效应减弱,对有些主要经肝脏氧化灭活的药物(如普萘洛尔等)的消除减慢,导致血药浓度升高,而并非吸收增加。临床上老年人服用普萘洛尔时宜相应减量,并注意服药后血药浓度升高及其他不良反应的发生。

（二）药物的分布

药物的分布(distribution)是指药物吸收后从血液循环到达机体各个部位和组织的过程。药物的分布不仅与药物的贮存、蓄积及清除有关,而且影响药物的效应。影响药物在体内分布的因素有很多,除药物本身的性质外,主要有机体的组成部分、药物与血浆蛋白的结合能力及药物与组织的结合能力等。

老年人药物分布的特点是:水溶性药物分布容积减小,脂溶性药物分布容积增大,与血浆蛋白结合率高的游离型药物浓度升高、分布容积增大。

1. 机体组成成分的改变　①老年人细胞内液减少,使机体总水量减少,使水溶性药物如乙醇、吗啡等分布容积减小,血药浓度增加。②老年人脂肪组织增加,使脂溶性高的药物如地西泮、利多卡因、苯巴比妥类等药物在老年人组织中表观分布容积增大,药物作用持续较久,半衰期延长。③老年人血浆白蛋白含量减少,使与血浆蛋白结合率高的游离型药物浓度升高,分布容积加大,药效增强,易引起不良反应。与蛋白结合率高的药物有华法林、盐酸哌替啶、普萘洛尔、苯妥英钠、保泰松、地高辛等。如抗凝药华法林与血浆蛋白结合减少,游离型药物浓度增高而抗凝作用增强,毒性增大。因此,老年人使用这些药物时应注意减少剂量。吗啡与老年人的血浆白蛋白结合率降低,所以阿片类药物对老年人镇痛效果较好。④老年人的心输出量较中年人少,一般在30岁以后每年递减1%,而血流量减少会影响药物到达组织器官的浓度。

2. 药物与血浆蛋白的结合能力改变　老年人往往同时患有多种疾病,需要同时使用2种及以上的药物。而不同药物对血浆蛋白结合具有竞争性置换作用,会导致其他游离型药物的作用强度和持续时间改变。如保泰松和水杨酸可取代甲苯磺丁脲与蛋白的结合,使甲苯磺丁脲在常用剂量下可因游离型药物浓度增高而导致低血糖。抗心律失常药物胺碘酮与地高辛合用,可将地高辛从结合蛋白中置换出来而发生毒性反应。

3. 药物与红细胞的结合减少　随着年龄增长,药物与红细胞的结合会减少,如哌替啶在年轻人体内有50%与红细胞结合,而在老年人体内只有20%的结合,致游离药物增多,造成老年人血药浓度较高。

（三）药物的代谢

药物的代谢(metabolism)是指药物在体内发生化学变化,又称生物转化。药物代谢的主要器官是肝脏。老年人肝脏代谢速度只有年轻人的 65%，药物代谢慢，半衰期延长，多次或反复给药时易造成某些主要经肝脏代谢的药物蓄积。研究证实，老年人使用利多卡因、普萘洛尔、保泰松和异戊巴比妥后，血药浓度增高，半衰期延长。老年人肝脏代谢药物的能力改变不能采用一般的肝功能检查来预测，因为肝功能正常不一定说明肝脏代谢药物的能力正常。一般认为，血药浓度可反映药物作用强度，血浆半衰期可作为预测药物作用和用药剂量的指征。但是还应注意血浆半衰期并不能完全反映药物代谢、消除过程和药物作用时间。如米诺地尔作为长效降压药，其血浆半衰期为 4.2 小时，但降压效果可持续 3~4 天。这是因为药物与血管平滑肌结合，使其作用持续时间远远超过根据血浆半衰期所预测的时间。

（四）药物的排泄

药物的排泄（excretion）是指药物在人体内经吸收、分布、代谢后，最后以药物原形或其代谢的形式通过排泄器官或分泌器官排出体外的过程。药物及代谢产物主要经尿排泄，其次经粪便排泄，挥发性药物主要经肺随呼出气体排泄。

肾脏是最重要的排泄器官，不少药物的大部分、甚至全部经肾脏排泄而从体内消除，如呋塞米、乙酰唑胺等。随着年龄的增长，老年人肾功能逐渐减退，如肾小球滤过率下降、肾小管分泌能力及重吸收功能减低，使药物排泄时间延长，清除率降低。尿液酸碱度对药物的排泄也有很大的影响，如氨茶碱在酸性尿中排泄增快而在碱性尿中排泄减缓。这些因素均可导致主要经肾排泄的药物在老年人体内蓄积，增加药物中毒风险。

老年人常见代谢或排泄减少的药物见表 7-1。

表 7-1　老年人代谢[*]或排泄减少的药物

药物类别	在肝内代谢[*]减少	经肾脏排泄减少
抗生素		阿米卡星
		庆大霉素
		妥布霉素
		环丙沙星
		呋喃妥因
		链霉素
止痛药和抗炎药	右丙氧芬	
	布洛芬	
	哌替啶	
	吗啡	
	萘普生	
心血管药	氨氯地平	卡托普利
	硝苯地平	依那普利
	地尔硫䓬	赖诺普利
	维拉帕米	喹那普利
	奎尼宁	地高辛
	普萘洛尔	普鲁卡因胺
精神活性药	丙咪嗪	利培酮[++]
	地昔帕明[+]	
	去甲替林	
	曲唑酮	

续表

药物类别	在肝内代谢*减少	经肾脏排泄减少
镇静催眠药	阿普唑仑+	
	三唑仑+	
	氯氮䓬	
	地西泮	
	苯二氮䓬类	
	巴比妥类	
利尿药		呋塞米
		氢氯噻嗪
		氨苯蝶啶
		阿米洛利
其他	左旋多巴	金刚酰胺
		氯磺丙脲
		西咪替丁
		雷尼替丁
		甲氨蝶呤

注：*根据大多数研究的结果；+只在男性老年人中；++9-羟利培酮是其活性代谢产物。

　　总之，老年人药物代谢的变化有其特殊性，肾功能减退，血浆半衰期延长，故应注意适当减少用药剂量，延长给药间隔，防止药物浓度过高，特别是以原形排泄、治疗指数窄的药物，如地高辛、氨基糖苷类抗生素尤其需要注意。老年人如有失水、低血压、心力衰竭或其他病变时，可进一步损害肾功能，故用药应更加谨慎，最好能监测血药浓度的动态变化，同时结合临床指征，随时调整老年人的用药。

二、老年人药效学特点

　　药物效应动力学（pharmacodynamics）简称药效学，是研究药物对机体的作用及作用机制的科学。随着年龄的增长，人体内环境的变化，使生理功能及解剖结构都有不同程度的衰退，机体效应器官对药物的反应也会发生一系列的变化。加之老年人多病，应用药物种类多，极易引起药物间的相互作用，增加毒副反应的发生率。

　　老年药效学改变的特点包括：

　　1. 对大多数药物的敏感性增高、作用增强　老年人对中枢神经系统药物、抗凝血药、利尿药、抗高血压药的敏感性增高。例如，在地西泮血药浓度相似的情况下，老年人易出现精神运动障碍的不良反应，而年轻人则没有。

　　2. 对少数药物的敏感性降低　老年人对β受体激动剂与阻断药的敏感性降低。例如，65岁患者心率增加25次/min（休息时），需要的异丙肾上腺素静滴剂量为25岁所需剂量的5倍。

　　3. 药物耐受性下降

　　（1）在多种药物联合应用时，如不减少剂量，常不能耐受，使药物不良反应发生率增加。例如，利尿药、镇静药、催眠药各自单用分服，耐受性较好，能各自发挥预期疗效；但若同时合用，患者则不能耐受，易出现直立性低血压。

　　（2）对易引起缺氧的药物耐受性差。因为老年人呼吸系统、循环系统功能降低，应尽量避免使用这类药物。如哌替啶对呼吸有抑制作用，禁用于患有慢性阻塞性肺气肿、支气管哮喘、肺源性心脏病等的患者,也慎用于老年患者。

（3）对排泄慢或易引起电解质失调的药物耐受性下降。老年人由于肾调节功能和酸碱代偿能力较差,导致机体对排泄慢或易引起电解质失调药物的耐受性下降,故使用剂量宜小,间隔时间宜长,还应注意检查药物的肌酐清除率。

（4）对肝脏有损害的药物耐受性下降。老年人肝功能减退,对损害肝脏的药物,如异烟肼、利血平等耐受性下降,慎用于老年患者。

（5）对胰岛素和葡萄糖耐受力下降。老年人由于大脑耐受低血糖的能力较差,易发生低血糖昏迷。在使用胰岛素过程中,应注意识别低血糖的症状。

老化对药物效应的影响见表 7-2。

表 7-2 老化对药物效应的影响

药物类别	药物	作用	老化的影响
止痛药	阿司匹林	急性胃十二指肠黏膜损伤	↔
	吗啡	急性止痛作用	↑
	喷他佐辛	止痛作用	↑
精神活性药	地西泮	镇静作用	↑↑
	替马西泮	站位摇晃,精神运动作用,镇静作用	↑
	三唑仑	头晕头痛,精神运动作用,镇静作用	↔
	氟哌啶醇	镇静作用	↓
	苯海拉明	急性镇静作用	↔
		精神动力作用	
心血管药	腺苷	心率效应	↔
		血管扩张	↔
	血管紧张素Ⅱ	血压增加	↑
	地尔硫草	急性抗高血压作用	↑
	非洛地平	抗高血压作用	↑
	维拉帕米	急性抗高血压作用	↑
	依那普利	急性抗高血压作用	↑
	哌唑嗪	急性抗高血压作用	↔
	多巴胺	增加肌酐清除	↓
	组胺	血管扩张	↔
	异丙肾上腺素	变速作用	↓
		射血分数	↓
		血管扩张	↓
	硝酸甘油	血管扩张	↔
	去甲肾上腺素	急性血管收缩	↔
	去氧肾上腺素	急性高血压作用	↔
		急性血管收缩	↔
	普萘洛尔	变速作用	↓
	噻吗洛尔	变速作用	↔

续表

药物类别	药物	作用	老化的影响
支气管扩张剂	沙丁胺醇	支气管扩张	↑
	异丙托溴铵	支气管扩张	↓
利尿药	布美他尼	尿流和钠排泄	↓
	多巴胺	肌酐清除	↓
	呋噻咪	高峰利尿效应的延缓和强弱	↓
抗凝血药	肝素	激活部分凝血活酶时间	↔
	华法林	慢性降血糖作用	↑
口服降糖药	格列本脲	慢性降血糖作用	↔
	甲苯磺丁脲	急性降血糖作用	
其他	阿托品	胃排空减少	↔
	左旋多巴	由于不良反应，剂量限制	↑
	甲氧氯普胺	镇静作用	↔

注：↔表示无变化；↑表示增加；↓表示减少。

第二节　老年人常见药物不良反应和原因

药物不良反应（adverse drug reaction，ADR）是指在常规用药剂量情况下，由于药物或药物相互作用而发生与防治目的无关的、不利或有害的反应。包括药物副反应、毒性反应、后遗效应、停药反应、变态反应、特异质反应等。老年人由于药动力学的改变，各系统、器官功能及代偿能力逐渐衰退，机体耐受性降低，患病率上升，对药物的敏感性发生变化，药物不良反应发生率增高。因此，了解老年人常用药物的不良反应，指导老年人安全用药是护理人员的重要职责。

一、老年人常见药物不良反应

1. **精神症状**　中枢神经系统，尤其大脑最易受药物作用的影响。老年人脑细胞数量减少，脑血流量下降和脑活力减退，因此对中枢神经抑制药的反应敏感性增高。例如，青年人服用600mg氯氮䓬引起共济失调（站立不稳、左右摇摆、易跌倒），而老年人服60~70mg即能引起共济失调以及尿潴留等，5~20mg就有嗜睡、便秘等不良反应。若长期服用，可导致药物的依赖性，突然停药会出现停药反应症状。又如抗病毒药盐酸金刚烷胺，如果每天剂量>0.2g即可引起失眠、不安、共济失调、头痛、口干、语言不清等精神神经症状，并使脑动脉硬化、老年期痴呆症以及其他中枢神经系统疾病患者病情加重。

2. **直立性低血压**　老年人血管运动中枢的调节功能下降，压力感受器发生功能障碍，即使没有药物的影响，也会因为体位的突然改变而产生头晕。使用血管扩张药、降压药、利尿药、三环类抗抑郁药，如硝普钠、卡托普利、胍乙啶、哌唑嗪、氢氯噻嗪、氯丙嗪等时，易发生直立性低血压。因此，在使用这些药物时应特别注意。

3. **耳毒性**　随着年龄的增长，老年人耳内毛细胞数目减少，听力有所下降，易受药物的影响产生前庭症状和听力下降。由于毛细胞损害后难以再生，故可产生永久性耳聋。老年人应用氨基糖苷类抗生素和多黏菌素可致听神经损害。因此，老年人使用氨基糖苷类抗生素时应减量,最好避免使用此类抗生素和其他影响内耳功能的药物,如必须使用时应减量。

4. 尿潴留 老年人服用三环类抗抑郁药、抗帕金森病药、M 受体阻断药等易发生尿潴留。三环类抗抑郁药和抗帕金森病药有副交感神经阻滞作用,可引起尿潴留,特别是伴有前列腺增生及膀胱颈部发生病变的老年人。所以在使用三环类抗抑郁药时,应指导患者小剂量分次服用,然后逐渐加量。患有前列腺增生的老年人,使用呋塞米、依他尼酸等强效利尿剂也可引起尿潴留,在使用时应加以注意。

5. 肝肾毒性 老年人各个重要器官的生理功能减退,60 岁以上老年人的肾脏排泄毒物的功能比 25 岁时下降 20%,70~80 岁时下降 40%~50%。60 岁以上老年人肝脏血流量比年轻时下降 40%,解毒功能也相应降低。因此,老年人用药容易产生肝毒性反应和肾毒性反应。

6. 心律失常 有些药物选择剂量不当或伴有其他严重的基础疾病可出现心律失常,如洋地黄、吗啡、麻黄碱、阿托品、普萘洛尔、奎尼丁等。老年人出现心功能减退,心排血量减少,窦房结以内起搏细胞数目减少,心脏传导系统障碍。

7. 其他 ①过敏性休克:青霉素、链霉素、头孢噻肟钠等可引起过敏性休克,一旦发生危害严重,死亡率极高;②重症药疹及过敏性紫癜:青霉素、链霉素、氯霉素、异烟肼、磺胺药等可引起周身弥漫性充血、淤血、皮疹及过敏性紫癜;③白细胞和血小板减少:氯霉素、干扰素、抗癌药等可抑制骨髓造血功能,致白细胞和血小板减少。

二、老年人药物不良反应的原因

据统计,老年人药物不良反应发生率为 15.4%,是年轻人的 2~7 倍。一项研究显示,20~29 岁年龄组不良反应发生率仅为 3%,51~60 岁年龄组为 14.3%,61~70 岁年龄组为15.7%,71~80 岁年龄组为 18.3%,81 岁以上组为 24%。同时,老年人药物不良反应不仅发生率较年轻人高,而且一旦出现,其程度亦较年轻人严重,甚至导致死亡。一般认为,因老年人因药物不良反应而住院治疗的占 1/3(或 5%~30%),与药物有关而死亡的占 1/2,说明药物不良反应对老年人的影响较一般成年人更为严重。老年人药物不良反应发生率高的原因如下:

1. 同时接受多种药物治疗 老年人患病率高,常多种疾病并存,且多为慢性疾病,需要多种药物联合治疗,疗程长。多种药物相互作用(表 7-3),易对老年人药代动力学产生影响,加强或减弱药物的效果,加重药物不良反应。现已证实老年人药物不良反应的发生率与用药种类呈正相关。

表 7-3 老年人常用药物相互作用

常用药	抗酸药	抗焦虑药	抗凝药	降糖药	抗抑郁药	降压药	消炎药	抗精神病药	洋地黄制剂	通便剂	水杨酸类药	镇静剂	噻嗪类利尿剂	三环类抗抑郁药
抗酸药			↓					↓	↓					
抗焦虑药			↑			↑								
抗凝药				↑										
降糖药														
抗抑郁药		↑	↑			↓							↑	
降压药				↑									↑	↑

续表

常用药	抗酸药	抗焦虑药	抗凝药	降糖药	抗抑郁药	降压药	消炎药	抗精神病药	洋地黄制剂	通便剂	水杨酸类药	镇静剂	噻嗪类利尿剂	三环类抗抑郁药
消炎药			↑	↑										
抗精神病药												↑		
洋地黄制剂														
通便剂									↓					
镇静剂					↑									
噻嗪类利尿剂				↓	↑							↓		

注:↑表示药效增强,↓表示药效减弱。

2. 药动学和药效学改变 与年龄相关的肾功能减退是老年人发生药物中毒最重要的原因。老年人的肾单位随年龄增长而减少(平均下降35%),因而药物半衰期延长,使血药浓度增高,易致药物不良反应发生。老年人机体水分减少,脂肪增加,血浆白蛋白减少,药物分布和浓度发生改变,使药效增强或减弱。在药效不佳时,临床医师可能会加大药物剂量,造成药物不良反应发生率增高。老年人机体内环境稳定性减弱,中枢神经系统对某些药物的敏感性增加,如使用镇静药易导致中枢过度受抑制。老年人由于免疫力下降,增加了药物变态反应的发生率。

3. 滥用非处方药 有些老年人缺乏医药知识,但历经多次患病,积累了一些简单常识,经常自行加药,擅自服用、滥用滋补药、保健药、抗衰老药和维生素,用药的次数和剂量不当,易产生药物不良反应。

4. 老年人服用危险性增高的药物 老年人由于各器官组织结构与生理功能出现退行性改变,服用某些药物中毒的危险性增加(表7-4)。

表7-4 老年人服用危险性增高的药物

药物类别	药物	高危险因素
镇痛药	吲哚美辛	目前所有非甾体抗炎药中,吲哚美辛引起的中枢神经系统不良反应最为严重,如头痛、眩晕等
	保泰松	保泰松可抑制骨髓引起粒细胞减少,甚至再生障碍性贫血
	哌替啶	哌替啶不是有效的口服止痛药,镇痛强度仅为吗啡的1/10~1/8,作用持续时间为2~4小时,治疗剂量具有镇静和抑制呼吸中枢的作用
	喷他佐辛	喷他佐辛是阿片受体的激动剂,易引起许多中枢神经系统不良反应,如神志模糊、幻觉等
镇静催眠药	苯二氮䓬类	老年人对苯二氮䓬类药敏感性增加,小剂量才是有效的、安全的,如阿普唑仑2mg、劳拉西泮2mg、奥沙西泮60mg、替马西泮15mg、三唑仑0.25mg 氯氮䓬、地西泮、氟西泮和硝西泮在老年人中的半衰期长,是造成镇静作用延长,增加老年人跌倒和骨折的危险
	巴比妥类	老年人使用巴比妥类比其他大多数镇静催眠药易引起更多的不良反应,且极易成瘾,除非控制惊厥,否则慎用
抗精神失常药	阿米替林	由于抗胆碱作用和镇静作用强,在老年抑郁患者较少使用
	多塞平	有眩晕、视物模糊、体位性低血压等不良反应,老年人从小剂量开始,视病情酌减用量

续表

药物类别	药物	高危险因素
抗精神失常药	丙米嗪	老年病人因为代谢与排泄均下降，对本类药的敏感性增强，用量一定要减小，使用中应格外注意防止体位性低血压以致摔倒。
	甲丙氨酯	老年人长期使用甲丙氨酯可成瘾，须逐渐减量停药
心血管药物	地高辛	老年人使用地高辛经肾脏排泄减少，易引起药物蓄积
	双嘧达莫	在老年人中使用双嘧达莫常引起直立性低血压
	丙吡胺	在所有抗心律失常药物中，丙吡胺具有较强的负性收缩力作用。老年人使用丙吡胺可导致心力衰竭
	甲基多巴	甲基多巴可引起心动过缓，在老年人中可促发抑郁症
	利血平	利血平可引起老年人抑郁症、镇静作用和直立性低血压
胃肠解痉药	颠茄生物碱 莨菪碱	胃肠解痉药具有高度抗胆碱能作用，老年人易引起中毒，其有效剂量老年人不一定能够耐受
抗组胺药	溴苯那敏 氯苯那敏 曲吡那敏 苯海拉明 噻庚啶 溴马秦 羟嗪 异丙嗪	许多抗组胺药有很强的抗胆碱能作用，老年人要选用较安全的替代药
降血糖药	氯磺丙脲	氯磺丙脲在老年人中半衰期延长，能引起持久的、严重的低血糖

案例分析

病案：患者，女，75岁，"因双下肢麻木、乏力1个月"入院。入院诊断：高钾血症；风湿性心脏病；慢性肾功能不全(氮质血症)。患者既往有风湿性心脏病史2年，6个月前患者因慢性心功能不全服用螺内酯(20mg，2次/d)、卡托普利片(12.5mg，2次/d)。近1个月未服用含钾药物及高钾食物，小便量在正常范围。查体：体温36.5℃，脉搏45次/min，呼吸20次/min，血压90/50mmHg。神志清楚，二尖瓣面容，颈软，双肺未闻及干、湿啰音，心律不齐，腹部未见明显异常，双下肢无水肿。急查血清钾9.0mmol/L。急诊行血液透析，结束后复查电解质，血清钾5.0mmol/L。嘱其停用卡托普利、螺内酯，改服贝那普利片(5mg，1次/d)，氢氯噻嗪片(25mg，2次/w)。住院10天，三次复查血清钾均在正常范围。

问题：

1. 该患者出现高钾血症的原因是什么？

2. 临床上应如何指导老年人合用血管紧张素转化酶抑制药与螺内酯？

第三节　老年人的用药原则

1985年，世界卫生组织(WHO)在肯尼亚首都内罗毕召开的合理用药专家会议上将合理用药(rational drug use)定义为："合理用药要求患者接受的药物适合其临床的需要，药物剂量应符合患者的个体化要求,疗程适当,所耗经费对患者和社会均属最低。"安全用药是合理用药的基本前提,老年人用药要遵循一定的用药原则,以提高用药安全性。

（一）受益原则

受益原则首先要求老年人用药要有明确的用药适应证,确保对患者有益。其次,要求用药的受益/风险比值>1。有适应证而用药的受益/风险比值<1者,可不用药或选择疗效确切而毒副作用小的药物。例如,对于老年人心律失常,如果无器质性心脏病又无血流动力学障碍,则发生心源性猝死的可能性很小,而长期使用抗心律失常药可能发生药源性心律失常,增加死亡率,故此类患者应尽可能不用或少用抗心律失常药。对有些病症可以不用药物治疗则不要急于用药,如失眠、多梦老年人,睡前避免吸烟、喝浓茶等过度兴奋的因素,可通过热水泡脚、喝热牛奶等帮助睡眠。

（二）5种药物联合使用原则

根据用药数目与药物不良反应发生率的关系,要求老年人同时用药不能超过5种。在老年人中联用10种药物者屡见不鲜,40%非卧床老年人处于药物相互作用的危险之中,其中27%的老年人处于严重危险。联合用药种类越多,药物不良反应发生的可能性越高。据统计,同时用药5种以下者,药物不良反应发生率为6%~8%,同时用6~10种时升至40%,同时用15~20种以上时升至70%~80%。对患有多种疾病的老年人,不宜盲目应用多种药物。可单用药物时绝不联用多种药物,用药种类尽量简单,最好控制在5种以下,治疗时分轻重缓急,注意药物间潜在的相互作用。

5种药物联合使用原则为:①了解药物的局限性:许多老年性疾病,如钙化性心脏瓣膜病临床目前尚无相应有效的药物治疗,若用药过多,ADR的危害反而大于疾病本身。②抓主要矛盾,选主要药物治疗:凡疗效不明显、耐受差、未按医嘱服用药物应考虑终止;病情不稳定可适当增加药物种类,病情稳定后要遵守5种药物联合使用原则。③选用具备兼顾治疗作用的药物:如高血压合并心绞痛者可选用β受体阻滞药及钙拮抗药,高血压合并前列腺肥大者可用α受体阻滞药。④重视非药物治疗:如早期糖尿病可采用饮食疗法,轻型高血压可通过限制钠盐摄入、运动、减肥等治疗。⑤减少和控制服用补药:年老体弱的老年人,应在医生指导下合理服用补药。

（三）小剂量原则

老年人除维生素、微量元素和消化酶类等药物可以用成年人剂量外,其他所有药物都应低于成年人剂量。老年人用药量在中国药典规定为成人量的3/4。小剂量原则主要体现在开始用药阶段,一般开始用成人量的1/4~1/3,然后根据临床反应调整剂量,直到出现满意疗效而无ADR为止。剂量要准确适宜,老年人用药要遵循从小剂量开始逐渐达到适宜于个体的最佳剂量。有学者提出,从50岁开始,每增加1岁,剂量应比成人药量减少1%,60~80岁应为成人的3/4,80岁以上为成人的2/3即可。只有把药量控制在最低有效量,才能保证用药的有效性和安全性。

老年人用药剂量的确定,要遵守剂量个体化原则,应根据老年患者的年龄和健康状态、体重、肝肾功能、临床情况、治疗指数、蛋白结合率等情况具体分析,能用较小剂量达到治疗目的的,就没有必要使用大剂量。

（四）择时原则

择时原则即选择最佳时间服药,根据时间生物学和时间药理学的原理,选择最合适的用药时间进行治疗,以提高疗效和减少毒副作用（表7-5）。因为许多疾病的发生、加重与缓解都具有昼夜节律的变化,例如抗心绞痛药物的有效时间应能覆盖心绞痛发作的高峰时段,变异型心绞痛多在零点到六点发作,因此主张睡前用长效钙拮抗药,也可在睡前或半夜用短效钙拮抗药,但要注意与次晨用药的间隔时间;而劳力性心绞痛多在上午六点到十二点发作,应在晚上用长效硝酸盐、β 受体阻滞药及钙拮抗药。

表 7-5　老年人的常用药物最佳用药时间

药物名称	用药时间
降压药	治疗非杓型高血压应在早、晚分别服用长效降压药 治疗杓型高血压应在早晨服用长效降压药
抗心绞痛药	治疗变异型心绞痛主张睡前用长效钙拮抗剂 治疗劳力性心绞痛应早晨用长效硝酸盐、β 受体阻滞剂及钙拮抗剂
降糖药	格列本脲、格列喹酮在饭前半小时用药 阿卡波糖与食物同服

（五）暂停用药原则

老年人在用药期间,应密切观察,一旦出现新的症状,应考虑为药物的不良反应或是病情进展,前者应停药,后者则应加药,对于服药的老年人出现新的症状,停药受益可能多于加药受益。暂停用药是现代老年病学中最简单、有效的干预措施之一。

第四节　老年人安全用药的护理

随着年龄的增长,老年人记忆力减退,学习新事物的能力下降,对药物的治疗目的,用药时间及用药方法常不能正确理解,影响用药安全和药物疗效,甚至导致死亡。2020 年 4 月,国家药品监督管理局药品评价中心、国家药品不良反应监测中心发布的《国家药品不良反应监测年度报告（2019 年）》显示,2019 年全国药品不良反应监测网络收到《药品不良反应/事件报告表》151.4 万份,每百万人口平均报告数为 1 130 份。其中 65 岁及以上老年患者相关的报告占 29.1%,老年患者严重报告占老年患者报告数的 12.0%,略高于 2019 年总体报告中严重报告比例。因此,老年人正确用药以及老年人用药不良反应的护理是护理工作中的重要内容。

（一）定期全面评估老年人用药情况

1. 用药史　详细评估老年人的用药史,建立完整的用药记录,包括既往和现在的用药记录、药物过敏史、引起副作用的药物及老年人对药物的了解情况。

2. 各系统老化程度　仔细评估老年人各脏器的功能情况,如肝、肾功能的生化指标,以判断药物使用的合理性。

3. 用药能力和作息时间　评估老年人的智力状态如准时准量服药的能力,视力、听力、阅读能力、理解能力、记忆力、吞咽能力、获取药物的能力、发现不良反应的能力和作息时间,以便于及时辅助老年人用药和观察服药后反应。

4. 心理-社会状况　了解老年人的文化程度、饮食习惯、家庭经济状况、对当前治疗方案和护理计划的认识程度和满意度、家庭的支持情况,对药物有无依赖、期望及恐惧的心理。

（二）密切观察和预防药物的不良反应

1. 密切观察药物不良反应 要注意观察老年人用药后可能出现的不良反应，及时处理。如对服用洋地黄类药物的患者，服药前要测心率、心律，并经常询问患者是否有黄绿视等洋地黄中毒症状。

2. 注意观察药物矛盾反应 老年人在用药后容易出现药物矛盾反应，即临床用药治疗某种疾病而出现与药理作用截然不同甚至相反作用的矛盾现象。如胺碘酮属Ⅲ类抗心律失常药，常用于治疗各型心律失常，但其易诱发室性快速型心律失常。所以用药后要细心观察，一旦出现不良反应要及时停药、就诊，根据医嘱改服其他药物，保留剩药。

3. 用药从小剂量开始 用药一般从成年人剂量的 1/4 开始，按照 1/3—1/2—2/3—3/4 的顺序逐渐增加剂量。同时要注意个体差异，治疗过程中要求连续性观察，一旦发现不良反应，及时报告并协助医师处理。

4. 选用便于老年人服用的药物剂型 高龄老人常会出现吞咽困难现象，很容易发生呛咳，用药时应尽量避免选用片剂、胶囊制剂，宜选用液体剂型，如冲剂、口服液等，必要时也可选用注射给药。另外，老年人常有胃肠功能不稳定，影响缓释药物的吸收，因此不宜服用缓释剂。

5. 规定适当的用药时间和用药间隔 根据老年人的用药能力、生活习惯，给药方式尽可能简单，优先考虑口服给药。避免食物和药物同时服用后相互作用而干扰药物的吸收，如含钠基或碳酸钙的制酸剂不可与牛奶或其他富含维生素 D 的食物一起服用，以免刺激胃液过度分泌或造成血钙或血磷过高。因此，在安排用药时间和用药间隔时，既要考虑老年人的作息时间，又要保证有效的血药浓度。

6. 其他预防药物不良反应的措施 老年人用药依从性较差，当药物未达到预期疗效时，要仔细询问患者服药情况，是否严格按医嘱用药。对长期服用某一种药物的老年人，要注意监测血药浓度。对老年人所用的药物剂量要进行认真记录并注意保存。

（三）提高老年人用药依从性

依从性也称顺应性，指患者按医生规定进行治疗、与医嘱一致的行为习惯。老年人由于记忆力减退，容易忘记用药或错用药；经济收入减少，生活相对拮据；担心药物副作用；家庭社会的支持不够等原因，导致其用药依从性差。提高老年人用药依从性的护理措施如下：

1. 加强用药护理

（1）住院的老年人：选用不良反应少、价廉、长效的药剂，用药方案力求简单易懂，减少服药次数，统一服药时间，使老年患者容易理解、记忆和规范自己的遵医行为。护士按时将早晨空腹服、食前服、食时服、食后服、睡前服的药物分别送到患者床前，并照护其服下。

（2）居家的老年人：护士要通过口头和书面的形式，向老年人解释药物名称、剂量、用药时间、作用和副作用。帮助建立各种提醒装置，如用较大字体的标签注明用药剂量和时间，将药物分成不同颜色，不同大小的小瓶，以便老年人识别。此外，社区护士定期到老年人家中清点剩余药片数目，也有助于提高老年人的用药依从性。

（3）精神异常或不配合治疗的老年人：护士需协助和督促患者用药，并确定其是否将药物服下。患者若在家中，护士应加强与老年患者身边亲属的沟通，鼓励家属寻求医务人员的帮助，争取医院和家属从思想上、行动上都保持一致，互相配合，提高老年人服药的依从性。

（4）吞咽障碍与神志不清的老年人：一般通过鼻饲管给药。对神志清楚但有吞咽障碍的老年人可将药物加工制作成糊状物后再给予服用。

（5）外用药物:护士应向老年人详细说明外用药的名称、用法及用药时间,在盒子外贴红色标签,注明外用药不可口服,并告知家属。

2. 开展健康教育　宣传老年患者的用药原则,增加他们对药物的了解,开展个人咨询、派发宣传小册、团体指导等活动,讲解治疗方案、药物不良反应等。把健康教育贯穿于门诊、住院期间和出院后。通过门诊教育、住院教育和社区教育指导 3 个环节紧密相扣的全程健康教育计划的实施,反复强化老年人循序渐进学习疾病相关知识、药物的作用及自我护理技能,提高患者的自我管理能力,提高其用药依从性。

3. 建立合作性护患关系　护士要鼓励老年人参与治疗方案与护理计划的制定,邀请老年人谈论对病情的看法和感受,倾听老年人的治疗意愿,注意老年人对治疗费用的关注。与老年人建立合作性护患关系,使老年人对治疗充满信心,形成良好的治疗意向,促进其用药依从性。

4. 行为的治疗措施

（1）行为监测:建议老年人记录用药日记、病情自我观察记录等。

（2）刺激与控制:将老年人的用药行为与日常生活习惯联系起来,指导老年人应用智能药盒、电子钟、手表、手机等现代工具帮助提醒服药。

（3）强化行为:老年人用药依从性好时及时给予肯定,依从性差时及时给予提醒和指正。

5. 指导老年人正确保管药品　指导老年人将药物定点放置,定期整理,及时弃除过期变质的药物。

（四）加强合理用药的指导

1. 加强老年人用药的解释工作　护士要以老年人能够接受的方式,向其解释药物的种类、名称、用药方式、药物剂量、药物作用、不良反应和期限等。必要时,以书面的方式,在药袋上用醒目的颜色标明用药的注意事项。此外,要反复强调正确用药的方法和意义。

2. 鼓励老年人首选非药物性措施　指导老年人如果通过用药以外的其他方式缓解症状,如失眠、便秘和疼痛等,应先采用非药物性措施解决,将药物中毒的危险性降至最低。

3. 指导老年人不随意购买及服用药物　告知健康老年人不要盲目购买及服用滋补药、保健药、抗衰老药和维生素等。指导其调节好日常饮食,注意营养,科学安排生活,保持平衡的心态。对体弱多病的老年人,要在医师的指导下,辨证施治,适当服用滋补药物。

4. 加强家属的安全用药教育　在医疗活动中,患者和患者家属同处于核心地位,对老年人进行健康指导的同时,还要重视对其家属进行有关安全用药知识的教育,使他们学会正确协助和督促老年人用药,参与患者用药安全管理。

学习小结

本章主要介绍了老年人药物代谢及药效学特点、老年人常用药物不良反应、安全用药原则及用药护理。通过本章知识的学习,可以基本掌握如何指导老年人安全用药及用药后的观察,具备正确处理药物不良反应的能力。

（伍永慧）

复习思考题

1. 如何根据老年人药物代谢和药效学特点指导老年患者的用药？
2. 如何指导并监管老年人安全用药？

第八章

老年人各系统的老化改变与常见健康问题的护理

学习目标

1. 掌握老年人常见健康问题的护理措施。
2. 熟悉老年人各系统的老化改变特征。
3. 熟悉老年人常见健康问题的护理评估及护理诊断。
4. 了解老年人常见健康问题的概念、流行病学特征及临床表现。

老化是人类面临的一种复杂的自然现象。随着年龄的增长,人体各组织器官逐渐发生形态、功能和代谢等一系列退行性变化,严重影响老年人的身心健康。积极有效地防治和护理老年人的健康问题,既有助于提高老年人的生活质量,又有利于优化医疗护理资源。

第一节 各系统的老化改变

了解老年人各系统的老化特征,能更好地理解老年人容易发生健康问题以及需要多学科综合干预的原因,从而有效维护和促进老年人的身心健康。

08章01节PPT

PPT 课件

一、呼吸系统

(一)鼻

老年人鼻黏膜变薄,腺体萎缩,分泌功能减退,分布于鼻黏膜表面的免疫球蛋白(IgA)减少,鼻道变宽,鼻黏膜的加温、加湿及防御功能减退,老年人易患鼻窦炎及呼吸道感染;血管脆性增加,易导致血管破裂而发生鼻出血。

(二)咽喉

老年人咽黏膜和淋巴组织逐渐萎缩,特别是腭扁桃体明显萎缩,易患呼吸道感染;咽喉部肌肉及弹性组织也逐渐萎缩、肌力减退、软组织松弛,熟睡时易致腔道塌陷、舌后缩、腭脱垂而发生睡眠呼吸暂停;喉黏膜变薄、上皮细胞角化、甲状软骨出现钙化,感觉钝化,使咳嗽与喉反射减弱而易发生异物误吸;声带弹性随老化也有所下降。

(三)气管和支气管

老年人气管和支气管黏膜上皮及黏液腺退化,纤毛运动减弱,防御和清除能力下降;小气道杯状细胞数量增加,黏液分泌亢进,可导致管腔狭窄,增加气道内在阻力,老年人易发生呼吸道感染及呼气性呼吸困难。

(四)肺

老年人肺泡萎缩、肺泡壁弹性纤维减少,使肺泡扩张受限、回缩减弱,导致肺活量降低,肺通气不足;随年龄增加,肺动脉壁可出现肥厚、纤维化,使肺动脉压力增高;肺毛细血管床面积减少,肺灌注流量减少,肺泡与气体交换能力减弱。因此,老年人动脉血氧分压水平随增龄而下降。

（五）胸廓及呼吸肌

老年人由于骨质疏松,造成椎体退行性变、胸椎后凸和胸骨前突,使胸廓前后径增大,横径变小,易出现桶状胸;肋软骨钙化,关节韧带硬化,使胸廓顺应性降低,从而导致呼吸费力;肋间肌和膈肌弹性降低,进一步影响胸廓运动,使肺通气和呼吸容量下降。

二、循环系统

（一）心脏

随着年龄增长,心脏外面的间质纤维、结缔组织增多,束缚了心脏的收缩与舒张。心脏瓣膜由于纤维化而增厚,易产生狭窄及关闭不全,影响血流动力学变化,造成心功能不全。心肌纤维发生脂褐质沉积,心肌间结缔组织增加,心包膜下脂肪沉着增多,室壁肌肉老化呈结节性收缩,同时主动脉和周围血管老化,易导致心脏顺应性变差,进而影响心功能。老年人由于肌质网状组织不足,受体数目减少,使收缩时钙离子的释放以及舒张时钙离子的吸收均减慢,造成心肌收缩和舒张效力降低,心肌等长收缩和舒张期延长;心脏节律细胞数目减少,特别是窦房结、房室结、希氏束及左右希氏束传导细胞数目的减少,增加了心肌的不稳定性,也降低了对交感神经冲动的反应力,容易出现心律失常。

（二）血管

老年人血管因弹性蛋白减少、胶原蛋白增加而失去原有的弹性,加上钙沉积于血管内膜导致管腔狭窄,造成收缩压增加(正常老化一般不影响舒张压)。末梢血管阻力增加,易导致组织灌流减少。冠状动脉血管的老化使冠心病发生率增高。因静脉壁弹性纤维和平滑肌成分改变,静脉腔变大、血流缓慢,静脉回心血量减少,致静脉曲张发生率增加。

三、消化系统

（一）消化管

1. 口腔 老年人牙釉质磨损、剥脱,牙龈萎缩,使牙根暴露、牙本质神经末梢外露,对冷、热、酸、甜、咸、苦、辣等刺激过敏而产生疼痛,并易发生感染。牙槽骨萎缩,牙列变松,食物残渣易残留,使龋齿、牙龈炎的发病率上升;牙齿松动、脱落,咀嚼能力下降,影响食物的消化。同时,老年人由于味蕾功能减退,影响食欲。

2. 咽 老年人咽部黏膜、肌肉发生退行性变或神经通路障碍,防御反射迟钝,吞咽功能失调,易发生呛咳、误吸。

3. 食管 老年人食管黏膜逐渐萎缩而易发生不同程度的吞咽困难。食管扩张,蠕动减少,致食管排空延迟;食管下段括约肌松弛,易致胃反流,而使老年人反流性食管炎、食管癌的发病率增高,误吸危险性增加。由于食管平滑肌的萎缩,食管裂孔增宽,导致食管裂孔疝的发生率增高。

4. 胃 老年人胃黏膜变薄,平滑肌萎缩,胃腔扩大,易出现胃下垂。胃蠕动减慢,胃排空时间延长,代谢产物、毒素不能及时排出,容易发生消化不良、便秘、慢性胃炎、胃溃疡、胃癌等。

5. 肠 随着年龄增加,小肠黏膜和肌层萎缩、肠上皮细胞数减少,小肠吸收功能减退,易造成老年人吸收不良。结肠黏膜萎缩,结肠壁的肌肉或结缔组织变薄而易形成结肠憩室;加之老年人活动减少,肠蠕动减慢,肠内容物滞留时间延长,水分重吸收增加,易发生或加重便秘。骨盆底部肌肉萎缩、肛提肌肌力降低,易发生直肠脱垂。

（二）消化腺

1. 唾液腺 老年人唾液腺分泌减少,口腔黏膜萎缩易于角化,特别是在病理或使用某些药物时唾液分泌更加减少,影响口腔的自洁和保护功能,易发生感染与损伤,且常导致口干、说话不畅及吞咽困难等。另外,唾液淀粉酶减少,也直接影响对淀粉类食物的消化。

2. 胃腺、肠腺 老年人胃壁细胞数目减少,胃酸分泌减少,对细菌杀灭作用减弱;胃蛋白酶、脂肪酶及盐酸等分泌减少,影响蛋白质、维生素、铁、钙等营养物质的吸收,可导致老年人出现营养不良、缺铁性贫血等。老年人肠液分泌减少,影响食物的消化及营养物质的吸收。

3. 肝、胆 肝脏实质细胞减少而使其储存与合成蛋白质的能力减低,可出现白蛋白降低、球蛋白增高等;肝内结缔组织增生,易造成肝纤维化;因肝功能减退,药物在肝脏内代谢能力下降,易引起药物不良反应。胆囊不易排空,胆汁成分改变,使胆固醇增多,发生胆结石的可能性增加。

4. 胰外分泌腺 胰腺重量随增龄而逐渐减少。胰腺分泌消化酶减少,影响脂肪的吸收,易产生脂肪泻;胰腺分泌胰岛素的生物活性下降,导致葡萄糖耐量降低,使老年人易发生糖尿病。

四、泌尿系统

（一）肾

肾脏的重量随增龄而逐渐减少,老年人肾脏的萎缩使肾皮质减少,肾小球数量不断减少,且肾小球硬化的比率增高。随肾脏结构的改变,老年人肾功能也逐渐衰退,表现为肾血流量减少、肾小球滤过率下降、肾小管和集合管的泌尿功能减退、肾脏内分泌功能减退等,易导致水钠潴留、代谢产物蓄积、药物蓄积中毒,甚至肾衰竭。

（二）输尿管

老年人输尿管肌层变薄,收缩力降低,支配肌肉活动的神经细胞减少,尿液输送至膀胱的速度减慢,且易反流,使肾盂肾炎的发生率增高。结石滞留在输尿管狭窄部位,引起输尿管痉挛性收缩可产生剧烈的绞痛。

（三）膀胱

随着年龄增长,老年人的膀胱肌肉萎缩、肌层变薄、纤维组织增生,使膀胱括约肌收缩无力,膀胱缩小,易出现尿频、尿失禁、尿潴留、夜尿增加、排尿无力、残余尿量增加等。女性膀胱下垂、男性前列腺增生、水分摄入不足、尿液酸性降低等,易造成泌尿道感染、结石,甚至诱发膀胱癌等。老年女性因盆底肌肉松弛,易引起压力性尿失禁,造成生活的不便与困窘。

（四）尿道

老年人尿道肌肉萎缩、纤维化、括约肌松弛,尿道黏膜出现皱褶或狭窄等,易发生排尿无力或排尿困难。老年女性因性激素水平下降及尿道腺体黏液分泌减少,自身免疫能力减弱,使尿路感染的发生率增大;老年男性因前列腺增生,压迫尿道形成尿路梗阻,容易发生排尿不畅,甚至造成排尿困难。

五、内分泌系统

（一）下丘脑

老化使下丘脑的重量减轻、血液供给减少、细胞形态发生改变,生理学方面表现为单胺类含量和代谢的紊乱,引起中枢调控失常,易导致老年人各方面功能的衰退,故又称下丘脑为"老化钟"。

（二）垂体

老年人垂体体积缩小、重量减轻,垂体细胞萎缩、缺失,分泌的激素减少。生长激素的分泌量下降,使机体的生长、修复功能及代谢功能受到影响。腺垂体促激素分泌减少,使性腺、甲状腺、肾上腺皮质功能减退。

（三）性腺

老年男性睾丸萎缩,精子生成减少,血清睾酮水平降低,性功能及生殖功能减退。雄激素的缺乏,对老年男性的骨密度、肌肉组织、造血功能等也造成不利影响。女性随年龄增长卵巢重量减轻,出现停经,同时血浆雌激素水平下降,性功能和生殖功能减退,出现更年期综合征。

（四）甲状腺、甲状旁腺

老年人甲状腺体积缩小,纤维结缔组织增生,甲状腺素分泌减少,导致基础代谢率低下,耗氧量下降,营养吸收和代谢障碍。因此,老年人易出现整体性迟缓、怕冷、毛发脱落、抑郁等现象。另外,甲状旁腺分泌不足或功能亢进可影响血钙平衡。

（五）肾上腺

老年人肾上腺糖皮质激素及盐皮质激素分泌减少,肾上腺髓质的分泌功能减退,导致老年人对外界环境的适应能力和对应激的反应能力均明显下降。

（六）胰岛

老年人胰岛细胞出现不同程度的萎缩,B 细胞分泌胰岛素不足,胰岛素的生物活性下降,而细胞膜上胰岛素受体减少,使机体对胰岛素的敏感性下降,这是老年人糖尿病发病率增高的原因之一。另外,A 细胞分泌胰高血糖素异常增加,使非胰岛素依赖型糖尿病的发病率增高。

六、运动系统

（一）骨骼

老年人骨骼中的有机物质如骨胶原等含量逐渐减少,而无机盐如磷酸钙等过度沉着,骨胶和骨盐的比例发生改变,使骨的脆性增加,容易发生骨折。另外,由于骨细胞与其他组织细胞的老化,骨的修复与再生能力减退,容易导致骨折后愈合时间延长或不愈合的比例增加。

（二）关节

老年人的关节软骨、关节囊、椎间盘及韧带等因老化而发生退行性变化,使关节活动范围减小,尤其是四肢关节的屈伸、内收和外展、旋转、环转等运动明显受限。

（三）肌肉

老年人的肌纤维萎缩、弹性下降,肌肉总量减少,肌肉收缩无力,肌张力下降,容易出现疲劳、腰腿酸痛等,最终导致动作迟缓、姿势不稳等。由于老年人长期卧床或活动受限,缺乏主动锻炼或被动锻炼,会加重肌肉的失用性萎缩,形成恶性循环。

七、神经系统

（一）脑

老年人脑的重量减轻、体积减小,即脑萎缩,以额叶及颞叶明显,表现为脑沟、脑裂增宽,脑回缩窄,脑室扩大。脑神经细胞数量减少,尤以大脑及小脑皮质更为明显,其次是黑质和蓝斑,神经细胞突起明显减少,神经细胞内脂褐素沉积增加。脑血管的老化表现为脑血管硬化。

（二）脊髓

随着年龄增长,脊髓运动神经元细胞数量进行性减少、树突减少、突触变性,淀粉样小体和细胞内脂褐素沉积增加。

（三）周围神经

神经纤维数量减少,神经营养血管狭窄,神经鞘内膜肥厚,结缔组织增生,胶原纤维增加并侵入神经束内。上述改变再附加其他原因,常常引起周围神经病变,如糖尿病、癌症、尿毒症性疾病等。

八、感觉器官

（一）皮肤

皮肤衰老表现为表皮更新减慢、屏障功能减弱、角质形成细胞活力下降、表皮受伤后修复能力减弱;真皮厚度变薄、胶原蛋白和弹性蛋白合成减少、分解增加,分解酶活性增强,增殖能力和抗剪切力减弱,出现老年斑和其他色素沉着症状;皮肤功能如温度调节、受伤后表皮重建能力、免疫反应、汗腺和皮脂腺分泌、维生素合成能力和血管反应性等多方面功能降低。老年人血管脆性增加,容易发生皮下出血,如老年性紫癜等。

（二）眼和视觉

老年人眼部皮肤弹性减弱,皮下脂肪组织减少,肌肉张力减退,可出现上眼睑下垂、眼袋等现象。由于血管硬化、变脆,老年人又容易发生结膜出血。角膜边缘基质层因脂质沉积而形成"老年环";虹膜弹性减退,对光反应欠灵敏;晶状体调节功能和聚焦功能减退,视近物能力下降,出现老视;晶状体混浊,老年性白内障的发病率增加;晶状体悬韧带张力降低,容易诱发青光眼;玻璃体老化,可引起飞蚊症;眼底中央脉络膜毛细血管硬化或阻塞,引起黄斑变性;由于瞳孔括约肌的张力增强、睫状肌硬化,视野明显缩小;色素上皮层细胞及其细胞内的黑色素减少,脂褐质增多,使色觉辨认能力降低;泪腺萎缩,使眼泪减少,眼干。老年人泪管周围的肌肉、皮肤弹性减弱,收缩力差,不能将泪液完全收入泪管,有不少老年人常有流泪现象。

（三）耳和听觉

老年人耳郭表皮皱襞松弛、凹窝变浅,收集声波和辨别声音方向的能力降低。耳垢干硬,堆积阻塞易形成中耳耳垢嵌塞,容易造成传导性听力障碍。随着年龄增长,耳蜗发生退行性变,第Ⅷ对脑神经细胞数减少,声波从内耳传至脑部的功能发生退化,最终失去对高频率声音的辨认,可出现老年性耳聋。

（四）味觉

老年人味蕾逐渐萎缩,唾液分泌量减少,唾液淀粉酶含量降低,口腔干燥,对味道辨识的敏感度降低,会影响食物吞咽,造成食欲下降、进食量减少、营养状况低下。

（五）嗅觉

老年人嗅上皮萎缩,嗅觉敏感度降低,可能会影响食欲。此外,嗅觉迟钝,会对环境中的危险因素如有毒气体、烟味等的分辨能力下降,以致威胁老年人的安全。

（六）触觉

老年人触觉小体减少,与表皮连接发生松懈,使触觉敏感性下降,阈值升高。由于神经细胞缺失,神经传导速度减慢,老年人对温度、疼痛、压力等的感受减弱,对需要手眼协调的精细动作不能很好地执行,会出现一些日常生活活动障碍;老年人对一些危险环境如过热的水、电热器具等的感知度降低,存在安全隐患。

🔍 **知识链接**

世界上现存最早的老年医学专著

北宋神宗元丰(1078—1085)年间,陈直撰写了《养老奉亲书》,这是我国现存最早、实用性很强的老年养生与老年病学专著,比西方老年病学第一部著作——1724年英国牛津大学内科医生弗罗杰爵士撰写的《老年保健医药》早600多年,因而《养老奉亲书》也是世界上现存最早的老年养生医学专著,对后世养生学的发展有深远影响。

陈直生平无详考,明嘉靖《兴化县志·秩官表》有"陈植,尝著《寿亲养老书》"的记载,他任兴化知县后,在处理政务之余,精心研究老年养生医学,晚年退居兴化,养老颐年。尽管他并非杏林中人,却能秉承《黄帝内经》的养生思想,要"法于阴阳,和于术数,食饮有节,起居有常,不妄作劳,故能形与神俱,而尽终其天年,度百岁乃去";还能借鉴孙思邈许多切实可行的养生方法,以及食疗、药疗、养生、养性、保健相结合的防病治病主张;能针对老年人生理、心理、病理特点,重点研究老年人如何颐养延年,兼顾养生、防病、保健与护理各个方面,理论联系实际,载方用药突出实用性。全书分为15篇,233条,论及老人食治医药之法、摄身养性之道,奠定了我国中医老年病学的理论基础。

08章02节PPT

PPT课件

第二节　老年人常见健康问题与护理

随着增龄,老年人健康问题的发生率不断上升。积极实施老年人的健康管理,可有效预防和处理老年人的健康问题,提高老年人的生活质量,降低医疗成本。

本节就老年人常见的健康问题,如衰弱、肌少症、跌倒、轻度认知障碍、失眠、吞咽困难、压疮、便秘、尿失禁、疼痛、营养缺乏、口腔干燥、视觉障碍、老年性耳聋及其护理进行介绍。

一、衰弱

衰弱(frailty)是指一组由机体退行性改变和多种慢性疾病引起的机体易损性增加的老年综合征。其核心是老年人生理储备下降或多系统异常,外界较小刺激即可引起负性临床事件的发生。2004年,美国老年学会定义衰弱为老年人因生理储备下降而出现抗应激能力减退的非特异性状态,涉及多系统的生理学变化,包括神经肌肉系统、代谢及免疫系统改变,这种状态增加了死亡、失能、谵妄及跌倒等负性事件的风险。部分老年人虽然无特异性疾病,但出现疲劳、无力和消瘦,也归于衰弱综合征范畴。

衰弱发生率随年龄增长而增加,女性高于男性。研究显示:我国社区老年人衰弱发生率为7.4%~14.2%,80岁以上人群中衰弱的发生率为21.1%。衰弱可以较客观地反映老年人慢性健康问题和医疗需求,预测残疾、意外伤害(如跌倒或骨折)、住院率、急诊就诊率和死亡的发生,也可解释疾病预后、康复效果和生活质量的差异。

【护理评估】

（一）健康史

1. 一般情况　评估患者的年龄、性别、婚姻状况、教育程度、职业、经济状况、饮食习惯、生活方式等。

2. 危险因素　引起老年人衰弱的原因较多,需从多方面进行评估。

（1）遗传因素:不同种族基因的多态性可能影响衰弱的临床表现,如非裔美国人衰弱比例是其他美国人的 4 倍,墨西哥裔美国人衰弱患病率比欧裔美国人高 4.3%。

（2）生长发育:生长发育期的营养供给、体力活动(劳动、体育锻炼)等尤为重要,如果生长发育不良,则可因体能积累不足,导致老年期衰弱综合征的发生。

（3）人口学特征和生活方式:职业、社会地位及婚姻状况均可影响衰弱发生。未婚和独居者衰弱发生率增加;女性、健康自评差、受教育少和经济状况较差的人群衰弱发生率较高。

（4）增龄:随着年龄的增加,衰弱发生率显著增高。

（5）躯体疾病:心脑血管疾病、其他血管疾病、髋部骨折、慢性阻塞性肺病、糖尿病、关节炎、恶性肿瘤、肾衰竭、人类免疫缺陷病毒(HIV)感染及手术均可促进衰弱发生。

（6）营养不良和摄入营养素不足:营养不良是衰弱发生、发展的重要生物学机制。日常能量摄入不足、营养评分较低和摄入营养素缺乏的老年人,衰弱发生率增加。

（7）精神心理因素:焦虑、抑郁可增加衰弱的发生。

（8）药物:多重用药可增加老年人衰弱的发生。某些药物如抗胆碱能药物、抗精神病药物等与衰弱有关。

（二）衰弱的状况

1. 非特异性表现 疲劳、无法解释的体重下降和反复感染。

2. 跌倒 平衡功能及步态受损是衰弱的主要特征,也是跌倒的重要危险因素。衰弱状态下,即使轻微疾病也会导致肢体平衡功能受损,不足以维持步态完整性而跌倒。

3. 谵妄 衰弱老年人多伴有脑功能下降,应激时可导致脑功能障碍加剧而出现谵妄。

4. 波动性失能 患者可出现功能状态的急剧变化,常常表现为功能独立和需要人照顾交替出现。

（三）辅助检查

目前临床评估和科学研究中普遍采用的是美国学者 Fried 的衰弱诊断标准和加拿大学者 Rockwood 的衰弱指数(FI)。Fried 衰弱评估把衰弱作为临床事件的前驱状态,可独立预测 3 年内跌倒、行走能力下降、日常生活能力受损情况、住院率及死亡,便于采取措施预防不良事件。衰弱指数 FI 主要包括生理、心理、功能状态,从认知、情绪、自理能力、营养状况等方面评估。通过对衰弱的高危因素存在与否进行综合评价,能够更好地全面评估老年人的健康状态,预测临床预后,但由于需评估的项目较多,需由专业人员评估(详见附录 28)。

此外,国际老年营养学会提出快速、简单易行的衰弱筛查量表,即 FRAIL 量表,可供在基层医疗机构和养护机构中应用(详见附录 29)。

（四）心理-社会状况

评估老年人有无不良心境,如焦虑、抑郁等。评估老年人的经济状况、生活环境、家庭与社会支持系统、各种生活应激源等。

【常见护理诊断/问题】

1. 活动无耐力 与衰弱导致的疲劳感有关。

2. 自理缺陷 与增龄、多种疾病共存等有关。

3. 营养失调:低于机体需要量 与日常能量摄入不足有关。

4. 有跌倒的危险 与平衡功能和步态受损有关。

【护理措施】

以减轻老年人衰弱程度,延缓老年人衰弱进程,减少不良结局发生风险为护理目标。定期评估老年人的健康状况,去除诱发老年人衰弱的潜在风险因素,以提高老年人的生理储备,维持其内环境稳定为原则,为老年人提供个体化护理措施。

（一）一般护理

1. 日常生活护理 戒烟限酒,摄入充足的营养物质,包括微量元素和矿物质等,合理运动,防跌倒。

2. 基础疾病的护理　关注潜在的、未控制的、终末期疾病继发的衰弱,积极治疗基础疾病,如心衰、糖尿病、慢性感染、恶性肿瘤、抑郁和痴呆等,做好疾病相关护理。

3. 支持性干预　预防肌少症、体力活动少和营养不良等。

（二）用药护理

评估衰弱老年人的用药,合理并及时纠正不恰当的药物使用。

（三）减少医疗伤害

对衰弱老年人来说,各种侵入性的检查和治疗会带来更多的并发症,甚至有时会增加患者的负担并损害其生活质量。因此,对中重度衰弱的老年人,应仔细评估患者情况,避免过度医疗行为。

（四）综合管理模式

老年衰弱综合管理模式是以患者为中心,强调多学科团队合作,对衰弱老年人进行老年综合征评估和管理。多学科团队成员应包括老年医学家、护理人员、临床药师、专业治疗师和社会工作者等。整体性和个体化相结合的老年护理计划对衰弱老年人非常重要,不仅以提高功能为目标,还应维护老年人的价值观和意愿。

（五）心理调适

指导老年人通过放松、参加各种社交活动等方式释放不良情绪,如焦虑、抑郁等。减少老年人社会经济和环境中的应激源,可延缓衰弱的进展。

（六）健康指导

在衰弱出现临床表现6~12个月后,机体各系统功能的恶化将进入加速下降期,即使全面干预,往往也无法改变临床结局。因此,去除引起衰弱的风险因素,做好延缓衰弱的健康教育尤为重要。

1. 运动锻炼　根据老年人的身体状况,选择抗阻运动、有氧运动、平衡训练及柔韧性训练等运动锻炼。如通过哑铃、杠铃、弹力带等对上肢和下肢进行训练;爬楼梯、慢跑、步行等有氧运动;直线行走、闭眼单足站立、双足提起,脚尖维持站立等平衡训练;太极拳和瑜伽等柔韧性训练方法。运动的频率和持续时间可依据衰弱程度,患者的年龄、性别和身体状况等因素制定。

2. 营养支持　补充蛋白质特别是富含亮氨酸的必需氨基酸混合物可以增加肌容量进而改善衰弱状态。补充维生素D(常联合钙剂),每天补充800U维生素D_3以改善下肢力量和功能。

对于老年人而言,维持个体内环境的稳定状态比治疗某一种疾病更具有长远意义。因此,针对高危人群开展系统教育,指导调整生活方式,养成运动锻炼的习惯,并给予营养支持。将高危人群和衰弱初期的人群纳入管理范畴,定期进行健康问题筛查,包括慢性病、多重用药、老年综合征、社会环境因素等,以社区和家庭为单位,做好健康管理和慢性病管理。

二、肌少症

肌少症(sarcopenia)一词源于希腊语,泛指随着年龄的增加伴随的机体肌量减少和肌力下降。1989年由Rosenberg首次提出用来描述老年性的肌肉减少和力量衰减。2010年,欧洲老年肌少症工作组(EWGSOP)将肌少症定义为:一类进行性的、广泛性的骨骼肌肌量和肌力减少、躯体功能下降的一种病症。有研究认为,肌少症和衰弱的发生机制有一致性,认为肌少症是衰弱的核心改变及初期表现,是临床识别和干预衰弱的重点。

正常情况下,肌肉质量和功能的稳定是通过肌细胞的形成和分解来维持,这个平衡状态受到神经-内分泌-免疫系统的调控,也受到营养状态和运动量影响,肌少症的发生机制是这一稳态网络的自身调节和平衡能力减低,导致 α 运动神经元减少、肌纤维的去神经改变以及肌肉运动单位丢失,使机体无力对抗应激源,出现步态异常、平衡障碍和失能,从而导致机体功能和生活质量下降甚至死亡。肌少症不是一种疾病,属于老年综合征范畴。

【护理评估】

（一）健康史

1. 一般情况　收集患者的年龄、性别、营养状况、运动情况、疾病情况、用药情况、生活方式等。

2. 危险因素　肌少症是一种增龄相关性病症,多种风险因素和机制参与其发生。

（1）增龄:随着年龄的增加,机体骨骼肌纤维数量减少,肌少症的发生率明显增加。

（2）神经-肌肉功能减弱:运动神经元的退化被认为是骨骼肌质量和骨骼肌力量下降的主要原因之一。

（3）营养因素:随着年龄增长,老年人咀嚼功能、消化功能、肠蠕动功能等逐渐下降;同时蛋白质的摄入量相对不足,引起机体蛋白质合成及分解代谢平衡失调,进而导致肌少症的发生。

（4）运动量减少:运动量的减少是肌少症重要危险因素。老年人运动量下降或其他疾病导致的卧床或制动,使肌肉的肌力和质量不可避免地下降。

（二）肌少症的状况

1. 肌少症的特征　主要表现在肌肉质量减少、肌肉强度降低和肌肉功能减退。

2. 肌少症的危害　①肌少症使老年人站立困难、步履缓慢、平衡能力减低,易跌倒致骨折,增加死亡率、致残率;②影响器官功能,可能会引发心脏和肺脏功能衰竭;③参与胰岛素抵抗和 2 型糖尿病的发病;④独立于其他危险因素,与心血管疾病有关;⑤影响人体抗病能力和疾病恢复过程。

（三）辅助检查

根据情况选择相应辅助检查,在诊断时包括三个要素,即肌肉质量减少、肌肉力量减低和肌肉功能减退。肌肉质量的评价:计算机断层扫描、磁共振检测腰肌横截面积、大腿中部肌肉横截面积、双能 X 线骨密度仪或生物电阻抗分析进行四肢骨骼肌总量测量,并计算骨骼肌指数（四肢骨骼肌总量测量/身高^2,男性<7.0kg/m^2,女性<6.0kg/m^2）。肌肉力量的评价:上肢建议采用握力测量,男性握力水平<30kg,女性<20kg 为肌肉力量减低;下肢建议采用 5 次坐立实验,大于 20 秒认为肌肉力量下降。肌肉功能的评价:可通过日常步速评估法、简易机体功能评估、起步行试验等。2010 年 EWGSOP 提出肌少症新的诊断及分级标准（表 8-1）。

表 8-1　肌少症的诊断及分级标准

分级	肌肉质量减少	肌肉力量减低	肌肉功能减退
肌少症前期	+	-	-
肌少症	+	+	-
严重肌少症	+	-	+
	+	+	+

（四）心理-社会状况

肌少症造成老年人四肢肌肉功能下降,上肢握持无力,下肢行动不便,使自身生活起居需他人帮助,自卑感加重,增加患者心理负担,降低患者生活质量。因此,要及时评估肌少症患者的心理-社会状况,关注患者焦虑、抑郁、恐惧等负性情绪。

【常见护理诊断/问题】

1. 活动无耐力 与肌力减退有关。
2. 有受伤的风险 与肌力减退有关。
3. 知识缺乏 缺乏肌少症相关疾病知识。

【护理措施】

肌少症对骨骼和关节造成影响较大,目前主要有药物、运动和营养治疗,但药物疗法副作用较大,所以应注重非药物干预,尤其是运动疗法,应通过加强肌肉锻炼和增加肌肉量达到预防的目的。

（一）运动锻炼

肌少症的一线治疗方案为循序渐进地结合阻力训练的体能锻炼。阻力训练指通过外部阻力如哑铃、自由负重、体重本身等能产生骨骼肌收缩的身体活动,有效改善肌少症患者的肌肉力量、质量以及身体功能。老年人对运动的坚持度很低,为老年人处方运动时,应与其本人的目标和意愿一致,同时考虑运动的强度、运动量及进度。运动过程中需要特别注意,运动不当有增加老年人受伤、诱发心脑血管疾病的危险,因此运动前的全面评估非常重要。

（二）饮食护理

为老年人提供充足的营养是老年人预防和改善肌少症的首要条件,也是预防和治疗老年肌少症的有效途径之一。中国营养学会老年营养分会专家共识推荐老年人蛋白质摄入量最好维持在 $1.0 \sim 1.5 g/(kg \cdot d)$。注意补充支链氨基酸和优质蛋白。食物中鱼、牛奶、蛋及豆类富含大量的优质蛋白,应作为老年肌少症患者的营养首选;每天喝 $250 \sim 500ml$ 牛奶,牛奶中含有优质蛋白质和易被人体吸收的钙,是预防肌少症最理想的食物。维生素 D 缺乏可导致肌肉萎缩、骨质软化,补充维生素 D 也是老年肌少症患者必不可少的饮食措施。维生素 D 主要存在于海产鱼类、动物肝脏、蛋黄等食物中。

（三）药物护理

激素类药物是最重要的干预骨骼肌衰老的药物之一,睾酮可促进肌肉合成,使肌肉力量明显提高,短期内改善肌少症的效果较明显,但同时会增加患前列腺癌、心血管疾病的风险。因此,使用此类药物时应加强监测。

（四）心理护理

肌少症常因身体肌力的下降,生活质量受到影响,出现焦虑、抑郁等一些列负性情绪。因此,需要对患者给予更多的关注和理解,有效应用积极心理护理方法,给予患者必要的支持,提高其应对疾病的自我效能。

三、跌倒

跌倒(fall)是一种不能自我控制的意外事件,指个体突发的、不自主的、非故意的体位改变,且脚底以外的部位停留在地上、地板上或者更低的地方。按照国际疾病分类(ICD-10)对跌倒的分类,跌倒包括以下两类:从一个平面至另一个平面的跌落;同一平面的跌倒。

在我国,跌倒已经成为 65 岁以上老年人因伤致死的首位原因。据报道,每年约有 30% 的 65 岁以上的老年人发生跌倒,而且跌倒的发生比例随着年龄的增长而增加,80 岁以上的老年人跌倒的年发生率可高达 50%。随着世界人口老龄化的加速,老年人跌倒给社会、家庭和个人带来了巨大负担而成为公共卫生问题,预防老年人跌倒具有临床和社会的双重意义。

【护理评估】

跌倒后的护理评估内容包括:导致跌倒的原因和跌倒的伤害程度。

（一）健康史

1. 一般资料　收集跌倒者的年龄、性别、生活方式等。

2. 既往史　了解老年人的跌倒史、疾病史、用药史、过敏史等。

3. 跌倒原因　跌倒是多种因素相互作用的结果,跌倒的原因分为内在危险因素和外在危险因素两大类。

（1）内在危险因素

1）生理因素:①神经系统:老年人智力衰退、反应能力降低,使跌倒的危险性增加。②感觉系统:老年人的视力、视觉分辨率、视觉的深度觉及视敏度下降;老年人听力下降、老年性耳聋;老年人触觉下降,前庭功能和本体感觉退行性改变,导致老年人平衡能力降低,老年人感觉系统的老化使跌倒的危险性增加。③步态:老年人缓慢蹒跚步行,步幅变短、行走不连续、脚不能抬到一个合适的高度,步态的稳定性下降,是引发老年人跌倒的重要原因之一。④运动系统:老年人骨骼、关节、韧带及肌肉的结构、功能损害和退化、协同运动能力降低是引发跌倒的常见原因;老年人骨质疏松会增加与跌倒相关的骨折发生率,尤其是跌倒导致的髋部骨折。⑤其他:老年人夜尿增多,直立性低血压等因素,使跌倒的危险性明显上升。

2）病理因素:①神经系统疾病:脑卒中、帕金森病、脊椎病、小脑疾病、前庭疾病、外周神经系统病变等。②心血管疾病:直立性低血压、脑梗死、小血管缺血性病变等。③眼部疾病:白内障、偏盲、青光眼、黄斑变性等。④认知因素:阿尔茨海默病等。⑤其他:昏厥、眩晕、惊厥、偏瘫、足部疾病及足或脚趾的畸形等都会导致神经反射时间延长和步态不稳;感染、肺炎及其他呼吸道疾病、血氧不足、贫血、脱水以及电解质紊乱会导致机体的稳定能力受损;老年人泌尿系统疾病或其他伴随尿频、尿急、尿失禁等症状的疾病常使老年人如厕增加或发生排尿性晕厥等而增加跌倒的危险。

3）药物因素:一些药物通过影响人的神志、精神、视觉、步态、平衡等方面而易引起跌倒。可能引起跌倒的药物有:①精神类药物:抗抑郁药、抗焦虑药、镇静安眠药、抗惊厥药等。②心血管药物:降压药、利尿剂、血管扩张药等。③其他:降糖药、非甾体抗炎药、镇痛剂、多巴胺类药物、抗帕金森病药等。

4）心理因素:沮丧、抑郁、焦虑、情绪不佳均可增加跌倒的危险。另外,害怕跌倒的恐惧心理也使行为能力降低、活动受限,影响步态和平衡能力而增加跌倒的危险。

（2）外在危险因素

1）环境因素:①室内环境因素:如居住环境发生改变、昏暗的灯光,湿滑、不平坦的地面,障碍物,不合适的家具高度和摆放位置,楼梯台阶、扶栏、把手等安全设施缺失都可能增加跌倒的危险;②户外环境因素:安全设施缺失、台阶和人行道不平整、障碍物、雨雪天气、拥挤等因素都可能引起老年人跌倒。

2）个人因素:穿戴不合适,裤腿过长,穿拖鞋或尺码不合适的鞋,鞋底不防滑;佩戴度数不适合的眼镜;行动不便,没使用助行器或助行器不合适等。

3）社会因素:老年人的教育和收入水平、卫生保健水平、享受社会服务和卫生服务的途径,以及老年人是否独居、与社会的交往和联系程度等都会影响其跌倒的发生。

4. 跌倒风险评估工具　跌倒常用的评估工具有计时起立-步行测验(timed up and go test,TUGT)、平衡与步态功能评估、伯格平衡量表(Berg balance scale,BBS)、Morse 跌倒评估量表(Morse fall scale,MFS)、Hendrich Ⅱ 跌倒因素模型量表(Hendrich Ⅱ fall risk model,HFRM)、托马斯跌倒风险评估工具(St Thomas's risk assessment tool,STRATIFY)、霍普金斯

跌倒风险评估表(Johns Hopkin's fall risk assessment tool)等。可根据不同场所、不同老年人情况等有针对性地选择使用。

知识链接

跌倒风险评估

　　风险评估是识别跌倒风险的关键工具,理想的风险评估工具应当有效、方便、准确和快捷。2011年9月,卫生部颁布的《老年人跌倒干预技术指南》中推荐使用老年人跌倒风险评估量表。该量表涵盖8个方面的35个子条目,涉及多项跌倒风险因素。结果评定:低危1~2分,中危3~9分,高危10分及以上。

（二）跌倒的状况

　　1. 跌倒现场状况　　主要包括跌倒环境、跌倒性质、跌倒时着地部位、跌倒后能否独立站起、现场诊疗情况以及现场其他人员看到的跌倒相关情况等。

　　2. 跌倒对患者造成的影响　　参考患者安全性事件的分级(national patient safety agency, NPSA):①无:没有伤害;②轻度:任何需要额外的观察或监护治疗的患者安全性事件,以及导致轻度损害,如跌倒导致的擦伤、少量出血、肿胀、疼痛等;③中度:任何导致适度增加治疗的患者安全性事件,以及结果显著但没有永久性伤害,如失血过多、需要缝合、意识丧失、中等头部创伤、裂伤、挫伤、血肿;④严重:任何出现持久性伤害的患者安全事件,如骨折、硬膜下血肿、严重头部创伤、心搏骤停;⑤死亡:任何直接导致患者死亡的安全性事件。

　　（三）辅助检查

　　为了明确引发跌倒健康问题以及跌倒造成的损伤情况,根据需要可做影像学检查、实验室检查、诊断性穿刺等辅助检查。

　　（四）心理-社会状况

　　了解老年人的心理状况、家庭及社会交往状况,有无跌倒后的恐惧心理。有这种心理的老年人往往因害怕再次跌倒而减少活动和外出,导致活动能力降低、活动范围缩小、人际交往减少,既增加了再跌倒的危险,又对老年人的身心产生负面影响,致使其生命质量下降。

【常见护理诊断/问题】

1. 有受伤害的危险　与跌倒有关。
2. 疼痛　与跌倒所致损伤有关。
3. 恐惧　与跌倒有关。
4. 移动能力障碍　与跌倒所致损伤有关。
5. 如厕自理缺陷　与跌倒所致损伤有关。
6. 知识缺乏　缺乏跌倒相关知识。

【护理措施】

治疗和护理的总体目标是:①老年人跌倒后得到正确有效的处理和护理;②老年人日常生活需求得到满足;③老年人和/或照顾者理解并识别跌倒的危险因素,能够主动进行自我防护/他护;④老年人对跌倒的恐惧心理好转或消除。

　　（一）应急处理

　　1. 现场病情观察及处理　发现老年人跌倒,原则上不轻易搬动跌倒者;快速判断跌倒的直接原因、身体着地的部位、意识状态、瞳孔,测量生命体征;检查有无受伤、受伤部位及严重程度,有外伤、出血,立即止血、包扎;尤其注意有无颅脑损伤、骨折、内出血等。

(1)意识不清:应立即拨打急救电话;呕吐者将头偏向一侧,并清理口、鼻腔呕吐物,保证呼吸道通畅;抽搐者移至平整软地面或身体下垫软物,防止碰、擦伤,必要时牙间垫较硬物,防止舌咬伤,不要硬掰抽搐肢体,防止肌肉骨骼损伤;如呼吸、心跳停止,应立即进行胸外心脏按压等急救措施。

(2)意识清楚:询问老年人跌倒情况,如不能记起跌倒过程,可能为晕厥或脑血管意外;如有剧烈头痛或口角歪斜、言语不利、手脚无力等提示脑卒中;如有局部疼痛和压痛、肿胀、肢体功能障碍、畸形等提示骨折,或双脚活动或感觉异常及大小便失禁等提示腰椎损伤,非专业人员不要随便搬动,以免加重病情。以上情况均应立即拨打急救电话或护送老年人就医诊治。

2. 正确搬运 如果情况许可,可协助跌倒者缓慢起立,取坐位或卧位;如需搬运应保证平稳,尽量保持平卧姿势,正确搬运;如老年人试图自行站起,可协助老年人缓慢起立,坐卧休息并观察,确认无碍后方可离开。

（二）一般护理

跌倒导致长期卧床的老年人,应做好长期护理。

1. 根据患者的日常生活活动能力,提供相应的基础护理,满足老年人日常生活需求。

2. 预防压疮、肺部感染、尿路感染等并发症。

3. 指导并协助老年人进行相应的功能锻炼、康复训练等,预防失用性综合征的发生,促进老年人身心功能康复,回归健康生活。

（三）心理调适

重点针对跌倒后出现恐惧心理的老年人进行心理护理。分析跌倒者产生恐惧的原因,采取有针对性的措施,以减轻恐惧心理。

（四）健康指导

1. 评估并确定危险因素 通过监测、调查或常规工作记录收集老年人跌倒信息,进行分析评估,确定老年人跌倒的危险因素;并根据国际公认的伤害预防策略,即教育预防策略、环境改善策略、工程策略、强化执法策略和评估策略五个原则,制订预防老年人跌倒的指导措施。

2. 健康指导内容 健康教育应注意结合老年人的特点,以人为本,因人施教,如放慢说话或者演示的速度,每次时间不宜过长,同时应注意针对不同文化层次的老年人要采取不同的健康教育方式。在开展多种形式健康教育的基础上对老年人进行个体化预防跌倒的知识和行为的强化教育,能更有效地降低跌倒的发生率。健康指导具体内容如下:

(1)增强防跌倒意识:制订健康教育方案,有计划、有目标地进行预防跌倒知识、跌倒危害、跌倒后的处理方法的宣教,提高老年人及其陪护人员预防跌倒的意识。

(2)合理运动:指导老年人根据个体的身体状况进行锻炼。适合老年人的运动包括太极拳、散步、慢跑、八段锦等,避免剧烈的体力活动。

(3)合理用药:指导老年人按时、按医嘱正确服药,不可自行更改用药。了解药物的不良反应,避免不良事件的发生。

(4)选择适当的辅助工具:指导老年人使用合格、安全、方便的助行器,并将其放在老年人触手可及的位置;如有视觉、听觉障碍的老年人应佩戴眼镜、助听器。

(5)创造安全的环境:①保持良好的室内光线,避免昏暗或刺眼的光线。②通风良好,保持地面干燥、平坦、整洁;床边及通道无障碍物;对厕所、灯具等予以明确标志;将经常使用的物品放在伸手可及的位置,避免攀高取物。③保持家具边缘的钝性,合理安置扶手。④设置跌倒警示牌于床头,提醒老年人及其照护人员。

（6）调整生活方式:①上下楼梯、台阶时动作应缓慢,尽可能使用扶手;②转身、转头时动作一定要慢;③走路保持步态平稳,尽量慢走,避免携带沉重物品;④避免去人多拥挤的场所,乘坐交通工具时应等车辆停稳后再上下车;⑤避免长时间下蹲,站起时动作要慢;⑥生活起居做到3个30秒:醒后30秒再坐起,坐起30秒后再站立,站立30秒后再行走;⑦避免睡前饮水过多,可在床旁放置便器;⑧睡前排空膀胱,减少夜尿频次;⑨避免在他人看不到的地方独自活动;⑩衣着合身,避免过于紧身或宽大,鞋子大小要合适,避免拖鞋、高跟鞋。

（7）防治骨质疏松:指导老年人加强膳食营养,保持饮食均衡,合理补充维生素D和钙剂;鼓励老年人适当晒太阳以促进机体对钙的吸收。

四、轻度认知障碍

轻度认知障碍(mild cognitive impairment,MCI)是指记忆力或其他认知功能进行性减退,但不严重影响日常生活能力,且未达到痴呆的诊断标准。MCI分为四个亚型,即单认知域遗忘型、多认知域遗忘型、单认知域非遗忘型和多认知域非遗忘型。

MCI被认为是老年期痴呆预防的关键时间窗,及早发现和干预可有效延缓痴呆的发展进程。研究显示我国老年人MCI的患病率为8%~23.4%,患病趋势随增龄而提高,这和西方国家老年人口的MCI患病率相似。

【护理评估】

（一）健康史

1. 现病史　询问患者认知障碍的起病时间、起病形式、临床表现、进展方式、诊治经过及转归;认知障碍是否对日常能力和社会功能产生影响;是否伴有精神和行为症状(如抑郁、焦虑、行为及人格改变)以及与认知障碍发生的先后顺序;认知障碍可能的诱发因素或事件;伴随的肢体功能异常或其他系统疾病的症状体征。

2. 既往史　详细采集患者的既往病史,尤其注意询问是否有可能导致认知障碍的疾病或诱发因素,如脑血管病、帕金森病、脑外伤、脑炎、癫痫、长期腹泻或营养不良(维生素缺乏)、甲状腺功能障碍、肝肾功能不全、输血或冶游史、酗酒、一氧化碳中毒、药物滥用、血管风险(如糖尿病和高血压)、抑郁、睡眠呼吸障碍、儿时的智力发育不良情况等,为病因诊断和后续治疗护理提供依据。

3. 健康史采集方法　由于患者本人存在认知损害及自知力缺乏,因此病史采集应尽可能获得知情者的证实或补充。对于知情者,应选择熟悉患者病情的或与其共同生活的家属或亲友。研究发现,根据知情者提供信息完成的量表,如老年认知减退知情者问卷(informant questionnaire on cognitive decline in the elderly)对区分正常老年人和MCI的准确率为79.9%,对MCI的筛选具有较高的参考价值。

（二）认知功能评估

1. 整体认知功能评估　虽然简易精神状态检查(mini-mental state of examination,MMSE)是最常用的总体认知功能筛查量表,简单易行,用时短,但由于其偏重定向力领域的检测,在鉴别MCI与老年期痴呆或正常人时并不敏感。蒙特利尔认知评估(Montreal cognitive assessment,MoCA)涵盖的认知领域较MMSE广,包括注意与集中、执行功能、记忆、语言、视空间结构技能、抽象思维、计算和定向力,是专门为筛查MCI而设计的,在识别MCI时,较MMSE有较高的敏感性和特异性。

2. 记忆力评估　记忆障碍是遗忘型MCI的核心症状,词语学习测验对识别正常老人和遗忘型MCI的敏感度和特异度较高。目前国内常用的记忆检查的量表有韦克斯勒(Wech-

sler)成人记忆量表、中国医学科学院心理所成人记忆量表、Rey 听觉词语学习测验、California 词语学习测验等。应注意,对教育程度较高的个体记忆力的评估,纵向比较非常重要,即使检查结果在正常范围,但如果较以前有明显下降也应视为异常。

3. 执行功能评估 执行功能包括一系列认知过程(精神抑制、计划、更新、控制能力等),是 MCI 患者常受损的认知领域。常用的执行功能测验包括连线测验、Stroop 测验、语音流畅性测验、语义流畅性别测验、韦克斯勒成人智力量表(Wechsler Adult Intelligence Scale,WAIS)相似性测验和图片完成测验等。

4. 语言能力评估 额颞叶变性(包括额颞叶痴呆、进行性非流利性失语、语义性痴呆)早期即出现语言障碍,患者表达、命名和理解能力减退,语言评估有助于该类 MCI 的诊断。常用的测验包括 Boston 命名测验、词语流畅性测验、韦克斯勒成人智力量表词汇亚测验,国内常采用汉语失语成套测验对语言进行综合评价。

5. 视空间结构能力评估 视空间结构能力损害与顶枕叶病变相关,是 MCI 的常见症状。常用的评估测验包括图形临摹(交叉五边形、立方体、Rey-Osterreith 复杂图形)、画钟测验、韦氏成人智力量表(WAIS)积木测验等。

(三)日常生活和社会能力评估

MCI 的核心症状除认知功能减退外,还有复杂的日常生活和社会能力的轻度降低。日常生活能力包括基本的日常生活能力(basic activities of daily living,BADL)和工具性日常生活能力(instrumental activities of daily living,IADL),前者指独立生活所需的最基本能力如穿衣、吃饭等,后者指复杂的日常生活和社会活动能力如理财、购物等。研究发现,MCI 患者出现 IADL 降低的现象非常普遍,尤其在从事对认知功能要求较高的活动时,几乎所有 MCI 患者都表现出理财能力降低等。此外,有研究显示,IADL 和社会活动能力降低还可能预示 MCI 向老年期痴呆进展的风险提高。因此,有学者建议应对所有 MCI 患者的日常生活和社会活动能力进行筛查,IADL 评估除有助于 MCI 的早期诊断外,还能预测和监测 MCI 的病情发展。

(四)精神行为症状的评估

精神症状包括抑郁、焦虑、易激惹、幻觉、妄想、淡漠等。行为症状包括睡眠障碍、多动、徘徊等。尽管 MCI 的诊断标准中未包含精神行为症状,但精神行为症状在 MCI 患者中较常见。研究发现,应用神经精神症状问卷对 MCI 患者进行评估,MCI 患者的精神行为症状发生率介于健康者和痴呆症患者之间,具有一种以上精神症状(如抑郁、激越、幻觉等)的患者比例达 35%~85%。在所有精神行为症状中,抑郁症状与 MCI 的关联最为密切。合并抑郁症状的 MCI 患者进展为痴呆症的风险增加 1 倍。因此,有必要对所有 MCI 患者进行精神行为症状评估。目前常用的精神行为症状评估量表包括神经精神症状问卷、阿尔茨海默病评估量表的非认知功能部分,抑郁症状评估量表主要应用汉密尔顿抑郁量表。

【常见护理诊断/问题】

1. 知识缺乏 与不了解轻度认知障碍的表现与治疗护理有关。

2. 社会交往障碍 与认知功能下降有关。

3. 焦虑 与担心认知功能下降导致老年期痴呆有关。

【护理措施】

MCI 患者的护理原则在于早发现和早干预,以达到延缓老年期痴呆发展进程的护理目标。具体护理措施如下:

(一)识别与控制 MCI 的危险因素

MCI 的危险因素很多,其中人口学因素(如老龄、性别、低教育水平等)及遗传学因素

（如 $ApoE\varepsilon4$ 基因、$Notch3$ 基因突变等）为不可控因素,但心血管危险因素（如高血压、糖尿病、高血脂、心脏病、动脉硬化、肥胖、饮酒、吸烟）是 MCI 的可控危险因素。研究发现,控制高血压可使脑血管病患者发生认知障碍和痴呆的相对危险度下降 20%。因此,护理人员应做好 MCI 患者的危险因素评估,有针对性地控制这些危险因素,以延缓认知功能的下降。

（二）控制原发病

应根据 MCI 的病因进行针对性治疗,如叶酸、维生素 B_{12} 缺乏导致的 MCI,需补充叶酸和维生素 B_{12};甲状腺功能低下导致的 MCI 应进行激素替代治疗;脑卒中导致的 MCI 应积极治疗脑卒中,尽量减轻认知障碍后遗症。

（三）非药物疗法

非药物疗法主要包括适度的身体锻炼、生活行为的干预和认知功能的训练。研究表明,每周进行 150 分钟的中等强度有氧运动能有效缓解认知功能的下降。采取健康的生活方式,如戒烟酒及健康饮食等可以控制 MCI 的危险因素,有助于延缓认知功能的下降。认知训练及多参加益智活动可训练老年人记忆力及执行能力等认知功能。

（四）加强心理及社会支持

MCI 老年人由于认知功能下降,害怕老年期痴呆的到来,容易产生自卑、焦虑、抑郁等一系列负面情绪。护理人员应帮助患者重建健康看法和态度,让患者及其家属了解到延缓认知功能的方法,从而坚定患者治疗信心。

（五）加强照顾者支持

对 MCI 照顾者的支持非常重要,应对照顾者的日常照料职责和照顾技能进行培训,提升其照料水平,减轻照料负担。另外可组织同伴交流活动,指导照顾者进行放松训练,减少照顾者的压力和预防不良事件的发生。

（六）健康指导

1. 纠正对认知功能下降的错误认知　向老年人宣传认知功能下降不一定是正常老化的结果,而且可以早期预防认知功能的下降。

2. 定期检测认知功能　指导老年人去记忆门诊检测认知功能的变化,尽早发现 MCI,以做到早期治疗,延缓认知功能的进一步下降。

3. 指导健康的生活方式　健康的生活方式是认知功能的保护因素。根据老年人的年龄和体力,指导老年人选择适度的活动项目,采用地中海饮食的饮食结构,以蔬菜水果、鱼类、五谷杂粮、豆类和健康油脂为主的饮食风格,可降低发生中风和记忆力减退的风险。

五、失眠

失眠（insomnia）是指有充分睡眠环境和条件,但对睡眠时间和睡眠质量不满意并影响到日间社会功能的主观体验。老年人失眠表现为入睡困难,入睡时间大于 30 分钟;睡眠维持困难,易觉醒,易早醒;睡眠质量下降和总睡眠时间减少,通常小于 6 小时;自觉整夜处于梦境状态或缺乏睡眠的真实感,醒后坚信自己没睡着;主诉白天易打瞌睡,全身乏力,易疲劳并伴日间功能障碍。

人一生中睡眠约占据 1/3 的时间,失眠可直接影响机体的活动状况和生活质量,是影响老年人身心健康的常见问题之一。国内研究发现年龄因素是慢性失眠的独立危险因素,年龄越大的失眠患者睡眠质量越差,失眠发病率随年龄增长而增高。

【护理评估】

（一）健康史

1. 疾病因素　如老年人既往有心脑血管疾病、高血压、肺气肿等病史,可因脑部血流减少,引起脑代谢失调,或因疾病的伴随症状而影响睡眠。

2. 用药因素 既往的用药情况,有无激素、茶碱、喹诺酮类抗生素、中枢性抗高血压药等用药史。

3. 生活习惯 有无烟、酒、浓茶、咖啡等习惯。

4. 环境因素 评估有无新更换了环境,室内光线过强,环境嘈杂,室温过高或过低,家庭关系状况等。

（二）身体状况

详细询问老年人的睡眠情况,如每晚何时入睡,睡多长时间,上床后需多长时间能够入睡,夜间是否经常醒来,再次入睡情况,睡眠中有无打鼾呼吸及行为异常等。

是否存在以下症状:入睡困难,睡眠维持障碍,睡眠质量下降或日常睡眠晨醒后无恢复感。在有条件睡眠且环境合适的情况下是否仍然出现上述症状。老年人主诉有与睡眠相关的日间疲劳或全身不适,注意力、记忆力减退,学习工作和社交能力下降,情绪波动,日间思睡,精力减退,头痛,头晕等,以及对睡眠过多关注。

（三）心理社会状况

有无引起睡眠障碍的心理因素如焦虑、抑郁存在。且失眠会使人精神萎靡,思维的灵活性减低,情绪低沉,急躁紧张。另外,还需关注老年人的生活环境、家庭状况和社会支持系统等。

（四）辅助检查

多导睡眠图(PSG)监测检查,可在全夜睡眠过程中记录人体近20项指标,评估睡眠和觉醒,以识别睡眠时是否有异常事件的发生,对于临床睡眠障碍的诊断,具有极重要的意义;还有睡眠评估量表——匹兹堡睡眠指数(PSQI),活动记录仪,为期两周的睡眠日志等检查方法。

【常见护理诊断/问题】

1. 睡眠形态紊乱 与老化、躯体疾病不适及精神刺激有关。

2. 焦虑 与失眠导致正常生活受干扰有关。

3. 疲乏 与睡眠质量降低有关。

【护理措施】

护理原则:整体护理,关注效果。护理目标:老年人得到较为充足的睡眠,睡眠质量提高;焦虑减轻或消失;疲乏得到缓解。

（一）心理护理

密切观察老年人情绪变化,关爱老人,耐心开导,引导老年人避免过度关注睡眠,建立睡眠的信心,保持乐观心态进行自我放松调节。帮助老年人提高参加文体活动的兴趣,以促进老年人的睡眠质量。可辅以认知行为治疗、松弛疗法等。

（二）用药护理

合理使用短效、中效、长效苯二氮䓬类镇静催眠药帮助睡眠。入睡困难者适用短效制剂,但短效制剂易成瘾、撤药易反跳,只宜短期应用于入睡困难者;维持睡眠困难或早醒者适用长效制剂,但老年人服用长效苯二氮类药易在体内蓄积,导致镇静、抑制呼吸作用增强,白天残留作用(疲乏、昏睡,共济失调,记忆力下降,注意力不集中)较明显,且有潜在的跌倒骨折、谵妄风险,并易产生耐药性。故老年人睡眠障碍应用中效制剂更安全。非苯二氮类也常用于治疗失眠,虽不会致跌倒的危险性增加,但长期使用会导致依赖及焦虑等不良反应。也可将抗抑郁剂用于治疗心理、生理性失眠者。此外使用褪黑素(被称为生理催眠剂)能缩短入睡时间,增加总的睡眠时间,也能适当提高老年人的睡眠质量。

笔记栏

老年失眠患者耳穴埋豆法视频

通常对于采用一般护理、认知及放松疗法等无效的顽固性失眠老年人,可根据医嘱给予适量、短期的镇静催眠药。每周 2~4 次小剂量间断用药,常采用成人剂量的 1/3~1/2,一般不超过 1 个月。缓慢停药,避免同服同类药物,注意不良反应观察,保证药物治疗的有效性、安全性及依从性。

（三）中医护理

加强有关睡眠知识的教育。可运用耳穴埋豆疗法,选穴神门、耳尖、内分泌、皮质下、心、肾等穴按压,以健脑聪耳、安神促眠。环状揉动按摩头部百会穴、四神聪穴促进血液循环,放松助眠。中医食疗可选核桃仁、黑芝麻、大枣、小米、酸枣仁、龙眼等宁心安神、益气养血。

（四）健康指导

1. 营造安静舒适的睡眠环境　调节光线和温度,避免噪声,选择软硬适中的床、高低合适的枕头、厚薄适宜的被褥、松紧适宜的衣物,保持个人卫生和起居室的干净整洁。

2. 做好充分的睡前准备　睡前不宜吃得过饱,胃不和则卧不安;睡前不可饮水过多,不可喝浓茶、咖啡,不看刺激性的电视或电影;可以温水泡脚,洗热水澡;必要时床旁备有便器;采用适当的睡姿,尽量放松,仰卧时,不要把手放在胸前。

3. 养成规律的生活习惯　逐渐养成早睡早起,每天半小时至一小时以内的午睡习惯;白天适当运动或活动,缩短白天卧床时间,以保证夜间睡眠质量。

六、吞咽障碍

吞咽障碍(dysphagia)是指由于下颌、双唇、舌、软腭、咽喉、食管等器官结构和/或功能受损,不能安全有效地把食物由口输送到胃内的过程。广义的吞咽障碍概念应包含认知和精神心理等方面的问题引起的行动异常导致的吞咽和进食问题,即摄食吞咽障碍。

在我国,吞咽障碍呈现出随年龄增长发生率越高的趋势。随着我国人口老龄化加速,衰老、退行性改变、脑卒中、咽部和喉部肿瘤术后等致吞咽功能障碍患者越来越多。神经系统患者吞咽障碍发生率为 64%~78%,中国老年人吞咽障碍的总体患病率为 38.7%,一般社区老年人群的吞咽障碍患病率为 10.63%~13.9%,养护机构为 26.4%~32.5%。吞咽障碍可引起误吸、肺炎、营养不良以及由此导致的心理与社会交往障碍。老年人的吞咽障碍问题较为普遍,严重影响老年人健康,给家庭和社会带来沉重负担。

【护理评估】

（一）健康史

1. 一般资料　收集老年人的年龄、性别及生活方式等基本信息。

2. 口腔功能评估　仔细观察口部开合、口唇闭锁、舌运动、有无流涎、软腭上抬、吞咽反射、呕吐反射、牙齿状态、构音发声、口腔内知觉、味觉等。同时了解口腔卫生保健情况等。

3. 吞咽障碍的相关因素　吞咽反射是人类最复杂的反射之一,涉及三叉神经、面神经、舌咽神经、迷走神经、副神经及舌下神经 6 对脑神经,咀嚼肌群、舌骨上下肌群、面部肌肉和舌肌等 20 多对肌肉。因此吞咽的影响因素较为复杂。

（1）生理因素:老化会使肌肉量减少,结缔组织弹性下降,这些会导致头颈区域肌肉的运动力量和运动速度下降,从而影响老年人的吞咽功能。吞咽障碍分为三期:①口腔期:老年人舌、咀嚼肌力量和活动范围下降;味觉、嗅觉感受器减少,影响吞咽的感觉输入系统;牙齿松脱导致咀嚼不充分。②咽期:老年人呼吸保护反应减少,容易出现食管内容物反流。③食管期:食管的蠕动能力下降。

（2）疾病因素:老年人吞咽相关肌肉及神经病变容易引起吞咽障碍。①神经系统疾病:脑血管疾病、帕金森病、重症肌无力、老年期痴呆等神经系统疾病,损伤神经传导的病变如急性感染性神经炎等都是引起吞咽障碍的危险因素。②梗阻性病变:咽、喉、食管腔内的炎性肿胀、瘢痕性狭窄,口腔、咽、喉、食管肿瘤以及食管腔周围肿块等的压迫,都可能影响吞咽功能。③其他慢性疾病:免疫性疾病如硬皮病、干燥综合征等也可以因为内脏器官硬化及萎缩、唾液分泌减少等影响吞咽功能。如糖尿病、慢性阻塞性肺疾病、慢性呼吸衰竭、心衰等,可能与上述病变联合影响机体自身储备,促进衰老、体位不易保持、呼吸急促、吞咽期会厌闭合时间缩短等,使老年人容易发生口腔吞咽障碍。

(3)药物因素:很多药物影响吞咽功能,在询问病史时应予注意。抗抑郁药引起黏膜干燥、嗜睡;镇静药可影响精神状态;利尿剂会使老年人觉得口干;肌松药使肌力减退;抗胆碱能药引起口干、食欲下降;黏膜麻醉药抑制咳嗽反射等。

(4)环境因素:周围环境有无干扰,环境光线是否充足,与照顾者的互动情况,进食前、中、后的环境言语提示、书面提示和身体提示、视觉提示等。

(5)其他:食物性状、进餐时间、餐具选择是否合适等,此外照顾者的文化水平和照顾能力,对老年人的支持程度也影响吞咽障碍老年人的进食安全。

4. 吞咽功能评估

(1)基本筛选:观察老年人的意识水平,观察控制姿势的能力,能否坐起15分钟;观察口腔卫生,观察口腔及分泌物控制力。

(2)吞咽试验:老年人能否参与并且配合直立位置(坐位)吞咽,评估可先采用唾液吞咽试验,再进行水吞咽试验或者标准床旁吞咽功能评估。

1)反复唾液吞咽试验:老年人取端坐位,检查者将手指放在老年人的喉结及舌骨处,让其快速反复吞咽,感受舌骨随吞咽的运动。观察在30秒内老年人吞咽的次数和喉上提的幅度,30秒内吞咽少于3次确认为吞咽功能异常。

2)洼田饮水试验:让老年人端坐,喝下30ml温开水,观察所需时间及呛咳情况。评价如下:1级:5秒内能1次顺利将水咽下;2级:5秒内分2次以上将水咽下而无呛咳;3级:5秒内1次咽下,但有呛咳;4级:5~10秒内分2次以上咽下并有呛咳;5级:10秒内不能将水全部咽下并频繁咳嗽。1级为正常,2级为可疑异常,3~5级为异常。注意事项:专人负责;做饮水试验时,不要告诉老年人,以免老年人紧张,影响试验分级;测试者给老年人喂水或告诉家属喂水时,剂量要准确,并根据老年人平时呛咳的情况决定喝水的方法,以免给老年人造成不适感觉。

3)标准吞咽功能评定量表(standardized swallowing assessment,SSA):该量表用于评定老年人的吞咽功能,评定内容由易到难,可避免引起部分重度吞咽障碍老年人的强烈反应。同时,该评定不需要专门的设备,使用方便,可定量反映老年人的吞咽功能,在国外应用广泛,具有良好的信度和效度。SSA评定分为3个步骤:第一步为临床检查,判断:①是否意识清楚,对言语刺激有反应;②能否直立坐位,维持头部位置;③有无呼吸困难;有无流涎;④舌的活动范围是否对称;⑤有无构音障碍、声音嘶哑、湿性发音;⑥咽反射是否存在;⑦自主咳嗽能力。评分8~23分,如为8分,说明上述指标均无异常,可进行第二步5ml水吞咽试验。吞咽试验要求老年人直立坐位吞咽,观察有无:①水漏出口外;②缺乏吞咽动作;③重复吞咽;④吞咽时气促、咳嗽;⑤吞咽后发音异常如湿性发音、声音嘶哑等。评分5~11分,重复试验3次,若每次评分均为5分,且完成2次以上者,可进行第三步60ml水吞咽试验。观察:①是否能全部饮完;②吞咽中或吞咽后有无咳嗽;③吞咽中或吞咽后有无喘息;④咽后有无发音异常如湿性发音、声音嘶哑等;⑤初步判断误咽是否存在。总分5~12分。该量表的最低分为18分,最高分为46分,分数越高,说明吞咽功能越差。

4)其他吞咽功能:老年人入院后对其进行的首次进食评估、吞咽饼干试验、吞糊状物试

笔记栏

验。必要时由影像医师进行视频内窥镜吞咽检查、改良吞钡检查。此外,可使用一些辅助方法如颈部听诊法和血氧定量法。

5. 摄食过程评估

(1)先行期:评估老年人意识状态、有无高级脑功能障碍影响、食速、食欲。

(2)准备期:评估开口、闭唇、摄食、食物从口中洒落、舌部运动(前后、上下、左右)、下颌运动(上下、旋转)、咀嚼运动、进食方式变化。

(3)口腔期:评估吞送(量、方式、所需时间)过程、口腔内残留情况。

(4)咽部期:评估喉部运动、噎食、咽部不适感、咽部残留感、声音变化、痰量有无增加。

(5)食管期:评估胸部憋闷、吞入食物逆流情况。此外,有必要留意食物内容、吞咽功能低下的食物性状、所需时间、一次摄食量、体位、残留物去除方法、疲劳、环境、帮助方法、帮助者的问题等。

6. 进餐习惯评估 评估有无不良进食习惯:如进食过快、食物过硬或过黏、边进食边说话、饮酒过量、精神疲惫等。评估老年人日常生活能力,特别时进食是否需要监督、协助,甚至是完全依赖。按照进食自理能力提供不同帮助,必要时鼓励老年人及家人记录进餐日记。

7. 营养风险评估 可以使用简易营养筛查量表进行评估。应在最初 48 小时内进行,并在老年人恢复期间进行重新评估。另外还可以用 BMI 进行评估,并对独立进食能力、食欲、身体状况、精神状态及食品消费进行记录并评估。此外,还可根据老年人具体情况监测生化指标。

8. 其他功能状态 注意有无体力、呼吸状态、疾病稳定性、脱水、营养等方面的问题,确认老年人是否属于适合摄食的状态;确认老年人的意识水平是否可进行清醒进食,是否随着时间发生变化;观察语言、认知、行为、注意力、记忆力、情感、智力水平等高级脑功能有无问题。并了解老年人有无脑损伤、肿瘤、重症肌无力等基础疾病及其发展,可作为选择不同康复手段的参考依据。

(二)身体状况

老年人出现吞咽障碍的临床表现和并发症是多方面的,不仅表现为明显的进食障碍或噎呛,更多表现为一些非特异性的症状和体征。

1. 常见的临床表现 流涎、低头;饮水呛咳,吞咽时或吞咽后咳嗽;吞咽后口腔食物残留,在吞咽时可能会有疼痛症状;进食时发生哽噎,有食物附着咽喉的感觉;频发的清喉动作,进食费力、进食量减少、进食时间延长;有口鼻反流,进食后呕吐;说话声音沙哑、喉中痰音;反复发热、肺部感染;脱水、营养不良等。

2. 误吸 误吸是吞咽障碍最常见且需要紧急处理的并发症。食物残渣、口腔分泌物等误吸至气管和肺,引起反复肺部感染,甚至出现窒息危及生命,特别在进食依赖、口腔护理依赖、管饲等多种问题并存时更容易出现。此外,因进食困难,机体所需营养和液体得不到满足,出现水电解质紊乱、消瘦和体重下降,甚至营养不良导致死亡。

(三)辅助检查

可采用改良的钡剂吞咽造影、纤维光学内镜、超声波等方法评价吞咽功能。

(四)心理-社会状况

饮食是关系到人际、接纳和沟通的社会事件,且进食动作可活跃大脑皮质的感觉区和运动区,吞咽障碍老年人如不能进食、长期留置鼻饲管等,容易产生羞愧、抑郁、社交隔离等心理症状。

【常见护理诊断/问题】

1. 吞咽障碍 与口咽功能障碍、食物干硬黏稠、疾病(如脑梗死、痴呆、谵妄)等有关。

2. 焦虑 与担心误吸及预后有关。

3. 恐惧 与害怕窒息有关。

4. 有误吸的危险 与摄食-吞咽功能障碍有关。

5. 有营养失调的危险:低于机体需要量 与吞咽困难引起进食减少有关。

【护理措施】

治疗和护理的总体目标是:①吞咽障碍得到缓解;②噎呛能够得到及时处理,未发生窒息和急性意识障碍等危险;③老年人焦虑、恐惧情绪减轻,配合治疗及护理;④未发生相关并发症。

(一)一般护理

饮食护理

(1)食物要求:食物的性状应根据吞咽障碍的程度及阶段,本着先易后难的原则来选择。容易吞咽的食物特点是密度均匀、黏性适当、不易松散、通过咽和食管时易变形且很少在黏膜上残留。应首选糊状食物,因为它能较好地刺激触、压觉和唾液分泌,使吞咽变得容易。同时需注意:①避免带刺的食物和黏性较强的食物,如鱼、汤圆、年糕等;②避免食物过冷或过热,避免辛辣刺激性食物;③避免容易引起呛咳的流质,水应尽量混在半流质的食物中给予;④避免容易引起吞咽困难的干食,如饼干、蛋糕、面包等;⑤对脑卒中等有吞咽困难的老年人,给予半流质饮食,如粥、蛋羹、菜泥、面糊、烂面等,对偶有呛咳的老年人,合理调整饮食种类,以细、碎、软为原则。

(2)进食指导:①进食前嘱老年人精神放松,保持轻松、愉快情绪,对于进食慢的老年人,不要催促。②尽量采取坐位或半卧位,坐位时坐直稍向前倾,颈部轻度屈曲,使食物容易进入食管;半卧位时抬高床头30°~40°,有利于吞咽动作,减少噎呛机会;偏瘫老年人患侧肩部以枕垫起,食物从其健侧咽部送入,这样利于食物运送,减少噎呛。③避免一次进食过多,鼓励少食多餐、细嚼慢咽。④对于发生呛咳的老年人,间隙时可用汤匙将少量食物送至舌根处,让老年人吞咽,待老年人完全咽下张口确认无误后再送入第二口食物;而发生呛咳时宜暂停进餐,等到呼吸完全平稳时再喂食物,频繁呛咳且严重者应停止进食。⑤口中含有食物时,应避免大笑、说话。⑥进食后予温水漱口或盐水棉球轻拭以清除口腔内食物残渣,避免残留的食物引起噎呛。⑦进食后不宜立即平卧,而应保持坐位或半坐卧位30分钟以上,以避免胃内容物反流。

(3)餐具选择:应采用边缘钝厚、匙柄较长、容量5~10ml的匙羹为宜,便于准确放置食物及控制每匙食物量。手活动不方便者,可使用套筷、有弯度的勺子等辅助进食。

(4)环境准备:光线应适当,以老年人无炫光产生为标准,避免光线过暗或过亮;保持安静,鼓励照顾者和老年人之间的适当交流;设备齐全、清洁;播放愉快的音乐等。

(二)并发症护理

1. 营养失调 老年人由于吞咽障碍或长期管饲饮食,容易引起营养不良。应定期监测体重指数、血清白蛋白等指标,早期发现营养不良状况。对于吞咽障碍的老年人,可根据其吞咽障碍的不同原因,制作不同质地或结构的食物,增加老年人的进食量,提高其进食安全。

2. 误吸 当发现老年人在进食过程中呼吸停止时,应立即用手清除其口腔中的食物。清醒状态下立即用Heimlich腹部冲击法进行急救。无意识状态下可紧急行环甲膜穿刺,以暂时缓解缺氧状态,争取抢救时间。如心脏停搏应立即做心肺复苏,如自主呼吸恢复,应持续吸氧,密切监护,直至完全恢复。取出食物后还应防治吸入性肺炎。

(三)心理调适

引导老年人接受吞咽障碍导致进食困难的现实,并告知老年人如何通过有效措施预防

笔记栏

误吸的发生,以减轻或消除焦虑、恐惧的心理。当误吸发生后,应及时稳定老年人的情绪,安慰老年人,以缓解其紧张情绪。

（四）健康指导

吞咽障碍的健康指导对象应包括老年人及其照护人员。

1. 知识宣教

（1）当老年人出现呛咳时,立即协助低头弯腰,身体前倾,下颌朝向前胸。

（2）如果食物残渣堵在咽喉部危及生命时,照护者应协助老年人再次低头弯腰,喂食者可在其肩胛下沿快速连续拍击,使残渣排出。如果仍然不能取出,取头低足高侧卧位,以利体位引流;用筷子或用光滑薄木板等撬开老年人口腔,插在上下齿之间,或用手巾卷个小卷撑开口腔,清理口腔、鼻腔、喉部的分泌物和异物,以保持呼吸道通畅。在第一时间尽可能去除堵塞气道异物,同时尽早呼叫医务人员抢救。

2. 教会老年人自救方法和步骤 可自己取立位姿势,下颌抬起,使气道变直,然后使上腹部靠在一固定的水平物体上,以物体边缘压迫上腹部,快速用力向上反复冲击,直到异物排出。

3. 吞咽功能锻炼指导

（1）面部肌肉锻炼:包括皱眉、鼓腮、露齿、吹哨、龇牙、张口、咂唇等。

（2）舌肌运动锻炼:伸舌,使舌尖在口腔内左右用力顶两颊部,并沿口腔前庭沟做环转运动。

（3）软腭的训练:张口后用压舌板压舌,用冰棉签于软腭上做快速摩擦,以刺激软腭,嘱老年人发"啊、喔"声音,使软腭上抬,利于吞咽。通过上述方法,促进吞咽功能的康复或延缓吞咽功能障碍的恶化,预防误吸的再发生。

七、压疮

压疮(pressure ulcer,PU)是身体局部组织长期受压,血液循环障碍,局部组织持续缺血、缺氧,营养缺乏,致使皮肤失去正常功能而引起的组织破损和坏死。

老年人因皮下脂肪萎缩并变薄,皮肤抗压力减弱而易于发生压疮。压疮是一个常见的老年人健康问题,有研究发现住院老年人压疮发生率为10%~25%。发生压疮不但会加重老年人的原发病病情,影响生活质量,还将老年患者的死亡率提升至4倍以上,增加了卫生资源的消耗。因此,预防压疮被公认为是老年护理服务中最经济、最高效的手段。

【护理评估】

（一）健康史

1. 一般情况 收集压疮患者的年龄、性别、家庭结构、生活方式等。

2. 既往史 了解老年人的压疮发生史、疾病史、用药史等。

3. 压疮发生原因 压疮是多种因素相互作用的结果,压疮的危险因素分为内在因素和外在因素。

（1）外在因素:包括垂直压力、剪切力、摩擦力、潮湿环境。

1）垂直压力:局部组织的持续性垂直压力是引起压疮的最重要原因。长期卧床或长期坐轮椅时,局部组织长时间承受超过毛细血管的正常压力,局部微循环受到影响,从而产生压疮。老年人在同等压力及受压时间条件下,比年轻人更容易发生压疮。当老年人使用石膏绷带、夹板及牵引时,由于自主活动能力受限,加之支具的长期压力,使局部皮肤长期受压导致压疮发生。

2）剪切力:是由两层组织相邻表面间的滑行而成,与体位有密切关系。当仰卧的老年人床头被抬起超过30°或采取半坐卧位时,由于重力作用深筋膜和骨骼趋向下滑,而床单的摩擦力使皮肤和浅筋膜保持原位,从而产生了剪切力。

3）摩擦力:摩擦力作用于皮肤,可破坏皮肤角质层,增加压疮的发生。此外摩擦力可使局部温度升高,促成了代谢障碍的出现及压疮的最终形成。搬动患者时的拖拉动作、床单皱褶或有渣屑等是临床常见的摩擦来源。一旦皮肤角质层受损,同时受潮、污染等刺激,都是增加压疮发生的因素。同时摩擦力与皮肤的潮湿程度有关,少量出汗的皮肤摩擦力大于干燥皮肤,大量出汗则可降低摩擦力。

4）潮湿:过度潮湿造成皮肤异常脆弱的状态。临床常见的潮湿因素有大小便失禁、大汗或多汗、伤口大量渗液等。据统计,失禁患者发生压疮的机会是一般患者的5.5倍。

（2）内在因素:包括年龄、活动度、营养、组织灌注状态。

1）年龄:老年人皮肤干燥松弛,弹性减弱,皮下组织和胶原产物减少,使皮肤组织对压迫的缓冲力降低。此外,随着年龄增长,皮肤感觉功能减退,新陈代谢下降,从而使得老年人成为压疮高发人群。

2）活动度:如老年人丧失活动能力或活动受限,使局部受压时间过长,血液循环障碍,局部静脉回流受阻,导致皮肤水肿、破溃。活动受限的老年人也是发生压疮的高危人群。

3）营养:营养不良可造成皮下脂肪减少、肌肉萎缩、组织器官应激代谢的调节能力减弱。脂肪组织菲薄处受压,更易发生血液循环障碍,增加了压疮发生的危险。另一方面,过度肥胖则脂肪组织血液供应相对较少,影响局部血液循环,同样会增加压疮发生的风险。

4）组织灌注状态:贫血、气道梗阻疾病会影响组织的氧供。水肿使皮肤弹力和顺应性下降,皮肤抵抗力下降,且液体直接局部压迫微血管,易致组织营养障碍,因此水肿皮肤易发生压疮且难以修复。老年人心脏血管的功能减退,毛细血管弹性减弱,末梢循环功能减退,局部受压后更易发生皮肤及皮下组织缺血缺氧。

（二）压疮的危险因素评估

对老年人发生压疮的危险因素做出定性、定量的综合分析,正确评估压疮危险因素,是压疮预防的关键。压疮危险因素评估量表具有简便、易行、经济、无侵袭性的特点。国内最常用的是Braden量表、Norton量表和Waterlow量表3种。

1. Braden量表　评估项目为感觉、潮湿、营养、活动能力、移动能力、摩擦力和剪切力,满分23分,最低得分6分,得分越高,压疮风险越小,有无风险的界点为16分。Braden量表是一个信度较高的评估工具,适用于老年及内外科患者,是目前世界上最广泛应用的量表（详见附录30）。

2. Norton量表　是由一项针对老年患者的研究发展而来,所以特别适用于评估老年患者。评估项目包括身体状况、精神状况、活动力、移动力和大小便失禁5个方面,总分20分,界点为14分,得分越高,压疮风险越小。Norton量表的不足之处是有些指标含糊,主观性强,缺乏客观标准,身体状况分好、一般、差、很差,移动能力轻度受限、非常受限,无明确的客观量化评定标准（详见附录31）。

3. Waterlow量表　是欧洲评估老年人压疮危险的主要工具,具有评分简单、预测效果好等特点,评估项目包括体型、皮肤、性别、年龄、组织营养状态、控便能力、运动能力、食欲、神经感觉以及药物10个方面,总分45分,界点为10分,得分越高,压疮风险越大（详见附录32）。

（三）压疮的分期

2009年,经美国压疮专家咨询组（NPUAP）和欧洲压疮专家咨询组（EPUAP）确认的压疮分期包括6期,具体如下:

1. Ⅰ期 皮肤完整,发生于骨隆突处的局限性红斑指压不变色。肤色较深的患者可能无明显的发白,但受累部位的皮肤可能有疼痛、硬肿、柔软,比相邻组织皮温升高或降低。深色皮肤的患者很难识别。

2. Ⅱ期 表皮和部分真皮缺损,表现为完整的或开放/破溃的血清性水疱,也可表现为浅表开放的粉红色创面,周围无腐肉。此期压疮应该与皮肤撕裂伤、胶带撕脱损伤、浸渍或表皮脱落、会阴部皮炎相鉴别。出现局部组织淤血、肿胀,说明可疑深部组织损伤。

3. Ⅲ期 全层皮肤组织缺损。可见到皮下脂肪,但肌肉、肌腱或骨组织尚未暴露。可能存在潜行和窦道。因解剖位置的差异,Ⅲ期压疮的深度各有不同,缺乏皮下组织的部位,如鼻梁、耳郭、枕部及踝部,Ⅲ期压疮可能较表浅。而脂肪多的部位如臀部,溃疡可能已经侵犯到深部组织。

4. Ⅳ期 全层组织缺损伴有肌肉、肌腱或骨骼的暴露。在伤口床可以部分伴有腐肉或焦痂,常伴有潜行和窦道。与Ⅲ期压疮相似,Ⅳ期压疮的深度因解剖部位不同而各有差异。鼻梁、耳郭、枕部及踝部,压疮可能较表浅。此期压疮可深达肌肉、筋膜、肌腱或关节囊,严重时可导致骨髓炎。

5. 可疑深部组织损伤(suspected deep tissue injury,SDTI) 由于压力和/或剪切力造成皮下软组织损伤,导致完整皮肤出现局部紫色或褐紫色或形成充血性水疱。受累区域可先出现疼痛、坚硬、糜烂、松软,皮温升高或降低。可疑深部组织损伤发生于深色皮肤的个体时很难识别。伤口可能进一步发展成薄层焦痂覆盖,即使接受最佳的治疗,也可能会迅速发展成深层组织的溃疡。

6. 不可分期(unstageable) 全层组织缺损,溃疡完全被腐肉(黄色、黄褐色、灰色、绿色和褐色)和/或焦痂(黄褐色、褐色或黑色)覆盖。如果不清除相当的腐肉和/或焦痂,使伤口床暴露,无法确定其实际深度。这种情况可能为Ⅲ期或Ⅳ期。

（四）辅助检查

为了解全身营养状况及压疮局部情况,根据需要可做影像学检查、实验室检查等辅助检查。

（五）心理-社会状况

压疮造成的身体异味及皮肤完整性的破坏,会影响患者的自我形象,产生焦虑、抑郁等负性情绪。所以,要评估压疮患者的心理-社会状况,是否有社会交往障碍等问题。

【常见护理诊断/问题】

1. 皮肤完整性受损 与压疮有关。

2. 焦虑 与担心压疮预后有关。

3. 知识缺乏 缺乏压疮相关防治知识。

4. 社会交往障碍 与身体异味、自我形象紊乱有关。

【护理措施】

治疗和护理的总体目标是:①老年人发生压疮后得到正确有效的处理和护理;②老年人日常生活需求得到满足;③老年人和/或照顾者理解并识别压疮的危险因素,能够主动进行自我防护/他护;④未发生相关并发症。

（一）一般护理

1. 缓解压力、摩擦力和剪切力 适时的体位变换是最基本、最简单而有效的缓解压力的方法。对于无法自理的患者应当规律地为其翻身,某一种体位最长持续时间是 2 小时。侧卧时人体与床成 30°角,以减轻局部所承受的压力。床边挂翻身卡,记录翻身时间、卧位、皮肤情况。还可使用静态或动态的减压装置如坐垫、加厚床垫、泡沫床垫、气垫等,但不宜使用圈状垫。保持床单清洁、平整、无皱褶、无渣屑,减少其对局部的摩擦。半坐卧位床头抬高最好不超过30°,并注意不超过半小时,以减少剪切力对组织的损伤。

2. 皮肤护理　密切观察皮肤情况,特别是容易发生压疮的部位。保持皮肤清洁,及时擦去汗液、尿液及粪便等。保持皮肤干湿度适宜,必要时予润肤霜外涂。避免对局部发红皮肤进行按摩。

3. 改善营养状况　保持健康均衡的饮食和适当的液体摄入是压疮护理中绝对不可忽视的问题。积极评估患者的营养情况,包括热量、蛋白质、液体等,判断患者摄入总量是否足够。早期鉴别和治疗营养不良是伤口最佳愈合的重要基础。

4. 原发病　患者的原发病可严重影响压疮的治疗,如糖尿病患者的血糖水平,若不加以控制则会严重影响压疮愈合,水肿亦可影响压疮愈合,所以医护人员应在治疗压疮的同时积极管理患者的原发病。

（二）分期护理

1. Ⅰ期　皮肤完整性未破坏,如及时去除致病原因,可阻止压疮的发展。尽量使用气垫床,增加翻身次数,保持创面平整、干燥、无碎屑,避免摩擦、潮湿和排泄物对皮肤的刺激。加强营养的摄入,以增强机体的抵抗力。应用透明贴、水胶体或泡沫敷料粘贴在皮肤发红部位,可减少摩擦力和压力。给患者翻身时不可拖拉,防止敷料卷边。换药间隔7~10天,如有卷边应及时更换。

2. Ⅱ期　局部皮肤受损,可表现为完整或破损的充血性水疱,也可呈现粉色浅表开放的创面,但无坏死组织。此期护理工作重点是创面水疱内渗液的保护及处理,预防感染。小水疱可自行吸收,要避免摩擦,防止破裂感染。大水疱则在无菌操作下加以处理。按照伤口消毒标准消毒后,用无菌注射器抽出水疱内液体,早期保留疱皮,外层粘贴透明薄膜敷料,每天观察水疱吸收情况,直至水疱完全吸收后将敷料揭除。对于部分皮层受损的浅表性创面,根据伤口基底部情况及渗液情况选择敷料,创面渗液少时可选用水胶体敷料,创面渗液多时可选用藻酸盐敷料。根据伤口渗液情况决定换药间隔,一般间隔3~5天。

3. Ⅲ期和Ⅳ期　此时全层皮肤出现破损并伴有腐肉或坏死组织出现,临床护理重点是尽量保持局部创面清洁,妥善处理渗液、促进肉芽组织生长及上皮爬行,预防和控制感染。采取湿性疗法,根据各阶段治疗目标选用不同类型的敷料,促进伤口愈合。若伤口有坏死组织,在使用敷料之前应根据坏死组织量决定是否需先进行清创。坏死量小,伤口基底呈黑色或有黄色腐肉,渗液较少、较干燥时,可选用水凝胶类,如清创胶,溶解、软化坏死组织,达到自溶清创的作用。坏死量大,应选择外科清创。若机体无愈合能力,则不考虑清创。伤口周围出现红、肿、热、痛,渗液增多,有异味等感染征象时,外周血白细胞升高,可行细菌培养和药敏试验,按医嘱使用抗生素治疗,同时使用含银离子或纳米银抗菌敷料,既有抗菌功能,又可以提供湿性愈合的环境,禁忌使用密闭性湿性愈合敷料。负压封闭辅助闭合技术(vacuum-assisted closure,VAC)应用于压疮已得到肯定疗效,特别适用于Ⅲ期和Ⅳ期压疮。对于创面大且深的伤口,可行外科手术治疗。有窦道形成,渗出液多者用藻酸盐填充条,外敷高吸收性敷料或纱布;渗出液少者用水胶体糊剂填充窦道,外敷吸收性敷料或纱布,注意填塞不可太紧密。

4. 可疑深部组织损伤　在取得患者及家属同意的前提下谨慎处理,不能被表象所迷惑。早期可用水胶体敷料,使表皮软化。严禁强烈和快速的清创。

5. 不可分期　清创是基本的处理原则。足跟部稳定的焦痂(干燥、牢固、完整而无红肿或波动性),相当于机体的自然保护膜,不应去除。

（三）心理调适

压疮发生后老年人易出现焦虑、恐惧、自卑等心理。应分析其产生原因,采取有针对性的措施,促进心理健康。

（四）健康指导

1. 保护受压部位,避免摩擦　保持床单整洁、干燥、平坦无褶皱。瘫痪患者应睡软床,瘦弱者使用气垫;在易受压部位及骨骼突出处可垫海绵垫或软枕等,减少受压和摩擦。

2. 避免局部组织长期受压　经常翻身是卧床患者最简单又有效的解除压力的方法。经常翻身可使骨隆突部位交替地减轻压迫,轮流承受身体的重量。一般每2小时翻身一次。掌握翻身技巧,避免拖、拉、推等动作。

3. 皮肤清洁方法　当皮肤出汗或被大小便污染后应及时用温水清洁,避免使用肥皂水、乙醇等刺激性溶液;清洁时注意不要用力揉搓皮肤,清洁后应使用润肤霜滋润皮肤。

4. 加强营养　血清白蛋白水平低于35g/L或体重减少超过15%,即可认为存在明显营养不良,应及早改善营养状态。给予高蛋白、高维生素、易消化食物,另外,维生素A、维生素C及矿物质对伤口的愈合也有重要作用。患者应多吃新鲜蔬菜、水果,鼓励患者多进食,必要时少食多餐,利于消化吸收。进食困难者鼻饲或静脉给予高营养液体,以维持全身营养状况。

八、便秘

便秘(constipation)是指粪便在肠内滞留过久,秘结不通,排便周期延长;或虽周期不长,但粪质干结,排出艰难;或粪质不硬,虽有便意,但排便不畅的病症。老年性便秘属于慢性便秘,患病率随着人口老龄化呈上升趋势,便秘程度亦随着增龄而加重。老年性便秘在临床较为常见,其特点是病程长,当合并急性心肌梗死、脑血管意外等疾病时,过度用力排便甚至可导致死亡,严重影响老年人的生活质量。

【护理评估】

（一）健康史

1. 一般情况　收集患者的年龄、性别、饮食习惯、生活方式等。

2. 既往史　了解患者的疾病史、用药史、过敏史等。

3. 便秘的原因　传统中医学认为便秘由脏腑功能失调、气血津液紊乱、大肠传导失常所致,其病位在大肠,与肺、肝、脾、肾关系密切,以虚为本,或兼有实证。西医学则认为便秘是一个多因素、多途径、复杂多变的过程,可从下述几方面进行评估。

（1）生理因素:随着年龄增加,老年人胃肠道分泌消化液减少,肠管的张力减弱,肠蠕动减慢,腹腔及盆底肌肉收缩乏力,肛门括约肌松弛,胃结肠反射减弱,直肠敏感性下降,食物残渣在肠内停留时间过久,水分过度吸收,是老年人便秘的重要原因。老年人容易发生肠道菌群失调,肠道内微环境改变,肠功能紊乱而致便秘。

（2）疾病因素:老年人多病,如心脑血管疾病、脊髓病变、低血钾、高血糖、甲状腺功能减退、前列腺增生、尿潴留以及直肠结肠癌等均可使排便肌衰弱或麻痹,引起便秘。老年人常患有肛周疾病,如痔疮、肛瘘,因排便疼痛而惧怕排便,从而导致便秘。某些药物如阿片生物碱、抗胆碱能类药物、抗抑郁药、含铝或钙的抗酸剂等使肠蠕动受抑制。滥用泻药或依赖药物排便,造成肠道黏膜及神经的损害,降低肠道肌肉张力,反而导致严重便秘。

（3）生活方式:老年人牙齿脱落,喜欢软食及少渣饮食,导致膳食纤维摄入不足,饮水量不足、喜食肥甘厚腻食物等不良饮食习惯是引起便秘的常见原因。生活起居无规律,长期卧床、久坐不动、缺乏运动,没有养成良好排便习惯的老年人容易引起便秘。

（4）心理-社会状况:精神紧张、心理-社会压力大、失眠者与无此类症状的老年人相比,便秘的危险性明显增加。

（二）便秘的状况

1. 便秘的基本情况　了解便秘开始的时间、持续时间,便秘发生的频率,粪便的性状、颜色和量的多少等。

2. 便秘的伴随症状　观察是否伴有口渴、口苦、恶心、腹胀、腹痛、会阴胀痛等。

3. 便秘的并发症　①粪便嵌塞:粪便持久滞留在直肠内,坚硬不能排出;②粪瘤与粪石:坚硬的粪块长期滞留在结肠内形成粪瘤,粪瘤钙化形成粪石;③粪性溃疡:又称"宿便性溃疡",因粪块的滞留、粪石的嵌塞,刺激肠黏膜而形成,好发于直肠、乙状结肠以及横结肠;④大便失禁:近端肠管内的粪液通过阻塞粪块不自主地从肛门流出;⑤直肠脱垂:直肠壁部分或全层向下移位,分完全脱垂和不完全脱垂。

（三）辅助检查

发生便秘时可视情况做以下辅助检查:①结肠镜;②直肠镜;③钡剂灌肠;④直肠肛门压力测定;⑤球囊排出试验等。

（四）心理-社会状况

焦虑、抑郁、失眠、精神紧张、压力大等可能增加便秘发生的危险性。因此要评估便秘患者的心理-社会压力等情况。

【常见护理诊断/问题】

1. 便秘　与老化、不良生活方式、药物副作用等有关。

2. 焦虑　与患者担心便秘并发症及预后有关。

3. 舒适度减弱　与排便不畅有关。

4. 知识缺乏　缺乏缓解便秘的相关知识。

【护理措施】

老年性便秘患者的护理原则:全面、准确地对老年人进行评估,指导和帮助患者调整饮食习惯,养成良好排便习惯,针对自身情况选择适当运动;注意患者的心理调适;适当配合中医特色护理。护理目标:患者能够正确掌握和遵循饮食调理方法;养成良好的排便习惯;可依据自身情况适当锻炼;能够遵医嘱正确用药。

（一）一般护理

1. 饮食调理　是老年性便秘的基础治疗措施。①保证充分的水分摄入量,鼓励老年人每天至少摄入 2 000～2 500ml 的水分,晨起空腹饮水 200～300ml,每晚睡前喝蜂蜜水,以增加肠道蠕动,促进排便;②多吃水果,纤维素较高的水果对改善便秘效果好,如猕猴桃、香蕉、柚子、橙子、苹果等;③可多食用膳食纤维含量高的食物,如粗制面粉、糙米、玉米、芹菜、韭菜、菠菜、丝瓜、藕等,针对老年人咀嚼功能下降的特点,可将富含膳食纤维的蔬菜做成菜末,使之便于老年人食用;④经常饮用酸奶可以有效缓解便秘,因为其中所含的乳酸菌能维持肠道的生态平衡;⑤可选用具有润肠通便功效的食疗方,如木耳海参炖猪肠、松仁枸杞粥、扁豆绿豆粥、核桃芝麻散、菠菜芝麻粥、薏苡仁粥等;⑥饮食有规律,避免暴饮暴食,忌食肥甘厚味、辛辣刺激之品,避免过量饮酒。

2. 养成良好的排便习惯　定时排便,要确定一个适合自己的排便时间(最好是早晨),根据子午流注规律,卯时(5～7 时)是大肠经最旺的时间,为最宜排便时间。排便时要集中精力,不要看书、看报,减少外界因素的干扰。提供良好的排便环境,满足老年人私密空间需求,便器清洁舒适。排便时可以播放舒缓的音乐,不可催促老人,以免令老人紧张而影响排便。心脑血管疾病患者避免用力排便,若排便困难,要及时告知医务人员,采取相应措施,以免发生意外。避免排便久蹲,起身应缓慢,卫生间应设有扶持物或家人在旁扶助。

3. 适当锻炼　日常应根据自身情况适当参加运动,如散步、太极拳、八段锦等,卧床者可做主动或被动锻炼。自行或由他人协助进行腹部按摩,自右向左沿升结肠、横结肠、降结肠、乙状结肠方向按摩,当按摩至左下腹时,可加强手指的压力,以不感觉疼痛为宜,促进肠蠕动。练习收腹运动和提肛运动,以提高排便辅助肌的收缩力,增强排便能力。

（二）用药护理

1. 口服通便药　使用口服通便药的原则是应考虑用药安全性、药物依赖性,避免长期使用刺激性泻药。容积性泻药通过滞留粪便中的水分,增加粪便含水量和粪便体积从而起通便作用,服药时应补充足够的液体。渗透性泻药可在肠内形成高渗状态,吸收水分,增加粪便体积,刺激肠道蠕动;过量应用盐类泻药可引起电解质紊乱,老年人和肾功能减退者应慎用。刺激性泻药作用于肠神经系统,增强肠道动力和刺激肠道分泌,建议短期、间断使用。

2. 中药　中药治疗便秘,应通腑排便,其通便之法有健脾益气、养阴润燥、温通开秘、清热润肠、顺气导滞等,宜辨证施药,切不可妄用攻下,恐愈伤阴耗气。

3. 外用药　灌肠药和栓剂通过直肠内给药,润滑并刺激肠壁,软化粪便,使其易于排出,适用于粪便干结、粪便嵌塞患者临时使用。

（三）生物反馈

生物反馈训练是将近代心理学、精神生理学与物理医学有机结合起来,利用专门的电生理仪器将与生理活动有关的体内的某些生物学信息加以放大处理,并通过视觉或听觉的方式显示出来。患者通过对这些信息的认识,有意识地调节和控制自身的生理活动,经过反复训练,形成生物反馈通路,通过大脑皮质、下丘脑产生神经体液变化,调整生理反应,纠正偏离正常范围的生理活动,达到治疗疾病的目的,是一种新兴的生物行为治疗方法。生物反馈对老年性便秘治疗的疗效肯定,非创伤性,无不良反应,不易复发,但由于老年患者自身生理调节差、肌肉力量较弱,接受能力减退,往往增加了训练难度,起效也更慢,可导致患者对治疗产生怀疑,不愿坚持按疗程治疗,因而直接影响疗效。

（四）心理调适

调节患者情绪,保证充足睡眠,使其保持良好的心理状态,避免精神紧张、焦虑等不良情绪。鼓励患者参加社会活动,以获得更多的家庭和社会支持。

（五）中医特色护理

1. 耳穴压豆　对老年性便秘患者可采用辨证选穴进行耳穴压豆,选取耳穴大肠、小肠、直肠,实证配肺、三焦、胃,虚证配脾、肾、内分泌,进行贴压和手指按压刺激。

2. 穴位贴敷　辨证选用中草药制剂,如三棱、莪术、冰片、大黄、厚朴、生地黄等,研成细末后混匀,加入透皮剂,调制成药膏,贴敷于神阙穴、涌泉穴,通过穴位对中药的吸收,由外达里,调理肠胃,通腑排便。

3. 腹部穴位按摩　早餐前 30~60 分钟和晚上睡觉前,每次 20 分钟。按摩前嘱患者排空膀胱,取屈膝仰卧位,腹部涂按摩油,常用双手按摩法和推法,由中脘穴→右侧天枢穴→气海穴→左侧天枢穴→中脘穴进行环形按摩约 5 分钟,按摩至腹部下陷 1~2cm 为宜,手法由轻到重,再重到轻。然后用揉法分别按摩中脘穴、两侧天枢穴、气海穴各 30 次,治疗过程中观察并询问患者有无不适。

4. 走罐结合艾灸　选取督脉及膀胱经走罐结合艾灸包括大肠俞、肾俞、肝俞、三焦俞、脾俞、肺俞的背俞穴,可共奏调和阴阳,调理人体气机,益气生血,从而使阴平阳秘,大便畅通,除便秘之疾。

5. 中药保留灌肠　中药保留灌肠可有效改善老年性便秘者疲倦乏力、腰膝酸软、纳差、大便干结等临床症状。

6. 中药熏洗　坐浴时借助药力和热力直接作用于肛门局部,湿润蒸腾的热气可使肛门括约肌松弛,皮肤温度升高,毛孔开放,温通肛周局部气血经络,促进血运,局部功能改善和恢复,促进排便。

九、尿失禁

尿失禁(urinary incontinence,UI)是指由于膀胱括约肌的损伤或神经功能障碍而丧失排尿自控的能力,使尿液不受主观控制而自尿道口溢出或流出的状态。尿失禁分为急迫性尿失禁、压力性尿失禁、功能性尿失禁、反射性尿失禁、充溢性尿失禁五类。

国际尿控协会(International Continence Society,ICS)最新统计表明,UI已成为世界五大疾病之一。尿失禁是老年人最常见的健康问题,且随年龄增长而增加,其中女性尿失禁的患病率明显高于男性。尿失禁不但易引起湿疹、压疮、皮肤感染及泌尿系统炎症等,而且还会因为不舒适、害羞、自卑等因素影响患者的正常社交活动,从而出现孤僻、抑郁等心理问题,尿失禁因此被称为"社交癌",严重影响老年人的生活质量,并给老年人和社会带来沉重的经济负担。因此,应积极做好老年人尿失禁的治疗和护理,确保老年人能够得到正确的指导和及时有效的治疗,切实提高老年人的生活质量。

【护理评估】

(一)健康史

1. 一般资料　收集老年人的年龄、性别、体重、遗传史、文化背景等。

2. 尿失禁的原因

(1)生理因素:老年人随着年龄的增加,支配排尿的中枢神经系统和周围神经系统的控制能力下降,非随意性膀胱收缩肌、逼尿肌活性增加等;前列腺增生、尿道狭窄、膀胱颈挛缩等老年男性生理因素。

(2)疾病因素:尿崩症、老年期痴呆、抑郁症、脑卒中、脊髓疾患、心力衰竭和糖尿病等基础疾病;男性前列腺癌等疾病;女性尿路感染、萎缩性尿道炎和阴道炎等疾病。

(3)药物因素:应用利尿药、抗胆碱能药、抗抑郁药、抗精神病药及镇静安眠药等药物。

(4)其他:尿道、阴道手术史、女性产育史;会阴部、尿道外伤史、粪便嵌顿等;发生尿失禁的原因如咳嗽、打喷嚏或运动等。

(二)尿失禁的状况

1. 尿失禁发生的时间、频次、失禁时流出的尿量及失禁时有无尿意等。

2. 排尿时是否伴发其他症状如尿急、尿频、尿痛、夜尿增多、排尿不畅、尿液淋漓不尽等。

(三)辅助检查

根据情况选择相应辅助检查,包括:尿常规、尿培养;残余尿量;排尿期膀胱尿道造影、站立膀胱造影;膀胱测压;闭合尿道压力图;膀胱压力、尿流率、肌电图的同步检查;动力性尿道压力图;尿垫试验;排尿记录等。

(四)心理-社会状况

尿失禁造成的身体异味、反复尿路感染及皮肤糜烂会影响老年人的自我形象及生活质量,产生不同程度的负性情绪,如意志消沉、孤僻、害怕等。所以,要评估尿失禁老年人是否产生孤僻、抑郁等心理问题,是否有社会交往障碍,以及其家庭的经济负担和精神负担等。

【常见护理诊断/问题】

1. 压力性尿失禁　与老年退行性变化(尿道括约肌松弛)、手术、肥胖等因素有关。

2. 急迫性尿失禁　与老年退行性变化、创伤、腹部手术、留置导尿管、液体(乙醇、咖啡因、饮料)摄入过多,以及患有尿路感染、中枢或周围神经病变、帕金森等疾病有关。

3. 反射性尿失禁　与老年退行性变化、脊髓损伤、肿瘤或感染引起对反射弧水平以上

笔记栏

的冲动的传输障碍有关。

4. 社会交往障碍　与尿频、身体异味引起的不适、困窘和担心等有关。

5. 有皮肤完整性受损的危险　与尿液刺激皮肤、护理用具使用不当有关。

6. 焦虑　与担心疾病预后有关。

7. 知识缺乏:缺乏尿失禁相关治疗护理知识。

【护理措施】

治疗和护理的总体目标是:①老年人日常生活需求得到满足;②行为训练及药物治疗有效,老年人信心增强、能正确使用尿失禁护理用具做到饮食控制及规律的康复锻炼等;③老年人接受现状,积极配合治疗护理,恢复参与社交活动。

（一）尿失禁护理用具的选择及护理

1. 失禁护垫、纸尿裤　是目前最为普遍也是最安全的失禁护理用品,适用于所有类型的失禁患者。其优点是既可以有效处理尿失禁的问题,又不会对尿道及膀胱造成损害。使用过程中注意做好皮肤护理。

2. 高级透气接尿器　适用于长期卧床、不能自理的患者,分 BT-1 型（男）和 BT-2 型（女）两种。其优点是可以避免生殖器糜烂、皮肤感染、湿疹。使用方法:先用水和空气将尿袋冲开,防止尿袋粘连。再将腰带系在腰上,将阴茎放入尿斗中（男性患者）或接尿斗紧贴会阴（女性患者）,并把下面的 2 条纱带从两腿根部中间左右分开向上,与三角布上的两个短纱带连接在一起即可使用。

3. 避孕套式接尿袋　适用于男性尿失禁患者。使用前清洗并擦干会阴部,选择适合患者阴茎大小的避孕套式尿袋,先在患者腰间扎一松紧带,再用较细松紧带在避孕套口两侧妥善固定,另一头固定在腰带上,尿袋固定高度适宜,应勤倒尿液。

4. 保鲜袋接尿法　适用于男性尿失禁患者。其优点是透气性好,价格低廉,引起泌尿系感染及皮肤改变小。保鲜袋内放置高吸收性材料,可有效防止尿液外漏。使用方法:将保鲜袋口打开,将阴茎全部放入其中,取袋口对折系一活口,系时注意松紧适宜。应选择标有卫生许可证、生产日期、保质期的保鲜袋。

5. 导尿管　根据老年人的病情需要,可分为暂时性和长期性。导尿管可经由尿道或经腹部（耻骨上部）插入膀胱。导尿法有留置导尿管和间歇性导尿法。

（二）皮肤护理

根据老年人的病情,做好皮肤的清洁、保护、隔离三步护理。清洁是为清除残余尿液对皮肤的持续刺激,最好采用中性的温开水,待皮肤干燥;保护,是对清洁的会阴部及肛周皮肤加以保护,可以涂中性无刺激的润肤品,如液体敷料;隔离主要用于尿路感染、尿液频繁刺激的老年人,可选用液体保护膜,轻喷后 10 秒待干,反复 3 次,可以隔离尿液对皮肤的刺激。每次大小便后用温开水清洗会阴部,选用棉质内裤,避免过紧,每日更换。

（三）用药护理

指导老年人严格遵医嘱用药,避免自行增减药量,并告知患者药物的作用及用药注意事项。

（四）手术护理

保守治疗失败者,或伴有盆腔脏器脱垂、尿失禁严重影响生活质量者可采用手术治疗。可根据患者具体情况选择不同手术方法。对需要手术治疗的患者,应做好围手术期护理。

（五）心理调适

从老年人的角度思考及处理问题,建立互信的护患关系。注意老年人的感受,进行尿失禁护理操作时用屏风遮挡保护其隐私。尊重老年人的保密意愿,先征得老年人同意后,才可以就其健康问题与其亲友或照顾者交谈。向老年人讲解尿失禁问题可以有效处理,增强老年人应对尿失禁的信心,减轻老年人的焦虑情绪,同时维护老年人的尊严,用心聆听老年人抒发困扰及愤怒情绪,帮助其舒缓压力。

（六）健康指导

1. 皮肤护理　指导老年人及其照护者及时更换尿失禁护理用具;用温水擦洗,保持会阴部清洁;变换体位、减轻局部受压、加强营养等,预防压疮等皮肤问题的发生。

2. 饮水　尿失禁老年人因害怕小便带来的不便,会减少饮水,应向老年人解释饮水的重要性,保持每日摄入的液体量 2 000~2 500ml,适当调整饮水时间和量,睡前限制饮水,以减少夜间尿量。避免摄入刺激性饮料如咖啡、浓茶、可乐、酒类等。

3. 饮食与排便　告诉老年人注意均衡饮食,保证足够热量和蛋白质摄入;摄取足够的纤维素,保持大便通畅。

4. 康复活动　鼓励老年人坚持做盆底肌训练、膀胱训练,减缓肌肉松弛,促进尿失禁的康复。盆底肌训练方法:患者可取平卧、坐位及站立位姿势,平静呼吸,下肢、腹部及臀部肌肉放松,双腿自然分开,缓慢自主收缩盆底肌,持续 10 秒,再缓缓放松,持续 10 秒,每次 10 组,每天数次。膀胱训练方法:制订饮水计划,建立排尿日记,记录每日饮水量及排尿间隔时间,根据排尿情况,每次逐渐延长排尿间隔,达到每 2~3 小时排尿 1 次。

5. 其他指导　老年人的卧室尽量安排在靠近厕所的位置,夜间应有适宜的照明灯,对于痴呆或认知障碍患者的厕所要标志清楚。必要时指导老年人按医嘱使用药物。

十、疼痛

疼痛(pain)是与现存的或潜在的组织损伤有关的一种生理、心理反应及情感上的不愉快体验,或是对这种损伤的描述。疼痛发生时并不存在特异性的客观指标,但患者的主诉常可准确、有效地提示疼痛的存在以及疼痛的强度。

疼痛不是人体老化的必然现象,但仍是老年人普遍存在的健康问题。由于组织器官发生衰退性改变,机体防御能力和对疾病的反应性出现不同程度的下降,老年人罹患致痛性疾病的风险增大。60 岁以上老年人疼痛的发生率是 60 岁以下的 2 倍。研究显示,65 岁以上的老年人中 80% 以上存在与疼痛相关的疾病,如骨关节炎、骨质疏松、周围血管疾病等;住院老年人也常因各种疾病经历急、慢性疼痛;社区老年人中 25%~50% 存在各种各样的慢性疼痛,且其中 45%~80% 的疼痛症状明显者需要接受长期的专业治疗。疼痛可以导致老年人功能受限、日常生活活动受限,生活质量降低,并伴有情绪反应,性格变化,甚至出现睡眠障碍,自我控制力下降。长期的痛苦可严重影响老年人的心理健康,导致抑郁或焦虑,重者可丧失生活信心,出现自杀倾向。

【护理评估】

疼痛是一种复杂的生理、心理活动,躯体疾病、疼痛经历以及患者对疼痛的认知、态度和信念等多种因素会影响老年人对疼痛的表现和表达,同时疼痛又会影响老年人的生理、心理及社会功能。疼痛评估对识别老年人疼痛的原因、程度和影响,指导疼痛治疗和观察治疗效果至关重要。因此,老年人疼痛的评估要系统全面,注意评估的内容和方法。

（一）健康史

1. 了解病史　详细了解既往和目前是否患有可能引起或加重疼痛的疾病,既往和目前镇痛药物的使用情况等。

2. 明确疼痛的类型及原因　不同类型的疼痛其原因不同,确定疼痛的类型和原因有助于正确选择止痛方法。

（1）按照疼痛起病缓急和持续时间分类：①急性疼痛：多由急性疾病或损伤引起，如骨折、手术等，发作快，持续时间多在1个月内。常伴有自主神经系统症状，如心率增快、出汗、血压升高等。②慢性疼痛：又称持续性疼痛，是指急性疾病或损伤治愈后持续存在的疼痛，或慢性疾病导致的疼痛，起病较慢，一般超过3个月。如带状疱疹、糖尿病周围神经病变、骨质疏松症等引起的疼痛。一般不伴随自主神经系统症状，但常伴有抑郁等心理障碍的发生。

（2）按照发病机制分类：老年人常患有与疼痛相关的慢性疾病，如骨质疏松、肿瘤等，因此，慢性疼痛在老年人中更为常见。根据疼痛的机制，慢性疼痛可分为4类。①损伤性疼痛：指由痛觉感受器受到损伤性刺激引起的疼痛，可表现为躯体痛和内脏痛。躯体痛是指源自皮肤或骨筋膜或深部组织的疼痛，定位比较明确，表现为钝痛或剧痛，如骨关节退行性变、手术后疼痛等。内脏痛是指源自脏器浸润、压迫或牵拉导致的疼痛，位置较深，难以定位，表现为压榨性疼痛，可伴有牵扯痛，如腹腔脏器的炎症性疾病。②神经性疼痛：是由周围或中枢神经系统的病理生理改变引起的疼痛，疼痛性质常为放射样烧灼痛，常伴有局部感觉异常。常见于疱疹后神经痛、糖尿病周围神经病、椎管狭窄、三叉神经痛、脑卒中后疼痛等。③混合性疼痛：指兼有两种以上致痛机制产生的疼痛。采用单一的治疗方法常难以缓解疼痛，需要尝试一种以上的治疗方法。④精神性疼痛：指疼痛的发作、强度、迁延、恶化与心理障碍直接相关，采用相应的精神-心理疗法，可取得明显的治疗效果。

（二）疼痛的状况

1. 疼痛评估的内容

（1）疼痛的特征：包括疼痛的部位、性质、诱因、开始及持续的时间、发作规律、加重或缓解的因素。多数情况下，疼痛的部位就是损伤或病变所在部位，因此，评估疼痛时一定要问清患者疼痛部位和范围，同时注意观察疼痛是局限性的、弥散性的还是沿神经走行分布的。疼痛的性质包括刺痛、灼痛、酸痛、跳痛、胀痛、绞痛、压榨性疼痛等。

（2）疼痛的反应：常见的生理反应包括面色苍白，恶心、呕吐，食欲不振，血压、脉搏的变化等；行为反应包括皱眉，咬牙，握拳，呻吟，喊叫，哭泣；某一特定的姿势或活动，如肢体蜷缩，握住、压住或抚摸身体的某一部分，甚至强迫性体位；情绪反应包括焦虑不安，易激惹，抑郁等。

（3）疼痛的影响：疼痛可对食欲、睡眠、日常活动、社交活动等产生影响。

（4）疼痛的经历：既往疼痛的经历，对疼痛的认知和理解等。

（5）疼痛的程度：通过评估老年人对疼痛的反应及疼痛对老年人的影响，可大致评估老年人的疼痛程度，尤其适用于认知功能中、重度障碍的老年人。由于疼痛过程存在着动态变化，因此，当评估患者某一阶段的疼痛情况时，应记录患者在这一阶段的平均疼痛程度（average pain intensity，API）、当前的疼痛程度（present pain intensity，PPI）、最重的疼痛程度（worst pain intensity，WPI）和最轻的疼痛程度（least pain intensity，LPI）。了解API有助于止痛方案的制订或评价已有止痛方案的效果；多个时间点PPI的变化有助于评价某一止痛措施的止痛效果；了解WPI有助于判断引起疼痛的诱因，如体位改变、不适当的运动或饮食；掌握LPI则有助于确定疼痛缓解的时间及当时条件。

2. 老年人疼痛的特点　老年人的疼痛有其特殊性，评估时应充分考虑，否则容易导致不恰当的诊断和治疗。

（1）疼痛阈值升高：老年人疼痛阈值升高，痛觉敏感度下降，因此会削弱疼痛的报警功能，使老年人对伤害性刺激的感知减弱，从而加速组织损伤；亦可使老年人对疼痛症状的描述有误。

（2）重度及慢性疼痛的耐受程度减弱：老年人对重度疼痛以及慢性疼痛的耐受程度明

显减弱。有研究表明,随着年龄的增加,老年人对严重疼痛的耐受力明显降低。

（3）准确感知及主诉疼痛的能力降低:老年人准确感知及主诉疼痛的能力下降,原因包括:①老年人痛觉敏感度下降,感知疼痛能力降低。②老年人对疼痛存在不正确的认识和顾虑,如认为疼痛是衰老的必然现象,经历疼痛是应该的;或担心疼痛的加剧意味着病情的变化;或担心造成药物依赖而不愿意诉说疼痛;或担心止痛药物产生不良反应,如刺激胃黏膜、导致便秘等。③老年人不能准确识别和表达自身疼痛,与其认知、语言功能受损,或患有精神疾患有关

（4）对止痛药物的敏感性增高、作用增强:衰老会影响药物在老年人体内的吸收、分布、代谢和排泄,导致对大多数药物的敏感性增高,药物耐受性下降,药物不良反应增加。因此,老年人对止痛药物的治疗和不良反应更敏感。

3.疼痛量表的使用　世界卫生组织（WHO）将疼痛程度划分为:0度:不痛;Ⅰ度:轻度痛,为间歇痛,可不用药;Ⅱ度:中度痛,为持续痛,影响休息,需用止痛药;Ⅲ度:重度痛,为持续痛,不用药不能缓解疼痛;Ⅳ度:严重痛,为持续剧痛伴血压、脉搏等变化。根据WHO的疼痛程度划分可以诊断患者的疼痛程度,但是对于老年人来说,疼痛主诉仍然是公认的诊断疼痛的"金标准",应当高度重视并认真对待老年人的任何疼痛主诉。疼痛评估量表是目前能够较客观评估与监测老年人疼痛的工具,这些量表可分为自评性疼痛评估量表和观察性疼痛评估量表。一般情况下,一位患者应自始至终使用同一量表进行测评。

（1）自评性疼痛评估量表:是通过直接询问老年人,获得其主诉疼痛的情况。主要有口述描绘表（verbal rating scale,VRS）,视觉模拟评分法（visual analogue scale,VAS）,疼痛日记评分法（pain diary scale,PDS）等。①VRS:也称5点口述分级评分法（VRS-5）,是加拿大McGill疼痛问卷的一部分,是根据疼痛对患者生活质量的影响程度而对疼痛程度做出的具体分级,0=没有疼痛,1=轻度疼痛,2=引起烦恼的疼痛,3=重度的疼痛,4=可怕的疼痛,5=极度疼痛。每个分级都有对疼痛的描述,客观地反映了患者疼痛的程度,也易于被医务人员和患者理解。VRS也可用于疼痛缓解的评级法,如Dunclee提出采用"优""良""中等""差""可疑""没有"6级分类法,而Huskisson提出采用"无""轻微""中等""完全缓解"4级分类法。②VAS（图8-1）:VAS是应用最广泛的单维测量工具。线性视觉模拟尺是一条10cm长的水平或垂直标尺,一面刻有10个刻度,两端分别为"0"分端和"10"分端,中间标有从0~10的数字,数字越大,表示疼痛程度越强。使用时,将有刻度的一面背向患者,向患者解释"0"代表无痛,"1"代表最轻微的疼痛,"10"代表难以忍受的最剧烈的疼痛,让患者在直尺上标出能够代表自己疼痛程度的相应位置,评估者根据患者标出的位置评出分数。临床评定以"0~2分"为"优","3~5分"为"良","6~8分"为"可","大于8分"为"差"。VAS方法也可以用于评价疼痛缓解的情况。在直尺的一端标上"疼痛无缓解",另一端标上"疼痛完全缓解"。此法也称为疼痛缓解的视觉模拟评分法。③PDS:是临床上常用的测定疼痛的方法。由患者、家属或护士观察并记录每日各时间段（每4小时或2小时,或1小时或0.5小时）与疼痛有关的活动,其活动方式包括坐位、行走、卧位。在疼痛日记表内标注某时间段内的活动方式,使用药物的名称和剂量。疼痛强度用0~10的数字量级来表示,睡眠过程计"0分",表示"无疼痛"。此法简单,可用于比较及发现患者的疼痛与活动方式、疼痛与用药量之间的关系。

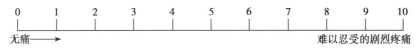

图8-1　视觉模拟评分法

（2）观察性疼痛评估量表：由他人（医生、护士、家属等）通过观察语言、表情、行为和体征等来反映老年人的疼痛情况，主要用于认知、语言功能障碍，疼痛主诉能力下降或主诉结果不可靠的老年人，如痴呆患者等。主要有 Wong-Banker 面部表情量表（face pain scale，FPS）、交流障碍患者疼痛评估工具（non-communicative patient's pain assessment instrument，NOPPAIN），非言语性疼痛指标量表（the checklist of nonverbal pain indicators，CNPI）等。①FPS（图 8-2）：采用水平排列的六种面部表情，用从左至右依次由微笑逐渐转至哭泣的表情图画来表达疼痛的程度。此法简单、直观，易于掌握，特别适用于急性疼痛者、老人、文化程度较低者、表达能力丧失者及认知功能障碍者。②NOPPAIN：是 Snow 等人于 2004 年开发，可通过观察患者在洗澡和穿衣等情况下的六种疼痛行为来评估痴呆患者的疼痛。量表内容包括日常活动（洗澡、穿衣、移动），6 种疼痛行为（疼痛言语，疼痛声音，疼痛面容，支持性，摩擦，坐卧不安是否出现），疼痛行为强度（6 级），总疼痛强度四个部分。该量表集中于疼痛的主要行为学方面的评估，但变量的复杂性限制了其应用。③CNPI：由 Feldt KS 于 2000 年设计开发，包括非语言的声音（表达疼痛、呻吟、喊叫、咕哝等）、痛苦的表情（皱眉、双目紧闭、咬唇、咬牙、表情扭曲等）、姿势、按摩、坐立不安及语言共计 6 个条目。CNPI 采用二分制，出现为 1，不出现则为 0。包括休息和运动两种情况下的评分，总分为 12 分，单项得分 1~2 分为轻度疼痛，3~4 分为中度疼痛，5~6 分为重度疼痛。④其他量表，如 Abbey 疼痛量表，活动-观察-行为-强度-痴呆患者疼痛评估量表（mobilization-observation-behavior-intensity-dementia pain scale，MOBID）等。

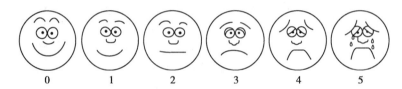

图 8-2　Wong-Banker 面部表情量表

（三）辅助检查

根据疼痛原因及部位选择适宜的辅助检查，如影像学（X 线、CT、MRI、造影）以及实验室检查。

（四）心理-社会状况

患有慢性疼痛的老年人常伴有负性情绪，故要及时评估老年人的心理-社会状况，如情绪、认知功能、人际交往、应对方式等。

【常见护理诊断/问题】

1. 急性疼痛/慢性疼痛　与组织损伤和反射性肌肉痉挛等有关。

2. 焦虑　与疼痛所致紧张以及担心治疗预后有关。

3. 抑郁　与长期慢性疼痛而对治疗缺乏信心等有关。

4. 睡眠形态紊乱　与急性疼痛或长期慢性疼痛有关。

【护理措施】

老年人疼痛的护理原则：准确、持续地对患者的疼痛进行全面评估，实施个体化的疼痛护理计划，消除和缓解患者的疼痛，协助进行病因治疗并正确及时的用药，给与患者有效的社会心理支持，提升患者的生活质量。护理目标：患者主诉疼痛缓解或消失。

（一）用药护理

药物止痛是治疗疼痛最基本、最常用的方法，尤其是癌性疼痛等慢性疼痛，首选药物止痛。止痛药主要分为 3 类：阿片类镇痛药、非阿片类镇痛药和辅助镇痛药物。

笔记栏

1. 阿片类镇痛药　又称麻醉性镇痛药,能够提高患者的痛阈,从而减轻或消除疼痛,适用于急性疼痛和恶性肿瘤引起的疼痛。老年人对阿片类药敏感,可能与增龄导致的药物代谢动力学改变和半衰期延长有关,但间歇给药易造成老年人疼痛复发。阿片类药物主要的副作用有恶心、呕吐、便秘、镇静和呼吸抑制等。阿片药物引起的呕吐可根据患者的情况选用适当的镇吐剂,如甲氧氯普胺;便秘可选用麻仁丸等中药软化粪便;出现持续的镇静副作用时,可减少每次给药剂量,并增加给药频率;长期服用阿片类药物的患者一般都能耐受其呼吸抑制作用,如出现呼吸频率减慢时,可选用纳洛酮拮抗。

2. 非阿片类镇痛药　主要指解热镇痛抗炎药物,又称为非甾体抗炎药(non-steroidal anti-inflammatory drugs,NSAIDs),可通过抑制体内前列腺素的生物合成,达到解热镇痛效果。适用于轻度和中度疼痛,尤其对骨及软组织疼痛的疗效肯定。临床较普遍的药物有阿司匹林、对乙酰氨基酚等。阿司匹林是乙酰水杨酸类的代表药物,具有较强的解热、镇痛作用,广泛用于头痛、牙痛、肌肉痛、神经痛等。长期大量应用可出现多种不良反应,包括胃肠道反应、凝血障碍、变态(过敏)反应以及视力和听力下降等。对乙酰氨基酚(扑热息痛)是治疗轻、中度疼痛的常用药物,该药物不良反应较少,大剂量使用可有肝肾毒性。

3. 辅助镇痛药　主要用于使疼痛加剧的并发症,以增强阿片类药物的镇痛效果,并治疗特殊类型的疼痛。①抗抑郁药:其止痛机制可能包括改善患者的心理状态,促进良好睡眠;增强阿片类药物镇痛效果和直接止痛作用。阿米替林是临床应用最广泛的抗抑郁药物,但该药能引起口干、便秘、低血压,并导致镇静、直立性低血压等副作用。②曲马多:为非阿片类中枢性镇痛药,主要用于中等程度的各种急性疼痛和手术后疼痛,由于其对呼吸抑制作用弱,适用于老年人的镇痛。用药后可能出现多汗、恶心、呕吐、眩晕、口干、疲劳等副作用。③外用止痛药:常用芬太尼止痛贴剂,适用于不能口服的患者和已用大剂量阿片类镇痛药的患者。

（二）非药物止痛

1. 物理疗法　如冷、热疗、按摩、经皮神经电刺激等,可以帮助患者放松,分散对疼痛的注意力。但是对于有认知功能受损或皮肤感觉障碍老年人,慎用冷热疗法。按摩可以放松肌肉,缓解一般的酸痛和疼痛,尤其适用于与活动有关的疼痛。按摩最常见的部位为背部和肩部。

2. 放松疗法　包括音乐疗法、冥想及自我催眠等。

（三）运动锻炼

运动可以增强肌力,活动强直的关节,延缓骨质疏松的进程,恢复身体的协调与平衡,从而改善全身状况。此外,运动还可以调节情绪,振奋精神,缓解抑郁症状。因此,应尽可能鼓励患者保持一定的活动,并参与自我护理。当患者不能维持活动功能时,应教会家属一些简单的、一定活动范围的锻炼和按摩方法,以减轻患者不适,保持肌肉和关节的功能。

（四）心理调适

护士应认真倾听患者的主诉,表示接受老年人对疼痛的反应。给予适当的语言安慰,减轻他们的心理负担。协助建立良好的家庭支持系统,同时鼓励老年人参加社会活动。

（五）健康指导

1. 纠正对疼痛的错误认知　向老年人解释引起疼痛的原因,疾病与疼痛的相关知识,纠正老年人对疼痛的不正确想法。

2. 用药指导　教会患者和家属使用常用的疼痛评估方法,以便及时调整药物及药量,有效止痛。注意观察药物的疗效和副作用,避免药物相互作用带来的不良反应。

3. 缓解疼痛的方法　疼痛时可采取舒适体位,缓慢深呼吸,分散注意力,以减轻疼痛。提倡清淡、高蛋白、低脂、无刺激的易消化饮食。保持大便通畅,减轻腹胀,以免引发疼痛。

思政元素

使命担当,专业照护
——"最美护士"列车上就地取材救护突发疼痛的老人

2018年7月23日,在一辆从昆明开往广州的高铁上,唐阿姨因上车前摔伤在列车上疼痛发作,伴有胸痛症状,列车员广播寻医,而陈进银护士正好在车上。陈进银护士用车上的医药箱帮老人做了检查,还用纸箱皮替代夹板对老人左上肢进行了简易包扎,固定后唐阿姨反映胸部疼痛有所缓解。因路途遥远,中途她又三次探望唐阿姨,令其深受感动。

据了解,陈进银为祈福医院重症监护室护士,今年26岁,是广东湛江人,已在医院工作了5年。该科室共有26个护士,负责护理11~12个危重患者。"每天都在抢救患者,这种工作模式习以为常了。"这是陈进银第一次在公共场所救助受伤的人员。记者问她:"当时为什么敢在第一时间就站出来?""我们平时就是处理各种危急患者,相应的急救知识很专业,处理起来也很有信心。况且,救助患者是一种本能,无论何时何地,都会这样去做。"陈进银这样说。

十一、营养缺乏

营养缺乏是指机体从食物中获取的能量、营养素等不能满足自身需要,影响生长、发育或生理功能的现象。人体热量摄入不足或消耗过多,导致体重下降超过标准体重的20%,则称为消瘦。老年人由于生理、疾病、心理、社会及经济等原因,较年轻人更易发生营养不良,表现出消瘦状态。

老年人消瘦的发生率较高,主要与身体代谢和疾病有关,70~79岁老年人的基础代谢率下降1/3左右。消瘦可导致老年人的免疫力低下,加速衰老过程,延缓疾病的康复过程,对老年人健康的影响甚于肥胖。

【护理评估】

(一)健康史

1. 膳食史　让老年人回顾24小时饮食,以估计每日饮食中的蛋白质和热量,了解不良的饮食类型(如食用油炸食物过多、蔬菜和水果缺乏等),必要时可由照顾者帮助回忆。具体信息包括每日用餐数,口腔卫生和义齿使用,咀嚼和吞咽情况,胃肠道功能状况,活动程度,就餐或备餐辅助,过敏的食物、喜恶的食物等。

2. 生理状况　消化系统、心血管系统、内分泌系统的老化改变影响老年人的营养状况,尤其是消化系统的老化改变与老年人消瘦最为密切。老年人味蕾萎缩,数量减少,导致味觉障碍、食欲下降;牙齿松动、脱落,唾液腺萎缩,唾液分泌减少,导致食物的咀嚼和吞咽障碍;胆汁酸合成减少,胰酶活性降低,消化脂肪的能力降低,易引起消化不良;胃肠道排空延缓,餐后饱腹感增加,可引起食物摄入减少;体内蛋白质的分解代谢大于合成代谢,易出现负氮平衡,更新缓慢,即使较轻的诱因也易导致营养不良。

3. 疾病状况　患有代谢亢进性疾病、消耗性疾病或吸收不良性疾病等可引起老年人进食减少、体重下降,如甲状腺功能亢进、慢性感染(如结核病、肿瘤)、吸收不良综合征等均可引起老年人消瘦。抑郁症是老年人体重下降最常见的病因之一;神经性厌食、老年偏执狂和躁狂症亦伴有体重下降;痴呆症患者常忘记进食而导致体重下降。

4. 服药状况 老年人多患慢性疾病,服药的机会相对较多。某些药物可引起食欲减退,如地高辛、奎尼丁、肼屈嗪、维生素 A 等;某些药物可引起恶心,如抗生素、茶碱、阿司匹林等;某些药物可增加能量消耗,如甲状腺素、茶碱等;长期服用吲哚美辛、利血平等可导致胃肠功能受损,直接或间接阻碍营养物质的吸收。

（二）营养缺乏

1. 老年人消瘦特点 老年人营养缺乏以蛋白质-能量营养不良症为主。早期表现为疲倦、面色差、烦躁、体重减轻、抵抗力下降、伤口愈合缓慢及久病难以康复等。严重者可有明显的低蛋白血症、营养性水肿、肝功能不全,以及抵抗力减低、易发生感染等。

2. 人体测量 体重指数(body mass index,BMI)和肱三头肌皮褶厚度(triceps skin fold,TSF)、小腿围(calf circumference,CC)、上臂肌围(arm muscle circumference,AMC)等常用来评估老年人的营养状况。

（1）体重:体重是反映人体营养状况的综合指标之一。男性老年人理想体重(kg)=［身高(cm)−100］×0.9,女性老年人理想体重(kg)=［身高(cm)−105］×0.95。实际体重在理想体重的±10%以内为正常,低于理想体重的10%为偏瘦,低于20%以上者为消瘦。

（2）BMI:BMI=体重(kg)/身高(m)^2。理想 BMI 的标准是 18.5~23.9,17.0~18.4 为轻度消瘦,16.0~16.9 为中度消瘦,<16.0 为重度消瘦。随着年龄的递增,老年人身体脂肪增加,肌肉组织减少,而 BMI 是基于体重来计算的,因此,用 BMI 评估老年人的营养健康有一定的局限性。

（3）TSF:皮褶厚度是指人体一定部位连同皮肤和皮下脂肪在内的皮肤皱褶的厚度。测量方法是:被测者站立,上臂自然下垂,取左上臂背侧肱三头肌肌腹中点,即左肩峰至尺骨鹰嘴连线中点上方2cm 处。测量者位于被测者后方,用左手拇指和食指,从测量点旁1cm 处将皮肤连同皮下脂肪沿手臂的长轴提起皮褶测量。正常参考值男性为 12.5mm,女性为 16.5mm。

（4）CC:又称小腿最大围,是小腿腓肠肌最膨隆部位的小腿水平围度。测量方法:被测者两脚分开同肩宽,自然站立,测试者将卷尺绕腓肠肌最粗处进行测量。注意卷尺应与小腿中轴相垂直。用 CC 评估老年人营养状况比其他人体测量学指标更敏感,CC 对评估老年人营养不良的分界值为 30.5cm,该分界值对男性老年人更加敏感。

3. 量表使用 目前评估老年人营养不良的量表种类繁多,各量表均有其优缺点,但它们大部分都来源于国外,运用于筛查或评估我国老年人时将会存在身体素质和饮食习惯等差异。目前在临床中运用较为广泛的评估老年人营养不良的量表是营养筛查量表(nutrition screening initiative,NSI)和微型营养评价法(mini-nutritional assessment,MNA)。

（1）NSI:由 20 世纪 90 年代美国膳食协会编制。内容包括:近期饮食种类与数量变化,每天用餐次数,水果、蔬菜或奶制品的摄入频次,饮酒频次,是否患有牙齿或口腔疾病而影响用餐,经济状况对所需食物购买力的影响,就餐环境,每天服药情况,半年内体重增减幅度,能否自己购物、下厨和用餐 10 个方面。评分标准为:0~2 分为营养状态好;3~5 分为营养不良的中等风险状态,需改善饮食习惯和生活方式;≥6 分为营养不良的高风险,应向医生或营养师咨询。NSI 内容简短、容易记分,可准确识别社区老年人是否存在营养不良的危险状况,但它不是一个临床诊断工具,并不能取代对营养状况的综合评估。

（2）MNA:由瑞士的 Guigaz 于 1996 年提出,是国际老年学和老年医学会及国际老年营养学会推荐使用的老年人营养评价工具,见表 8-2。MNA 不仅能预测营养不良,而且还能作为饮食评估和营养干预的衡量指标。该量表包括 4 个部分:人体测量(体重指数、上臂围、小腿围和体重下降情况),整体评价(独立生活能力、药物摄入情况、应激情况、活动能力、神经

笔记栏

精神、皮肤情况），饮食评定（每日餐数、食物摄入量的改变、蛋白质食物和果蔬、饮料的摄入情况、自主进食能力），主观评定（自我营养状况的评价和与同龄人健康状况比较），共18项问题，总分30分。结果判定为：MNA≥24分表示营养状况良好，17~23.5分表示营养不良危险，MNA<17分表示营养不良。但是，由于存在种族身体素质和饮食习惯的差异，当MNA用于筛查亚洲老年人营养不良时，MNA分值应由17.0分提高至18.0分，以提高实验的灵敏度；用于诊断亚洲老年人营养不良时，界值可定于15.5分，以提高特异度和阳性预测值。

表8-2 简易营养状况评估量表（MNA）

人体指标

1. BMI   0分：<19   1分：19~21   2分：21~23   3分：>23
2. AMC   0分：<21   0.5分：21~22   1分：>22
3. CC   0分：<31   1分：≥31
4. 近3个月来体重减轻   0分：>3kg   1分：不知道   2分：1~3kg   3分：无体重减轻

整体评价

5. 住院或疗养院   0分：是   1分：否

6. 每日服3种以上药物   0分：是   1分：否

7. 近3个月有应激或急性疾病   0分：是   2分：否

8. 活动能力   0分：卧床   1分：离床活动但不能走远   2分：外出活动

9. 神经精神疾病   0分：严重痴呆或抑郁   1分：轻度的痴呆   2分：无

10. 压疮或皮肤溃烂   0分：是   1分：否

饮食评定

11. 一天餐次   0分：1次   1分：2次   2分：3次

12. 选择代表蛋白质摄入   0分：无或每天至少使用一次奶制品   0.5分：每周食用两次或以上鸡蛋
   1分：每天食用肉、鱼、家禽

13. 每天食用≥2次水果或蔬菜   0分：否   1分：是

14. 近3个月有无食欲不振、消化不良、咀嚼或吞咽困难等原因引起进食减少   0分：严重进食减少   1分：中度进食减少   2分：无

15. 每天饮水量（开水、茶）   0分：少于3杯   0.5分：3~5杯   1分：>5杯

16. 进食能力   0分：依赖别人帮助   1分：能自行进食但有困难   2分：可自行进食

自我评价

17. 自觉有无营养不良   0分：严重营养不良   1分：不知道或中度营养不良   2分：无

18. 你所认识的同龄人怎样评价你的健康状况   0分：不太好   0.5分：不知道   1分：不错

注：18个问题总分为30分，结果判定为MNA≥24分，表示营养状况良好；17~23.5分表示营养不良危险；MNA<17分表示营养不良。

（三）辅助检查

实验室测量指标主要有血清白蛋白、转铁蛋白、前白蛋白、淋巴细胞总数、氮平衡等。

1. 血清白蛋白   2.9~3.5g/L为轻度营养不良，2.1~2.8g/L为中度营养不良，<2.1g/L为重度营养不良。由于白蛋白的半衰期为21天，不能反映目前的营养状况。

2. 血清转铁蛋白   低于2g/L反映机体存在轻到中等程度的蛋白耗竭，低于1g/L反映有严重程度的蛋白耗竭。转铁蛋白的半衰期为8~10天，是较快反映蛋白耗竭的指标。

3. 血清前白蛋白   50~150mg/L之间显示轻到中等程度的蛋白耗竭，低于50mg/L显示重度蛋白耗竭。前白蛋白的半衰期为2~3天，能更好反映蛋白-能量状况的变化。

（四）心理-社会状况

评估老年人是否存在孤寂、人际交往减少、贫困、丧偶等心理-社会状况,观察老年人是否存在神经性厌食、狂躁症及晚期痴呆症等,这些状况均会影响老年人的进食。

1. 心理、精神状况　老年人人际交往明显减少,易产生许多负性情绪,如焦虑、忧郁、紧张、悲哀等。诸多负性情绪导致机体发生应激,可出现血液循环增快,肌肉紧张,额外消耗较多的氧和营养素;应激出现的胃肠功能失调,又会产生食欲不振,进而导致营养不良;长期的心情抑郁,对生活失去信心,也会严重影响食欲而产生生理性厌食,加重老年人营养缺乏。

2. 社会经济状况　经济状况的变化、丧偶、独居、与社会接触减少等社会经济因素也会影响老年人的饮食。有些老年人退休工资偏低,经济拮据,节衣缩食,而致营养缺乏;丧偶、独居老年人由于缺少家庭的支持,饮食简单而单调,容易发生营养失衡;不良的饮食习惯如偏食也会导致老年人饮食种类单一,使摄入营养素失衡;饮酒常是老年男性的嗜好,乙醇产生的热量替代了一部分本应由食物提供的热量,从而减少了营养物质的摄入;吸烟会使老年人的味觉和嗅觉下降,干扰维生素 C 和叶酸的吸收;此外,受教育程度的限制、营养知识缺乏等也会造成老年人营养障碍。

【常见护理诊断/问题】

1. 营养失调:低于机体需要量　与咀嚼困难、味觉、嗅觉减退,食欲减退有关

2. 活动无耐力　与营养不良有关

【护理措施】

营养缺乏老年人的护理原则:全面、准确地对老年人进行评估,配合原发病的治疗,指导正确用药及合理有效的营养补充方法,给与患者有效的社会心理支持和健康教育。护理目标:患者能够描述已知的营养缺乏原因;能够正确叙述增加营养的主要方法,患者体重增加。

（一）评估消化系统的老化改变

通过评估老年人的消化系统老化改变,确定老年人罹患营养不良的危险因素,采取有针对性的指导措施。如牙齿不好,应尽快安装合适的义齿,或多做炖汤、菜泥等营养丰富的食物;胃肠功能减退,应选择易消化吸收的食物,如鸡肉、鱼肉等。在食物的烹调加工方面,不但要注意细、软、松,还要色、香、味俱全,同时采用多种烹调方式或变换食谱,以促进老年人的食欲。

（二）控制原发病

对于由明显疾病原因引起的营养不良,应在加强营养的同时积极治疗原发病,因为原发病可导致营养不良,营养不良又加重原发病并引起并发症,进一步加重营养不良的程度。

（三）预防药物性营养不良

药物可致老年人营养不良,患者及其家属应在医师的指导下尽量调整药物的种类和剂量。平时患者应注意食物的多样化和均衡饮食,某些营养素受药物影响会减少吸收利用,可适当加大富含这类营养素的食物摄入。

（四）加强心理及社会支持

对存在孤独、抑郁等心理问题的老年人,应有针对性地做好心理疏导,避免因精神紧张刺激而进一步加重营养不良。鼓励老年人参加有益的社交活动,调节情绪,使其保持心情愉悦,从而增强老年人的食欲。当老年人功能受限影响食物采购、烹调时,应协助老年人获取

适当的家庭或社会支持,如送菜、送饭上门等。

（五）合理补充营养

补充营养时既要满足老年人生理与疾病的特殊营养需求,又要考虑到老年人重要脏器的承受能力。对于存在严重营养不良的老年患者,首先要纠正水、电解质紊乱,待机体代谢功能恢复后尽早实施口服、经胃管或静脉补充营养。进食量或滴注量、滴注速度、营养素浓度均应逐渐增加,以免引起或加重腹胀、腹泻,甚至肠穿孔,或导致心力衰竭。可耐受胃肠道饮食的老年患者,应尽量选择从口服、鼻饲管或经皮消化道造瘘补充营养。

（六）健康指导

1. 食物的选择与烹制　给老年人提供合理的膳食结构,保证足够的优质蛋白质、低脂肪、低糖、低盐、足够的维生素及微量元素和纤维素。烹饪食物时应注意色、香、味齐全,增加汤羹类食品,有利于提高食欲。

2. 适度的活动锻炼　根据老年人的年龄和体力,指导老年人选择适度的活动项目,如散步、打太极拳等,以改善情绪,增进食欲。

3. 定期测试相关指标　定期监测体重、体重指数的变化,根据医嘱测定血清白蛋白、转铁蛋白、前白蛋白等指标。

十二、口腔干燥

口腔干燥(xerostomia)是指老年人唾液腺泡细胞的退行性变化、疾病及用药等引起唾液分泌减少而产生口腔干燥的状态。有研究表明,65 岁以上的老年人 25% ~ 60% 患有口腔干燥症。正常的唾液量可以湿润口腔,维持口腔的自洁状态,预防龋齿,帮助说话流畅,同时促进食团的形成、吞咽和移动。长期口腔干燥可使口腔黏膜萎缩易于角化,发生口腔黏膜干燥症,导致口干、味觉减退和说话不畅,甚至影响食物的吞咽,导致口腔感染、龋齿的发生。

【护理评估】

（一）健康史

1. 一般状况　患者年龄、一般身体状况,日常刷牙和义齿的护理方法有无不妥等。

2. 口腔干燥的原因　询问老年人口腔干燥的原因。是否患有糖尿病、神经衰弱等;是否服用使唾液分泌减少的药物,如降血压药、抗胆碱能药、抗抑郁药、抗组胺药、利尿剂及具有温补作用的中药等;头颈部是否接受放射治疗等;有无干燥综合征家族史等。

（二）口腔干燥的状况

1. 口腔状况　询问老年人口腔干燥发生的时间,对口腔和进食的影响;是否出现牙齿过敏、龋齿、口腔异味等,是否存在进干性食物吞咽困难等;口腔干燥的程度,观察口唇是否干燥,说话是否流畅;有无口腔溃疡、红斑等。

2. 口腔检查　观察口腔,了解唾液腺的状况,观察口唇和口腔黏膜是否存在溃疡、红斑或皱褶等情况。

（三）辅助检查

唾液腺造影检查有助于明确有无阻塞性病变;CT 和 MRI 可帮助检出主要唾液腺是否存在炎性疾病、肿瘤等。

（四）心理-社会状况

口腔干燥老年人由于口腔自洁能力下降,常伴有口臭,使得老年人常羞于与他人进行日常的沟通和交流,容易产生孤独感和自卑心理。

【常见护理诊断/问题】

1. 有感染的危险　与唾液分泌减少所致口腔自洁能力下降、口腔黏膜溃疡有关。

2. 营养失调　与口腔干燥所致的吞咽困难、龋齿、牙列缺失,摄入低于机体需要量有关。

3. 社交障碍　与口腔干燥伴有口臭而产生孤独感和自卑感等有关。

【护理措施】

护理原则:整体护理,关注效果。护理目标:老年人能说出口腔干燥的危害,避免口腔感染发生;饮食得当,能满足机体需要;保持口腔清洁,不影响社交。

（一）促进唾液分泌

尽可能避免或减少服用使唾液分泌减少的药物,如降压药、利尿药以及具有温补作用的中药等;可咀嚼无糖型口香糖、口含青橄榄,以促进唾液腺发挥残存的分泌功能;让老年人经常用淡盐水或清水漱口,可少量多次饮水,以湿润口腔,增加味觉的敏感性;避免使用含乙醇的漱口液,避免张口呼吸,以免加重口腔黏膜的干燥。

（二）保持口腔清洁

养成早晚刷牙,餐后漱口的卫生习惯;选择合适牙刷并定期更换;建议以牙线替代牙签洁齿,以免牙缝增宽,必要时可用牙间隙刷、冲牙器洁齿;睡前不食刺激性食物。定期检查口腔卫生情况,在医生指导下佩戴合适的义齿。有口腔溃疡者,可经常用金银花、白菊花或乌梅甘草汤代茶泡饮。

（三）饮食护理

进食时应细嚼慢咽,多吃羹汤类食物。进食干性食物时,要备水,以促进食团的吞咽和移动。多食用滋阴生津的食物,如豆豉、丝瓜、芹菜、黄花菜、枸杞头、淡菜等,水果可选用生津的西瓜、梨、鲜藕等。忌食辛辣、香燥、温热食物,如酒、茶、咖啡、油炸食物、羊肉、卤肉,以及葱、姜、蒜、辣椒、胡椒、花椒等。

（四）心理调适

对有口腔异味产生孤独、自卑心理的老年人,要多与老年人交流,告知口腔异味改善的方法,树立信心,恢复正常社会交往。

（五）健康指导

1. 重视牙齿与牙龈保健

（1）每日叩齿:每日晨起、入睡时上下牙齿轻轻对叩数十下,促进牙体和牙周组织血液循环。

（2）按摩牙龈:用坚实的手法按压口唇角、中心顶部及底部,由牙根施力向牙冠滑动按摩牙龈,每日 2~3 次,每次 2~3 分钟,以促进牙龈局部血液循环,增强牙周组织的功能,保持牙齿的稳固。

（3）定期牙科检查:每年做 1~2 次牙科检查,及时治疗口腔疾病,修复缺损牙列,做 1~2 次洁齿治疗。

2. 正确刷牙

（1）清洁用具的选择:选用外形较小、磨头软毛牙刷,以免损伤牙龈,也可选用电动牙刷,便于口腔清洁。牙刷或电动牙刷刷头应每 3 个月更换一次,如刷毛毛尖变形,随时更换。可选择防龋、脱敏、消炎或清火解毒的中药牙膏,牙膏应没有腐蚀性,以防损伤牙齿。

（2）刷牙方法:建议巴斯刷牙方法,每日刷牙 2~3 次,每次不少于 3 分钟。刷牙齿的外侧面和内侧面时,将刷毛与牙面成 45°角轻压,刷毛尖端朝向牙龈,刷毛可进入牙龈沟和牙缝间,上排牙齿朝下、下排牙齿朝上,每次 2~3 颗牙齿快速环形颤动;注意轻刷牙龈,适当按摩可促进其血液循环;刷牙齿咬合面时,平握牙刷,力度适中,来回刷;刷舌苔表面时,由内向外轻轻去除食物残渣及细菌。

3. 义齿的使用与保护

(1) 使用:佩戴义齿前刷牙,保持口腔清洁;佩戴义齿时动作轻柔,避免损伤牙周组织;睡前应将义齿取下,使牙床放松。

(2) 保护:义齿会积聚一些食物、碎屑等,每次餐后都应清洁;睡前取下义齿,清洁后置于凉水杯中,以防丢失或损坏;尽量不吃生硬食物,少吃黏性食物,以防损坏义齿。

十三、视觉障碍

视觉障碍(visual impairment)是指由于先天或后天原因导致视觉器官(眼球视觉神经、大脑视觉中心)的结构或功能发生部分或全部障碍,经治疗仍对外界事物无法(或甚难)做出视觉辨识。视觉是人体最重要的感觉功能,随着机体的老化,人的视觉能力开始减退,而糖尿病、心血管疾病等可影响眼部的血液供应,促使或加重视觉功能障碍。

视觉功能障碍可影响老年人的日常生活自理能力、获取外界信息能力以及沟通交流能力,重者可能产生抑郁、自信心下降、自我保护能力受损等问题。

【护理评估】

(一) 健康史

1. 视力情况　询问老年人近半年内自觉视力有无变化或视力减退、视物模糊、头痛或眼睛疲倦,视觉障碍发生的时间、程度与特点。视功能的老化变化主要有近视、视敏度和对比视敏感度开始下降,表现为视物的精细感、暗适应能力下降和视野缩小。

2. 眼镜情况　经常戴眼镜的老年人最近一次眼科检查及验光后重新配镜时间。

3. 疾病情况　了解老年人有无眼科疾病及家族史,如白内障、青光眼、老年性黄斑变性等;有无全身性疾病,如糖尿病、高血压、高血脂、神经系统疾病等。

(二) 视觉障碍的状况

1. 视力检查　在充足照明下检查视力,双眼分别检查,轻轻遮挡非检查眼,一般先右后左。戴眼镜者,先查裸眼视力再查戴眼镜视力。

(1) 远视力检查:采用国际标准视力表以小数法记录视力。老年人距离视力表5m,能够将视力表某行的字符完全正确认识,则该行标志的数字即为其视力。若老年人在5m处不能认出视力表上最大的字符,让其逐步走近视力表,直到能认出为止,此时患者的视力为其距视力表的实际距离(m)除以标准距离5(m)的结果。若老年人在距视力表1m处仍不能辨认出视力表上最大的字符,改为查指数法。让老年人背光而立,检查者伸出不同数目的手指,让其说出有几个手指,距离从1m开始,逐渐移近,直到能正确辨认出为止,记下该距离。如果手指距眼5cm处老年人仍不能正确辨认出手指数,则改为手动法。即在老年人前方摆动检查者的手,并逐渐移近,直到其能正确判断手是否摆动为止,并记下该距离。如不能分辨手指数,记录辨认手动的最远距离。如不能判断手动,应在暗室内测烛光或手电筒光的光感距离。

(2) 近视力检查:在充足照明下,将标准近视力表放在距眼30cm处检查,如看不清最大字符,则提示近视力很差;也可移近距离检查,但此时必须记录实际距离和最佳视力。

2. 视野检查　周边视野常用简单对比法。护士(视野正常)与老年人对视,眼位等高,相距0.5m。检查右眼时,老人右眼与护士左眼互相注视,并各遮挡另一眼,检查左眼时则相反。护士将手指置于与两人等距离处,由各方向从外周向中央移动,如果老年人能够在各个方向与护士同时看到手指,即说明老人视野大致正常;也可用自动视野计检测。中心视野可用平面视野计检测。

3. 色觉检查 必须在充足的自然光线下进行,色盲本的图表距离眼睛 0.5cm,让患者在 5 秒内读出结果。如果老年人不能正确认出每张彩图中的数字或图形,则按图说明判断患者为正常或全色盲、红绿色盲、红色盲、绿色盲;如果能够正确认出,但表现为认出困难或辨认时间延长,则为色弱。

4. 眼压检查 可通过指测法触诊眼球初步定性判断眼内压情况。嘱老人两眼尽量往下注视,护士用双手中指和无名指指尖置于老人上睑板上缘的皮肤面,两指交替轻压眼球,通过指尖感受眼球的张力,估计眼压高低。也可以用压陷式或压平式眼压计测量。

(三)辅助检查

通过检眼镜可以检查老年人是否存在白内障、视神经萎缩、青光眼、黄斑变性、视网膜中央静脉阻塞及缺血性视神经病变的眼底改变。

(四)心理-社会状况

常见眼科疾患引起的视力障碍,影响老年人读书、看报、看电视,重者影响老年人的饮食起居、外出以及社会交往等,严重妨碍日常生活,导致老年人自信心降低,容易产生孤独、消极悲观的情绪。

【常见护理诊断/问题】

1. 视觉紊乱 与白内障、青光眼、糖尿病性视网膜病变、老年性黄斑变性等有关。
2. 防护能力低下 与视觉障碍有关。
3. 社交障碍 与视力减退有关。

【护理措施】

护理原则:整体护理,关注效果。护理目标:老年人和家属了解相关眼病的知识,并积极配合治疗;避免视力下降带来的安全隐患;老年人逐步适应视觉障碍带来的影响,保持规律健康的生活方式,适当社交。

(一)采用和保持眼部健康的生活方式

1. 提供适宜的室内光线 提高照明度能改善老年人视力下降所造成的视物困难。老年人的居室阳光要充足,晚间用夜视灯以调节室内光线,但应避免刺眼的阳光或强光灯泡直接照射到老年人的眼睛,当室外阳光过强时,可用纱质窗帘遮挡。

2. 选择清晰的阅读材料 老年人对光亮、对比度要求较高,因此,应为老年人提供印刷清晰、字体较大的阅读材料,最好用淡黄色的纸张,避免反光。精细的用眼活动最好安排在上午进行,读书、看报、看电视的时间不宜过长,要避免用眼过度疲劳,避免长时间低头,防止眼压增高。

3. 创造适宜的生活环境 在门口、台阶、地面高低不平之处涂以不同颜色,防止老年人看不清而发生跌倒。定期检查床及床档的安全性。浴室和地面不可有水迹,严防滑倒。室内物品简单、摆放固定有序,帮助老年人熟悉日常用品放置的位置,眼镜、放大镜、台灯等常用物品放在老人易于拿取的地方。

4. 早晚做眼保健操,按揉睛明、四白、丝竹空等穴以通络明目;注意眼部卫生,避免用手或不干净的物品揉擦眼部,可用热毛巾热敷眼部,利于局部血液循环。

5. 选择适当的时间外出活动 外出活动尽可能在白天进行,防止夜间外出因暗适应能力下降发生意外。在光线强烈的户外活动时,宜佩戴抗紫外线的太阳镜,避免猛烈阳光暴晒。从暗处走到明处时,先停留片刻,待看清楚周围环境后再行走,反之亦然。穿行马路时,应注意多次观察左右来往车辆情况,待安全时迅速通过人行横道线,以克服视野变小的缺陷。

（二）积极治疗眼科常见疾病和相关慢性疾病

有开角型青光眼的老年人要遵医嘱使用滴眼剂降低眼压,避免使眼压升高的活动。有白内障、闭角型青光眼的老年人应采用手术治疗,手术后近期内避免做弯腰搬重物类体力活动,保持大便通畅,保证充足的睡眠,睡眠时适当抬高枕头,佩戴硬质的眼罩。控制血糖和血压可防止或减缓部分白内障、糖尿病视网膜病变的发生。

（三）饮食护理

1. 饮水要求　每日饮水量充足,既可以满足人体需要,又可以稀释血液,有助于眼的血液供应。青光眼的老年人,每次饮水量为200ml,间隔时间为1~2小时,不致使眼压升高。

2. 高维生素、低脂饮食　每日食用新鲜的蔬菜、水果400~500g,经常食用酵母、菠菜、豌豆、胡萝卜、麦芽、花生、牛奶、鱼类等食物,烹调油选用麦胚油、玉米胚油,低脂饮食,戒烟、限酒、减少含咖啡因食物的摄入,将有助于老年人的视力保健。还可饮枸杞菊花茶清肝明目。

（四）健康指导

1. 定期进行眼科检查　年龄>65岁的老年人,无糖尿病、心血管疾病病史,且近期无自觉视力减退,应每年接受一次眼科检查,包括屈光介质、视敏度、视野和眼底。患糖尿病、心血管疾病老年人,应每半年接受1次眼科检查。近期自觉视力减退,或眼球胀痛伴头痛的老年人,应尽快做相关视力检查,明确视力减退对阅读、日常生活、社会活动的影响,指导正确理解保护好现有视力的重要性,帮助老年人制订合理的生活和低视力训练计划。

2. 配镜指导　随着年龄的增长,老年人眼的调节能力逐渐衰退,因此,要根据眼科检查的情况,及时佩戴相适宜的眼镜。配镜前先要验光,确定有无近视、远视和散光,然后按年龄和老视的程度增减屈光度。同时还应根据老年人平日所习惯的工作距离、适当增减镜片的度数。如经常进行近距离精细工作,应适当增加老花镜度数。

3. 滴眼剂的使用和保存　①每种滴眼剂使用前均要了解其名称、作用、维持时间、适应证和禁忌证,检查有无浑浊、沉淀、是否在有效期内;②用滴眼剂前协助老年人取舒适体位,清洁双手,用食指和拇指分开眼睑,嘱老年人眼睛向上看,同时将滴眼剂滴在下穹窿内(切勿直接滴在角膜上),再轻轻提起上眼睑,使滴眼剂均匀分布在整个结膜囊腔内;③滴药后告知患者闭眼且按住内眼角泪囊处2~3分钟,防止滴眼剂进入泪小管吸收,产生副作用;④滴药时滴管口不可触及眼部;⑤使用时间长的滴眼剂应放入冰箱冷藏室保存;⑥两种滴眼剂使用间隔时间应为5~10分钟。

十四、老年性耳聋

老年性耳聋(presbycusis)是指随着年龄的增长,双耳听力进行性下降,高频音的听觉困难和语言分辨力差的感音性耳聋。老年性耳聋是老年人最常见的听力障碍,主要原因是老年人听觉器官的退化所致。

有研究报道,60岁以上的老年人中,老年性耳聋的严重程度随着年龄增加有逐渐加重的趋势,75岁以上发病率为40%~50%。老年性耳聋影响老年人与他人的沟通障碍,导致孤独、挫败、缺乏安全感,严重影响其生活质量和正常的社交活动。

【护理评估】

（一）健康史

1. 听力情况　询问老年人有无耳鸣、不同程度的听力下降,有无疼痛、眩晕及发生部位、持续时间及其频率、原因和缓解因素,是突发性的还是渐进性的。可帮助老年人用自我听力评估测试表进行评估,或者通过以下问题评估老年人听觉状态:①你的听觉最近有什么变化? ②你是否觉得听某种声音很困难? ③你是否经常误解他人说话的意思? ④你是否经常让别人重复谈话内容? ⑤你是否有过耳痛、耳痒、嗡嗡作响或者耳朵被塞满的感觉? ⑥你的耳朵里是否有很多像蜡一样的东西? 你是如何处理的? ⑦你的耳朵有过流出液体吗?

2. 老年性耳聋的病因　病因复杂,其发病机制目前尚未完全阐明,遗传因素、环境因素均与老年性耳聋密切相关。病史采集时应重点了解以下情况:

(1)遗传:遗传因素在老年性耳聋发生机制中的作用日益受到关注,不同的遗传背景是老年性耳聋听力下降个体差异的主要原因。易感者对环境因素具有敏感性(如噪声、耳毒性药物等),接触同样的环境,易感者发生老年性耳聋的年龄可提前,听力下降程度也更重。

(2)疾病:老年人患有与血管病变关系密切的疾病,如高血压、冠心病、动脉硬化、高脂血症、糖尿病等均影响内耳的血液供应。此外,中耳炎也会导致听力下降。

(3)高脂饮食与血脂代谢状况:长期高脂饮食和体内的脂肪代谢异常,可使脂肪沉积在血管壁,影响内耳毛细胞的血液供应。此外,过氧化脂质也可直接损害听觉感受器中的生物膜和毛细胞。

(4)用药情况:耳毒性药物如链霉素、卡那霉素、庆大霉素、新霉素等,对听神经均有毒性作用。而老年人的肝脏解毒和肾脏排泄功能下降,更容易受到药物的影响。

(5)不良嗜好及习惯:长期吸烟可引起或加重心血管疾病,使内耳供血不足,影响听力;过去养成挖耳的习惯可能损伤鼓膜。

(6)接触噪音史:过去的工作和生活环境中长期受到噪声的刺激,或经常用耳塞听音乐或广播,可使听觉器官处于兴奋状态,产生疲劳。同时噪声刺激还可使脑血管处于痉挛状态,导致听觉器官供血不足而耳聋。另外,长期的噪声刺激会使人情绪烦躁,血压升高及神经衰弱,也影响了听力。

(二)听觉功能检查

检查听觉功能时,应注意保持环境安静,避免噪声影响老年人的听力测试。老年性耳聋的患者,听力变异很大,听力缓慢下降并进行性加重;常以高频听力下降为主,如对电话铃声、门铃等不敏感;有听觉重振现象,即低声说话时听不见,大声说话又觉得太吵;言语辨识能力明显下降,多人谈话时常感听话困难;在嘈杂环境中,老年人对语言的理解力更差;常伴有高频声耳鸣如蝉鸣、哨声等。

1. 外耳道检查　通过耳窥镜检查外耳道,注意有无耵聍积累,有耵聍嵌顿者应去除,有无充血、分泌物,鼓膜是否完整。

2. 听力检查　询问老年人双侧耳朵听力是否一致,如有差异,先对听力较好的耳朵进行测试。测试时用耳塞塞住听力较差的一侧耳朵,站在离老年人约50cm处,不面对老年人,对另一侧耳朵小声发出两音节的数字,让老年人复述。同法测试另一侧耳朵的听力。让老年人听手表的滴答声,也可粗略评估老年人的听力。

(三)辅助检查

听力学测试需要在专门的医疗机构由专业人员进行电测听,测试结果作为佩戴助听器的参考。参照我国的标准,听力在26~40dB为二级重听,41~55dB为一级重听;听力在56~70dB为二级聋,71~90dB为一级聋。双侧听力均在56~70dB,老年人容易出现沟通障碍。

(四)心理-社会状况

听力严重下降的老年人由于沟通障碍,影响其社交与日常生活,因而容易产生孤独、自

笔记栏

卑、痛苦感。因此,应评估老年人的心理状况、家庭情况及社会支持系统。

【常见护理诊断/问题】

1. 听力紊乱　与内耳供血不足、听神经退行性改变有关。

2. 社会交往障碍　与听力障碍影响社交活动有关。

3. 防护能力低下　与听力障碍有关。

【护理措施】

护理原则:整体护理,关注效果。护理目标:老年人及家属知晓老年性聋的相关因素;正确佩戴助听器,减少听力障碍对社交的影响;避免跌倒、意外等发生。

（一）健康的生活方式

1. 养成良好的生活习惯　生活规律,睡眠充足,避免过度劳累和紧张。运动可以促进全身血液循环,改善内耳的血液供应,老年人可以根据自己的身体状况和生活环境选择适宜的运动方式,如散步、慢跑、打太极拳、八段锦等。

2. 加强耳部卫生　切忌挖耳,防止耳内进水,耳耵聍过多时,不要用棉棒或其他类似物品清理耳道,应由专科医生小心冲洗外耳道进行清洁。

3. 避免噪声刺激　居住环境宜舒适、安静,噪声控制在 40dB 以下,以减少环境噪声的刺激,防止听力下降。看电视、听音响时间过长、声音过大,可导致老年人听觉器官过度疲劳,加速听力障碍。

4. 加强耳部保健　教会老年人用手掌按压耳朵,用手指按压、环揉耳屏,按摩耳部风池、听宫、翳风等穴,每日 3~4 次,以聪耳通窍,促进鼓膜活动及耳部血液循环,防止听力下降。

5. 慎用耳毒性药物　慎用耳毒性药物,如必须使用时,用药时间尽量减短,用药剂量尽量减少;严格遵医嘱用药,密切观察药物的疗效及副作用,以免加重对老年人听力的影响。

（二）积极预防和治疗相关慢性疾病

某些慢性疾病,如高血压、冠心病、高脂血症、动脉硬化、糖尿病等可引起耳部血管的损伤,应积极预防和治疗相关疾病。

（三）饮食护理

低脂、清淡饮食,多吃新鲜蔬菜和水果,增加维生素 A、E、B_1、B_2 及烟酸、锌的摄入。葛根、核桃仁、山药、芝麻、黑豆等食物,有助于延缓耳聋的发生。戒烟酒,避免引起听神经的损害,造成听力下降甚至耳聋。

（四）适宜的生活环境

创造适宜的环境,尽可能增加与老年人进行语言交流的机会,协助老年人适应听力减退的生活。①选择安静的环境交流,交流前要进入老年人的视野,必要时轻拍老年人引起注意;②交谈时,说话速度要慢,发音要清楚,用短句表达,不要大声喊叫;③可运用丰富的表情、手势,也可以利用写字板、卡片等交流方式,增加老年人对谈话内容的理解程度;④给电话听筒增加增音装置,门铃可与室内灯相连接;⑤把老年人需要理解和解释的事情记录下来。

（五）心理调适

听力障碍的老年人由于沟通障碍,容易产生自卑、烦躁、焦虑、孤独等一系列负性情绪,其自我保护能力也会下降。应充分理解老年人因听力减退所产生的情绪和行为,给予关怀,多进行沟通,帮助建立社会交往的信心。如老年人外出时,家属应尽量陪同,以防发生安全问题。

（六）健康指导

1. 定期接受听力检查 监测听力变化,观察耳鸣、眩晕情况,尽早发现和治疗老年性耳聋。发现老年人经常出现下列情况,应及时到医院进行检查:①说话习惯改变,喜欢大声说话或希望别人大声说话;②经常要求别人重复讲过的话;③在人群中减少或不参与谈话;④常常表示怀疑他人告诉的事情。

2. 佩戴助听器 当老年人经听力测试,听力损失双侧均在 35~80dB 时,可佩戴适当型号的助听器,通常由专科医生帮助选择如盒式、眼镜式、耳背式、耳内式、动态语言编码型等不同种类助听器。助听器可以提高声音强度,帮助听力减退的老年人充分利用残余听力。护士应帮助老年人正确使用,包括:①助听器塞入耳内的方法,保持助听器清洁,避免摔落,不靠近热源等;②助听器开关、音量、音调的控制和调节,从小音量起始,能听到别人讲话为度;③助听器电池的型号、安装方法,不用时电池需取出;④适应性的自我训练调节,如果佩戴有疼痛或回音无法消除或噪音太刺耳,应立即调整,每 4~6 个月定期检修。

学习小结

本章就老年人各系统的老化改变与常见健康问题如跌倒、噎呛、尿失禁、压疮、便秘、疼痛、营养缺乏-消瘦、口腔干燥、视觉障碍、老年性耳聋及其护理进行介绍。通过本章学习掌握老年人各系统的老化改变特征与常见健康问题的护理方法。

（杨支兰 宋 丹 吕芳菲 穆晓云 王 静）

复习思考题

1. 小张为某社区护士,通过网络学习认识到预防或减缓老年人的衰弱状态,对改善老年人健康状况、提高老年人的生活质量有重要的作用。因此,张护士计划对所在社区老年人进行延缓衰弱的健康教育,你认为健康教育应包括哪些主要内容?

2. 张老伯,73 岁,退休前是化工厂锅炉间工人。患有糖尿病、高脂血症、高血压。吸烟史 35 年,每天 20 支左右。1 个月前,因支气管炎,口服抗生素效果不显,改为静脉输液氨基糖苷类抗生素治疗一周后,家人察觉老伯听人说话声音困难、经常误解他人说话的意思,陪伴前来就诊。

问题:

（1）张老伯听力明显减退的直接原因可能是什么?

（2）如果被诊断为双侧耳聋二级,应如何为他创造有助于交流的环境?

3. 陈老伯,67 岁,机关退休干部,高血压病史 15 年,近期经常会连续几天出现血压波动,经询问发现其近期经常出现便秘症状,经常每隔几天就自行使用"开塞露",平日生活方式喜欢以静坐读书为主,较少外出活动。针对陈老伯的便秘问题,应如何制定适宜的护理措施?

4. 患者,男性,68 岁,因"突发右侧肢体活动障碍伴言语障碍 3 小时"入院,诊断为"脑出血"。既往有高血压病史 20 余年,平时未规律服用降压药。患者坐轮椅入病房,入院时体检:T 36.8℃,P 78 次/min,R 16 次/min,BP 186/110mmHg。神志清楚,口角歪斜,右侧鼻唇沟变浅,右侧鼓腮、示齿、噘嘴不能,伸舌偏右,右侧上下肢肌张力增高,右上肢肌力 1 级,右下肢肌力2级。右侧偏身深浅感觉减退。有饮水呛咳现象。某日早晨,家属协助患者在平卧状态下服药时出现误吸,导致呼吸暂停、面色口唇发绀、大小便失禁。

问题:

(1) 患者发生误吸的危险因素有哪些?

(2) 针对该误吸应如何处理?

(3) 如何有效预防患者发生噎呛及误吸?

第九章

老年人常见疾病的护理

学习目标

1. 掌握老年高血压、老年冠心病、老年脑卒中、老年肺炎、老年慢性阻塞性肺疾病、老年胃食管反流病、老年糖尿病、老年骨质疏松症、老年退行性骨关节病、老年帕金森病的定义、临床表现、护理措施。

2. 熟悉老年高血压、老年冠心病、老年脑卒中、老年肺炎、老年慢性阻塞性肺疾病、老年胃食管反流病、老年糖尿病、老年骨质疏松症、老年退行性骨关节病、老年帕金森病等疾病的特点、护理诊断、预防措施。

3. 了解老年高血压、老年冠心病、老年脑卒中、老年肺炎、老年慢性阻塞性肺疾病、老年胃食管反流病、老年糖尿病、老年骨质疏松症、老年退行性骨关节病、老年帕金森病等疾病的发生因素、辅助检查。

第一节　老年高血压患者的护理

高血压(hypertension)是以体循环动脉血压升高为主要临床表现伴或不伴有多种心血管危险因素的综合征。老年高血压(elderly hypertension)是指年龄≥65 岁的老年人在未使用抗高血压药物的情况下,血压持续或非同日 3 次以上坐位收缩压(systolic blood pressure,SBP)≥140mmHg(18.7kPa)和/或舒张压(diastolic blood pressure,DBP)≥90mmHg(12.0kPa);SBP≥140mmHg 和 DBP<90mmHg 则可定义为单纯收缩期高血压(isolated systolic hypertension,ISH)。老年 ISH 超过半数。患者既往有高血压史,目前正在用抗高血压药物,血压虽低于 140/90mmHg,也应诊断为高血压。老年高血压分级方法与一般成年人相同。

老年人高血压除了血压升高以外,还伴有心、脑、肾等脏器的损害,且排除继发性或假性高血压的全身性疾病。老年高血压是导致老年人脑卒中、冠心病、肾衰竭、充血性心力衰竭和主动脉瘤发病率和死亡率升高的主要危险因素之一。1991 年全国高血压抽样调查资料显示,我国≥60 岁老年人高血压患病率是 40.4%,2002 年全国营养调查显示患病率是 49.1%,2012~2015 年全国高血压分层多阶段随机抽样横断面调查资料显示患病率为 53.2%,患病率总体呈增高趋势。老年人群高血压患病率随增龄而显著增高,男性患病率为 51.1%,女性患病率为 55.3%。农村地区居民高血压患病率增长速度较城市快。

【护理评估】

（一）危险因素

1. 内在因素　老年人大动脉粥样硬化、外周阻力升高、肾脏排钠能力减退、α 受体功能

09章01节PPT

PPT 课件

亢进、血小板释放功能增强及压力感受器功能减退与失衡等。原发性高血压具有家族聚集性,提示其存在遗传基础或伴有遗传生化异常。研究表明:双亲均有高血压的子女患高血压的概率明显高于双亲均为血压正常者子女的概率。

2. 外在因素

(1) 膳食:中度以上饮酒、高盐、膳食中过多的饱和脂肪酸或饱和脂肪酸与不饱和脂肪酸的比值较高均可使血压升高,而膳食中充足的钾、钙、优质蛋白对血压的升高起到对抗作用。

(2) 精神应激:不同的职业分工、经济条件及各种负性事件与高血压的发生有关。人在长时间精神紧张、焦虑、压力或长期环境噪声、视觉刺激下均可引起血压升高。

(3) 其他因素:不良的生活方式,如缺乏体育锻炼、超重和肥胖也是血压升高的重要危险因素。一般采用体重指数(BMI)来衡量超重和肥胖程度,血压与 BMI 呈显著正相关。超重和肥胖与高血压的关系不仅仅取决于总体重,还与脂肪的分布有很大关系。老年人主要表现为向心性肥胖,脂肪细胞大,但其数量无明显变化。腰围反映向心性肥胖程度,腰围男性≥90cm 或女性≥85cm,发生高血压的风险是腰围正常者的 4 倍以上。此外,阻塞性睡眠呼吸暂停综合征也可能与高血压的发生有关。

(二) 健康史

1. 既往史和家族史　询问老年人平时的健康状况,活动情况,高血压病程,既往血压水平以及抗高血压治疗的结果与副作用;有无高血压、糖尿病、冠心病、血脂异常、脑卒中或肾脏疾病、高尿酸血症等疾病史及家族史。

2. 用药史　详细询问正在服用的药物以及曾经发生过的药物不良反应。

3. 生活方式　评估患者是否存在不健康的生活方式,如高脂、高盐饮食、吸烟、饮酒、情绪紧张、体力活动量少等。

(三) 身体评估

1. 临床表现

(1) 一般症状:多数患者症状并不典型或者没有自觉症状,不少患者是在体检时被发现的。部分老年高血压患者早期有头痛、头晕、耳鸣、心悸、烦闷、失眠、乏力、健忘等。尤其是头痛比较常见,一般发生在额部或枕部,呈搏动样疼痛或胀痛。

(2) 特征性表现:老年高血压的表现与中青年有所不同,具体见于以下几方面:

1) 以 ISH 多见:老年高血压患者常见 SBP 升高和脉压增大。我国人群统计老年单纯收缩期高血压患病率为 21.5%,占老年高血压总人数的 53.21%。收缩压随着年龄增长而增高,舒张压降低或不变,出现收缩压和舒张压分离现象,致脉压增大,脉压越大,动脉硬化程度可能越严重,它是反映动脉损害程度的重要标志,更能预测心血管事件的发生。

2) 血压波动性大:老年人血压易随情绪、季节、昼夜的变化而出现明显波动,血压昼夜节律异常,表现为夜间血压下降幅度小于 10% 或超过 20%,晨峰高血压现象明显,使心脑肾等靶器官损害的危险性显著增加。老年人的 SBP、DBP 和脉压的波动均明显增大,尤其是SBP,1 天内波动可达 40mmHg。约 1/3 的患者表现为冬季高、夏季低。血压波动大使老年人容易发生直立性低血压,并且恢复的时间要延长。

3) 症状少而并发症多:由于脏器老化、长期高血压加重了对靶器官的损害。在靶器官明显损害前,半数以上老年高血压患者无症状,因而缺乏足够的重视,导致病情进展和并发症的发生,其并发症发生率高达 40%。并发症可分为与血压升高有关和与加速动脉硬化有关两类,前者包括心力衰竭、脑出血、主动脉夹层分离和肾动脉硬化;后者包括脑血栓形成、冠心病及其他动脉阻塞性病变。其中冠心病、脑卒中为常见且严重的并发症,收缩压升高

10~12mmHg 或舒张压升高 5~6mmHg,脑卒中的危险就增加 35%~40%,冠心病意外增加20%~25%。

4)合并多种疾病:老年高血压常与糖尿病、高脂血症、高尿酸血症、动脉粥样硬化、肾功能不全、前列腺增生等疾病共存并相互影响,从而加速动脉硬化的进程,引起心、脑、肾等重要脏器的并发症,使其治疗变得更为复杂,致残、致死率增高。

2. **血压的测量** 为了使测得的血压能代表患者平时的血压情况,应注意不要吸烟饮酒,患者测血压前 30 分钟避免饮刺激性饮料如浓茶、可乐、咖啡等,患者应在安静状态下休息 15 分钟后再进行血压测量。

3. **靶器官损害**

(1)心脏:老年高血压患者左心室后负荷过重易引起左心室扩大、肥厚,最终导致心力衰竭。高血压还可促使冠状动脉粥样硬化的形成及发展,可出现心绞痛、心肌梗死甚至猝死。

(2)脑:长期高血压可引起脑血管破裂而致脑出血。亦可引起缺血性脑血管病,出现短暂脑缺血发作、脑血栓形成等。

(3)肾:65 岁以上的老年高血压患者几乎都有中度以上的肾动脉硬化,可出现等渗尿、蛋白尿,晚期可出现肾衰竭。

(4)血管:严重高血压除引起心、脑、肾血管病变外,还可使主动脉夹层瘤形成并破裂而致命。

(四)心理-社会状况

了解老年人的性格特征、情绪、压力及经济状况等,评估老年患者对本病的认识程度,是否具有自我保健知识,是否坚持长期遵医嘱服药,评估其家属是否具备本病的有关知识及对患者带来的经济负担是否给予理解与支持。

(五)辅助检查

老年高血压患者在心电图、胸部 X 线、眼底检查等方面表现与一般成人高血压没有区别。但在以下方面有其特殊性。

1. **24 小时动态血压监测** 老年患者血压波动性较大,有些高龄老年人血压昼夜节律消失。

2. **血脂、血糖监测** 老年高血压患者常合并高血脂、高血糖。

3. **内分泌检测** 老年高血压多为低肾素型,表现为血浆肾素活性、醛固酮水平、β 受体数目及反应性均低

【常见护理诊断/问题】

1. **头痛** 与血压升高所致的脑供血不足有关。

2. **有受伤的危险** 与血压升高头晕、视力模糊、意识障碍或发生直立性低血压有关。

3. **知识缺乏** 缺乏用药、饮食、运动、自我调控情绪等方面的知识。

4. **活动无耐力** 与血压升高所致的心、脑、肾循环障碍有关。

5. **潜在并发症**:高血压急症。

【护理措施】

治疗护理的主要目标是将血压调整至适宜水平,避免过度降低血压,最大限度地降低心血管病死亡和致残的危险,提高生活质量。现行的多数高血压指南建议将老年人血压控制在<140/90mmHlg 以下,80 岁以上高龄老年人降压的目标值为<150/90mmHg。当老年人血压≥140/90mmHg 时即应建议患者积极改善生活方式,特别是减轻体重与减少食盐摄入,血压≥150/90mmHlg 可以考虑启动药物治疗。老年人高血压的治疗必须是个体化治疗,绝大

笔记栏

多数老年高血压患者需要使用 2 种以上药物。具体措施如下。

（一）一般护理

为患者提供安静、舒适、温暖的环境，如环境安静整洁、温湿度适宜、光线柔和等，以利于老年人充分休息。护理工作要相对集中，动作轻巧，尽量减少探视时间与次数。避免劳累、精神紧张、情绪激动等不良刺激，保证充足的睡眠。冬季注意防寒保暖。

（二）病情观察

每日定时监测血压、心率并做好记录。测血压要求做到四定：定时间、定体位、定部位和定血压计。观察有无头痛、头晕、耳鸣、鼻出血、心悸、下肢水肿等症状；定期复查肝肾功能及电解质变化，观察尿量、颜色，每周测体重一次；观察心脑肾等脏器损害情况。

（三）用药护理

1. 老年人降压药物应用的基本原则　老年高血压患者药物治疗应遵循以下原则：①剂量：初始治疗时通常采用较小的有效治疗剂量，并根据需要，逐步增加剂量；②长效：尽可能使用每日 1 次、24 小时持续降压作用的长效药物，有效控制夜间和清晨血压；③联合：若单药治疗疗效不满意，可采用两种或多种低剂量降压药物联合治疗以增加降压效果，单片复方制剂有助于提高患者的依从性；④适度：大多数老年患者需要联合降压治疗，包括起始阶段，但不推荐衰弱老年人和≥80 岁高龄老年人初始联合治疗；⑤个体化：根据患者具体情况、耐受性、个人意愿和经济承受能力，选择适合患者的降压药物。

2. 药物使用及不良反应观察　降压治疗应强调个性化，根据患者的个体特征及危险分层、合并症来选择降压药，多数老年人需联合应用两种以上降压药才能达到降压目标。目前用于降压治疗的一线药物主要有 6 大类，在考虑到药物作用及老年人自身情况的前提下，需密切观察降压药的不良反应。

3. 联合两种药物治疗的原则　单药治疗血压未达标的老年高血压患者，可选择联合应用 2 种降压药物。初始联合治疗可采用低剂量联用方案，若血压控制不佳，可逐渐调整至标准剂量。联合用药时，药物的降压作用机制应具有互补性，并可互相抵消或减轻药物不良反应。如血管紧张素转化酶抑制剂（ACEI）或血管紧张素Ⅱ受体拮抗剂（ARB）联合小剂量噻嗪类利尿剂。应避免联合应用作用机制相似的降压药物，如 ACEI 联合 ARB。

（四）直立性低血压的护理

1. 老年人在降压治疗时极易发生直立性低血压，特别是在患者联合用药、服首剂药物或加量时，它是导致老年人晕厥、跌倒、骨折和死亡增加的主要原因。表现为乏力、头晕、心悸、出汗、恶心、呕吐等，护理人员应告知患者预防直立性低血压的方法：①服药后卧床 0.5～1 小时，测量并记录卧、立位血压，注意两者是否相差过多，以警惕直立性低血压的发生。若发生时，应采取下肢抬高位平卧，屈曲股部肌肉和摇动脚趾，以促进脚部血流，减少血液淤积在下肢，增加有效循环血量。经常发生者，指导患者起床活动时应先穿上弹力袜再下床活动。②指导患者避免长时间站立：改变姿势时，尤其是从卧、坐位起立时动作应缓慢；如在睡前服药，夜间起床排尿时需防止血压下降引起昏厥而发生意外。沐浴时避免水温过高，避免饮浓茶、饮酒，避免过度用力增加腹腔压力而影响静脉回流。

2. 患者发生直立性低血压的处理　应缓慢平卧，且下肢取抬高位，以促进下肢血液回流。

（五）高血压急症的护理

1. 病情监测　密切监测血压变化，一旦发现血压急剧升高、剧烈头痛、呕吐、大汗、面色及神志改变、视力模糊、肢体运动障碍等症状，立即通知医生。当怀疑出现高血压急症时，需进行详尽的病史收集、体格检查及实验室检查，评价靶器官功能受累情况，以尽快明确是否为高血压急症。

2. 发病时的护理 当发生高血压急症时,患者应绝对卧床休息,协助生活护理,避免一切不良刺激和不必要的活动,给予持续低浓度吸氧。安抚患者情绪,必要时应用镇静剂。对抽搐或昏迷的患者应加强护理,保持呼吸道通畅,防止摔倒、咬伤或窒息。进行心电及血氧监测。迅速建立静脉通路,遵医嘱尽早应用降压药物,用药过程中注意监测血压变化,避免出现血压骤降。应用硝酸酯类降压药如硝普钠时,应采用避光输液器,严格遵医嘱控制滴速;注意定时监测血药浓度,防止氰化物中毒;密切观察药物的不良反应,如头痛、颜面潮红等。

3. 避免诱因 根据患者的特点进行有针对性的指导,向患者阐明不良情绪可诱发高血压急症,使其避免情绪激动,保持情绪平和。指导患者遵医嘱定时定量服用降压药物,不可擅自增减药量、停药,以免血压突然急剧升高。同时指导其尽量避免紧张、劳累和寒冷刺激。

（六）心理护理

指导患者调节紧张情绪,避免过度兴奋,保持心理平衡。向患者及家属说明精神因素与疾病形成的关系,教会患者掌握一定的心理应急方式,学会自我心理疏导调节,提高心理承受能力,保持良好的心理状态。

（七）健康教育

1. 知识宣教 让患者了解自己的病情,包括高血压水平、危险因素及同时存在的临床疾患等,告知患者高血压的风险和有效治疗的益处,使其权衡利弊。指导患者调整心态,学会自我心理调节,避免情绪激动,以免诱发血压增高。对患者家属进行疾病知识指导,使其了解治疗方案,提高其配合度。院外出现高血压急症时,为避免病情加重和途中出现意外,应立即采取以下急救措施:首先稳定患者情绪,立即舌下含服快速降压药。当血压下降,病情平稳后再积极入院诊治。

2. 家庭血压监测指导 教会患者和家属正确的家庭血压测量方法,每次就诊需携带记录,作为医生调整药量或选择用药的依据。

3. 健康生活方式指导 指导患者积极预防和控制高血压的危险因素。限制钠盐摄入,WHO 建议每日摄盐量应<6g;控制体重,合理安排运动量;合理膳食,营养均衡;戒烟限酒,戒烟可降低心血管疾病和肺部疾患风险。老年人应限制乙醇摄入,男性每日饮用乙醇量应<25g,女性每日饮用乙醇量应<15g。白酒、葡萄酒（或米酒）或啤酒饮用量应分别<50、100、300ml。

4. 用药指导 强调长期药物治疗的重要性,用降压药物使血压降至理想水平后,继续服用维持量,以保持血压相对稳定,对无症状者更应强调。告知有关降压药物的名称、用法、剂量、作用及不良反应,并提供书面材料。嘱患者必须遵医嘱按时按量服药,如根据自觉症状来增减药物、忘记服药或在下次吃药时补服上次忘记的药量,均可导致血压波动。不能擅自突然停药,经治疗血压得到满意控制后,在医生指导下可以逐渐减少剂量。

5. 饮食指导 为减轻体重,应减少食物中脂肪摄入量,使体重保持在理想的范围内,体重指数控制在<24;适当增加粗纤维食物,保持大便通畅;限制肥肉、动物内脏、蛋黄等含胆固醇高食物,适量补充鱼类、蛋类等蛋白质,补充足量钙和钾盐,多食芹菜、蘑菇、豆类、木耳、牛奶、虾皮、紫菜等食物,多食菠菜、油菜、香菜、香蕉、橘子等含钾丰富的新鲜蔬菜及水果,做到戒烟限酒,每餐不宜过饱。

6. 运动指导 适当运动不仅可使收缩压和舒张压下降,而且对减轻体重、增强体力起着重要作用。适当参加有氧运动,结合血压的变化及自觉症状,宜选择中小强度、较长时间、大肌群的动力性运动如步行、慢跑、打太极拳、游泳等,应量力而行,可采用心率来监测运动强度,对中老年人来说,可以采用最简单而安全的心率计算方法:适宜的有氧运动心率 = 170-年龄。而对体弱且年纪较大的人,为了安全,可以选择心率控制在(170-年龄)×0.9 以下。在锻炼过程中,除了自身加强安全意识外,最好结伴而行,防止碰伤、跌倒等事故。清晨交感神经处于兴奋时期,血压易于波动,因此患者起床时应缓慢,清醒后逐步起床,以防止脑供血骤然下降致晕倒摔伤。

7. 定期随访 患者的随访时间可依据心血管风险分层来确定:低危或中危者,每 1~3 个月随诊 1 次;高危者,至少每 1 个月随诊 1 次。

（八）中医中药

高血压是西医学病名,中医学无高血压的病名及其作为专病的记载。在古代文献中,有关高血压的内容多分散记录在"头痛""眩晕""厥"等病证中,以"眩晕"最具代表性。若高血压病情进一步进展,出现靶器官损害时,则多在"心悸""怔忡""胸痹""水肿""中风"等病证记载。专家提示,高血压常见病候为肝阳上亢、阴虚、肝火亢盛、肾虚等。肝阳上亢证的主症为眩晕、头重脚轻、头目胀痛、急躁易怒、面红目赤、舌红苔黄、脉弦数;阴虚证的主症是五心烦热、舌红少苔或无苔、咽燥口干、脉细数;肝火亢盛证的主症是头晕胀痛、急躁易怒、面红目赤、舌红苔黄、脉弦数;肾虚证的主症是腰脊酸痛、耳鸣或耳聋、胫酸膝软或足跟痛。具体护理原则包括:

1. 起居有常 适应四时气候变化,注意防寒防暑;督促患者按时起居,养成有规律的睡眠习惯。

2. 环境适宜 病室宜空气流通,保持病室安静整洁,工作中到说话轻、走路轻、关门轻、操作轻。病室环境要简单实用,室内定期消毒。病室温度应适宜。

3. 劳逸适度 对于急性期和危重期患者,要让其静卧休息,病情好转再做适当活动。

4. 情志护理 让患者了解疾病的具体情况,发病原因和注意事项。保持良好的心境,避免情绪暴躁,提高患者治愈的信心,培养积极乐观的生活态度。对患者进行释疑解惑,说理开导,以情盛情,转移注意力,顺情从欲,顺从患者情绪,满足患者身心需要。

5. 饮食有节 合理配膳,注意饮食卫生,因人因事制宜,保持良好的进食习惯,加强食后护理。

知识链接

老年高血压患者的血压监测
——2019 中国高血压防治指南建议

血压测量是评估血压水平、诊断高血压以及观察降压疗效的根本手段和方法。由于老年人可能具有血压波动大、夜间高血压、清晨高血压和直立性低血压等特点,应鼓励老年高血压患者开展家庭自测血压和动态血压监测,定期(如每年)进行双上肢及四肢血压和不同体位(立、卧位)血压测量。特别注意临睡前、清晨时间段和服药前的血压监测。

1. 诊室血压测量 诊室血压测量是指由医护人员在医院环境下按照血压测量规范进行的血压测量,是目前评估血压水平以及观察降压疗效的常用方法。

2. 诊室外血压测量 诊室外血压监测更适合老年高血压患者,并且能更真实地反映个体生活状态下的血压状况,预测心血管风险能力优于诊室血压。诊室外血压监测包括家庭血压监测和动态血压监测两种方法。

（1）家庭血压监测:又称为自测血压。可用于评估数日、数周、数月、甚至数年的血压控制情况和长时血压变异,有助于改善患者治疗依从性。

（2）动态血压监测:使用自动血压测量仪器,连续测量个体日常工作和生活状态下的血压水平和血压波动状态。特别是监测夜间睡眠期间的血压,可以全面和准确地评估个体血压水平和波动状态,鉴别白大衣高血压和检出隐匿性高血压、诊断单纯性夜间高血压。

3. 进行家庭血压监测时需选择合适的血压测量仪器,可使用经过验证的上臂式全自动或半自动电子血压计。

4. 建议每天早晨和晚上测量血压,每次测 2~3 遍,取平均值;血压控制平稳者,可每周 1 天测量血压。

5. 最好能够详细记录每次测量血压的日期、时间以及所有血压读数,而不是只记录平均值。应尽可能向医生提供完整的血压记录。

6. 对于精神高度焦虑患者,不建议自测血压。

第二节　老年冠状动脉粥样硬化性心脏病患者的护理

PPT 课件

心血管系统疾病是导致老年人死亡和病残的主要原因。随着年龄的增长,心血管系统也随之发生形态结构和功能的老化,老年人心脏泵功能随年龄增长而减退。冠状动脉粥样硬化性心脏病(coronary atherosclerotic heart disease),简称冠状动脉性心脏病或冠心病,是指冠状动脉粥样硬化,血管腔狭窄或阻塞,和/或因冠状动脉功能性改变(痉挛)导致心肌缺血缺氧或坏死而引起的心脏病。

冠心病是老年人最常见的心脏病,在欧美国家尤为显著。老年冠心病的主要病因是冠状动脉粥样硬化。本病多发于 45 岁以后,60 岁以前男性发病较女性明显增多,而女性 60 岁后发病与男性渐趋一致,认为与绝经期后雌激素分泌下降有关。70 岁以上的老年人几乎都有不同程度的冠心病。除年龄因素之外,老年冠心病还与高血压、糖尿病等有关。

一、危险因素

1. 遗传因素

（1）家族史:早发性冠心病家族史,即双亲或其他直系亲属为 55 岁前,母亲或其他女性直系亲属为 65 岁前发生并确诊心肌梗死(myocardial infarction,MI)。

（2）种族:白种人比非白种人冠心病的病死率高,但非白种妇女的病死率比白种妇女略高。

2. 个体因素

（1）年龄与性别:男性 ≥45 岁,女性 ≥55 岁或提前绝经而未补充雌激素。

（2）性格:A 型性格行为。

（3）体型:肥胖。

3. 疾病因素

（1）血脂异常:关系最为密切的血脂异常为胆固醇、甘油三酯、低密度脂蛋白、极低密度脂蛋白增高和高密度脂蛋白降低。

（2）高血压:不论性别,收缩压和舒张压升高都是危险因素。

（3）糖尿病:尤其是血糖控制不良的老人。

（4）呼吸系统疾病：肺部感染、慢性阻塞性肺疾病（COPD）等。

4. 生活方式　吸烟、缺少活动、饱餐、情绪激动等。

二、老年人冠心病特点

老年人因其自身的特点，在临床表现、患病程度、发病特点、治疗方法、预后等方面都与典型冠心病有所不同。

1. 老年冠心病患者临床表现多样化，可出现胸闷、心前区疼痛、呼吸困难、心力衰竭、心律失常、乏力、头昏、肩背痛、上腹痛、牙痛等症状，甚至猝死。

2. 老年人冠心病有的很不典型，极易与心外疾病相混淆，容易发生误、漏诊，故对以心外症状就诊的老年人，首先应排除心脏疾患。

3. 老年冠心病患者易合并心功能不全，有的甚至以心功能不全为主要表现。

4. 老年冠心病患者并存其他疾病多，如合并高血压、高血脂、慢性阻塞性肺病、糖尿病、脑血管疾病、肺心病等，这些疾病相互作用、相互影响、互为因果，导致本病治疗复杂，死亡率较高。

5. 老年人由于生理老化因素，多存在器官功能退行性病变，如心脏瓣膜退行性变、心功能减退等。

三、分类

根据病理解剖和病理生理变化的不同，本病可分为急性冠脉综合征（acute coronary syndrome，ACS）和慢性冠脉病（chronic coronary artery disease，CAD）或称慢性缺血综合征（chronic ischemic syndrome，CIS）两大类。前者包括不稳定型心绞痛（unstable angina，UA）、非 ST 段抬高性心肌梗死（non-ST-segment elevation myocardial infarction，NSTEMI）、ST 段抬高性心肌梗死（ST-segment elevation myocardial infarction，STEMI）和冠心病猝死；后者包括稳定型心绞痛、冠脉正常的心绞痛（如 X 综合征）、无症状性心肌缺血和缺血性心力衰竭（缺血性心肌病）。其中，老年人心绞痛和老年人急性心肌梗死在临床最常见，且老年人 AMI 病死率较高。

老年心绞痛

心绞痛（angina pectoris）是指冠状动脉机械性或动力性狭窄致冠状动脉供血不足，心肌急剧、暂时的缺血、缺氧所导致的以短暂胸痛为主要表现的临床综合征。老年心绞痛最常见的基本病因是冠状动脉粥样硬化引起动脉管腔狭窄，其次为主动脉瓣病变，冠状动脉痉挛等。可分为稳定型心绞痛和不稳定型心绞痛。

【护理评估】

（一）健康史

1. 患病及诊治经过　询问老年患者首次发生心绞痛的时间，是否有胸痛、心前区憋闷等症状，进一步了解心绞痛出现的部位、性质、严重程度、持续时间、发作频率、缓解因素及诱因，确认有无伴随症状、是否呈进行性加重、有无并发症等。了解既往检查结果、治疗经过及效果以及老年人的遵医情况等。

2. 目前状况　评估患者此次就医的主要原因，是否有胸痛、胸闷、心悸、咽部不适等心绞痛表现。老年人心绞痛症状常不典型，具有以下特点：

（1）疼痛部位不典型：疼痛部位可发生在牙部、咽喉部、下颌部、左肩部、背部、上肢与上腹部等，或仅有胸骨后压迫感窒息感等。发作时间多在夜间，白天脑力、体力过度，精神刺激也可发病。

（2）疼痛程度减轻：发病时疼痛轻微或没有疼痛，而代之以憋闷、疲劳、衰弱，或中枢神经症状。患糖尿病的老年人由于自主神经病变可仅感胸闷，完全无痛。另外，由于老年人常同时患有多种器官疾病，故心绞痛症状易为其他疾病症状所掩盖或混淆，可造成严重后果。

（3）疼痛性质不典型：由于痛觉减退，疼痛程度往往较轻，30%~40%的老年人无典型心绞痛发作，而有恶心、呕吐、腹泻等，此外，如气促、疲倦、喉部发紧、左上肢酸胀、烧心（胃部或胸骨后的烧灼感）表现较多。少数心前区有针刺样或压榨样疼痛，疼痛持续时间短则数分钟，长则10分钟以上；也会有无症状心肌缺血的发生。

（4）诱发因素不典型：较多发生在情绪激动或精神紧张后，老年人剧烈运动后相对较少，也可能在休息状态或睡眠中发作。

3. 相关病史　患者有无与心血管病相关的疾病，如糖尿病、甲状腺功能亢进症（简称甲亢）、贫血等，是否已进行积极的治疗，疗效如何。患者直系亲属中有无与遗传相关的心血管病，如原发性高血压、冠心病等。

4. 心理-社会状况　老年心绞痛易反复发作，且体力活动受限，易引起患者紧张、烦躁不安、甚至恐惧的情绪，故应综合评估患者心理问题。另外，还应评估老年人的家庭状况、个人应对方式、经济情况、生活习惯、家庭与社会支持状况等。

5. 生活史与个人史　患者是否吸烟、饮酒及用量，有无酗酒；饮食习惯如何，有无进食过多的动物脂肪、胆固醇、糖和钠盐，是否喜欢进食辛辣刺激性食物；有无性格急躁，情绪不稳定；作息时间是否规律等。

（二）身体评估

1. 一般状态　评估患者入院时的意识和精神状态、体位、生命体征；有无面色苍白、皮肤湿冷、心率增快、血压升高、痛苦表情等；有无放射痛、恶心、呕吐、心悸或呼吸困难等。

2. 专科评估　检查有无心脏扩大，听诊有无心律异常，有无第三或第四心音，有无奔马律及心尖部收缩期杂音等。

3. 辅助检查

（1）心电图：是发现心肌缺血，诊断心绞痛最常用的检查方法。老年心绞痛的心电图异常呈现非特异性 ST-T 改变，即心绞痛发作时一过性的完全左束支传导阻滞，常提示多支冠状动脉病变或左心功能不全。24 小时动态心电图可显著提高缺血性心脏病的检出率。

（2）心电图负荷试验：包括运动负荷、药物负荷以及经食管心房调搏负荷试验。最常用的是运动负荷试验，主要为分级活动平板或踏车。阳性结果虽对冠心病诊断有一定价值，但老年人可因肺功能差或体力不支而影响结果判断。

（3）放射性核素检查：可早期显示缺血区部位和范围，结合其他临床资料，对心肌缺血诊断有较大价值。

（4）冠状动脉造影：不仅具有确诊价值，而且也是明确病变部位和是否进行冠状动脉血运重建的参考指标。

（5）超声心动图：心绞痛发作时可发现室壁运动幅度降低，无运动或反向运动，射血分数降低。

（6）其他检查：血糖、血脂检查可了解冠心病危险因素；胸痛明显者需检查血清心肌损伤标志物、心肌酶；血常规注意有无贫血；胸部 X 线有助于了解其他心肺疾病的情况。

【常见护理诊断/问题】

1. 心排血量减少　与心脏负荷加重、心肌收缩力下降、心肌缺血缺氧有关。

2. 急性/慢性疼痛　与心肌缺血、缺氧有关。

3. **活动无耐力** 与心肌氧的供需失调有关。

4. **知识缺乏** 缺乏控制诱发因素及预防心绞痛发作的知识。

5. **潜在并发症** 急性心肌梗死、心律失常、心力衰竭、心源性休克。

【护理措施】

（一）一般护理

当老年人心绞痛发作时，应首先停止所有的活动，立即坐下或躺在床上，安静卧床休息直到疼痛消失为止，并立即给予舌下含服硝酸甘油，进行心电监护，监测患者血压、心率、心律、心电图变化，直至心绞痛症状完全缓解。减少探视，保持环境安静，保证充足的睡眠。

（二）用药护理

1. **硝酸酯类** 心绞痛发作时给予舌下含服硝酸甘油，用药后注意观察患者胸痛变化情况，如服药后 3~5 分钟仍不缓解可重复使用。如含服硝酸甘油片后延迟见效或完全不见效应考虑以下原因：①患者长期反复用药产生耐药性，需增加剂量或停药 10 小时后可恢复疗效；②硝酸甘油已过期、保存不当失效或未溶解；③患者病情发生进展；④疼痛为其他原因而非心绞痛。

对于心绞痛发作频繁者，可遵医嘱给予硝酸甘油静脉滴注，但应控制滴速并告知患者及家属不可擅自调节滴速，每分钟 20~30 滴。改变体位时动作宜缓慢，以防发生低血压。部分患者用药后出现面部潮红、头部胀痛、头晕、心动过速、心悸等不适，应告知患者及家属是由于药物所产生的血管扩张作用导致，以解除顾虑。

2. **β 受体阻滞剂** 遵循个体化原则，从小剂量开始，使心率维持在 55 次/min 以上。老年人用药剂量较中年人要小。伴有慢性阻塞性肺疾病、心力衰竭或心脏传导病变的老年人对 β 受体阻滞剂很敏感，易出现不良反应，故应逐渐减量停药。

3. **钙通道阻滞药** 可引起老年人低血压，应从小剂量开始，长效制剂氨氯地平血药浓度与肾功能损害无关，故可适用于老年心绞痛合并高血压的患者。维拉帕米有明显的负性肌力和负性传导作用，用于老年心绞痛，治疗时应密切观察其不良反应。

4. **他汀类降脂药** 应严密监测转氨酶及肌酸激酶等生化指标，及时发现药物可能引起的肝功能损害和疾病，采用强化降脂治疗时，应监测药物的安全性。

（三）病情观察

1. 心绞痛发作时患者易猝死，夜间应加强巡视，密切观察心率、节律变化。

2. 如患者在心绞痛发作时伴有血压下降、意识改变、心律失常等，提示有急性心肌梗死的可能，应立即采取急救措施，并通知医师。

（四）健康指导

1. 患者及亲属不可擅自调节滴速。

2. **心理护理** 关心和安慰患者，在患者无心绞痛发作期间，鼓励做一些适当的活动，解除患者对疾病的恐惧感。向患者讲解有关心绞痛的发生、发作时的表现、诱因、采取自救的方法以及预防发作的措施。让患者及家属学会当心绞痛发作时应立即休息、舌下含服硝酸甘油 1~2 片，如 3~5 分钟症状仍未缓解，可再重复使用。教会患者及家属硝酸甘油的使用和保存方法。对不稳定型心绞痛患者应教会患者识别心肌梗死的先兆症状。

（五）中医中药

传统中医药对老年心绞痛的康复有一定效果，如适合于老年人的气功锻炼强调"放松、入静、意守丹田"和"意到、气到、力到"等原则，可使神经系统的兴奋和抑制得以平衡，对心绞痛老年人十分有益。在心绞痛康复早期应练习静气功，每次练 10 分钟，每日 2~3 次，逐渐增加至每次 20~30 分钟。病情稳定后可改练动气功。

老年急性心肌梗死

急性心肌梗死(acute myocardial infarction, AMI)是指心肌长时间缺血导致心肌细胞死亡,即在冠状动脉粥样硬化的基础上,冠状动脉内斑块破裂出血、血栓形成或冠状动脉严重持久地痉挛,发生冠状动脉急性阻塞,冠状动脉血供急剧减少或中断,相应心肌严重而持久地缺血,引起部分心肌缺血性坏死。老年人急性心肌梗死的发生率明显高于中青年人,且年龄是影响其预后的重要因素。急性心肌梗死发病率男性高于女性,年龄多在40岁以上。有研究表明,约2/3心肌梗死患者年龄在65岁以上,80岁以上患者死亡率高达28%。其发病的危险因素是高血压、高血脂、糖尿病、吸烟、肥胖等。

【护理评估】

（一）健康史

1. **既往史** 了解患者有无高血压、冠心病、心绞痛病史,其首次发病的时间、治疗、护理经过及转归情况、了解患者日常休息、活动情况。

2. **用药史** 了解患者本次发病时曾用过硝酸酯类药物名称、剂量、用法、效果及不良反应。了解患者及家属对所用药物的有关知识。

3. **家族史** 是否有家族中有患冠心病、心血管疾病等病史。

（二）身体评估

1. **现病史** 询问患者起病前数日至数周有无乏力、胸部不适、烦躁、心悸、心绞痛等前驱症状,胸痛是急性心肌梗死最早最突出的症状。疼痛常持续数小时,服硝酸甘油无效。

2. **临床表现** 与心肌梗死面积的大小、部位、侧支循环情况关系密切,典型的症状是出现严重而持久的胸痛。老年心肌梗死患者临床症状差异很大。

（1）临床特点:

1）梗死先兆:多数患者于发病前数日有前驱症状,如心绞痛发作频繁,持续时间长,程度加重,休息或含服硝酸甘油不能缓解,甚至在休息或睡眠中发作,易猝死。

2）疼痛:最先出现的症状,疼痛部位和性质与心绞痛相同,多无明显诱因,常于安静时或用力大便后发生,持续时间较长,程度较重,可达数小时或数天,在老年患者中,无痛者多见。

3）发热:通常在24~48小时后出现,程度与梗死范围常呈正相关,体温一般中度热,持续3~7天,很少超过39℃。

4）胃肠道症状:疼痛剧烈时常伴有频繁的上腹胀痛、恶心、呕吐。

（2）症状不典型:有典型临床症状的老年心肌梗死患者不到1/3,老年患者由于种种原因,当发生急性心肌梗死时常表现为多种不典型的临床症状,疼痛部位和性质与持续时间均不典型,高龄患者很少发生梗死先兆,表现为无心前区或胸骨后疼痛,或疼痛轻微,或以其他器官、系统症状为主要表现如牙、肩、腹等部位疼痛或出现气促、呼吸困难、意识障碍等,也有以并发症为首发症状就诊。

（3）复发性:复发性是老年急性心肌梗死的另一个重要特点,老年心肌梗死患者以非Q波性心肌梗死较多,再梗及梗死后心绞痛发生率高,且易发生心肌梗死面积扩展。因此,当陈旧性心肌梗死的老年患者处于应激状态(如感染、高热、手术)时,均应进行心电监护,观察其心电图的动态变化。

（4）并发症多:老年心肌梗死患者各种并发症的发生率明显高于中青年人,其中室壁瘤的发生率是中青年人的2倍,70岁以上的心肌梗死患者心脏破裂的发生率较中青年人高3倍,水、电解质失衡发生率为56.7%(中青年31.3%),院内感染发生率为20.4%(中青年

笔记栏

5.7%）。最常见的三大并发症有心律失常、心力衰竭、心源性休克,老年人常以并发症为首发症状出现。其中心律失常是最常见的并发症,发生率较非老年患者明显增高。

（三）辅助检查

1. 心电图表现

（1）心电图的特征性改变

1）在面向心肌坏死区的导联上出现宽而深的Q波。

2）在面向坏死区周围心肌损伤区的导联上出现ST段抬高呈弓背向上型。

3）在面向损伤区周围心肌缺血区的导联上出现T波倒置。心内膜下心肌梗死无病理性Q波。

（2）可根据出现特征性改变的导联来判断心肌梗死的部位:如V_1、V_2、V_3反映左心室前壁和间壁;Ⅱ、Ⅲ、aVF反映下壁;Ⅰ、aVF反映左心室高侧壁病变。

（3）心电图的动态性改变对诊断也很有价值。

1）超急性期:发病数小时内,可出现异常高大两支不对称的T波。

2）急性期:数小时后,ST段明显抬高,弓背向上,与直立的T波连接,形成单向曲线,1~2日内出现病理性Q波,同时R波减低,病理性Q波或QS波常持久不退。

3）亚急性期:ST段抬高持续数日,于两周左右逐渐回到基线水平,T波变为平坦。

4）恢复期:数周至数月后,T波呈V形对称性倒置,此可永久存在,也可在数月至数年后恢复。

2. 心肌酶谱

（1）心肌肌钙蛋白I(cTnI)或T(cTnT):诊断心肌坏死最特异和敏感的首选指标,肌钙蛋白超过上限值结合心肌缺血证据即可诊断AMI。

（2）肌酸激酶同工酶(CK-MB):对判断心肌坏死的临床特异性较高,适于早期(<4小时)AMI诊断和再发心肌梗死诊断。连续测定CK-MB还可判定溶栓治疗后梗死相关动脉开通,此时CK-MB峰值前移(14小时以内);

（3）肌红蛋白:有助于早期诊断,但特异性较差。

3. 其他 血常规、血沉检查可反映组织坏死和炎症反应情况。

4. 心理-社会状况 急性心肌梗死时胸痛程度异常剧烈,患者可有濒死感,表现为语调低沉、不敢活动。此外,AMI会造成活动耐力和自理能力下降。故护士应评估患者的心理状态,了解患病对其身心状态的影响程度,患者对疾病的认识程度、患者的经济状况和家人的支持程度。

【常见护理诊断/问题】

1. 急性疼痛 与心肌梗死缺血、坏死有关。

2. 活动无耐力 与心排血量减少有关。

3. 便秘 与心梗老人长期卧床、活动量减少有关。

4. 恐惧 与心肌急性坏死、休克,生存危机感有关。

5. 知识缺乏 缺乏急性心肌梗死的相关知识。

6. 潜在并发症 心力衰竭、心源性休克、心律失常、猝死。

【护理措施】

（一）一般护理

患者第1~3天应在冠心病监护治疗病房(coronary care unit,CCU)内绝对卧床休息,保持环境安静,限制探视。卧床休息2周,解除思想负担。病情稳定无并发症者,2~3周可坐起,4~6周可逐步下床活动。指导患者在床上排便,并嘱患者在排便时不宜过分用力。便秘时可遵医嘱给予患者适当通便药。严密观察患者活动后心率、血压、心律的变化,并随时询问患者有无心前区痛、呼吸困难、头晕等症状。

（二）病情观察

注意有无胸痛,体温、呼吸困难、咳嗽咳痰,及时发现心力衰竭先兆。严格监测心电、心率、心律、血压、呼吸,有条件可监测血氧饱和度。入院第 1~2 天,应严密观察有无心律失常,并随时做好抢救准备（包括电除颤）。准确记录患者出入量。

（三）常规药物治疗

护理遵医嘱定时给予必要的镇静药或止痛药物,观察药物不良反应。采用静脉途径给硝酸甘油或硝普钠时应尽量使用输液泵,保证适量给药。

1. 镇痛剂　老年患者对吗啡耐受性降低,使用时应密切观察有无呼吸抑制等不良反应的发生,对伴有阻塞性肺气肿等肺疾病患者忌用。

2. 抗凝制剂　阿司匹林能降低心肌梗死的死亡率,大于 70 岁的老年人受益更大,已成为老年心肌梗死的标准治疗,但使用过程中要观察胃肠道反应及有无出血倾向。

3. β 受体阻滞剂　早期应用可降低老年心肌梗死的死亡率,可选用对心脏有选择性的比索洛尔或美托洛尔,从小剂量开始逐渐增加,以控制心率在 60 次/min 为宜。

4. ACEI　可有头晕、乏力、肾功能损害等不良反应,故老年心肌梗死患者应使用短作用制剂,从小剂量开始,几天内逐渐加至耐受剂量,且用药过程中要严密监测血压、血清钾浓度和肾功能。

（四）溶栓与经皮冠状动脉介入治疗的护理

1. 溶栓治疗的护理　溶栓前先检查血常规、出凝血时间和血型,询问患者是否有溶栓禁忌证。起病时间<12 小时、年龄<75 岁者,适合溶栓治疗。应在严格的监测下用药,防止发生出血和心律失常等并发症。起病 3~6 小时最多在 12 小时内溶栓,效果最好。

常用溶栓药物有非特异性（链激酶、尿激酶）和特异性纤溶酶原激活剂（阿替普酶、瑞替普酶）,采用短时大剂量的给药方法。溶栓前后联合使用肝素和阿司匹林是防止再闭塞的重要措施。

溶栓治疗后,护士要经常询问患者疼痛有无缓解,定时记录心电图,观察抬高的 ST 段是否明显下降、是否出现再灌注心律失常,定时采集血标本,查心肌坏死标志物。避免反复静脉穿刺、肌内注射等操作,在操作之后应延长按压时间,以减少穿刺部位出血。

凡接受急诊溶栓治疗的患者,应密切注意有无出血并发症:观察皮肤、齿龈有无出血、咳痰带血、血尿、黑粪,有无头痛、肢体活动障碍、意识变化,注意心率及血压变化。

2. 经皮冠状动脉介入治疗的护理　老年 AMI 患者介入治疗疗效肯定,目前主要为经皮腔内冠状动脉成形术（percutaneous transluminal coronary angioplasty,PTCA）。穿刺部位出血和皮下血肿为 PTCA 常见的并发症,其他的并发症如气栓、血管闭塞、动-静脉瘘等。术前应向患者介绍治疗的具体方法、注意事项,做好术前准备、术中配合。告知患者如有心悸、胸闷等不适时立即通知医生。重点监测导管定位时、造影时、球囊扩张时,极有可能出现再灌注心律失常时心电及血压的变化,发现异常及时报告医生采取措施。术后重点预防和观察各种并发症,还应密切观察有无再发心前区疼痛、心电图有无变化,及时判断有无新的缺血性事件发生。鼓励老年人多饮水,遵医嘱应用抗生素预防感染。凡接受急诊介入治疗的患者,应观察穿刺伤口有无出血,有无心前区疼痛再发,密切监测心电图变化,及时发现新的缺血性事件发生。

（五）饮食护理

保证足够的热量,进食清淡、易消化、低脂饮食。

笔记栏

（六）心理护理

急性心肌梗死时胸痛程度异常剧烈,患者可有濒死感;或行紧急溶栓、介入治疗,由此产生恐惧心理。由于心肌梗死使患者活动耐力和自理能力下降,生活上需要照顾,患者入院后需要进行一系列检查和治疗,加上对预后的担心,患者易产生焦虑。家庭也可能会因为缺乏疾病的相关知识,或因存在经济压力而导致应对无效。急性心肌梗死发作时,医护人员要同情、关心和安慰患者,以消除患者的紧张、恐惧、焦虑心理。若老年人入住监护室应及时给予心理安慰,告知其医护人员会随时监测其病情变化并及时治疗处理。医护人员工作应紧张有序,避免因忙乱带给老年人及其家属不信任和不安全感。

（七）健康教育

1. **定期随访** 积极治疗高血压、冠心病、高脂血症、糖尿病等疾病,定期到医院复查。

2. **用药与病情自我检测指导** 老年冠心病患者常因用药多、用药久、药品贵等,往往用药依从性低。需要采取形式多样的健康教育途径让患者认识到遵医嘱用药的重要性,告知药物的用法、作用和不良反应,并教会患者定时测脉搏、血压等。若胸痛发作频繁、程度较重、时间较长,服用硝酸酯制剂疗效较差时,应及时就医。

3. **饮食指导** 低盐、低脂饮食,限制热能摄入,避免暴饮、暴食,注意少量多餐。戒烟、酒,忌浓茶、咖啡等。避免过劳、寒冷、饱餐等诱因。每日均应安排充足的休息时间,缓解工作压力与紧张情绪。控制体重增长,以防过度肥胖,避免饱餐,以免急性心肌梗死的再发。

4. **运动康复指导** 加强运动康复教育,与患者一起制订个体化运动处方,指导患者出院后的运动康复。个人卫生活动、家务劳动、娱乐活动等也对患者有益。

（1）运动原则:有度、有序、有恒。

（2）运动项目:有氧步行、慢跑、骑自行车锻炼、简化太极拳等。

（3）运动注意事项:①运动强度:根据个体心肺功能,循序渐进选择 40%~80% 的靶心率范围控制运动强度;②运动持续时间:初始是每次 6~10 分钟,含各 1 分钟左右的热身活动和整理活动;随着患者对运动的适应和心功能的改善,可逐渐延长每次运动持续时间至 30~60 分钟;③运动频率:每周 5~7 日,每日 1~2 次;④运动监测:开始进行运动康复时,必须在护理人员的监测下进行,以不引起任何不适为度,心率增加 10~20 次/min 为正常反应。出现下列情况时应减缓运动进程或停止运动:胸痛、心悸、气喘、头晕、恶心、呕吐等;心肌梗死 3 周内活动时,心率变化超过 20 次/min 或血压变化超过 20mmHg;心肌梗死 6 周内活动时,心率变化超过 30 次/min 或血压变化超过 30mmHg。

5. **保持大便通畅** 便秘是急性心肌梗死患者卧床后主要问题之一,嘱患者排便时勿屏气,避免加重心脏负担和导致附壁血栓脱落。排便不畅时宜加用开塞露,对 5 天无大便者可用低压盐水灌肠。

（八）中医中药

临床上不同医家对于急性心肌梗死的认识不同,中医辨证分型亦各有差异。根据2018 年《急性心肌梗死中西医结合诊疗指南》可分为气虚血瘀证、痰瘀互结证、气滞血瘀证、寒瘀心脉证、气阴两虚证、正虚阳脱证 6 种证型。气虚血瘀型患者宜益气活血祛瘀止痛,给予保元汤合血府逐瘀汤;痰瘀互结型患者推荐使用瓜蒌合桃红四物汤以活血化痰理气;气滞血瘀型患者推荐使用柴胡疏肝散合失笑散以疏肝理气,活血通络;寒凝血脉型患者推荐使用当归四逆汤以散寒宣痹,芳香温通;气阴两虚型患者可予具有益气养阴之效的生脉散加人参养荣汤;正虚阳脱型患者推荐使用四逆加人参汤以回阳救逆,益气固脱。

笔记栏

PPT 课件

第三节 老年脑卒中患者的护理

脑卒中(stroke)是由于各种原因导致的急性脑局部血液循环障碍所导致的神经功能缺损综合征,症状持续时间至少 24 小时以上,包括脑梗死、脑出血、蛛网膜下腔出血等。脑卒中的发病率、死亡率和患病率与年龄成正相关,因老年人血管硬化和血脂增高、脑血流动力障碍等,故为脑血管疾病好发人群。

脑卒中按照病理性质可分为缺血性脑卒中和出血性脑卒中,前者包括脑血栓形成和脑栓塞,统称为脑梗死;后者包括脑出血和蛛网膜下腔出血。老年人脑卒中以脑梗死与脑出血为主。

一、老年脑梗死

脑梗死(cerebral infarction, CI)或称缺血性脑卒中(cerebral ischemic stroke),是各种原因引起的脑部血液供应障碍引起缺血、缺氧,导致局限性脑组织缺血性坏死或脑软化,占全部脑卒中的 60%~80%,随着年龄的增长,发病率会有所升高,是导致老年人致死、致残的主要疾病之一。临床最常见的脑梗死类型为脑血栓形成和脑栓塞,脑血栓形成占脑卒中 60%,脑栓塞约占脑卒中 5%~20%。

脑血栓形成(cerebral thrombosis)为脑梗死中最常见的类型,是脑动脉主干或皮质支动脉粥样硬化导致血管增厚、管腔狭窄闭塞和血栓形成,引起脑局部血流减少或供血中断,脑组织缺血、缺氧导致软化坏死,出现局灶性神经系统症状体征。脑栓塞则是由于各种栓子(血流中异常的固体、液体、气体)沿血液循环进入脑动脉,造成脑动脉堵塞,使血流中断而引起相应供血区的脑功能障碍。

脑血栓临床类型包括:①完全型:起病后 6 小时内病情达高峰,病情重,表现为一侧肢体完全瘫痪甚至昏迷;②进展型:症状在发病后 48 小时内逐渐进展或呈阶梯式加重;③缓慢进展型:起病 2 周后症状仍逐渐发展;④可逆性缺血性神经功能缺失:神经功能缺失症状较轻,但持续存在,可在 3 周内完全恢复,不留后遗症。

【护理评估】

(一)健康史

1. 询问患者起病情况 了解起病时间、方式、有无明显前驱症状,伴发症状。

2. 既往史 了解患者有无脑动脉粥样硬化、高血压、高脂血症、短暂性缺血发作病史;是否有过步态不稳、记忆障碍、失语或一侧肢体麻木、无力、突然跌倒病史;是否进行过治疗。了解患者的生活方式、饮食习惯,是否长期摄入高盐、高脂肪食物,有无烟酒等嗜好,有无家族遗传史。

3. 病因

(1)脑血栓形成:最常见的病因是脑动脉粥样硬化,常伴高血压,二者互为因果关系。高脂血症和糖尿病也可加速动脉粥样硬化的进程。在脑动脉粥样硬化致血管腔狭窄的基础上,粥样斑块内新生血管的破裂、斑块脱落、斑块表面纤维帽破裂或各种原因导致的动脉内膜炎等引起血小板黏附均可导致管腔闭塞。而睡眠、心律失常、心力衰竭、失水等导致的心排血量减少、血流缓慢、血压下降等因素也可促使血栓形成。

(2)脑栓塞:栓子来源可分为心源性、非心源性、来源不明性三类。①心源性为最常见的原因,在发生脑栓塞的患者中约一半以上为风湿性心脏病二尖瓣狭窄并发心房颤动,心肌梗死或心肌病时心内膜病变形成的附壁血栓脱落可形成栓子,以及心脏导管、心脏手术等也可发生脑栓塞;②常见的非心源性原因为主动脉弓及其发出的大血管的动脉粥样硬化斑块和附着物脱落引起栓塞,还有长骨骨折的脂肪栓子、败血症的脓栓及减压病时的气体栓子等;③30%的脑栓塞不能明确原因。

（3）病理生理:脑组织对缺血、缺氧损害非常敏感,阻断血流30秒脑代谢即发生改变;1分钟后神经元功能活动停止;脑动脉闭塞导致缺血超过5分钟即可发生脑梗死。急性脑梗死病灶由中心坏死区及周围的缺血半暗带组成。坏死区由于完全性缺血导致脑细胞死亡,但缺血半暗带仍存在侧支循环,可获得部分血液供应,尚有大量可存活的神经元;如果血流迅速恢复,可使脑代谢改善,受损的神经细胞仍可存活并恢复功能。因此,保护这些可逆性损伤神经元是急性脑梗死治疗的关键。

（二）身体评估

1. 一般状态　评估气道、呼吸与循环功能后,进行一般体格检查与神经检查。

2. 病史采集　询问症状出现的时间最为重要,若于睡眠中起病,应以最后表现正常的时间作为起病时间。其他包括神经症状发生及进展特征;血管及心脏病危险因素;用药史、偏头痛、痫性发作、感染、创伤等。

3. 脑血栓形成表现　约25%老年人发病前有短暂性脑缺血发作史,多在睡眠或安静状态下起病。发病时一般神志清楚,局灶性神经系统损伤的表现多在数小时或2~3天内达高峰,且因不同动脉阻塞表现各异,其中大脑中动脉闭塞最为常见,可出现典型的"三偏"症状:对侧偏瘫、偏身感觉障碍、同向偏盲;若主干血管急性闭塞,可发生脑水肿和意识障碍;若病变在优势半球常伴失语。

4. 脑栓塞表现　老年脑栓塞发作急骤,多在活动中发病,无前驱症状,意识障碍和癫痫的发生率高,且神经系统的体征不典型。部分患者有脑外多处栓塞证据,如肺栓塞、肾栓塞或下肢动脉栓塞等。

5. 无症状性脑梗死多见　在65岁以上的人群中,无症状性脑梗死的发生率可达28%。

6. 并发症多　老年人由于多病并存,心、肺、肾功能较差,常易出现各种并发症,如肺部感染、心衰、肾衰、应激性溃疡等,使病情进一步加重。

（三）辅助检查

1. 影像学检查　头颅CT多数于24~48小时后显示低密度梗死灶及脑水肿情况。脑磁共振成像(MRI)比脑CT发现梗死灶早,特别是临床疑为脑干及小脑梗死时,应首选MRI。颅脑血管造影可显示血管狭窄和闭塞部位,并可同时进行治疗。除此之外,还可以选择数字减影血管造影,因其具有检查时无创性的优点,特别适合作为老年脑梗死患者的辅助检查。

2. 脑脊液检查　脑脊液多正常,清澈,压力不高。大面积梗死伴脑水肿者,可有脑脊液压力增高。

（四）心理-社会状况评估

了解患者有无因疾病导致的焦虑、悲观等心理问题;了解患者及家属对疾病发生的相关因素、药物使用、预后等知识的认知程度;了解患者及家属对于治疗、护理、康复锻炼等方面的依从程度;了解患者家庭条件、经济状况及家属对患者的关心支持情况等。

【常见护理诊断/问题】

1. 躯体移动障碍　与肢体瘫痪或平衡能力降低有关。

2. 语言沟通障碍　与语言中枢功能受损有关。

3. 有失用综合征的危险　与偏瘫、意识障碍、长期卧床有关。

4. 吞咽障碍　与意识障碍或延髓麻痹有关。

5. 焦虑　与偏瘫、失语、生活不能自理有关。

6. 潜在并发症　肺炎、泌尿系统感染、消化道出血、压疮、失用综合征。

【护理措施】

老年脑梗死患者的护理原则:处于急性期的患者以维持血压、呼吸、血容量为首要任务,酌情给予改善脑循环、降颅压等治疗措施;处于恢复期的患者则以改善脑梗死区域的血液循环作为重要目标,尽最大努力恢复神经功能,预防并发症的发生。护理目标:使患者掌握功能锻炼的方法并可以主动的配合治疗;可以通过有效的沟通表达自己的需求,语言表达能力逐渐增强;通过对吞咽功能进行康复锻炼后可以掌握合适的进食方法。

（一）一般护理

1. 体位　患者宜采取平卧位,以便增加脑部血液供给;禁用冰袋等冷敷头部,以免血管收缩、血流减少而加重病情;昏迷患者尽量减少搬动,以利于休息。

2. 生活护理　对有意识障碍和躁动不安的患者,为了防止坠床应加护栏;对步行困难、步态不稳等运动障碍的患者,应保持地面平整、干燥,做好防滑措施;卫生间和走廊等患者活动场所均应设置扶手。出现偏瘫或原有症状加重、意识障碍等,应考虑是否为梗死灶扩大及合并颅内出血,并应立即报告医师。卧床患者注意呼吸道管理、皮肤护理和肢体活动及肌肉的变化,协助卧床患者完成日常生活(如穿衣、大小便、洗漱、沐浴等),保持皮肤清洁、干燥,及时更换衣服、床单,定时翻身和功能锻炼,防止出现压疮、感染及关节挛缩及肌肉萎缩等并发症。恢复期尽量要求患者独立完成生活自理活动,如鼓励患者用健侧手进食、洗漱等;恢复部分生活、工作能力,以增进患者自我照顾的能力和信心。

（二）饮食护理

给予低盐、低脂、高蛋白、丰富维生素饮食,少量缓慢喂食,因意识不清不能进食者,可给予鼻饲流质饮食。如有吞咽困难、饮水呛咳时,可给予糊状流食或半流食。

（三）病情观察

1. 一般状况　严密观察患者有无意识障碍及其类型和严重程度、监测生命体征变化,观察有无因脑水肿导致颅内压升高引起的体温、血压升高,脉搏、呼吸减慢等异常情况。观察患者发病时间、急缓情况及发病状态,有无头晕肢体麻木等前驱症状。观察患者有无肢体瘫痪、失语、感觉、吞咽障碍。

2. 特殊表现　①观察是否出现剧烈头痛、频繁呕吐并伴有一侧瞳孔散大、对光反射迟钝或消失等脑疝症状;②观察有无再次出现偏瘫或原有症状加重等。

（四）用药护理

1. 脱水剂　对于大面积脑梗死有明显脑水肿时,应用脱水剂,减轻脑水肿、降低颅内压,常用药物有甘露醇、甘油果糖、呋塞米,具有利尿、高渗脱水作用。使用过程中,选择较粗大的静脉给药,以保证药物能快速静滴(250ml 在 15~30 分钟内滴完),注意观察用药后患者的尿量和尿液颜色,应严密监测患者肾脏功能,记录 24 小时出入液量,注意甘露醇的肾毒性作用,同时要防止因药物结晶阻塞肾小管所致少尿、血尿等急性肾衰竭的表现。

2. 抗凝、抗血小板聚集药　可以减少短暂性脑缺血发作(transient ischemic attack,TIA)和脑血栓形成,目前主张使用小剂量阿司匹林、肝素。动脉狭窄严重以及心源性栓塞时,遵医嘱应用华法林。

3. 溶栓剂　在脑梗死早期使用,可使脑组织获得再灌注,阻止脑损害的进一步加重。溶栓剂的应用一般为起病后 3~6 小时的超早期,须经 CT 证实无出血灶,并在监测出凝血时间和凝血酶原时间等条件下进行。常用的溶栓药有尿激酶、组织型纤溶酶原激活剂等。该类药物最严重反应是引起颅内出血,通常发生在治疗后 12 小时内。护理人员应严格掌握各类药物的作用、不良反应及注意事项。用溶栓、抗凝药物时,严格注意药物剂量,监测凝血酶原时间、出凝血时间,注意观察有无出血倾向,如发现牙龈出血、皮疹、皮下瘀斑等应立即报告医师处理;同时观察应用溶栓药后肢体功能障碍等恢复情况。

4. 低分子右旋糖酐　可以扩张脑血管,其不良反应有变态反应、凝血障碍、急性肾衰竭。应监测血压变化,询问患者有无因血管扩张而出现的头痛不适感。

（五）气道护理

保持良好的血氧饱和度是脑卒中治疗的基础,如有低氧血症存在,应立即以 2~4L/min 氧流量吸氧,并加强呼吸道管理,如保持头侧位、清除口腔分泌物、定期拍背、吸痰等,有意识障碍又有误吸高危者,应尽早实施气管插管。

（六）心理护理

护理人员应主动关心患者、开导患者,同时嘱家属给予患者物质和精神上的支持,树立患者战胜疾病的信心。

（七）康复护理

在生命体征平稳、意识清楚、病情稳定后 48 小时即可进行运动康复,主要包括以下内容。

1. 患侧刺激　护理工作尽可能在患侧进行,如测脉搏、血压等;交谈时握住患侧手,引导瘫痪患者头转向患侧。但要尽量避免在患侧穿刺,慎用热敷等。

2. 体位变换　翻身是刺激卧床患者全身反应的活动,是抑制痉挛和减少患侧受压最具治疗意义的活动。患者可交替采取患侧卧位、仰卧位、健侧卧位等。截瘫、偏瘫患者每 2~3 小时翻身一次,翻身后置肢体于良肢位。指导患者床上运动训练如完成关节被动运动、起坐训练等,预防关节僵硬和肢体挛缩畸形。

3. 恢复期运动　根据肢体功能丧失情况,制定具体的恢复训练计划,如坐位训练、翻身训练、站立训练、平衡共济训练、肌力训练等;还可配合针灸、理疗、按摩等进行综合康复治疗。

4. 吞咽困难　对轻度吞咽困难患者以摄食训练和体位训练为主;对中度、重度吞咽困难患者采用间接训练为主,主要包括:增强口面部肌群运动、舌体运动和下颌骨的张合运动、咽部冷刺激、空吞咽训练、呼吸功能训练等。有吸入性肺炎风险患者,给予鼻饲饮食。

5. 语言沟通障碍　可根据老年人的喜好选择合适的图片或读物,从发音开始,按照字、词、句、段的顺序训练其说话,训练时护士应仔细倾听,善于猜测询问,为患者提供述说熟悉的人或事的机会。同时要对家属做必要指导,为老年人创造良好的语言环境。

（八）中医护理

遵医嘱选取穴位进行拔火罐,达到调理脏腑腧穴,以疏通经络,调整气血,达到充养脑髓的作用;应用耳穴压豆的方法辅助治疗二便失禁、不寐等症状;应用艾灸法温通经络,调和气血,达到散寒、消肿散结的作用。

（九）健康教育

1. 疾病知识指导　向患者和家属介绍脑血栓形成的基本病因和危险因素,早期主要症状和就诊指征,使患者及家属了解超早期治疗的重要性和必要性,发病后立即就诊,说明积极治疗原发病、去除诱因、养成良好的生活习惯是干预危险因素、防止脑血栓形成的重要环节。对于偏瘫、失语者,教会家属及患者康复训练的基本方法,使其积极进行被动和主动锻炼,以提高患者生活质量、工作能力,并使其重返家庭和社会。

2. 饮食指导　平时生活起居要有规律,克服不良嗜好。合理进食,饮食宜低盐、低脂、低胆固醇、高维生素,忌烟、酒。

3. 适当锻炼　鼓励患者做力所能及的家务,根据病情适当参加体育活动,以促进血液循环。

4. 注意安全　洗澡时间不宜过长;体位变换时,动作要慢,转头不宜过猛;外出时要注意保暖,防摔倒,防止感冒;老年人晨间睡醒时不要急于起床,最好安静 10 分钟后缓慢起床,以防直立性低血压致脑血栓形成。

二、老年脑出血

脑出血(intracerebral hemorrhage,ICH)是指原发性非外伤性脑实质内的出血。脑出血以动脉出血最为常见,是老年人出血性脑血管疾病最为常见的类型,占脑血管病的 10%~20%,其病死率高、致残率高。其中,因高血压动脉硬化引起的脑出血最多见。本病好发年龄为 50~70 岁,发病率随年龄的增高而增高,但 70 岁后有所下降。

【护理评估】

(一)健康史

1. 病因　老年人脑出血的常见病因是高血压、脑动脉粥样硬化,其他少见原因有继发于脑梗死的出血、动静脉畸形、脑动脉炎、夹层动脉瘤、血液病、脑淀粉样血管病、抗凝及溶栓治疗、转移性肿瘤等。

2. 发病机制

(1)长期高血压可促使深穿支动脉血管壁结构变化,形成微小动脉瘤,当情绪激动、活动用力时,使血压进一步升高,病变血管易于破裂而发生脑出血。

(2)高血压引起脑小动脉痉挛,造成其远端脑组织缺氧、坏死而出血。

(3)脑动脉壁薄弱,肌层和外膜结缔组织较少,缺乏外弹力层,易破裂出血。

(4)大脑中动脉与其所发出的深穿支豆纹动脉呈直角,后者是由动脉主干直接发出一个小分支,故豆纹动脉所受的压力高,是微动脉瘤多发部位,当血压骤然升高时,豆纹动脉出血最常见,导致基底节区即内囊附近易出血。

(二)身体评估

评估患者有无意识障碍,可通过患者的意识状态判断患者病情的严重程度。评估患者有无偏瘫、偏盲、偏身感觉障碍等症状。若患者发生呕吐,评估患者是否出现头痛及喷射样呕吐,及时判断有无脑疝的发生。

(三)辅助检查

1. 头颅 CT 检查　是临床确诊脑出血的首选检查,可显示边界清楚的均匀高密度血肿,可早期发现脑出血的部位、范围和出血量,以及是否破入脑室。

2. 头颅 MRI 检查　可发现 CT 不能确定的出血,尤其对脑干出血诊断率较 CT 高。

3. 脑血管造影　可显示脑血管的位置、形态及分布等,并可发现脑动脉瘤、脑血管畸形等脑出血的原因。

4. 脑脊液检查　仅适用于无颅内高压且不能进行 CT 检查的患者。穿刺引出的脑脊液为洗肉水样。

5. 其他　对于老年人同时进行血常规、尿常规、血糖、肝功能、肾功能、凝血功能、电解质及心电图等检查,有助于了解患者的全身情况。

(四)心理-社会状况评估

了解患者是否存在因突然发生的肢体功能障碍或瘫痪卧床、生活需要依赖他人、角色改变等而产生的焦虑、恐惧、绝望等心理反应。患者及家属对疾病的病因和诱因、治疗护理经过、防治知识及预后的了解程度。患者的家庭环境、经济状况以及家属对患者的关心支持情况等。

笔记栏

【常见护理诊断/问题】

1. 意识障碍　与脑出血引起的大脑功能缺损有关。

2. 躯体移动障碍　与意识障碍、肢体运动障碍有关。

3. 有皮肤完整性受损的危险　与长期卧床、运动功能障碍有关。

4. 语言沟通障碍　与语言中枢功能受损有关。

5. 潜在并发症　脑疝、上消化道出血等。

【护理措施】

护理目标:防止继续出血,脱水降颅压,防治并发症;加强康复训练,减少神经功能残疾程度以及降低脑出血的复发率。

（一）一般护理

1. 休息与安全　急性期应绝对卧床休息 2~4 周,抬高床头 15°~30°,以促进脑部静脉回流,减轻脑水肿;侧卧位,防止呕吐物反流引起误吸;头置冰袋或冰帽,以减少脑细胞耗氧量;发病 24~48 小时内避免搬动,保持环境安静,严格限制探视;避免各种刺激,避免咳嗽和用力排便,进行各项护理操作如翻身、吸痰、鼻饲、导尿等均需动作轻柔,以免加重出血。

2. 饮食护理　禁食 24~48 小时。发病 3 日后,如不能进食者,给予鼻饲流质饮食,以保证营养供给。

3. 大小便护理　便秘者可用缓泻剂,排便时避免屏气用力,以免颅内压增高。尿潴留者应及时导尿,留置导尿者应妥善固定尿管,避免打折、弯曲,保持集尿袋低于耻骨联合水平,防止逆行感染。

4. 生活护理　同脑血栓患者护理。

（二）病情观察

脑出血患者发生意识障碍,常提示出血量大、继续出血或脑疝形成,应密切监测生命体征、意识、瞳孔、肢体功能等变化,发现异常及时报告医师。

（三）用药护理

遵医嘱快速给予脱水剂等药物。甘露醇应在 15~30 分钟内滴完,注意防止药液外渗、尿量与电解质的变化,尤其应注意有无低血钾发生。应用降压药过程中要注意观察血压的变化,不可短时间内降压幅度过大,以免影响脑灌注压。对于并发消化道出血或有凝血障碍时,可用 6-氨基己酸、对羧基苄氨、氨甲环酸等。对应激性溃疡导致消化道出血时,可用西咪替丁、奥美拉唑等药物。

（四）并发症的观察及护理

1. 脑疝　是脑出血患者的主要死亡原因之一,因此应严密观察意识、瞳孔和生命体征的变化。若发现烦躁不安、频繁呕吐、意识障碍进行性加重、两侧瞳孔大小不等、血压进行性升高、脉搏加快、呼吸不规则等脑疝前驱症状时,应立即与医师联系,迅速降低颅内压,主要措施:①迅速清除呕吐物和口鼻分泌物,保持呼吸道通畅;②迅速建立静脉通路,遵医嘱快速静脉滴注 20%甘露醇 250ml;③备好气管切开包和脑室引流包;④避免引起颅内压增高的各种因素,如剧咳、打喷嚏、躁动、用力排便、大量输液等。

2. 上消化道出血　急性期还应注意观察患者有无呕血、便血,及时发现有无发生消化道出血。每次鼻饲前要抽吸胃液,若胃液呈咖啡色或患者大便呈黑色,应立即报告医生并协助处理。

（五）心理护理

应鼓励患者增强生活的勇气与信心,消除其不良心理反应。在康复护理时首先要求患者达到心理康复,向患者及家属说明早期锻炼的重要性,告知患者病情稳定后及早康复锻炼。告知患者只要坚持功能锻炼,许多症状体征可在1~3年内逐渐改善,以免因心理压力而影响脑功能的恢复。

（六）运动康复护理

神经系统症状稳定48~72小时后,患者应开始早期康复训练,包括肢体功能康复训练、语言功能康复训练等。

（七）中医护理

对于急性昏迷期的患者可针刺十宣、人中、内关等穴位,可选取肾上腺、皮质下等穴位进行耳穴压豆。对于风痰上扰致中风者,可选用绿豆粳米山楂汤等清内热、化痰湿的食物。待病情稳定后及早鼓励患者积极参与功能训练,对于恢复期的患者可制定八段锦、太极拳等传统运动保健计划项目。

（八）健康教育

1. 疾病知识指导　告知患者避免各种诱发因素,如情绪激动和过分喜悦、愤怒恐惧等不良刺激,勿用力大便。保持情绪稳定、心态平衡,生活规律。保证充足睡眠,适当锻炼,劳逸结合。

2. 饮食指导　饮食以清淡为主,低盐、低脂、高蛋白、高维生素饮食。多食蔬菜和水果,戒烟,忌酒。

3. 积极治疗原发病　如高血压、糖尿病、心脏病等。按医嘱服药,将血压控制在适当水平,以防再发脑出血。

4. 坚持康复训练　教会家属和患者自我护理的方法和康复训练技巧,使患者和家属认识到坚持主动和被动康复的意义。康复训练时注意克服急于求成的心理,做到循序渐进、持之以恒。

第四节　老年肺炎患者的护理

PPT 课件

老年肺炎(elderly pneumonia)是指发生于65岁以上老年人终末气道、肺泡及肺间质的炎症,主要与感染、理化因素、免疫损伤等多种病因有关,其中感染为最常见病因。老年肺炎是老年人的常见病,发生率大约是青年人的10倍,是导致老年人死亡的主要原因之一。老年肺炎的临床表现不典型,且常伴有慢性阻塞性肺疾病、高血压、糖尿病、脑血管疾病等基础疾病,因此常易出现漏诊及误诊,导致老年肺炎患者死亡率增高。

1. 解剖学分类

（1）大叶性（肺泡性）肺炎:致病菌多为肺炎链球菌。

（2）小叶性（支气管性）肺炎:致病菌多为肺炎链球菌、葡萄球菌、病毒、肺炎支原体以及军团菌等。

（3）间质性肺炎:可由细菌、支原体、衣原体、病毒或肺孢子菌等引起,是以肺间质为主的炎症。

2. 病因学分类

（1）细菌性肺炎:为最常见的肺炎,常见病原菌有肺炎链球菌、金黄色葡萄球菌、肺炎克雷伯菌、铜绿假单胞菌等。

（2）病毒性肺炎:由冠状病毒、呼吸道合胞病毒、腺病毒、流感病毒等引起。

（3）非典型病原体所致肺炎:由支原体、衣原体、军团菌等引起。

（4）肺真菌病:由白念珠菌、曲霉菌、隐球菌、肺孢子菌等引起。

（5）其他病原体所致肺炎：由立克次体、弓形虫、寄生虫等引起。

（6）理化因素所致的肺炎：由放射性损伤引起的放射性肺炎，胃酸吸入引起的化学性肺炎等。

3. 发病场所和宿主状态分类

（1）社区获得性肺炎（community acquired pneumonia，CAP）：是指在医院外罹患的感染性肺实质炎症，包括具有明确潜伏期的病原体感染而在入院后平均潜伏期内发病的肺炎。常见病原体为肺炎链球菌、支原体、衣原体、流感嗜血杆菌和呼吸道病毒等。

（2）医院获得性肺炎（hospital acquired pneumonia，HAP）：亦称医院内肺炎，是指患者入院时不存在，也不处于潜伏期，而于入院48小时后在医院内发生的肺炎，也包括出院后48小时内发生的肺炎，以呼吸机相关肺炎最常见。常见致病菌有铜绿假单胞菌、肠杆菌属、肺炎克雷伯菌、金黄色葡萄球菌、肺炎链球菌等。

（3）家庭护理相关性肺炎：在家庭、老年护理院等被长期护理的老年人所得的肺炎，应属健康护理相关性肺炎（healthcare-associated pneumonia，HCAP）的概念范畴。其不同于一般的社区获得性肺炎，病原菌以革兰氏阴性菌或厌氧菌为主。

4. 发病机制分类　老年肺炎以医院获得性肺炎多见，支气管肺炎占大多数，约为80.9%~87.6%。根据老年人肺炎发生的机制，可分为：①坠积性肺炎：发生于长期卧床或久病体弱的患者。由于胸廓、膈肌运动受限，咳嗽反射减弱，使支气管分泌物随重力流向肺底，细菌生长繁殖产生肺炎。②吸入性肺炎：部分老人由于意识障碍、食管运动障碍、假性延髓麻痹和咽部防护机制受损，将口咽部分泌物、食物及胃液误吸入支气管产生肺炎。③阻塞性肺炎：老年人由于急性呼吸道感染，黏液分泌物阻塞支气管，远端肺组织空气吸收后产生肺不张和黏液中细菌生长繁殖引起感染。④终末期肺炎：由于各种疾病晚期或长期卧床，机体功能重度衰竭导致的免疫功能低下和呼吸系统防御机制功能减退所致的肺炎，以合并感染为主。

【护理评估】

（一）健康史

老年人肺炎与年轻人患肺炎不同，具有病因复杂，临床表现不典型、容易误诊或漏诊、并发症多的特点。因此，医护人员要了解其特点，准确评估，积极治疗，以降低死亡率。

1. 询问老年人有无发热、咳嗽、咳痰、胸痛等表现；有无食欲减退、恶心、呕吐、腹痛、腹胀、腹泻等不适；有无活动耐力下降，有无乏力、气促等；有无受凉、劳累等诱因；有无长期慢性病病史；近期是否有住院及住院时间、治疗情况，是否使用抗生素、糖皮质激素、免疫抑制剂等药物及用药时间。

2. 老年肺炎的临床表现

（1）起病隐匿：早期少有高热、寒战、胸痛等症状，体温可不升高，白细胞也常不增高，如果老年患者伴有嗜睡、意识模糊等特殊表现，则发生肺炎或死亡比例会升高。若老年患者伴有基础疾病，则基础疾病会突然恶化或恢复缓慢，如充血性心力衰竭在治疗中会有复发或加重的可能。此外，临床上也常见严重衰弱患者在肺炎的某种病原菌被控制后，而另外的条件致病菌又会发生感染等情况。

（2）呼吸系统症状轻微，非呼吸道症状显著：咳嗽轻微，咳痰少，甚至无咳嗽咳痰，1/3患者表现为非呼吸道方面的症状，如：①消化道症状：食欲减退、恶心、呕吐、腹胀、腹泻等；②循环系统症状：心悸、气促、胸闷、胸痛、心律失常等；③精神神经症状：表情淡漠、恍惚、嗜睡、躁动不安等；④活动减少、大小便失禁等。这些表现既可以是患者就诊的原因，也可能导致延误诊断和治疗。

（3）并发症多而且严重：因老年人常患多种慢性疾病，免疫功能下降，一旦罹患肺炎，常并发呼吸衰竭、心功能不全、水电解质紊乱、败血症、休克、弥散性血管内凝血（DIC）等。后期患者常死于多脏器功能衰竭。

（4）病情发展变化快、预后较差、病死率高：表现为原有疾病恶化，如充血性心力衰竭加重或突发难以解释的败血症、感染性休克、呼吸衰竭或发生肺性脑病等。

（5）病程较长：老年肺炎常为多种病原菌合并感染，病灶吸收慢，易出现耐药情况。

（二）身体状况

1. 了解患者生命体征有无异常，肺部有无干湿啰音。观察患者的精神状态，有无精神萎靡、倦怠等表现。

2. 重点评估患者有无严重并发症如呼吸衰竭、心力衰竭、消化道出血、DIC、休克、电解质紊乱等。

（三）实验室及其他检查

1. 炎性标志物　约半数以上患者白细胞总数增高，也有少数病例白细胞总数降低，但中性粒细胞超过80%，可见中毒颗粒和核左移。此外，降钙素原（procalcitonin，PCT）也被认为是监测细菌感染的重要指标，对细菌性感染的病情判断有重要价值。

2. 微生物检查　确定病原菌，有针对性地选择抗生素。

3. 影像学检查　老年肺炎绝大多数是支气管肺炎，常侵犯下肺叶。X线和CT检查多数表现为双下肺沿支气管分布的斑片状影。

4. 其他检查　纤维支气管镜可排除中心型肺癌导致的阻塞性肺炎，当出现并发症时，也可做生化检查及动脉血气分析。

（四）心理-社会状况

评估患者对疾病发生、发展、预后及保健知识的了解情况；老年患者可能会因病程长而产生烦躁、焦虑、抑郁等负面情绪，护士应仔细评估老年患者的心理精神状况，同时还应了解患者家属的心理状况；评估患者家属的关心支持情况及医疗费用支付能力。

【常见护理诊断/问题】

1. 清理呼吸道无效　与呼吸道分泌物多、黏稠不易咳出且咳痰无力有关。

2. 气体交换受损　与肺部炎症、气道分泌物多导致通气功能下降有关。

3. 体温过高　与肺部感染导致的炎症反应有关。

4. 活动无耐力　与呼吸困难、乏力、倦怠或器官功能障碍有关。

5. 焦虑　与疾病发展迅速，不了解病情，经济压力大等有关。

6. 潜在并发症　感染性休克、呼吸衰竭、上消化道出血等。

【护理措施】

治疗及护理目标：提高机体免疫力，去除诱因，改善呼吸道的防御功能；积极防治并发症，促进康复，降低老年肺炎的死亡率。以抗感染为中心的老年肺炎综合治疗方案，应遵循"早期""适当""短程"的原则。

（一）一般护理

1. 病情观察　①观察患者的意识状态、生命体征，注意呼吸的频率、节律、深度，有无呼吸困难，能否顺利排痰，监测血氧饱和度和动脉血气变化；②注意观察患者有无早期休克征象，如烦躁不安、面色苍白、四肢湿冷、脉搏细速、血压下降、尿量减少等；③观察患者有无呼吸衰竭、心律失常、肺脓肿等并发症表现。如患者出现意识障碍，呼吸频率>30次/min，氧分压（PaO_2）<60mHg和/或氧合指数（PaO_2/FiO_2）<300，血压<90/60mmHg，尿量<20ml/h等表现，提示病情严重，及时报告医生，并配合医生抢救。

2. 环境与休息 提供安静、清洁、舒适的环境,尤其注意室内温湿度适宜,湿度50%~70%,温度22~26℃。嘱患者注意休息,降低机体消耗,尤其是发热患者,应卧床休息,减少活动,同时协助患者取舒适体位,一般取半卧位或端坐卧位以减轻呼吸困难;若患者并发休克时应取仰卧中凹位;为减少吸入性肺炎的发生率,对于长期卧床的患者在无禁忌证的情况下应抬高床头30°~45°。

3. 饮食护理 给予清淡易消化、高热量、高蛋白、丰富维生素的饮食,避免辛辣、刺激性食物,少食多餐,适量饮水,提高机体的抗病能力。戒烟酒。可适当多吃水果,以增加水分和维生素。维生素C能增强人体抵抗力,维生素A对保护呼吸道黏膜有利。

4. 口腔护理 做好口腔护理,有针对性地选择漱口溶液,保持口腔清洁。

（二）用药护理

老年肺炎抗生素的选择及合理应用:针对老年患者选择抗生素时应更加慎重。应及早确定病原学诊断,根据致病菌及药物敏感度测定,熟悉选用药物的适应证、抗菌活性、药动学、药效学和副作用并结合老年患者自身状况,选择正确的抗菌药物,尽量避免耐药菌的产生及其他药物不良反应。

1. 致病菌确定前 主要考虑革兰氏阳性球菌感染,首选青霉素类或第一代头孢菌素。对青霉素过敏者可用红霉素。中度症状以上者,应用强效抗生素,如第二、三代头孢菌素。

2. 致病菌确定后 应根据病菌种类及药敏结果选择用药。革兰氏阳性球菌:一般采用广谱抗生素,或联合用药。如流感杆菌、肺炎杆菌,可选氨苄西林6~10g/d静滴,或用二、三代头孢菌素。铜绿假单胞菌、大肠杆菌、克雷伯菌,首选二、三代头孢菌素或三代喹诺酮类,也可联合用药。军团菌肺炎,首选红霉素。支原体或衣原体:首选红霉素,或环丙沙星,用药时间2~4周。厌氧菌:多为双相感染,应用青霉素G或广谱抗生素加甲硝唑500mg,2次/d静滴,用药时间7~10天。

3. 医院获得性肺炎 由于致病菌复杂、革兰氏阴性菌多、两种以上细菌感染及耐药菌多,故首选广谱抗生素,如第二、三代头孢菌素,必要时联合用药。

（三）对症护理

高热患者做好物理降温,并嘱患者多饮水。加强翻身拍背,鼓励患者咳嗽、咳痰,呼吸困难者给予吸氧。严密监测各脏器功能,预防并发症发生。一旦出现脏器功能损害,应积极配合抢救,降低病死率。

（四）感染性休克抢救的配合

发现异常状况,立即通知医生,备好抢救物品,积极配合抢救。

1. 体位 患者取中凹卧位,头胸部抬高约20°,下肢抬高约30°,以利于呼吸与静脉血液回流。

2. 吸氧 给予4~6L/min高流量吸氧,维持PaO_2>60mmHg,以改善缺氧状况。

3. 补充血容量 快速建立两条静脉通道,遵医嘱补液,以维持有效血容量,降低血液黏滞度,防止DIC。随时监测患者生命体征、意识状态的改变,必要时留置导尿以监测每小时尿量。补液速度的调整应考虑患者的年龄和基础疾病,尤其是其心功能状态,避免速度过快诱发急性心力衰竭。临床可以以中心静脉压作为调整补液速度的指标,中心静脉压<5cmH_2O可适当加快输液速度,中心静脉压>10cmH_2O时,输液速度则不宜过快。下列证据提示血容量已补足:口唇红润、肢端温暖、收缩压>90mmHg、尿量>30ml/h以上。在血容量已基本补足的情况下,尿量仍<20ml/h,尿比重<1.018,应及时报告医生,防止急性肾衰竭。

（五）心理护理

帮助老年患者了解疾病相关知识及预防措施,与其共同制订活动及康复计划,增强其战胜疾病的信心。指导老年患者缓解焦虑的方法。

（六）健康教育

1. 知识宣教　向患者及家属讲解肺炎的基本知识。在呼吸道传染病流行期间,可接种疫苗,尽量少去公共场所,避免呼吸道感染;要注意居室卫生,保持清洁,多开窗通风。避免受凉感冒、劳累、酗酒等诱发因素;忌烟酒,向患者说明吸烟的危害,帮助吸烟者制定戒烟计划;慎用辛辣刺激性食品,以免产生剧烈咳嗽。

2. 活动指导　指导老年人生活规律,劳逸结合,协助制定个体化的锻炼计划,以增强体质,提高耐寒抗病能力;在寒冷的冬春季减少外出,出门时戴好口罩、帽子、围巾,做好保暖工作,以防寒邪侵袭诱发感冒,一旦出现感冒症状,应立即就医,防止进一步发展成肺炎。

3. 康复指导　指导老年人生活规律,劳逸结合,协助制定个体化的锻炼计划,指导老年人进行呼吸功能锻炼:如有效咳嗽、腹式呼吸、缩唇呼吸、呼吸操等训练,改善肺功能,增强活动耐力,提高免疫力。①要在力所能及的情况下,积极参加体育锻炼,以增强体质,提高耐寒抗病能力。②嘱患者尽量多饮水,选择半流质、软食等易消化食物,以利湿化痰液,及时排痰。伴有高热者,机体消耗甚大,应选择高能量、高蛋白、易消化的食物。要适当多吃滋阴润肺的食物,如梨、百合、木耳、萝卜、芝麻等。③要注意居室卫生,居室要经常保持清洁,空气清新,阳光充足,要注意保暖,以防寒邪侵袭,诱发感冒。④在每天临睡前可坐在椅上,身躯直立,两膝自然分开,双手轻放在大腿上,头正目闭,全身放松,意守丹田,吸气于胸中,呼气时从上向下轻拍,约 10 分钟,然后用手背随呼吸轻叩背部肺俞穴,此法有清肺利气之效。⑤要增强呼吸功能,逐渐由胸式呼吸转为腹式呼吸,即吸气时鼓起肚子以使膈肌下降,气沉丹田,动作力求悠而缓,以增强呼吸深度。密切关注老年患者的身体情况,如出现发热、咳嗽、咳痰等呼吸道症状,不明原因的恶心、呕吐、乏力、呼吸加快、心率加快、意识改变等及时就医。

（七）中医中药

中医治疗原则:疏风清热、解毒消肿、散结利咽等。根据症状采用中医护理技术,如咳嗽、咳痰,可遵医嘱进行耳穴贴压治疗,取肺、气管、神门、皮质下等穴位,也可采用中药雾化吸入。老年人肺炎食疗方有:①鲜香蕉根 200g,捣烂绞汁煮熟,加食盐少许调服。具有清热润肠的作用。适用于老年肺炎、大便干结患者。②雪梨 1~2 个,黑豆 30g。将梨洗净切片,加水适量,放入黑豆,用文火炖烂,熟后服食。适用于老年肺炎肺肾亏虚者。③燕窝 6g,银耳 9g,冰糖适量。将燕窝、银耳用热水泡发,择洗干净,放入冰糖,隔水炖熟服。适用于老年肺炎。④猪肺一具不灌洗,以甜杏仁 49 粒(去皮尖),川贝 15g(去心),生姜汁 1 茶匙,蜜 30g,四味入肺管内扎紧,白水煮熟,连汤同食,适用于老年肺炎。⑤紫皮大蒜 30g(去皮,放沸水中煮 1 分钟后捞出),大米 60g,白及粉 5g。将大米、白及粉放水中煮熟,再入大蒜共煮成粥,早晚餐常服。⑥新百合 200g,蜜和蒸软,时常食用有润肺止咳之功,适用于老年肺炎干咳少痰者。

第五节　老年慢性阻塞性肺疾病患者的护理

慢性阻塞性肺疾病(chronic obstructive pulmonary disease,COPD)简称慢阻肺,是一种以气流受限为特征的慢性肺部疾病,气流受限不完全可逆,呈进行性发展。主要包括慢性支气管炎和阻塞性肺气肿,二者合并存在约占 COPD 的 85%。但 COPD 并非是慢性支气管炎和阻塞性肺气肿的结合,需排除以可逆性气流受限为特征的哮喘。慢性支气管炎是感染或非

PPT 课件

感染因素引起气管、支气管黏膜及其周围组织的慢性炎症。慢性阻塞性肺气肿是慢性支气管炎最常见的并发症,是因为炎症造成不同程度的气道阻塞,使得终末细支气管远端的气腔持久性扩大,过度充气,并伴有气道壁的破坏,该病发病机制复杂,气道的慢性非特异性炎性反应是 COPD 形成和发展的重要环节。

COPD 现已成为全球三大死亡原因之一,全球每年有 300 万人因 COPD 死亡,其中 90% 的死亡病例发生在低收入和中等收入国家。随着吸烟率的提高和人口老龄化的增加,COPD 的发病率将在未来 40 年内继续上升,预计 2060 年,每年因 COPD 及其相关疾病导致的死亡人数可能超过 540 万。

【护理评估】

（一）健康史

1. 内在因素　支气管和肺组织的老化、自主神经功能失调、肾上腺皮质功能和性腺功能减退、免疫球蛋白减少、单核巨噬细胞功能低下、α_1-抗胰蛋白酶缺乏等是其发病的内在因素。

2. 外在因素　吸烟是最重要也是最常见的危险因素;随年龄的增加 COPD 的患病率和死亡率不断上升,其中 60 岁以上人群患病率最高,且男性患病风险显著高于女性;呼吸道感染已被认为是诱发 COPD 急性加重的重要因素;此外过敏、空气污染、气道高反应、BMI、家族史等也是导致发病的外在因素。

临床上任何暴露于危险因素、患有呼吸困难、慢性咳嗽或多痰,有反复下呼吸道感染史的患者,都需要考虑发生 COPD 的可能。

（二）身体状况

主要表现为咳嗽、咳痰、气促或呼吸困难,通常以慢性咳嗽为首发症状。气短、呼吸困难是 COPD 的标志性症状,也是导致患者焦虑不安的主要原因。在急性感染期可有间断发热,体格检查肺内可闻及干湿啰音,有典型肺气肿的体征。其中以气促为主要表现者为气肿型,以炎症缺氧为主要表现者为支气管型。尤其注意老年 COPD 患者不同于一般成人的特点。

1. 呼吸困难更突出　老年人随着气道阻力的增加,呼吸功能发展为失代偿时,轻度活动,甚至静态时即可出现胸闷、气促的表现。

2. 典型症状弱化或缺如　由于老年人机体反应能力差,往往在炎症急性发作时体温不升、白细胞不高、咳嗽不明显、气促不显著,可表现为厌食、胸闷、少尿等,体格检查可见精神萎靡、颜面发绀、呼吸音低或肺内啰音密集等。

3. 易反复感染　老年人气道屏障功能和免疫功能减退,体质下降,故易反复感染,且肺源性心脏病、休克、电解质紊乱、呼吸性酸中毒、肺性脑病、DIC、骨质疏松、营养不良等并发症的发生率明显增加,其中心血管系统疾病是最重要的合并症,是导致 COPD 患者死亡的首要原因。

（三）辅助检查

1. 肺功能检查　是 COPD 诊断的金标准,用于判断病变程度和患者预后情况。一般用力肺活量(FVC)和第一秒用力呼气容积(FEV_1)均下降。吸入舒张剂后,FEV_1<80%预计值且 FEV_1/FVC<70%时,表示气流受限不能完全可逆。

2. 影像学检查　X 线检查早期可无明显变化,以后可出现肺纹理增粗、紊乱等,也可出现肺气肿的表现。CT 不作为常规检查,高分辨 CT 有助于鉴别诊断。CT 血管成像技术(CTA)可清晰显示 COPD 患者支气管动脉,有利于观察气道重塑。

3. 血气分析　对晚期有呼吸衰竭或右心衰竭者,可以通过血气分析判断呼吸衰竭的严重程度及其类型,当 FEV_1<50%预计值或有呼吸衰竭或右心衰竭的 COPD 患者均应做血气

分析。

4. 其他检查　当 $PaO_2<55mmHg$ 时,血红蛋白及红细胞可增高。通过痰培养可检出各种病原菌。血清超敏 C 反应蛋白(CRP)是提示感染的敏感指标,升高则可表示炎症的发生。前清蛋白(PA)随着炎症的加重而逐渐降低,可与 CRP 共同监测 COPD 活动情况及严重程度。

5. GOLD 评估　慢性阻塞性肺疾病全球倡议(global initiative for chronic obstructive lung disease,GOLD)2020 版认为 COPD 诊断主要从临床表现和肺功能检查两方面。首先对于任何有呼吸困难,慢性咳嗽或多痰,反复下呼吸道感染史,或有暴露危险因素病史的患者都应考虑 COPD 诊断。然后通过肺功能检查进行确诊,若吸入支气管扩张剂后,第一秒用力呼气容积(FEV₁)/用力肺活量(FVC)<70%,则确定存在气流受限,即可诊断 COPD。对于确诊后的患者需进行气流受限程度和症状的评估。症状评估可采用改良版英国医学研究委员会呼吸困难问卷(mMRC)进行评估(表 9-1),气流受限程度的肺功能评估可使用 GOLD 分级:COPD 患者吸入支气管扩张剂后,$FEV_1/FVC<70\%$,再依据其 FEV_1 下降程度进行气流受限的严重程度分级(表 9-2)。

表 9-1　mMRC 问卷

mMRC 分级	mMRC 评估呼吸困难症状
0 级	剧烈活动时出现呼吸困难
1 级	平地快步行走或爬缓坡时出现呼吸困难
2 级	由于呼吸困难,平地行走时比同龄人慢或者需要停下来休息
3 级	平地行走 100 米左右或数分钟后需要停下喘气
4 级	因严重呼吸困难而不能离开家,或在穿、脱衣服时出现呼吸困难

表 9-2　患者肺功能分级

肺功能分级	患者肺功能 FEV_1 占预计值的百分比 ($FEV_1\%pred$)
GOLD1 级:轻度	$FEV_1\%pred\geq80\%$
GOLD2 级:中度	$50\%\leq FEV_1\%pred<80\%$
GOLD3 级:重度	$30\%\leq FEV_1\%pred<50\%$
GOLD4 级:极重度	$FEV_1\%pred<30\%$

（四）心理-社会状况

老年人因自理能力下降,从而易产生焦虑、孤独等消极反应,同时病情反复可造成抑郁症及失眠,对治疗缺乏信心。需评估老年患者有无上述心理反应,以及其家庭成员对此疾病的认知能力和照顾能力及医疗费用支付能力。

【常见护理诊断/问题】

1. 气体交换受损　与气道阻塞、通气不足、呼吸面积减少有关。

2. 清理呼吸道无效　与分泌物增多、黏稠及无效咳嗽有关。

3. 睡眠形态紊乱　与呼吸困难、病情反复发作有关。

4. 潜在并发症　肺癌、肺源性心脏病、休克、呼吸性酸中毒、肺性脑病、DIC。

5. 活动无耐力　与呼吸困难、氧供与氧耗失衡有关。

6. 焦虑 与健康状况的改变、病情严重有关。

【护理措施】

COPD 治疗护理原则:由于其致病因素多,且非特异性高,治疗应重在预防,早期干预。在急性期以控制感染、改善症状为主,稳定期以改善肺功能和预防感染为主。治疗及护理的目标是改善患者呼吸功能和运动能力,降低抑郁程度、减少急性发作及并发症的发生,缓解或阻止肺功能下降。具体措施如下:

（一）休息与活动

在 COPD 急性期应卧床休息,协助患者采取舒适体位,常采用半卧位;缓解期可指导患者做呼吸操及腹式缩唇式呼吸,也可通过气功、太极拳等体育运动,达到改善呼吸功能的目的。

（二）病情观察

密切观察呼吸频率、深度、节律变化情况,观察咳、痰、喘症状及加重情况,尤其注意痰液性状、黏稠度、痰量。密切观察体温变化,有无胸痛、刺激性干咳等症状。监测动脉血气分析和水、电解质、酸碱平衡情况。关注 COPD 分级。

（三）呼吸道及氧疗护理

1. 促进患者有效排痰 可通过雾化吸入、胸部叩击、体位引流等保持呼吸道通畅,但应特别注意以上方法的禁忌证,特别注意对呼吸功能不全、近 1~2 周内有大咯血、伴有严重心血管疾病或体弱的老年患者,应禁用体位引流的方法。

2. 长期家庭氧疗（LTOT） 对晚期严重的 COPD 患者应给予控制性氧疗,一般采用鼻导管或鼻塞持续低流量吸氧 1~2L/min,每日湿化吸氧 15 小时或以上,提高 COPD 并发慢性呼吸衰竭者生活质量和生存率。

（四）用药护理

常用药物有支气管舒张剂、糖皮质激素、止咳药及祛痰药。由于 COPD 反复感染,多需长期应用抗生素;老年患者用药疗程较长,故应根据用药结果及时调整,并监测各种药物的副反应。

1. 支气管舒张剂 是控制 COPD 症状的主要治疗药物。包括 β_2 受体激动剂、抗胆碱药和茶碱类药物。β_2 受体激动剂作为吸入性首选药,是目前最有效的支气管扩张剂,作用快而强,吸入数分钟可见效,15~30 分钟达到峰值,持续疗效 4~5 小时,但长期大剂量使用易引起心律失常、肌肉震颤等;抗胆碱药,如异丙托溴铵气雾剂可阻断 M 胆碱受体,定量吸入时,开始作用时间较慢,但持续时间长,30~90 分钟达到峰值,疗效可持续 6~8 小时,此药副作用小,长期吸入能改善患者健康状况;抗胆碱药同 β_2 受体激动剂联合吸入可加强支气管扩张作用,如合并前房角狭窄的青光眼,或因前列腺增生而尿道梗阻者应慎用,常见副作用有口干、口苦;茶碱类药物可解除气道平滑肌痉挛,增加水盐排出,扩张全身和肺的血管,并增加心搏血量,能兴奋中枢神经系统,改善呼吸肌功能,具有抗炎作用等,可有恶心、呕吐等胃肠道不良反应。缓释型或控释型茶碱每天口服 2 次,使用过程中监测血药浓度,当 >5mg/L 时有治疗作用,但当 >15mg/L 时,恶心、呕吐等副作用明显增加。在吸烟、饮酒、服用抗惊厥药和利福平等情况下,使用茶碱类药物可缩短茶碱半衰期,引起肝脏酶受损。老年患者存在持续发热、心力衰竭和肝功能明显障碍者,在应用西咪替丁、红霉素等大环内酯类药物、环丙沙星等氟喹诺酮类药物时,可使茶碱血浓度增加,此时应减少口服剂量。

2. 糖皮质激素 雾化吸入是治疗 COPD 急性加重期有效、安全的方法,可改善肺功能（FEV$_1$）和动脉血氧分压（PaO$_2$）不足,降低早期复发风险,改善肺功能并缩短住院时间。激素剂量要权衡疗效及安全性,其使用可引起老年患者高血压、白内障、糖尿病、骨质疏松及继

笔记栏

发感染等,故长期、规律的糖皮质激素吸入治疗,只适用于有症状且治疗后肺功能有改善者。对于稳定期 COPD 或 COPD 长期 FEV_1 下降速度的改善,长期吸入糖皮质激素治疗或口服治疗的疗效甚为有限。GOLD 2020 版推荐将嗜酸性粒细胞数作为吸入糖皮质激素预防 COPD 加重的疗效评估标志物。

3. 止咳药 可待因属中枢性镇咳药,可因抑制咳嗽进而加重呼吸道阻塞,引起恶心、呕吐等不良反应。喷托维林是非麻醉性中枢镇咳药,不良反应有口干、恶心、腹胀、头痛等。

4. 祛痰药 盐酸氨溴索属润滑性祛痰药,不良反应较轻,偶见皮疹、恶心、胃部不适、食欲缺乏、腹痛、腹泻等。氯化铵大量服用可致恶心、呕吐、口渴、胃痛、高氯性酸中毒等不良反应,宜饭后服用,溃疡病患者慎用,严重肝肾功能不全者禁用。

5. 抗生素 当常规使用平喘药物不易控制 COPD 患者的发热、咳嗽、气促等症状时,应及时应用抗生素。根据感染严重程度或病原菌药物敏感试验及时调整,充分考虑老年患者的肾功能状况,慎用氨基糖苷类药物;用药过程中应多喝水,加速药物排泄;按规范使用抗生素,防止菌群失调及耐药性的产生。

6. 其他药物 流感疫苗、肺炎疫苗、α_1-抗胰蛋白酶、乙酰半胱氨酸等黏液溶解类药物(黏液促动药、黏液调节类)。

（五）心理护理

由于老年慢性阻塞性肺疾病易引起老年患者抑郁、与外界隔离、对自己的生活满意度下降,同时会进一步加重失眠。医护人员应与家属相互协作,指导老年患者与他人互动的技巧,鼓励老人参加社交活动,做好对老年患者的心理护理工作。情绪的改善和社交活动的增加,可有效改善老年患者的睡眠质量,提高老年患者的生命质量。

（六）健康指导

1. 健康教育 根据不同患者的文化层次、年龄、爱好和生活习惯等,做好有针对性的健康教育,帮助患者从生理、病理等角度了解老年慢性阻塞性肺疾病的病因、发病机制、治疗、康复和预防等问题。长期进行家庭氧疗者,应指导老年患者及其家属了解氧疗的目的、必要性及注意事项。

2. 生活指导 教育和督促老年患者戒烟;避免或减少有害粉尘、烟雾及气体吸入;防寒保暖,室内空气流通,冬季室内温度一般保持在 22～24℃,夏季 26～28℃ 为宜,相对湿度 50%～70%;防治呼吸道感染。指导老年患者进食高蛋白(其中优质蛋白占 50% 以上)、高热量、高维生素食物,多饮水,避免摄入产气或引起便秘的食物。

3. 用药指导 指导老年患者遵医嘱按时、正规服药,教会老年患者观察药物的不良反应,掌握每种药物的用药途径、疗程及注意事项。

4. 康复训练 向老年患者及其家属介绍疾病相关知识,使之能理解康复训练的意义,并发挥其主观能动性;指导患者进行缩唇式呼吸和腹式或膈式呼吸等呼吸肌运动训练;指导患者在无明显呼吸困难情况下,以最大耐受水平进行骨骼肌运动训练,如太极拳、五禽戏、步行等。注意训练强度应为患者无明显呼吸困难情况下,接近患者的最大耐受水平,才能奏效。

（七）中医中药

COPD 多属于中医学的"咳嗽""喘证""肺胀""痰饮"等范畴。《丹溪心法·咳嗽》篇中有述:"肺胀而嗽,或左或右,不得眠,此痰挟瘀血碍气而病。"明确指出痰瘀伏肺、肺气郁闭是本病的基本病机,痰、瘀、脏虚是 COPD 主要病理因素,也是本病缠绵迁延,反复发作,经久不愈的根本原因。根据不同证型辨证治疗,本病的治疗方法有:①补肾健脾益肺法:肺肾气虚型应给予补肺益肾方,每次 6g(约 1 匙),口服每天 3 次;肺肾阴虚型采用百合固金汤,水煎服

笔记栏

PPT 课件

每天 2 次;肺脾气虚型应给予参苓白术散,每次 6~9g,每天口服 2 次。②三伏贴:于夏季初、中、末伏 3 天中午各贴药 1 次,连续 2 年。③推拿法:仰卧位操作应顺时针摩腹、摩丹田,拿揉胸大肌、拇指平推胸大肌、掌根按压胸大肌等;俯卧位操作应随着患者的呼吸依次点按肺俞、肾俞、气海俞、关元俞,吸气时用力较轻,呼气时用力较重,点按穴位时以患者有酸胀感为宜,按揉力度以患者能够承受为度;双掌交替由下至上轻叩者背部,以促进痰液排出。④导引术:在全身放松的基础上,辅以导引姿势,吐故纳新,调整脏腑功能。⑤运动法:进行呼吸体操及器械训练,根据患者病情及运动耐量,逐渐增加运动时间。

第六节 老年胃食管反流病患者的护理

胃食管反流病(gastroesophageal reflux disease,GERD)是指由于防御机制减弱或受损,使得胃、十二指肠内容物通过松弛的食管下括约肌反流的强度、频率和时间超过组织的抵抗力,从而进入食管下端,引起一系列症状的常见性、慢性、复发性疾病。根据有无组织学改变分为两类:①反流性食管炎(RE):食管有炎症组织学改变;②症状性反流:客观方法证实有反流,但未见组织学改变。发生原因有食管裂孔疝、胃酸分泌增多、胃排空延迟及消化功能紊乱等。老人因膈肌、韧带松弛,食管裂孔疝的发生率较高,所以 GERD 的发生率明显增高,发病高峰在 60~70 岁。GERD 在西方国家亦很常见,约 7%~15% 人群有胃食管反流症状,发病率随年龄增加而增加。

【护理评估】

(一)健康史

GERD 是由多种因素造成的消化道动力障碍疾病,其发生机制尚未明确,与食管抗反流防御机制减弱、动力障碍、反流物对食管黏膜的攻击作用等因素有关。GERD 也与老年人生理功能老化、并发其他疾病有关。

1. 生理老化 老年人食管肌群萎缩导致食管运动功能低下;食管下括约肌(low esophageal sphincter,LES)静息压降低,抗反流防御能力下降;老年人食管黏膜上具有防御能力的上皮细胞随年龄增长而退化,导致食管壁抵抗力下降;反流物清除能力差,胃排空延迟,食管黏膜的反流物暴露时间长,从而引发食管黏膜的损伤及并发症。

2. 消化性疾病 食管裂孔疝可导致压力性反流增多,少数高酸性疾病,如胃泌素瘤、十二指肠溃疡常有胃酸分泌过多,幽门梗阻使一过性食管下括约肌松弛增多,各种非器质性病变,如非溃疡性消化不良、肠易激综合征常有食管异常运动,以上原因均可导致食管抗反流防御机制减弱引起 GERD 的发生。

3. 全身性疾病 糖尿病并发神经病变致胃肠自主神经受累,进行性系统硬化症使食管平滑肌受累,均可引起食管、胃肠道蠕动减弱,导致 GERD 的发生。在 GERD 患者中常见的其他并发症还有代谢综合征、心血管疾病和睡眠呼吸暂停等。

4. 其他 GERD 相关危险因素包括男性、年龄、种族、吸烟、辛辣食物、便秘、BMI 增加、过度饮酒、过度体力劳动、压力、心身疾病、家族史等。吸烟、浓茶及有些饮料可降低食管下括约肌压力;高脂肪餐可以刺激胆囊收缩素(CCK)的大量分泌,降低食管下括约肌的压力,同时脂肪餐后胃排空能力下降,胃壁扩张,易诱发一过性食管下括约肌的松弛,促进反流发生;有些药物可刺激消化道黏膜使食管下括约肌松弛,加重反流,如茶碱类、抗胆碱能药物、钙拮抗药、止痛药、非甾体抗炎药等。

(二)身体评估

1. 典型的食管症状 反流症状是 GERD 最常见的症状,表现为反酸、反食、反胃、嗳气等,餐后明显加重,平卧或弯腰时易出现;在伴有食管裂孔疝的情况下,还容易发生立位反流;反酸常伴烧心。

2. 非典型的食管症状　表现为烧心、胸痛、吞咽困难等。烧心多在餐后 1 小时出现,卧位、前倾或腹内压增高时加重。胸痛为胸骨后或剑突下疼痛,严重时可放射至胸部、后背、肩部、颈部、耳后、有的酷似心绞痛,因此应与心源性胸痛鉴别。吞咽困难呈间歇性,进食固体或液体食物均可发生。严重食管炎或食管溃疡者可有咽下疼痛。

3. 食管外刺激症状　由反流物刺激或损伤食管以外的组织或器官引起,老年患者食管外症状如长期咽痛、咽部溃疡、声音嘶哑、慢性咳嗽、咽炎、哮喘及反复发生的吸入性肺炎等较常见。咳嗽多在夜间,呈阵发性,伴有气喘。

4. 并发症　反流性食管炎患者,因食管黏膜糜烂及溃疡可以导致上消化道出血。食管炎反复发作致使纤维组织增生,最终导致瘢痕狭窄。巴雷特(Barrett)食管可发生在反流性食管炎的基础上,亦可不伴有反流性食管炎。Barrett 食管是食管腺癌的癌前病变,其腺癌的发生率较正常人高 30~50 倍。

与年轻人相比,老年 GERD 患者症状可不典型,胃灼热或反酸发生率降低,而厌食、消瘦、贫血、呕吐和吞咽困难等症状,发生率却随年龄增长而显著升高,而且年龄越大,发生严重食管炎的危险越大。

（三）辅助检查

1. 24 小时食管 pH 监测　是唯一可以评估反流症状的相关性检查,可确定胃食管反流的程度、食管清除反流物的时间及胸痛与反流之间的关系,使治疗个体化。食管内正常 pH 值为 5.5~7.0,当 pH 值<4 时被认为是有酸反流,24 小时食管内监测的各项参数均以此为基础。

2. X 线钡餐检查　对诊断反流性食管炎的敏感性不高,对不愿接受或不能耐受内镜检查者行此项检查,可排除食管癌等其他食管疾病,可发现严重反流性食管炎阳性 X 线征。可见钡剂频繁地反流入食管下段,食管蠕动有所减弱,食管下段痉挛及运动异常;有时可见食管黏膜不光滑,有龛影、狭窄及食管裂孔疝的表现。

3. 内镜检查　是诊断反流性食管炎最准确的方法,并能判断反流性食管炎的严重程度和有无并发症。胃镜下无反流性食管炎不能排除胃食管反流病。内镜下反流性食管炎多采用洛杉矶分级法:正常,食管黏膜无缺损;A 级,一个或一个以上食管黏膜缺损,长径<5mm;B 级,一个或一个以上黏膜缺损,长径>5mm,但无融合性病变;C 级,黏膜缺损有融合,但<75% 的食管周径;D 级,黏膜缺损融合,至少达到 75% 的食管周径。

4. 其他　食管阻抗检验可检测酸性反流和非酸反流,用于联合食管 pH 监测增加诊断 GERD 及其食管外并发症的敏感性。食管酸灌注(Bernstein)试验可区分胸痛为食管源性还是心源性。食管测压试验可确定食管下括约肌的基础压力及动态变化,了解食管蠕动波幅、持续时限、食管清除功能。此外还有质子泵抑制剂(PPI)试验,简单有效,可作为 GERD 的初步诊断。

（四）心理-社会状况

饮食在生活中呈现的意义不只是营养供给,更是一种享受,而患本病的老人由于进食及餐后的不适,会对进餐产生恐惧。无论胃食管黏膜是否有糜烂,都严重影响了老年人的生活质量。同时因为可选择的食物有限,减少了与家人、朋友共同进餐的机会,正常的社交活动减少。老年患者更易产生抑郁、焦虑、紧张、悲伤等负面情绪,这些不同程度的心理障碍会影响疾病的治疗和预后。

【常见护理诊断/问题】

1. 慢性疼痛　与反酸引起的烧灼及反流物刺激食管痉挛有关。

笔记栏

2. 营养失调:低于机体需要量 与吞咽困难、咽痛进食减少有关。

3. 有孤独的危险 与进餐不适引起的情绪恶化及参加集体活动次数减少有关。

4. 潜在并发症:食管出血、穿孔 与反流引起食管炎加重有关。

【护理措施】

GERD 的治疗原则:减少胃食管反流;避免反流物刺激损伤的食管黏膜;改善食管下括约肌的功能状态,对一般老年人通过内科保守治疗就能达到治疗的目的,对重症患者经过内科治疗无效者,可采用抗反流手术疗法。治疗护理的总体目标是缓解症状,愈合食管破损黏膜,预防和治疗并发症,防治复发,提高生活质量。

(一)休息与活动

每餐后散步或采取直立位,平卧位时抬高床头 20cm 或将枕头垫在背部以抬高胸部,这样借助重力作用,促进睡眠时食管的排空和饱餐后胃的排空。避免睡前饱腹和左侧卧位、反复弯腰及抬举动作等。

(二)饮食护理

为减轻老年人进餐不适,保证各种营养物质的摄入,需要从以下几个方面护理。

1. 进餐方式 协助老年人采取高坐卧位,并给予老年人充足的进餐时间,并告诉老年人进食速度要慢,注意力要集中,每次进少量食物,细嚼慢咽,且在一口吞下后再给另一口。进食后不要做低头、弯腰及下蹲动作,避免举重物等运动。此外以少量多餐取代一日三餐。

2. 饮食要求 常规给予低脂肪饮食,出现吞咽困难给予半流质或流质饮食,必要时禁食。为防止呛咳,食物的加工宜软而烂,多采用炖、煮、熬、蒸等方法烹饪,也可将食物加工成泥状、糊状如肉泥、水果泥、蔬菜泥、营养粥等。另外,应根据个人的饮食习惯,注意食物的色、香、味、形等,刺激食欲,合理搭配食物,适当增加蛋白质摄入,如瘦肉、牛肉、豆制品、鸡蛋清等,保证营养。

3. 饮食禁忌 胃容量增加能促进胃反流,因此应避免进食过饱,并尽量减少脂肪的摄入量。高酸性食物可损伤食管黏膜,应限制柑橘汁、西红柿汁等酸性食品。刺激性食品可引起胃酸分泌增加,应减少酒、茶、咖啡、碳酸饮料等的摄入。睡前 3～4 小时不要进食任何食物,特别是水果、酸奶等酸性或不易消化的干果类。少吃和不吃油炸食品。

(三)用药护理

1. 抑制胃酸分泌药 抑酸治疗是目前治疗本病的主要措施。抑制胃酸分泌药包括 H_2 受体拮抗剂(如雷尼替丁、西咪替丁)和质子泵抑制剂(如奥美拉唑、兰索拉唑)。这两类药可影响小肠对维生素 B_{12} 的吸收,且抗酸分泌治疗又会导致胃酸、胃蛋白酶和内因子分泌下降,引发维生素 B_{12} 缺乏。因此,老年患者应每天补充一些维生素 B_{12}。此外,抗酸分泌治疗可能掩盖上消化道肿瘤的预警临床表现,成为不利于肿瘤早期诊断的危险因素。因此,在老年患者抗酸分泌治疗过程中需加强随访观察,并在治疗过程中可适当补充叶酸。

2. 促胃动力药 可以通过增加食管下括约肌压力、改善食管蠕动功能、促进胃排空,从而达到减少胃内容物食管反流及减少其在食管的暴露时间。促胃动力药包括西沙必利、甲氧氯普胺、多潘立酮。使用西沙比利时注意观察有无腹泻及严重心律失常的发生;甲氧氯普胺可出现焦虑、震颤和动作迟缓等反应,应加强观察;对于多潘立酮,由于可引起心电图上 QTc 间歇延长等安全性问题,不推荐使用。

3. 黏膜保护剂 主要作用是增加食管黏膜的防御作用,促进食管黏膜损伤的愈合。如硫糖铝,水溶剂比片剂疗效更佳,其副作用主要是便秘。

4. 用药指导 在给老年患者用药过程中要避免使用降低食管下括约肌压力的药物,如抗胆碱能药物、肾上腺能抑制剂、地西泮、前列腺素 E 等。对合并心血管疾病的老年患者应适当避免服用硝酸甘油制剂及钙拮抗药,合并支气管哮喘则应尽量避免应用茶碱及多巴胺受体激动剂,以免加重反流。慎用损伤黏膜的药物,如阿司匹林、非激素类抗炎药等。提醒老年患者服药时应保持直立位,至少饮水150ml,以防止因服药所致的食管炎及其并发症。胃肠动力药和黏膜保护剂应在餐前服用;抑酸药在睡前服效果更好;凝胶服后不宜立即喝水等。

（四）围手术期护理

对手术的患者应做好术前心理疏导,减轻老年患者的心理负担;保证老年患者的营养摄入,维持水、电解质平衡;保持口腔卫生,积极防治口腔疾病;练习有效咳痰和腹式深呼吸;术前1周口服抗生素;术前1天经鼻胃管冲洗食管和胃。手术后密切监测生命体征;持续胃肠减压1周,保持胃肠减压管的通畅;避免给予吗啡,以防患者术后早期呕吐;胃肠减压停止24小时后,如无不适,可进食清淡流质饮食,1周后逐步过渡到软食;避免进食生、冷、硬及易产气的食物。

术后并发症及护理措施主要有:①出血:主要表现为穿刺点和腹腔出血,应密切观察患者的生命体征和穿刺点有无出血,及时更换敷料,切口加压包扎,保持切口清洁、干燥;当发现患者面色苍白、血压下降、腹部压痛等应警惕腹腔内出血,及时告知医生配合抢救;②吞咽困难:胃底折叠术后常出现短暂的吞咽困难,一般在2~6周自行缓解;③腹胀:帮助患者多翻身,必要时挤压排气等;④恶心、呕吐:及时清除口腔内呕吐物,头偏向一侧,防止误吸。

（五）心理调适

耐心细致地向老年患者解释引起胃部不适的原因,教会老年患者及照护者减轻胃部不适的方法和技巧,减轻其恐惧心理。采用看图教学、视频教学等浅显易懂、易于接受的方式,让老年患者了解疾病的相关知识,如定量摄取食物等。与家人协商,为老年患者创造参加各种集体活动的机会,如家庭娱乐、朋友聚会等,增加老年患者的归属感。注意自我情绪管理和自我减压,做到劳逸结合,保证充足的睡眠。

（六）健康指导

1. 健康教育　根据患者的文化程度、接受能力和知识需求对疾病相关知识选择不同的教育内容。告知老年患者胃食管反流的原因、主要临床表现及并发症、实验室检查结果及意义,使老年患者明确自己的疾病类型及严重程度。告知老年患者胃肠内容物反流可能引起食管外不适症状,如哮喘、咳嗽、胸痛等。出现疼痛时,指导老年患者深呼吸或者腹式呼吸,放松心情,分散注意力,若症状不缓解应及时就医。

2. 生活指导　改变生活方式及饮食习惯是保证治疗效果的关键。指导老年患者适当休息、合理运动、注意饮食等各方面的注意事项,避免一切增加腹压的因素,如腰带不要束得过紧,注意防止便秘、肥胖者要采用合适的方法减轻体重等。

3. 用药指导　指导老年患者严格按医嘱规定的剂量、用法服药,了解药物的主要不良反应。因部分老年患者记忆力下降,依从性差,未能做到定时定量服药,必要时家属须监督及配合。

（七）中医中药

中医学对GERD有深远的研究历史,古代医者在"胃痛""痞满""嗳气""吞酸""呃逆""噎膈"等疾病范畴中都有描述。GERD的病因虽然繁多,但多与饮食、情志有关,其基本病机可概括为:肝胆失于疏泄,胃失和降,胃气上逆。目前根据气、热、痰、瘀将GERD分为气郁、肝胃郁热、痰气交阻、气滞血瘀四型。在治疗上中药内服有专方专药,外治以针灸为主。中医护理措施主要有:①生活起居指导:指导患者慎起居,顺应四时变化,运用十二时辰养生法;指导患者辰时(胃经当令)按压足三里穴,子时(胆经当令)尽早卧床休息,以利于养生机。适当活动,动静结合,以"小劳不倦"为度,使气血流畅。②饮食调护:根据疾病进行辨证施膳,肝胃郁热证宜食疏肝解郁、和胃清热的食物,如金橘根。肝气犯胃者宜食疏肝理气的食品,如萝卜、佛手等。胆热犯胃证宜食疏肝利胆、清热和胃的食品,如猕猴桃、甘蔗(不宜空腹食用)、白菜、蚌肉等。③五音疗法:以中医五音理论为指导的中国传统音乐治疗形式,其旨在通过音乐的诱导,平衡阴阳,疏通经络,协调脏腑,调节情志,使患者恢复健康。根据GERD 不同证型,选取五音治疗,脾胃虚寒者选择徵音,如"喜洋洋";而肝胃不和者则选择角音,如"梁祝"等。

09章07节PPT

PPT 课件

第七节 老年糖尿病患者的护理

老年糖尿病(elderly diabetes mellitus,EDM)是指老年人由于体内胰岛素分泌不足或胰岛素作用障碍,引起内分泌失调,从而导致物质代谢紊乱,出现高血糖、高血脂、蛋白质、水与电解质等紊乱的代谢性疾病。其患病率随年龄的增长不断上升。95%以上的老年糖尿病是即 2 型糖尿病,且老年糖耐量减低者发生 2 型糖尿病的危险比正常糖耐量者增加 5～8 倍。国际糖尿病联盟 2019 年糖尿病调查数据显示,我国 65 岁及以上老年糖尿病患者人数约3 550 万,居世界首位,占全球老年糖尿病患者人数的1/4。老年糖尿病高发病率严重影响老年人的生活质量和寿命,其并发症是其致死致残的主要原因。

【护理评估】

(一)健康史

老年糖尿病的发病主要与遗传、免疫、生活方式和生理老化有关。尤其具有老年特性的生活方式和生理老化。

1. 生活方式 老年人因基础代谢率低,葡萄糖代谢及在周围组织的利用能力都明显下降,故进食过多和运动不足容易发胖,肥胖者细胞膜上的胰岛素受体数目减少,加重胰岛素抵抗,使葡萄糖的利用降低,肝糖原的生成和输出增加,导致血糖升高。

2. 生理老化 老年人胰岛 B 细胞量减少、A 细胞量增加、α/B 细胞比例增加、δ 细胞相对增多,纤维组织增多,这种生理性衰老改变与肝脏代谢衰退有关。随着年龄增长,空腹和餐后血糖均有不同程度升高,平均每增 10 岁,空腹血糖上升 0.05～0.11mmol/L,餐后 2 小时血糖上升 1.67～2.78mmol/L。另外,衰老可致体内胰岛素作用活性下降,是老年人血糖升高的因素。

(二)身体状况

老年糖尿病的临床特点表现为以下几个方面。

1. 起病隐蔽且症状不典型 糖尿病典型的临床表现(多食、多饮、多尿、体重减轻)症状轻微、隐匿。仅有1/4 或 1/5 的老年患者出现此症状,多数患者是在查体或合并其他疾病时才发现有糖尿病。

2. 并发症多 常并发各种感染如皮肤、呼吸、消化、泌尿生殖等系统感染,并且感染可常作为首发症状。此外,老年 DM 患者更易发生高渗性非酮症糖尿病昏迷和乳酸性酸中毒,其中乳酸性酸中毒的常见诱因是急性感染,苯乙双胍的过量使用可导致乳酸堆积,引发酸中毒。各种大血管和微血管病变也是老年 DM 常出现的并发症,如高血压、冠心病、脑卒中、糖尿病肾脏病变、皮肤瘙痒等。

3. 多种老年疾病并存 老年人普遍存在器官退行性变、免疫功能下降,易并存各种慢性非感染性疾病,如心脑血管病、缺血性肾病、白内障等。此外,老年 DM 与非糖尿病老年人相比,更易发生认知障碍,包括轻度认知功能损伤和痴呆。

4. 易发生低血糖 老年人自身保健能力和依从性差,可使血糖控制不良或用药不当时,从而引起低血糖的发生。发生低血糖的可能诱因还有未按时饮食、运动量增加、乙醇摄入等。

（三）辅助检查

1. 血糖测定 老年人血糖诊断标准与一般成年人相同,对老年人尤其要重视餐后2小时血糖测定,因其餐后2小时血糖明显高于空腹血糖。

2. 尿糖测定 老年人由于肾动脉硬化,使肾小球滤过率降低,尿糖阳性率低,常与血糖阳性程度不符。

3. 糖耐量试验及胰岛素释放试验 适用于血糖高于正常而未达到糖尿病诊断标准者。

4. 糖化血红蛋白（HbA_1c） 糖化血红蛋白指标可反映较长时间内血糖的变化情况,其特异度高,但敏感性差。

（四）心理-社会状况

在诊断初期,老年人会表现为高度紧张;在诊疗阶段,老年人会因症状不明显而拒绝配合治疗和护理;在诊疗后期,由于各种并发症的出现可引起部分老年人自暴自弃,甚至悲观厌世。另外,由于老年人的注意力及对新知识的回忆能力和想象力较差,故需要家属耐心细致地予以帮助和支持。

【常见的护理诊断/问题】

1. 营养失调:低于机体需要量 与胰岛素抵抗或活性下降引起三大物质代谢紊乱有关。

2. 有感染的危险 与血糖升高、脂肪代谢紊乱、营养不良等因素有关。

3. 潜在并发症 低血糖、乳酸性酸中毒、高渗性昏迷、大血管或微血管病变等。

【护理措施】

治疗和护理的目标是控制血糖水平,防止及延缓各种并发症的发生,提高患者的生活质量。具体措施如下:

（一）饮食护理

饮食治疗是老年糖尿病的基本疗法。饮食原则与其他年龄组无异,需要特别注意的是,低血糖对老年糖尿病患者可能是一种致命的并发症。为了预防低血糖的发生,老年人的饮食最好按一日五餐或六餐分配,用胰岛素治疗的患者在注射胰岛素后的15～30分钟内应及时进餐。老年人在接受个体化医学营养治疗时,应在评估老年人营养状况的前提下,控制总热量的摄入,合理均衡分配各种营养素,以达到老年人的代谢控制目标。

（二）运动护理

运动疗法同样是老年糖尿病的基本疗法。运动应量力而行,持之以恒。运动强度以运动后老年人自我感觉轻松愉快、食欲和睡眠良好为度。为预防低血糖的发生,运动应在餐后1小时内进行,注射胰岛素后不要立即运动。

（三）用药护理

了解各类降糖药物的作用、剂量、用法、不良反应和注意事项,指导老年患者正确服用,提高老年人的服药依从性。尽量避免选用经肾脏排出和半衰期长的药物。

1. 磺脲类药物 第一代药物氯磺丙脲因不良反应多,作用时间持久,不宜用于老年患者;第二代磺脲类药物降糖作用优于第一代,包括格列本脲（优降糖）、格列齐特（达美康）等;第三代磺脲类药物格列美脲在促进B细胞分泌胰岛素的同时,还增加了胰岛素的敏感性。这类药物的不良反应包括营养代谢障碍、胃肠道不良反应、神经系统损害及精神紊乱,值得注意的是,所有的这些药物均能引起低血糖,对于老年糖尿病患者建议使用短效制剂,从小剂量开始,于餐前半小时服用。

2. 双胍类　适用于肥胖的老年 2 型糖尿病患者,对非肥胖患者伴有肌酐清除率异常、肝脏病变时易导致肝肾功能不全。因其具有减轻老年人体重和降低血脂的作用,故对糖尿病并发高血脂、高血压的老年人尤为适合。主要有二甲双胍和苯乙双胍,不良反应主要是消化道反应、肝肾功能受损以及乳酸中毒,其中腹泻的发生率可达 30%。

3. α-葡萄糖苷酶抑制剂　临床应用的主要有阿卡波糖(拜糖平)、米格列醇和伏格列波糖(倍欣)。该类药物单独使用时无产生低血糖的风险,且通过降低餐后高血糖使胰岛素的需要量降低。该药应与第一口饭同时服用,不良反应主要是肠胀气,伴有肠道感染者不宜使用。

4. 胰岛素增敏药　此类药物可降低胰岛素抵抗,同时降低血脂和糖化血红蛋白含量。临床上主要有罗格列酮和吡格列酮,单独使用不导致低血糖,但与胰岛素或胰岛素促泌剂合用时可增加低血糖发生的风险。常见不良反应是水肿和体重增加,在与胰岛素合用时表现更明显。

5. 胰岛素　对老年糖尿病患者主张积极、尽早应用胰岛素,推荐白天给予口服降糖药,睡前注射胰岛素。由于老年人自己配制混合胰岛素容易出错,还易发生低血糖,所以在加用胰岛素时,适合选择单一剂型,从小剂量开始逐步增加。血糖控制不可过分严格,空腹血糖宜控制在 9mmol/L 以下,餐后 2 小时血糖在 12.2mmol/L 以下即可。

(四)低血糖护理

对接受药物治疗的糖尿病患者只要血糖低于 3.9mmol/L 就属于低血糖范畴。老年人常伴有自主神经功能障碍,影响机体对低血糖的反馈调节能力,增加了发生严重低血糖的风险。其临床表现与血糖水平和血糖下降速度有关,可表现为交感神经兴奋,如心悸、出汗、饥饿感、头晕等。但部分老年人可表现为行为异常和非典型症状,尤其是在夜间低血糖发生难以发现,故要加强巡视。一旦发现低血糖,需要立即补充葡萄糖或含糖食物;严重的低血糖要根据患者的意识和血糖情况给予相应的治疗和监护。

(五)心理调适

对精神紧张的老年人可鼓励其多参加户外活动,如散步、郊游等,以转移其对疾病的高度关注;对拒绝治疗的老年人可通过真诚的交流来了解其顾虑,逐步引导老年人正确认知疾病,对自暴自弃的老年人应多提供积极的信息使其看到希望,增强战胜疾病的信心。

(六)健康指导

1. 健康教育　针对老年人理解力差,记忆力、听力减退的特点,应注意用通俗易懂的语言耐心反复地向老年人讲解糖尿病的病因、临床表现、检查和治疗方法等。可采用集体讲座、提供学习资料或个人辅导等形式,全面有效地对老年人及其家属进行同步健康教育,以此加强老年人的遵医行为。

2. 用药指导　向老年人及家属详细讲解口服降糖药的种类、剂量、给药时间和方法,教会其观察药物的不良反应。指导老年人严格按医嘱服药,不可擅自减量或停药。使用胰岛素者,应配合各种教学辅助工具,教会老年人及家属正确的注射方法。指导老年人掌握血糖、血压、体重指数的监测方法。

3. 日常生活指导　糖尿病作为一种慢性病,其并发症严重影响老年人生活质量。教会老年人饮食和运动的原则和方法,以及皮肤和足部护理的方法;指导老年人正确处理精神压力,保持平和心态,提高生活质量。

4. 康复指导　糖尿病周围神经病变可引起感觉和运动功能障碍。感觉功能的康复可通过经皮神经点刺激疗法、电刺激疗法、磁疗、红外线治疗等物理方法缓解疼痛和促进保护性感觉的恢复。运动功能康复包括平衡训练和耐力训练,平衡训练通过刺激足底触觉感觉和本体感觉达到改善平衡障碍的目的,中等强度的耐力训练可改善周围神经病变。

（七）中医中药

中医认为本病属"消渴"范畴,是由体质因素、忧思郁怒、外感邪毒、劳倦损伤、嗜食醇酒肥甘等多种因素所致。其病机主要是燥热偏盛、阴津亏耗。若迁延日久,阴损及阳,可致气阴两虚或阴阳俱虚。消渴病病因复杂,变证多端。辨证当明确郁、热、虚、损等不同病程特点。本病初始多六郁相兼为病,宜辛开苦降,行气化痰。郁久化热,肝胃郁热者,宜开郁清胃;热盛者宜苦酸制甜,根据肺热、肠热、胃热诸证辨证治之。燥热伤阴,壮火食气终致气血阴阳俱虚,则须益气养血,滋阴补阳润燥。脉损、络损诸证更宜及早、全程治络,应根据不同病情选用辛香疏络、辛润通络、活血通络诸法,有利于提高临床疗效。基本调治方法包括:

1. 控制饮食　在平衡膳食的基础上,根据老年患者体质的寒热虚实选择相应的食物,如火热者选清凉类食物,虚寒者选用温补类食物等。

2. 合理运动　坚持缓慢、适量的运动原则,应循序渐进、量力而行、动中有静、劳逸结合。老年人身体较弱不适合户外锻炼者可练习吐纳呼吸或打坐功;八段锦、太极拳、五禽戏等养身调心传统的锻炼方式。

3. 情志调理　情志失调,五志化火与消渴病的发生发展有关,故应利用七情归属的方法,多与老年人进行沟通,了解其情志状态,指导老年人采用移情易性的方法,分散老年人对疾病的注意力,增强其战胜疾病的信心。

第八节　老年骨质疏松症患者的护理

PPT 课件

骨质疏松症(osteoporosis,OP)是一种以低骨量和骨组织微结构破坏为特征,导致骨质脆性增加和易于骨折的全身性代谢性疾病。骨质疏松症在临床上可分为原发性、继发性、特发性3种类型。老年骨质疏松症(senile osteoporosis)属于原发性骨质疏松症Ⅱ型,是机体衰老在骨骼方面的一种特殊表现,是使骨质脆性增加导致骨折危险性增大的老年常见的全身性代谢性疾病。

骨质疏松症的患病率随年龄增加而明显增加。2019 年,国家卫生健康委员会发布的最新流行病学调查结果显示:我国 50 岁以上人群骨质疏松患病率为 19.2%,其中男性为6.0%,女性为 32.1%;65 岁以上人群骨质疏松患病率达到 32.0%,其中男性为 10.7%,女性为 51.6%。由于人口老龄化,骨质疏松症已是目前世界上患病率、病死率及保健费用消耗较大的疾病。目前我国至少有 2.1 亿人骨量低于正常标准,存在骨质疏松的风险,是世界上拥有骨质疏松症最多的国家。

【护理评估】

（一）健康史

原发性老年骨质疏松症的病因及发病机制尚未完全阐明,目前认为与下列因素密切相关。

1. 遗传因素　骨密度为诊断骨质疏松症的重要指标,骨密度值主要决定于遗传因素,其次受环境因素的影响。骨密度还与多种基因(维生素 D 受体基因、雌激素受体基因、胶原基因)、种族、家族史、其他结构成分的遗传差异因素等密切相关。

2. 营养因素　青少年时期钙的摄入与成年时期的骨量峰值直接相关。钙的缺乏导致甲状旁腺素(PTH)分泌和骨吸收增加,低钙饮食者易发生骨质疏松。维生素 D 的缺乏导致骨基质的矿化受损,可出现骨质软化症。骨髓细胞的护骨素(osteoprotegerin,OPG)表达能力下降,导致骨质丢失加速。维生素 C 是骨基质羟脯氨酸合成中不可缺少的营养素,能保持骨基质的正常生长和维持骨细胞产生足量的碱性磷酸酶,如缺乏维生素 C 则可使骨基质合成减少。

3. 内分泌因素 ①性激素:性激素在骨生成和维持骨量方面起着重要作用。老年人随着年龄增长,性激素功能减退,激素水平下降,造成成骨细胞的数量减少,破骨细胞对骨的吸收增加,导致骨量下降,形成骨质疏松。②甲状旁腺:当甲状旁腺素分泌过剩时,骨更新加速,所以老年人骨质疏松与甲状旁腺功能亢进有关。③维生素 D:骨质疏松症与维生素 D 受体(VDR)基因变异有密切关系。缺乏维生素 D 将抑制肠道对钙、磷的吸收,降低骨骼更新部位破骨细胞的活性,并抑制成骨细胞合成蛋白质,导致类骨质矿化障碍,发生骨软化症。④降钙素:降钙素减低可促进破骨细胞活性,增加骨更新速率,与骨质疏松症形成有关。⑤甲状腺素:T_3、T_4 能够通过直接或间接途径影响骨细胞功能。⑥糖皮质激素:骨细胞表面有糖皮质激素受体,过剩的激素活性将导致成骨细胞功能受抑制。

4. 生活方式 与骨质疏松症有关的运动和生活因素有长期摄入高蛋白低钙饮食、含咖啡因的刺激性饮料,活动量不足,酗酒,吸烟等。

5. 废用因素 由于老年人活动减少、肌肉强度减弱、协调功能障碍使老年人较易跌倒和发生骨折而卧床。若老年人患有脑卒中等疾病,长期卧床会导致骨量丢失,易出现骨质疏松症。

(二)身体评估

1. 骨痛和肌无力 骨痛是骨质疏松症最常见、最主要、较早出现的症状,占疼痛患者的 70%~80%,骨量丢失 12% 以上即可出现骨痛,表现为腰背疼痛或全身骨痛,疼痛为弥漫性,无固定部位,于劳累或活动后加重,负重能力下降或不能负重。

2. 身长缩短、驼背 老年人随着年龄增长,骨质疏松症加重,椎体压缩,椎间距离缩短,每椎体缩短 2mm 左右,身长平均缩短 3~6cm,更甚者缩短 6~12cm;驼背曲度加大,膝关节挛拘显著;由于受力不同的原因,有些老年人还伴有侧凸畸形;一般妇女在 60 岁以后,男性在 65 岁以后逐渐出现上述表现。

3. 骨折 根据 2018 版《中国老年骨质疏松症诊疗指南》,骨折是骨质疏松的严重并发症,尤其是髋部骨折,具有高致死率及致残率。骨质疏松症所致骨折在老年前期以桡骨远端骨折(Colles 骨折)多见,老年期以后以腰椎和股骨上端骨折多见。一般骨量丢失 20% 以上即可发生骨折,骨密度每减低 0.1g/cm^2(或低于峰值骨量 2SD)骨折危险性就增大 1.5~2.5 倍,发生时间多在绝经后 5~8 年,常因轻微活动或创伤诱发,如打喷嚏、弯腰等。骨折的主要症状为局部疼痛、活动受限。

4. 呼吸系统障碍 骨质疏松症所造成的呼吸系统障碍,主要是由于脊柱畸形和胸廓畸形所导致的肺活量和最大换气量的显著减少,肺功能测定可发现,患者也可出现胸闷、气短、呼吸困难及发绀等症状。

(三)辅助检查

1. 生化检查 包括骨形成指标,骨吸收指标,血、尿骨矿成分。老年人发生改变的主要生化指标有以下几项:①骨钙素(BGP)是骨更新的敏感指标,可有轻度升高,绝经后骨质疏松症 BGP 升高明显;②尿羟赖氨酸糖苷(HOLG)是反映骨吸收的敏感指标,可升高;③血清镁可下降;④尿镁略低于正常。

2. X 线检查 骨量丢失 30% 以上时,X 线显示阳性,故对早期诊断意义不大。可表现骨密度减低,骨皮质变薄,骨透亮度增加,骨小梁间隙增宽,横形骨小梁消失,骨结构模糊均匀。

3. 骨密度测定　骨密度检测是确诊的重要依据。测定方法如下：①单光子吸收测定法（SPA）；②双能 X 线吸收测定法（DEXA）：此法较准确，重复性好，是世界卫生组织（WHO）推荐的测量骨密度的"金标准"；③定量 CT（QCT）：可选择性地评价皮质骨和松质骨骨量，准确度和重复性稍差，吸收放射线较多；④超声波（USA）：可测定骨密度和骨强度。绝经后女性和 50 岁以上男性使用 DEXA 测得的股骨颈骨密度，国内推荐使用低于峰值骨量 2.5 标准差（-2.5SD），或者骨量下降 30% 作为诊断标准。

4. 磁共振检查　表现为骨髓水肿，T_1 加权像呈低信号强度，T_2 加权像呈高信号强度，这种骨髓水肿可在数月后消失。

（四）心理-社会状况评估

因机体疼痛不适，身体外形改变会加重老年人的心理负担，严重挫伤老年人的自尊心。老年人会因活动不便，担心骨折，活动减少甚至拒绝体育锻炼。另外，老年人还因外形改变不愿进入公众场合，社交减少，致使生活质量下降，不利于身心健康。因此需要评估老年人的心理状态、经济状况、情绪等，以及家属对老年人的关心、照顾程度。

【常见护理诊断/问题】

1. 疼痛：慢性疼痛　与骨质疏松、骨折及肌肉疲劳、痉挛等有关。
2. 躯体活动障碍　与骨痛、骨折引起活动范围受限有关。
3. 营养失调：低于机体需要量　与饮食中钙、蛋白质和维生素 D 摄入不足有关。
4. 潜在并发症：骨折　与骨质疏松有关。
5. 情境性自尊低下　与椎体骨折引起的身长缩短或驼背有关。

【护理措施】

老年人群骨质疏松治疗护理原则：主要是通过健康宣教提高老年人群对骨质疏松的认识，加强预防；通过骨质疏松风险评估早期发现高危人群，重视老年骨质疏松患者的早期防治；通过骨密度检查进行早诊，指导已确诊患者科学地服用防治骨质疏松的药物，合理进行体育锻炼，将骨密度控制在理想范围；指导骨质疏松性骨折患者术后早期康复训练，重点加强疼痛控制，肌肉力量恢复及肢体运动控制能力的锻炼，以增加患者肢体肌力、耐力及平衡协调性，最终提高日常活动能力，减少致残的风险。

（一）休息与活动

适量的负重和运动对骨骼有强健作用，对骨的生长和重建起到积极效应，能刺激骨组织对摄入体内的钙及其他矿物质的充分吸收和利用，从而达到防治骨质疏松的目的。应依据老年人个体的年龄、性别、健康状况、体能等特点及运动史选择有针对性的运动项目。对于能活动的老年人宜选择逐渐加量的力量训练，强调户外运动至少 1h/d，可选择散步、慢跑、打太极拳等，运动量以身体能适应为原则，循序渐进，以每次运动后有少许肌肉酸胀和疲乏感、休息后次日受累感觉消失为宜；对于因疼痛活动受限的老年人，指导老年人维持关节功能位，每天进行关节活动训练，同时进行肌肉的等长等张收缩训练，以保持肌肉的张力；对因为骨折固定或牵引的老年人，应在医护人员的指导下进行活动训练。对于截瘫或偏瘫患者，应尽早开展康复训练，按摩瘫痪肢体，依据患者情况，辅助患者进行肢体的主动运动和被动运动，适当进行坐位平衡训练和起坐训练。

（二）减轻或缓解疼痛

患者休息时应卧于加薄垫的木板或硬板床上，仰卧时头不宜过高，在腰下垫薄枕；必要时可使用紧身衣等限制脊柱的活动度；也可通过热疗、按摩等方法促进肌肉放松；运用放松疗法、音乐疗法、心理暗示法等缓解疼痛。除此之外，物理疗法也被广泛应用，如单独或联合使用短波、超短波、中频电疗，超声波治疗，蜡疗，红外线治疗，磁疗等方法，可以有效控制疼痛对患者的困扰。疼痛严重者遵医嘱使用止痛药、肌肉松弛剂等药物;对骨折患者应通过牵引或手术最终缓解疼痛。

（三）营养与饮食

合理的营养对于预防骨质疏松症具有重要意义,故饮食应多样性。与骨营养有关的每日营养素的推荐量:钙摄入量成人为 800~1 200mg,绝经后妇女 1 200~1 500mg。65 岁以后男性以及其他具有骨质疏松症危险因素的患者,推荐钙的日摄入量为 1 500mg,蛋白质 60~70g,维生素 D 10μg(400U),维生素 E 15mg,维生素 C 60mg,食盐小于 5g。合理配餐,烹调时间不宜过长,主食以米、面杂粮为主,粗细搭配。副食应多吃含钙和维生素 D 的食物,含钙高的食物有奶类、鱼、虾、海产品、豆类及其豆制品。对胃酸分泌过少者应在食物中放入少量醋,以增加钙的吸收。含维生素 D 多的食物有鱼类、禽类、蛋类等。蛋白质的摄入量是影响骨质疏松的因素,长期低蛋白质饮食易造成骨量丢失,而过高动物蛋白质的摄入可增加骨折的危险性,因此,应适量摄入蛋白质,特别注意纠正偏食、挑食、节食等不良习惯;避免酗酒、嗜烟、饮过量的浓茶、浓咖啡及碳酸饮料。

（四）预防并发症

应创造安全的环境,保持室内明亮,地面干燥、平坦、整洁。衣着舒适,鞋子合脚。避免弯腰负重,选择适当的辅助工具,防止跌倒损伤等,具体预防措施见跌倒的护理。对于已发生骨折的老年人,按骨折患者护理。

（五）用药护理

1. 钙制剂　如碳酸钙、枸橼酸钙片等,是临床上最常用的钙制剂,含钙量高,易吸收,适于老年人使用。高剂量的钙可以诱发或加重便秘,应引起重视。服用钙剂时,宜进蛋白质丰富的食物,增加钙的吸收;不应与绿叶蔬菜同时食用,避免影响钙的吸收;宜多进食醋,提高钙剂的生物利用度。补钙应适宜,切不可过度,在肾结石或原因不明的高尿钙情况下应禁用钙剂。2018 年版《中国老年骨质疏松症诊疗指南》中提到:单独补充钙剂或维生素 D 并不被推荐用于骨质疏松性骨折的预防,老年人群因缺乏日照,维生素 D 合成能力下降及吸收障碍,因此必要时应补充活性维生素 D。

2. 钙调节剂　主要包括降钙素、维生素 D、雌激素。降钙素针对高骨转换型的绝经早期妇女效果尤甚,但长期使用会引起低血钙症和继发性甲状腺功能亢进,因此需加强观察。维生素 D 用药过程中应定期监测血清钙和肌酐的变化。雌激素是目前治疗绝经期骨质疏松症较理想的药物,能提高降钙素的活性,促进肠道对钙的吸收,但长期较大剂量使用,易增加乳腺癌和子宫癌的危险,故应使用最低有效剂量并辅以适量孕激素,详细了解家族中有关肿瘤和心血管疾病方面的病史,严密监测子宫内膜的变化,注意阴道出血情况,定期做乳房检查,防止肿瘤及心血管疾病的发生。

3. 二膦酸盐　如阿仑膦酸钠、依替膦酸钠等,因胃肠道对其吸收程度差、生物利用度低、血清半衰期短,故应晨起空腹服用,同时饮清水 200~300ml,至少半小时内不能进食或喝饮料,不能平卧,应采用立位或坐位,以减轻对消化道的刺激。服用此类药物时最好不要咀嚼或吸吮,以防发生口咽部溃疡。同时监测血钙、血磷和骨吸收生化标志物。

4. 氟化物　如单氟磷酸盐,能促进新骨钙化,但不能与钙剂配伍,用药期间应监测血清钙的变化。

5. 其他新型药物　2018 年版《中国老年骨质疏松症诊疗指南》中提到,新型抗 OP 药物还包括甲状旁腺激素类似物阿巴洛肽(abaloparatide)、罗莫珠单抗(romosozumab)、选择性雌激素受体调节剂巴多昔芬(bazedoxifene)等。美国内分泌学会 2020 年最新版指南增加了新型药物罗莫珠单抗(romosozumab),主要用于骨折高风险的绝经后骨质疏松症及老年性骨质疏松症。

（六）心理护理

认真倾听老年人的感受,了解其心理活动和生活状况,明确老年人忧虑的根源。指导老年人穿宽松的上衣以掩盖形体的变化,并逐步适应形象的改变。对有心理问题的老年人应帮助他们纠正心理失衡,鼓励其参加社交活动,适当娱乐、听音乐、冥想等,以消除心理压力,放松情绪,减轻症状,提高疗效。

（七）中医护理

骨质疏松症属于"骨痿""骨痹"范畴。《素问·阴阳应象大论》云:"肾生骨髓……在体为骨,在脏为肾。"如果肾精不足,骨和骨髓营养不足就会发生骨骼病变。老年骨质疏松症患者由于机体功能衰退,肾精不足,脾虚症状明显。脾为后天之本,气血生化之源,具有滋养五脏、培补肾精之功能,脾虚则肾失后天滋助,终致骨髓空虚、骨痿不用而发生骨质疏松。临床上,本病有 3 个常见证型即肝肾阴虚证、脾肾阳虚证、肾虚血瘀证。

1. 中药治疗　2018 版《中国老年骨质疏松症诊疗指南》推荐,老年骨质疏松患者可考虑选用经国家药品监督管理局批准的中成药（详见国家基本药物目录）,如仙灵骨葆胶囊（片）、骨疏康胶囊（颗粒）、金天格胶囊或强骨胶囊等中成药,以减轻骨质疏松症状。可考虑选用仙灵骨葆胶囊（片）改善骨密度。中药可与钙剂、维生素 D 及其他抗骨质疏松药物合用。

2. 针刺治疗　选穴多以肾经、膀胱经背俞穴、任督二脉穴位为主,配合对症治疗。每天 1 次,7 次为一个疗程。间隔 2 天后再接下一疗程,连续治疗 2 疗程。

3. 中药热敷　采用红椒油制剂（由红花、花椒等药配制而成）,每次 5~10ml,用纱布湿敷在疼痛部位,加上特定电磁波治疗仪（TDP）照射,温度以温热能耐受为宜,治疗时间为 30 分钟,每天 1 次,10 次为一个疗程,治疗 2 疗程;也可进行中药熏洗,暴露患者疼痛部位,熏蒸 20~25min,每天 2 次,7 天为一个疗程,连续治疗 3 个疗程。全方诸药相辅相成,补肝肾,益精血,通经脉,强筋骨,达到治疗目的。

（八）健康指导

1. 健康教育　为老年人制定个性化的健康指导计划;由护理人员讲解骨质疏松症的病因、发病机制、治疗、康复和预防等知识,帮助老年人树立战胜疾病的信心,提供适合老人阅读的书籍、图片和影像资料。

2. 饮食、生活指导　指导老年人多摄食富含钙和蛋白质的食物,适当补充维生素 D 或增加日光照射,多吃蔬菜、水果,保证足够的维生素 C。减少动物蛋白、盐、糖的摄入量,少食含镁、磷的饮料和加工食品,戒烟戒酒。完善生活设施,夜间调整好照明,灯光亮度适宜;行动不便者应有家属或陪护照料或使用助行器,穿合适的防滑鞋,加强皮肤护理,预防压力性损伤的发生。

3. 运动指导　指导老年人经常进行户外运动,制定个性化的运动方案。运动强度要求适宜,以老年人不感到疲惫为宜;应每天适当进行日光浴,时间以 20~30 分钟为宜。骨质疏松症老年人可选择的运动项目有负重运动和冲击性运动,抗阻力运动及有氧运动等,要以活动大肌肉和关节为原则,如步行、缓步跑、游泳、骑自行车等,避免剧烈运动或竞争性活动。运动时应达到最大摄氧量的 60%~70% 或最大心率的 50%~70%。运动量因人而异,循序渐进,运动中防止跌倒。如在运动中出现不适,应立即停止并及时就诊。

4. 用药指导　骨质疏松症需要长期治疗,护士应指导老年人遵医嘱按时、正规服药,教会老年人观察药物的不良反应,掌握自服药物的用药途径、疗程及注意事项。口服钙剂服用最佳时间是饭后 1~1.5 小时或临睡前,服用时应多饮水,减少泌尿系结石的发生。

笔记栏

5. 康复训练 目前骨质疏松症的康复训练较为常用的是运动疗法,有效的运动对骨组织可产生应力效应,改变骨内电压,刺激骨细胞形成。康复训练应尽早实施,循序渐进,运动量由小到大,全身整体运动与局部运动相结合。在急性期应注意卧、坐、立姿势,卧位时应平卧、低枕、背部尽量伸直,坚持睡硬板床;坐位或立位时应伸直腰背,收缩腰肌和臀肌,增加腹压。在慢性期应选择性地对骨质疏松症好发部位的相关肌群进行运动训练,如采取仰卧位抬腿动作做腹肌训练,采用膝手卧位做背肌训练等。同时可配合有氧运动增强体质,通过翻身、起坐、单腿跪位等动作训练维持和增加老年人的功能水平。对骨质疏松症老年人的康复治疗,必须坚持在一般措施和药物治疗的前提下,由专业医生指导下进行。另外,一些物理治疗也有助于骨质疏松骨折的康复。

09章09节PPT

PPT 课件

第九节　老年退行性骨关节病患者的护理

退行性骨关节病(degenerative osteoarthritis,OA),又称老年性骨关节炎、骨性关节炎、增生性关节炎等,是由于关节软骨发生退行性病变,引起关节软骨完整性破坏以及关节边缘软骨下骨板病变,继而导致关节症状和体征的一组慢性退行性非炎症性关节疾病。其主要病变是关节软骨的退行性变和继发性骨质增生。

退行性骨关节病的发病率随年龄增加而明显增加,具有发病率高、致残率高、治疗难度大的特点,可不同程度地影响老年人的生活质量。据有关研究报道:我国的 OA 患病人数从1990 年的 2.61 千万上升至 2017 年的 6.12 千万,大幅超过人口总量的增加;年龄标化 OA 患病率从 1990 年的 2.9% 上升至 2017 年的 3.1%。本病可发生于全身各关节,据 2000~2018年的数据显示,我国中老年人群中,腰椎骨关节炎最常见,患病率为 25.03%,其次为膝关节骨性关节炎,患病率为 21.51%,颈椎骨关节炎患病率为 20.46%,手骨关节炎患病率为8.99%。女性和南部地区人群中的膝、手、腰椎和颈椎骨关节炎患病率较高。

【护理评估】

（一）健康史

本病的发生是由多种因素联合作用的结果,主要因素包括:①软骨基质中的黏多糖含量减少,纤维成分增加,软骨的弹性降低;②软骨下骨板损害使软骨失去缓冲作用;③关节内局灶性炎症。临床上将其分为原发性和继发性两类,引起关节改变的原因也有所不同。

1. 原发性 发病原因可能与一般易感因素和机械因素有关。前者包括遗传因素、生理性老化、肥胖、性激素、吸烟等。后者包括长期不良姿势导致的关节形态异常、长期反复使用关节的职业或剧烈的文体活动对关节的磨损等。老年退行性骨关节病绝大部分属于原发性。

2. 继发性 常见原因如下:①关节先天性畸形;②关节损伤;③其他关节炎如化脓性关节炎、结核性关节炎、类风湿关节炎等;④韧带断裂、外伤性关节脱位、关节内骨折、膝关节半月板切除术后等。

（二）身体评估

1. 关节疼痛与压痛 是本病最常见的临床表现,发生率为 36.8%~60.7%;疼痛在各个关节均可出现,其中以髋、膝及指间关节最为常见。特点为隐匿发作、持续钝痛,多发生于关节活动以后,休息后可减轻或缓解。其中膝关节病变在上下楼梯时疼痛明显,久坐或下蹲后突然起身可导致关节剧痛;髋关节病变疼痛通常自腹股沟传导至膝关节前内侧、臀部及股骨大转子处,也可向大腿后外侧放射。晚期可以出现持续性疼痛或夜间痛。疼痛常与天气变化有关,寒冷、潮湿环境均可加重疼痛。本病关节局部可有压痛,在伴有关节肿胀时尤其明显。

2. 关节僵硬、黏着感　常见于髋、膝关节。晨起时关节僵硬及发紧感,俗称晨僵,活动后可缓解,持续时间较短暂,一般不超过30分钟。黏着感指关节静止一段时间后(一般不超过30分钟)开始活动时会感到僵硬,活动后又可改善,但至疾病晚期,关节将永久不能活动。

3. 关节肿胀、畸形　大多数老年人只限于手的指间关节畸形,病变发生在背侧的骨突处。在远端指间关节者称赫伯登(Heberden)结节,在近端指间关节者称布夏尔(Bouchard)结节。偶尔侵犯第1掌指关节。第1掌骨和大多角骨之间的关节受累者,可形成"方形手"畸形。髋和膝两个关节的骨关节炎最易致残,若膝关节有滑膜积液,则易在膝关节窝部膨出,形成肿胀称作腘窝囊肿,又称贝克囊肿(Baker's cyst)。

4. 关节内卡压现象　当关节内有小游离骨片时,可引起关节内卡压现象。表现为关节疼痛,活动时有响声和不能屈伸。膝关节卡压易使老年人跌倒。

5. 关节功能受限、活动障碍　各关节可因骨赘、软骨退变、关节周围肌肉痉挛及关节破坏而导致活动受限。如髋关节疼痛可向膝部内侧放射,关节活动受限范围也涉及各方向,并以伸展与内旋为明显;如膝关节有局部触痛,多在内侧髌骨边缘或内侧韧带附着点,引起膝内翻或外翻畸形;若椎间盘、骨突关节、椎旁韧带发生各种病变可引起下腰痛;神经根痛合并背痛最常见的原因是椎间盘脱出;脊椎骨刺压迫椎动脉可产生眩晕、视力障碍、耳鸣、吞咽障碍等。

(三)辅助检查

本病无特异性实验室指标,放射学检查具有特征性改变。

1. X线检查　为本病明确临床诊断的金标准,是首选的影像学检查。可发现不同程度病变,但其表现不能完全用来诊断及判断骨关节病的严重程度,应结合患者症状和体征。一般早期常表现为阴性,偶见髌骨上下缘骨质增生。病情加重后,受累关节非对称性关节间隙狭窄、软骨下骨板硬化及囊性变,关节边缘及髁间嵴骨质增生,关节内见游离骨片。严重者关节面萎缩、变形和半脱位。

2. MRI　属于一种安全、无创伤的检查方法,能清楚地观察关节软骨、滑膜、韧带、半月板等关节结构的早期改变,对骨关节病的早期诊断有重要意义,目前多用于骨关节炎的鉴别诊断或临床研究。

3. CT　用于椎间盘疾病的检查,并优于X线检查。

(四)心理-社会状况评估

老年人因机体疼痛不适,活动不便,往往会拒绝体育锻炼,不利于身体功能改善;由于身体外形改变,老年人也易产生自卑心理,不愿进入公众场合,社交减少,给老年人的日常生活及心理健康带来影响;疾病的迁延不愈使老年人对治疗失去信心,产生消极悲观的情绪,致使生活质量下降。

【常见护理诊断/问题】

1. 疼痛:慢性疼痛　与关节退行性变引起的关节软骨破坏及骨板病变有关。

2. 躯体活动障碍　与关节疼痛、畸形或脊髓压迫所引起的关节或肢体活动困难有关。

3. 营养失调:低于机体需要量　与饮食中钙、蛋白质、维生素C、维生素D等摄入不足有关。

4. 无能为力感　与躯体活动受限所致的心理压力及自我贬低有关。

5. 活动无耐力　与关节肿痛、活动受限有关。

【护理措施】

退行性骨关节病的治疗护理目标与原则:减轻或消除症状,缓解疼痛,延缓关节结构改变,矫正畸形,维持关节功能,提高生存质量。退行性骨关节炎的治疗方法很多,可以分为两大类,一是保守治疗,二是手术治疗。前者包括减轻体重、药物、理疗和适当的功能锻炼等。后者包括截骨、软骨移植、关节镜手术和关节置换等。

（一）一般护理

1. 休息与活动　适当休息,减轻关节负重,在机体承受范围内可借助手杖、助行器等站立或行走。在医护人员的指导下制定合理的个性化锻炼计划,注意循序渐进,避免超负荷运动。

（1）低强度有氧运动:采用正确合理的有氧运动方式可以改善关节功能,缓解疼痛。应依据老年患者的发病部位及程度,在医生的指导下选择适宜的活动。

（2）关节周围肌肉力量训练:加强关节周围肌肉力量,既可改善关节稳定性,又可促进局部血液循环,但应注重关节活动度及平衡(本体感觉)功能的训练。常用方法:①股四头肌等长收缩训练;②直腿抬高加强股四头肌训练;③臀部肌肉训练;④静蹲训练;⑤抗阻力训练。

（3）关节功能训练:主要指膝关节在非负重位的屈伸活动,以保持关节最大活动度。常用方法包括:①关节被动活动;②牵拉;③关节助力运动和主动运动。

2. 饮食护理　合理饮食,注重品种的多样化,以食补为基础,注意营养均衡;多食奶制品、豆制品、蔬菜以及海带、鱼、虾等海鲜类食物;同时应常晒太阳和补充维生素 D,以促进钙吸收;补充维生素 C 和动物软骨,可预防或延缓软骨衰老;少食高糖、高脂食品。另外,在重视食疗、保持体质强壮的同时,更要注意控制体重,肥胖者应适当减肥,以减轻关节负担。

（二）减轻或缓解疼痛

疼痛严重者,应卧床休息并通过牵引限制关节活动。对髋关节骨关节炎的老年患者来说,减轻关节的负重和适当休息是缓解疼痛的重要措施;对膝关节骨关节炎者除适当休息外,在上下楼梯时可通过扶扶手、坐位起身时用手支撑扶手的方法以减轻关节软骨承受的压力;关节积液严重者,还应卧床休息。另外,局部理疗与按摩综合使用,对任何部位的骨关节炎都有一定的镇痛作用。

（三）用药护理

如关节经常出现肿胀,不能长时间活动或长距离行走,X 线检查显示髌骨关节面退变,则可在物理治疗的基础上给予药物治疗。

1. 非甾体抗炎药　常用药物有阿司匹林、吲哚美辛(消炎痛)、布洛芬等。但此类药物共有的副作用为胃肠道反应,如恶心、呕吐、上腹烧灼感,可引起溃疡病出血或糜烂性胃炎,应餐时服药;刺激性较大的如布洛芬、阿司匹林应在餐后 15～30 分钟服用,或加服抗酸药物减轻反应;有活动性溃疡病患者禁用此类药物。应指导老年人遵医嘱正确用药,长期服用非甾体抗炎药者,注意药物对胃肠道的损害,还应注意止痛药的成瘾性。

2. 氨基葡萄糖　口服关节软骨的天然成分如硫酸氨基葡萄糖(维骨力)、氨糖美辛片等,可修复损伤的软骨,减轻疼痛。

3. 关节内注射药物　如糖皮质激素、透明质酸盐、抗风湿药等,可通过关节内注射,利用其润滑和减震功能对保护残存软骨有一定作用,能缓解症状。但该方法为侵入性治疗,可能会增加感染的风险,必须严格规范无菌操作。用药期间应加强临床观察关节积液状况,进行 X 线监测。

4. 中成药　包括含有人工虎骨粉、金铁锁等有效成分的口服中成药及外用膏药,可减轻疼痛、延缓疾病进程、改善关节功能。

（四）手术护理

对顽固性疼痛,不稳定的关节或明显丧失活动力者,可考虑手术治疗,包括关节软骨修复术、关节镜下清理手术、截骨术、关节融合术及人工关节置换术,适用于非手术治疗无效、影响正常生活的患者。手术的目的是减轻或消除患者疼痛症状、改善关节功能和矫正畸形。术后应落实疼痛管理、康复锻炼及并发症的防治。膝关节置换术后患肢用石膏托固定,做好石膏固定及患肢的护理;髋关节置换术后患肢如需皮牵引,应保持有效牵引,同时应保证患者在牵引状态下的舒适和功能。

（五）心理护理

由于退行性骨关节病引起老年人关节变形和活动受限,故应安排有利于老年人进行交际的环境,如床距窗户较近,窗户的高度较低,房间距老年活动中心较近等,增加其与外界环境互动的机会;应鼓励老年人坚持康复治疗以保持功能和形体,做好心理护理,使其调节自我,适应形象的改变;对有心理问题的老年人应给予开导,帮助他们纠正心理失衡状态,消除心理压力,使其情绪放松,有利于减轻症状、提高疗效、促进康复和改善老年人的生活质量。

（六）中医护理

骨关节炎属于中医学的腰背痛、痹证的范畴,也称为"骨痹""痛痹""瘀血痹"。《素问·长刺节论》指出:"病在骨,骨重不可举,骨髓酸痛,寒气至,名曰骨痹。"肝主筋,肾主骨,脾主肌肉,故"肾虚血瘀"是本病发生及发展的主要原因。本病常见证候有肝肾亏虚证、寒湿痹阻证、湿热阻络证、痰瘀互结证、气血两虚证。

1. 常见症状/证候施护 ①关节疼痛:评估疼痛,保持患肢功能位;遵医嘱给中药湿敷、穴位贴敷或药熨术等。②关节肿胀:评估肿胀的部位、持续时间、运动情况等;寒、湿痹的患者可局部热敷,注意避免烫伤;遵医嘱中药湿敷或中药熏蒸或中药外敷或穴位贴敷,肩痹取曲池、肩髃、手三里等穴,膝痹取足三里、委中、阳陵泉等穴。③屈伸不利:评估活动受限的范围、持续时间等,必要时采取安全防护措施,防止跌倒及其他意外发生;遵医嘱中药涂药或中药泡洗或中药离子导入或蜡疗等。

知识链接

中医博大精深,医德医术兼容
——扁鹊的"起死回生"术

热熨术是采用药物和适当的辅料经过加热处理后,敷于患部或腧穴的一种治疗方法。它可借助温热之力,将药性由表达里,通过皮毛腠理,循经运行,内达脏腑,疏通经络,温中散寒,畅通气机,镇痛消肿,调整脏腑阴阳,从而达到治病的目的,其在治疗骨关节病方面发挥较好疗效。

战国医学家扁鹊擅长应用热熨术治疗疾病,在虢太子案中,扁鹊闻言太子病情,推测太子并非真死,于是"乃使弟子子阳厉针砥石,以取三阳五会"以熨剂即"以八减之齐和煮之,以更熨两胁下"等方法治愈虢太子的尸厥。他治好虢太子的尸厥证后,虢君十分感激,大家也都称赞他有起死回生之术。扁鹊却说:"越人非能生死人也,此自当生者,越人能使之起耳"。他在治愈了危重症患者后,非但不居功受谢,反而诚心谢病家。

我们在小学时就学过《扁鹊见蔡桓公》的课文,其中有段记载记忆深刻,"疾之居腠理也,汤熨之所及也;在血脉,针石之所及也;其在肠胃,酒醪之所及也;其在骨髓,虽司命无奈之何。今在骨髓,臣是以无请也。"

讨论问题:

1. 从案例中反映了扁鹊怎样的医学价值观,作为一名医学生从中学到了什么?

2. 解释扁鹊对蔡桓公所说的这段话的意思,感悟其中蕴含的意义,谈谈对护理的启示。

2. 饮食调护　①肝肾亏虚证:宜食补益肝肾,强筋健骨的食品,如黑豆、黑芝麻、羊肉、韭菜等;②寒湿痹阻证:宜进温经散寒的食品,如薏苡仁、韭菜、羊肉、干姜等,忌生冷食品;③湿热阻络证:宜进清热利湿通络的食品,如丝瓜、冬瓜、赤小豆、玉米须,忌食辛辣、肥甘、醇酒等的食品,鼓励多饮水;④痰瘀互结证:宜进化痰祛瘀的食品,如萝卜、山楂等,忌肥甘厚腻等生痰生湿的食品;⑤气血两虚证:宜进补益气血的食品,如大枣、桂圆、阿胶,同时多进食动物肝脏、菠菜等富含铁的食品。

（七）健康指导

1. 知识宣教　为老年人制定个性化的健康指导计划;由护理人员讲解退行性骨关节病的病因、发病机制、治疗、康复和预防等知识;帮助老年人树立战胜疾病的信心;提供适合老年人阅读的书籍、图片和影像资料。

2. 保护关节　加强卫生保健宣传,定期体格检查,注意日常适度的自我保护。注意患病关节保暖防潮,防止关节受凉受寒。尽量应用大关节而少用小关节,如用屈膝屈髋下蹲代替弯腰和弓背;用双脚移动带动身体转动代替突然扭转腰部;选用有靠背和扶手的高脚椅就座,且膝髋关节成直角;枕头高度不超过15cm,保证肩、颈和头同时枕于枕头上。应限制关节负重活动,避免过久站立或长距离步行,可使用手杖以减轻受累关节负荷;体重超标者宜减轻体重;严重时可短期卧床休息或完全制动。及时妥善治疗关节外伤、感染、代谢异常、骨质疏松等原发病。

3. 增强自理　首先应对患者做好疼痛、自理能力和安全评估;对于活动受限的老年人,应根据其自身条件及受限程度,运用辅助器具以保证或提高老年人的自理能力。如门及过道的宽度应能容许轮椅等辅助器通过,室内地板避免有高低落差的情况,地板材质以防滑为重点等。对吞咽困难的老年人,应准备浓稠度适合其吞咽能力的食物,避免大口进食或摄入大块食物。对定位能力缺陷的老年人,可运用提醒标志或将活动路线单纯化等方式给予帮助。对视力不良的老年人,应在特定区域以不同颜色加以区分。对大小便失禁的老人,应避免一次饮水过多,同时尽可能安排老人就寝如厕方便较近的卧室。

4. 用药指导　指导老年人遵医嘱按时、正规服药,指导老年人观察药物的不良反应,掌握每种药物的用药途径、疗程及注意事项。

5. 康复训练　选择性地对退行性骨关节病好发的相关部位进行运动训练,循序渐进,运动量由小到大,全身整体运动与局部运动相结合,主动运动和被动运动相结合,保持病变关节的活动,防止关节粘连和功能障碍。不同关节的锻炼根据其功能有所不同:①髋关节:早期进行踝部和足部的活动,鼓励老年人尽可能做股四头肌的收缩训练;去除牵引或外固定后,可床上训练髋关节的活动,进而扶拐下地活动。②膝关节:早期练习股四头肌的收缩活动,解除外固定后,再练习膝关节屈伸及旋转活动。③肩关节:练习外展、前屈、内旋活动。④手关节:主要锻炼腕关节的背伸、掌屈、桡偏屈、尺偏屈。此外,对于大多数关节受累者,应将休息作为主要的保守干预措施;对于持重关节受累者,应尽量少爬楼梯、少行走和站立过久;身体超重者,应适当减轻体重,减轻关节负担。

第十节　老年帕金森病患者的护理

09章10节PPT

PPT 课件

帕金森病(parkinson's disease,PD)是一种以静止性震颤、肌强直、运动迟缓和姿势步态异常为主要临床特征的常见的老年人神经系统变性疾病。由于其特征性表现是静止性震颤,故又称震颤麻痹(paralysis agitans)。我国 65 岁以上人群 PD 的患病率大约是 1.7%,大部分帕金森病患者为散发病例,有 10%左右的帕金森患者有家族史。

【护理评估】

（一）病因及危险因素评估

PD 的确切病因目前仍不清楚,遗传因素、环境因素、疾病因素、年龄老化、免疫因素等均可能参与 PD 多巴胺能神经元的变性死亡过程。

1. 遗传因素　目前发现至少有 8 个致病基因与家族性帕金森病相关。最常见家族性 PD 与富亮氨酸重复激酶 2(LRRK2)突变有关。PD 中仅有 5%~10%有家族史。

2. 生活环境因素　20 世纪 80 年代美国学者 Langston 等发现一些吸毒者会快速出现典型的帕金森病样症状,研究发现,吸毒者吸食的合成海洛因中含有一种 1-甲基-4-苯基-1,2,3,6-四氢吡啶(MPTP)的嗜神经毒性物质,以及环境中类似 MPTP 的化学物质,如除草剂、杀虫剂等,也可能是 PD 的致病因素之一。居住于铜、锰或铅高排放的城市或工业区,膳食中铁的摄入量过大或饮食结构不合理、超重等,可促进 PD 的发生发展。

3. 疾病因素　风湿病史,创伤性脑损伤史,中年有先兆偏头痛史,可促进 PD 的发生发展。另外,幽门螺杆菌感染也可触发与 PD 发病机制相关的神经炎症、神经毒性和凋亡,破坏神经元,诱发 PD。甲型流感病毒、单纯疱疹病毒-1、日本脑炎病毒和丙型肝炎病毒等病毒感染也是 PD 的危险因素。

4. 老化因素　PD 的发病率和患病率均随年龄的增高而增加。PD 在 60 岁以上发病率高,这提示发病与衰老有关。研究发现,随年龄增长,正常成年人脑内黑质多巴胺能神经元会渐进性减少。基因组不稳定、表观遗传改变、端粒磨损、蛋白质稳态丧失、营养信号感知下调、线粒体功能障碍、细胞衰老、干细胞衰竭和细胞间通信改变,这些都与 PD 的易感性密切相关。

5. 免疫学因素　免疫和神经炎症是机体抵御感染和损伤的一种保护机制,但过度的免疫和神经炎症会破坏正常组织,导致中脑多巴胺能神经元炎性损伤,促进 PD 的病理发展。PD 患者血液中的巨噬细胞、淋巴细胞等通过细胞因子、趋化因子等的相互作用,穿过并破坏血脑屏障,引起中枢神经系统炎症。

（二）身体评估

帕金森病起病缓慢,症状逐渐加重。首发症状通常是一侧肢体的震颤或活动笨拙,进而累及对侧肢体。主要临床表现为静止性震颤、肌强直、运动迟缓和姿势步态障碍,以及自主神经功能紊乱。近年来发现抑郁、便秘、睡眠障碍、嗅觉减退或改变、直立性低血压、急迫性尿失禁和勃起功能障碍等非运动症状也是帕金森病患者常见的主诉,有时这些症状对患者生活质量的影响超过运动症状。

1. 静止性震颤　约 70%的患者以静止性震颤(static tremor)为首发症状。震颤多始于一侧上肢远端,静止时出现或明显,随意运动时减轻或停止,精神紧张时加剧,入睡后消失。手部静止性震颤在行走时加重。典型表现是频率为 4~6 次/秒的"搓丸样"震颤,70 岁以上老年人,可不出现震颤,部分患者可合并姿势性震颤。早期震颤仅限于肢体静止时明显,运动时减轻或停止。

2. 肌强直　肌强直多自一侧上肢近端开始,逐渐蔓延至远端、对侧及全身。由于伸肌和屈肌的肌张力增高,四肢关节在做被动运动时,增高的肌张力始终保持一致,这种阻力的增加呈现各方向均匀一致的特点,类似弯曲软铅管的感觉,故称为"铅管样强直"。患者合并有肢体震颤时,可在均匀阻力中出现断续停顿,类似齿轮转动,故称"齿轮样强直"。面肌强直使表情和瞬目动作减少,造成"面具脸"。在做被动运动时,开始关节阻力明显,随后迅速减弱,常伴腱反射亢进,造成"折刀样强直"。

笔记栏

3. 运动迟缓 运动迟缓指动作变慢,始动困难,主动运动丧失,随意动作减少。患者的运动幅度也会减少,尤其是重复运动时,根据受累部位的不同,运动迟缓可表现在多个方面:说话声音单调低沉、吐字欠清;写字可变慢变小,称为"小写征";洗漱及其他精细动作可变得笨拙;行走速度变慢、步距变小;手臂摆动幅度会逐渐减少甚至消失;因不能主动吞咽而出现流涎;夜间可出现翻身困难等。

4. 姿势步态障碍 姿势反射消失往往在疾病的中晚期出现,患者不易维持身体平衡,走在稍不平整的路面即可跌倒。患者可出现"慌张步态"即行走时常常会越走越快,不易止步。患者晚期可出现发作性步态异常即"冻结步态":表现为行走时突然出现短暂的不能迈步,双足似乎黏在地上,须停顿数秒钟后才能继续行走或无法再次启动;冻结现象常见于开始行走时(始动困难)、转身时、接近目标时或担心不能越过已知的障碍物时(如穿过旋转门时),在开阔空间行走时减轻或消失,多数冻结发作时间短暂(<10 秒),晚期患者可持续数分钟。

5. 其他问题 约有 40%~85% 患者有疼痛症状,并更易并发运动障碍、焦虑、抑郁等。由于疾病的进展和药物副作用,呼吸问题是导致患者住院的主要原因,肺炎则是患者死亡最常见的原因。导致呼吸功能受限的原因包括吞咽功能障碍、上呼吸道阻塞、呼吸肌无力、咳嗽能力下降、限制性生理改变、睡眠呼吸失调、肺功能下降等。

(三) 辅助检查

PD 的实验室检查可无异常。脑脊液检查可发现脑脊液中多巴胺的代谢产物高香草酸、二羟苯乙酸含量降低,尿中多巴胺及高香草酸含量亦降低。脑 CT 检查显示部分患者可有脑萎缩。磁共振可在 T 图像见到中脑黑质区变薄、大小不规则、尾核变小及密度减低;结构 MRI 依据皮质下运动区萎缩部位可以准确鉴别 PD,磁共振光谱对 PD 有高敏感性和特异性。

(四) 心理-社会状况评估

患者可出现情绪低落、焦虑、抑郁、睡眠障碍、认知障碍等非运动症状。疲劳感也是该病常见的非运动症状。对没有相关症状的老年人也会因为早期动作迟缓、流涎、言语断续等引起自卑心理,从而回避与人交往。随着病程延长和病情进行性加重,老年人丧失劳动能力,生活自理能力逐渐下降,会产生无助、恐惧甚至绝望的心理。帕金森病患者容易发生跌倒等意外事件,需要对其评估家庭社会关系及居室环境的不安全因素等。

【常见护理诊断/问题】

1. 躯体活动障碍 与黑质病变、锥体外系功能所致震颤、肌强直、体位不稳、随意运动障碍有关。

2. 营养失调:低于机体需要量 与吞咽困难、饮食减少和肌强直震颤所致能量消耗增加有关。

3. 自尊低下 与震颤、流涎、面肌强直等身体形象改变和语言障碍有关。

4. 家庭应对无效 与疾病进行性加重、患者需要长期照顾,经济和人力困难有关。

5. 焦虑 与病情反复、病程迁延、自理能力下降等有关。

【护理措施】

老年帕金森病的治疗护理目标与原则:改善症状,延缓疾病进展,促进生活自理,提高生活质量。突出个体化和针对性治疗,根据患者的年龄、症状、严重程度、不良反应和经济承受能力等选择药物。尽量保持用药的最低维持量。权衡利弊、选用适当药物联合应用,以增强多巴胺的疗效,降低多巴胺的用药剂量,减少多巴胺长期应用出现的症状波动等不良反应。

(一) 一般护理

对于晚期运动障碍严重的卧床患者应加强基础护理,保护重要脏器功能,预防并发症及废用综合征。鼓励患者床上锻炼,尤其是加强患者深呼吸训练及会阴部肌肉训练;在床上保持正确的身体姿势,尽可能离床坐轮椅或椅子。对于睡眠障碍的患者,鼓励其养成良好的睡眠习惯,减少床上非睡眠行为,提供安静的环境,必要时使用药物。

（二）饮食指导

由于患者肌张力增加,胃肠蠕动能力相对减弱,应指导患者平衡膳食,不偏食,食物品种多样化,细嚼慢咽,防止便秘。对于不同程度的吞咽障碍患者采取针对性策略,对偶有饮水呛咳的轻度吞咽障碍患者,建议选择不易引起误吸、质地均匀的糊状半流质食物,或减少一口量;对咀嚼时间过长或食物留在口中不吞咽或吞咽启动缓慢的患者,提示按步骤有意识地吞咽,可通过连续多次努力吞咽,或尝试吞咽时下颌回缩(点头吞咽)以适当代偿,增加吞咽力度,以减少咽部食物残留;对吞咽障碍较重且有明显误吸风险或摄食不足的患者,应尽早使用管饲,短期可以鼻胃管喂养,长期建议经皮内镜下胃造瘘喂养。

（三）用药护理

多巴胺能药物用药指导是治疗帕金森病的重要环节,尤其是老年患者对多巴胺能药物、苯海索等药物的耐受力减低,且老年帕金森病患者思维活动迟钝,言语不清,给临床用药观察带来一定难度,因此护士需要掌握用药知识,及时发现药物不良反应,如"开关"现象、便秘、精神症状等。由于多巴胺能药物具有半衰期短、日间血药浓度大、以小肠吸收为主等特点以及对食物的一些特殊要求,服用多巴胺能药物应安排在饭前 1 小时或饭后 2 小时;为保证药物吸收,应注意减少脂肪和蛋白的摄入;对初服多巴胺能药物者,若空腹易引起恶心呕吐,应让患者口服药物时同时进食可减少胃肠道反应的食物。

（四）对症护理

由于帕金森病患者晚期肌张力明显增强,且药物治疗效果差,可能并发吞咽困难、呼吸困难等症状。对出现呼吸困难、大量流涎的患者应立即紧急给予高浓度吸氧(≥35%),及时吸痰以保持呼吸道通畅。为防止误吸、肺部感染,应及早留置鼻饲管。督促患者坚持锻炼呼吸肌,协助其翻身拍背。给予腹部按摩和热敷处理,养成定时排尿排便的习惯,以缓解便秘或尿潴留等症状。

（五）疼痛护理

帕金森病疼痛的形式多种多样,以骨骼肌疼痛最常见,抑郁可诱发和加重帕金森病相关疼痛。除对因治疗外,可帮助患者进行水疗、温热疗法、中医推拿、规律的体育锻炼,以缓解疼痛。同时加强宣教,解释疼痛的发生机制,强调日常生活活动的主动性,减轻患者对疼痛的恐惧与焦虑。必要时可联合使用镇痛药。

（六）心理护理

帕金森病作为一种慢性进展性神经变性疾病,不仅可导致功能障碍,也可产生外源性抑郁、焦虑、恐惧和失落等心理障碍。护士应建立良好的护患关系,密切注意患者的情绪变化,通过与患者交流,分散其注意力,及时解除负性情绪。耐心倾听患者的诉求,针对不同患者的心理需求,因人施教。尊重患者,鼓励其积极参与社交活动和各种娱乐活动,提供同伴支持,树立战胜疾病的信心,提高其生活质量。

（七）康复锻炼

指导患者进行肢体功能的康复训练,帮助并指导其学会有节奏的躯干旋转和轻揉按摩面部、四肢、腹部肌肉及足底、手掌穴位,每日 4~6 次,每次 30 分钟,按摩后肌张力降低,可进行运动锻炼,如练习四肢联带运动,尽量加大步距。锻炼呼吸肌,如每日练习深呼吸 4~6 次,每次 5 分钟,以增大胸廓扩展度;通过延长呼气时间以增加言语长度。可通过提肛法锻炼会阴部肌肉。鼓励患者独立完成日常生活,如洗脸、刷牙、进食等。

笔记栏

（八）安全护理

由于患者均存在不同程度的肌张力增强,导致不同程度的运动迟缓、肌肉强直和姿势步态的异常,且老年患者大多存在不同程度的骨质疏松。针对这些问题可采取以下安全措施:①行走、运动前充分做好准备工作,如帮助其按摩下肢肌肉或鼓励其自行按摩。②减少障碍物,加用防护栏,防跌倒及坠床;鼓励使用拐杖,避免使用易碎的日常用品。③建议患者穿着宽大衣物,选用按扣、拉链、自粘胶代替纽扣,以避免外伤。

（九）中医护理

中医称本病为"颤证""颤震""振掉"等。在《素问·阴阳应象大论》中就有对本病的描述,"年四十,而阴气自半也,起居衰矣"。本病常见老年人,年老则气血虚,一则脏腑气血阴液不足,筋脉失养;一则阴虚不能敛阳,阳亢而化风,故发病。本病主要证候有肝肾阴虚证、气血亏虚证、痰瘀动风证、阳虚风动证。

1. 常见症状/证候施护 ①震颤:评估患者震颤的情况,遵医嘱可给中药外敷、穴位敷贴、耳穴压豆和耳针,耳穴压豆和耳针可取皮质下、神门、枕、颈、肘、腕、指、膝等穴;②便秘:调整生活方式,摄入足够液体和膳食纤维,适当运动,可练习太极拳、八段锦、五禽戏等,宜多食萝卜、青蒿、刀豆、芥菜,宜饮菊花、决明子茶及陈皮厚朴花茶,通过食疗缓解便秘症状;③睡眠障碍:评估患者睡眠质量,当患者发生睡眠障碍时,遵医嘱进行耳穴埋豆,选取神门、皮质下、交感、肝、肾等穴位。

2. 饮食调护 ①肝肾阴虚证:宜选用滋补肝肾、理气健脾的食物,如龟甲胶、小麦、番茄等,忌油腻厚味、辛辣食物;②气血亏虚证:宜用益气扶正、养血息风的食物,如鸡肉、粳米、扁豆、山药等食品,同时多进食动物肝脏、菠菜等富含铁的食品;③痰瘀动风证:宜食化瘀散结、祛痰息风的食物,天麻、红花、当归、川芎等食物;④阳虚风动证:宜食温肾养肝、性味甘温的食物,如羊肉、高粱、大枣、栗子等,忌食生冷或寒凉饮食。

（十）健康指导

1. 知识宣教 指导患者和家属正确认识老年帕金森病的首发症状。老年帕金森病常以少动为首发症状,如行走动作缓慢。

2. 生活指导 日常生活中鼓励老年人完成力所能及的事,如穿衣、沐浴等。鼓励患者保持规律的生活及充足的睡眠,避免过度紧张和劳累,注意保暖,加强安全防护。①选择容易穿脱的拉链衣服,拉链与纽扣可用尼龙粘链代替,尽量不穿系带鞋;②在浴盆内或淋浴池板上铺防滑橡胶垫,并在浴盆内放置矮凳,以便让患者坐着淋浴,保证安全;③由于患者易患支气管炎或肺炎,在其出现咳嗽或发热时应立即治疗,以免加重感染。

3. 饮食指导 帕金森病患者饮食宜给予低脂、高纤维、易消化吸收的食物。避免高蛋白饮食,因其可影响左旋多巴药物的疗效。对于吞咽困难者,注意避免误吸,进食时取半坐位或侧卧位。患者肌肉不协调,不应催促患者快吃快喝,应缓慢进食,必要时鼻饲流质食物。同时,应保持大便通畅。

4. 用药指导 药物治疗要遵循"小剂量、多靶点、联合治疗"的用药原则,从小剂量开始,缓慢增加剂量,以最小的剂量获得最好的效果。指导患者及其家属认真记录用药情况,如药名、剂量、用药时间、症状缓解方式和时间、副作用等。

5. 康复指导 ①平衡训练:双足分开25~30cm向左右前后移动重心,保持平衡,躯干和骨盆左右旋转,并使上肢随之进行大幅度摆动,以锻炼平衡能力,同时可通过重心的高低、支撑面的大小和睁闭眼等调整训练难度;也可以借助平衡板、平衡垫或平衡仪进行训练。②步态训练:患者双眼直视前方,身体直立,起步时足尖要尽量抬高,先足跟着地,再足尖着地,跨步要尽量慢而大,同时两上肢前后摆动,可通过增大步幅、增快步速、跨越障碍物、绕障碍行走和变换行走方向等方法调整步行训练难度。③手部锻炼:重点进行够取、抓握和操控物体训练,如用不同大小、形状、重量和材质的杯子(纸杯和玻璃杯等)喝水,使用各种餐具和扣纽扣等。经常伸直掌指关节,展平手掌,将手掌放在桌面上,尽量使手掌接触桌面,反复练习手指分开和合拢的动作。④语言训练:重点进行口颜面肌肉(如唇、舌)等调音器官的运动训练,坚持练习舌头重复地伸出和缩回,快速地左右移动,并沿口唇环行尽快地运动舌尖,重复数次,反复地做张嘴闭嘴动作,鼓励患者坚持进行大声朗读和唱歌练习。⑤面部动作锻炼:帕金森病患者面部肌肉僵硬,导致面部表情呆板,可以尽量做皱眉动作,然后用力展眉;也可以做鼓腮锻炼,反复做露齿和吹口哨动作;或者对着镜子,做微笑、大笑等动作。⑥其他:如呼吸和身体放松锻炼、双重任务训练、转移训练,每晚用温水泡脚15~20分钟,为晚期卧床患者做被动肢体活动和肌肉、关节按摩等。

6. 定期随访　本病逐渐进展,病程可长达数年至数十年。让患者和家属了解疾病特点,树立信心,积极治疗,定期随访,减轻症状和预防并发症。

学习小结

　　本章主要内容包括:老年高血压、老年冠心病、老年脑卒中、老年肺炎、老年慢性阻塞性肺疾病、老年胃食管反流病、老年糖尿病、老年骨质疏松症、老年退行性骨关节病及老年帕金森病的护理。学习过程中将老年人各个系统结构和功能的改变与老年性疾病的关系联系起来,就比较容易理解老年人患病率高、病情重、临床表现不突出、用药谨慎等特点,有助于掌握上述疾病的诊断、治疗方法。正确对上述疾病患者行护理评估,并做出护理诊断。根据制订的护理计划对上述疾病患者提供有效的护理措施。

(刘淑娟　肖丽娜　何桂娟)

复习思考题

1. 患者,男性,75岁,5余年前无明显诱因下出现突发胸闷气促,伴大汗淋漓、呼吸困难、乏力,急送医院行介入检查,告知有心脏血管堵塞,未行支架植入手术。出院后患者生活能自理,但在上山、活动量增加时有胸闷、气促,无胸痛,休息后可缓解。本次入院前一天洗澡时出现胸闷、左下胸痛,伴大汗淋漓,呼吸困难,咳嗽、咳少量白色痰。请问:

(1) 该患者可能的医疗诊断是什么?

(2) 该患者最主要的护理诊断是什么?

(3) 应该采取哪些护理措施?

2. 患者,女性,82岁,因"反酸、烧心10余年,复发加重2个月余"入院,患者2个多月前无明显诱因出现反酸、烧心复发加重,伴口干、口苦,食欲减退、食后即吐,身软乏力,自行服用胃药(具体不详)后症状缓解,现为求进一步系统诊治入院。体查:体温36.5℃,脉搏90次/min,呼吸19次/min,血压120/72mmHg,慢性面容,神清合作,腹部平坦,上腹部压之不适,无压痛、反跳痛及肌紧张,肝脾肋缘下未触及,未触及腹部包块。

(1) 患者初步的医疗诊断是什么?

(2) 请列举至少3个与该疾病相关的护理诊断。

(3) 对该患者可采取哪些护理措施?

3. 蒋某,男,73岁,某单位退休人员,6年前因无明显诱因出现动作迟缓、起步困难、走路前冲、身体前倾、转身动作慢、便秘。3 个多月前患者动作缓慢明显加重,精细动作明显,不能独立行走,全身乏力,以下肢明显,伴有吞咽困难,言语缓慢减少,反应迟钝,头部有沉重感,无四肢震颤,体重有明显减轻,无头晕头痛,无咳嗽咳痰,无胸闷气急,故来医院就诊,为求进一步治疗,拟"帕金森病"收住入院。入院时,患者神志清,精神欠佳,胃纳差,大小便正常。护理体检:T:36.4℃,P:84 次/min,R:18 次/min,BP:110/70mmHg。

（1）写出该患者的首优护理诊断。

（2）针对该患者的首优护理诊断制定护理措施。

第十章

老年人的临终护理

学习目标

1. 掌握临终护理的概念、临终老年人的生理、心理变化及护理要点。
2. 熟悉老年人对待死亡的心理类型、老年人的死亡教育。
3. 了解临终关怀发展史及意义。
4. 具备共情沟通技巧,能对丧偶老年人进行哀伤辅导。

死亡是人的自然回归,临终是生命结束的必经之路。追求优逝、获得善终是每个人的基本权力,也是医学发展和社会文明进步的体现。随着人口老龄化的加剧,临终关怀服务需求日益增加,已列入国家卫生系统中的一项重要工作。提高临终患者的生命质量,是临终关怀的根本宗旨。让临终患者安详、舒适、有尊严而无遗憾地走到生命终点是临终关怀的最终目的和意义所在,也是医护人员的职责所在。

第一节　概　　述

临终关怀(hospice care)指针对各种疾病晚期治疗不再生效,不以治愈和延长患者生命为目的,由多学科人员共同组成的临终关怀团队,向临终患者及其家属提供的生理、心理、精神和社会等方面的一种全面性支持和照护。临终关怀也是一种照护方法,它通过运用早期确认、准确评估和治疗身体疼痛及心理和精神疾患等其他问题来干预并缓解临终患者的痛苦,使患者及其家属正确面对患有威胁生命的疾病所带来的问题,从而提高临终患者及其家属的生活质量。

一、老年人临终关怀的发展史

(一)国外

hospice 一词源于中世纪,原意为旅行者中途休息的地方。中世纪西欧修道院的传教士为徒步朝圣者兴建了许多供临时休息的场所,教士修女出于宗教的慈善心,为这些人提供护理照顾,供给他们饮食与衣物,但缺少医疗方面的照顾及心理的关怀。随着西方宗教改革,人们认为疾病和痛苦是对违背上帝意志罪行的惩罚,在这样的宗教思想影响下,许多修道院被迫关闭。直到 17 世纪,临终关怀在欧洲才又重新兴起。现代护理学的创始人佛罗伦斯·南丁格尔女士,也在临终关怀发展史上占有光辉的地位。她放弃殷富的家境,在凯泽斯沃思由修女担任护理人员的基督教会医院中充满爱心地为临终患者服务。在克里米亚战争期

笔记栏

间,南丁格尔主动请愿担任战地护士,竭尽全力排除各种困难为垂死的战士们精心照护、缓解身体和心理痛苦。

1846 年在爱尔兰的都柏林,慈善团体开办了专门收容孤寡老人、贫病者以及濒死无助患者的场所,它作为一种宗教上的慈善道德事业,也初次显露出现代临终关怀的雏形。1967 年,桑德斯博士(D. C. Saunders)在英国伦敦建成了世界上第一个现代临终关怀机构—圣·克里斯多弗临终关怀病院(St. Christopher Hospice),成为现代临终关怀建立的标志。

自 20 世纪 70 年代起,美国、加拿大、日本、澳大利亚以及南非等许多国家均相继开展了临终关怀工作。美国早在 1973 年联邦政府就将临终关怀纳入了政府研究课题,1982 年又纳入了医疗保险法案,使临终关怀在经费上得到了保证,从而促进了临终关怀事业的迅速发展。美国临终关怀机构的数量呈现逐年增多的趋势,已从 1974 年的第一家临终关怀机构成立发展到 2009 年的 5 000 家。加拿大于 1975 年在蒙特利尔创办了第一个临终关怀院,即加拿大皇家维多利亚临终关怀院,现在已发展到 100 多个不同类型的临终关怀机构。日本淀川基督教医院附设的临终关怀中心成立于 1984 年,该中心收留了很多需要照顾的临终患者并积累了大量的临床资料和科研数据,其努力成果得到了政府的承认与支持。近年来,日本临终关怀医院的数量也在不断增多。世界各国在临终关怀实践的同时,相继成立了临终关怀学术组织,并出版了临终关怀领域学术杂志。

随着世界各地临终关怀服务的发展,世界卫生组织(WHO)提出了临终关怀的 6 条标准:肯定生命、认同死亡是一种自然的过程;并不加速或延长死亡;尽可能减轻痛苦及其他身体的不适症状;支持患者,使其在死亡前有很好的生活质量;结合心理、社会及灵性照顾;支持患者家属,使他们在亲人的疾病期间及患者去世后的悲伤期中能作适当调整。

(二)国内

我国早在 2000 年前就出现了专门的养老场所,到唐代(公元 618—907 年)基本形成了较完整的养老制度,"悲田院"初设于长安,专门收养贫穷、没有依靠的老年乞丐。到了宋代(公元 960—1127 年),北宋官员曾在汴京(今河南开封)设东、西两个"福田院",专门供养孤独有病的老年乞丐。到了清代(公元 1616—1911 年),康熙皇帝在北京设立"普济堂",收养老年贫民。这些机构可以看作我国早期的临终关怀机构,是现代临终关怀机构的雏形。

20 世纪 80 年代初,Hospice 的概念传入我国香港,并被译为善终服务。1987 年香港善终服务会创立,积极推行善终服务活动。目前,香港的善终服务模式已多样化,包括独立的善终院舍、居家善终服务和日间善终院舍等。与香港不同,我国台湾的临终关怀是以实践起步的。他们首先建立了临终关怀病房或相应的临终关怀服务单位,随后成立台湾安宁照顾协会,并出版了《安宁疗护杂志》,有力地推动了临终关怀的发展。

1988 年 7 月,被誉为"中国临终关怀之父"的崔以泰教授在天津医学院成立第一个临终关怀研究中心,成为我国现代临终关怀的起点。随后中国心理卫生协会临终关怀专业委员会和临终关怀基金相继成立,北京松堂关怀院、上海南汇护理院等不同类型的临终关怀机构先后建立。李嘉诚基金会自 2001 年启动"全国宁养医疗服务计划"以来,至今已在全国 32 家综合医院设立宁养院,服务患者超过 10 万人,并发展成为国内临终关怀服务和慈善项目管理的样板。2005 年,中国老龄事业发展基金会启动了以关注高龄老年人养老问题、建立和完善老年人临终关怀服务机制,以"为党和政府分忧、促进和谐社会构建"为主题,创建"爱心护理院",专门为重病老人提供临终关怀服务。2006年4月,中国生命关怀协会成立,标志着我国的临终关怀事业进入了一个新的发展时期。2016年4月,全国政协第49次双周协商座谈会专题讨论了"推进安宁疗护工作"。2017年2月,国家卫生和计划生育委员会连发三个相关文件——《安宁疗护中心基本标准(试行)》《安宁疗护中心管理规范(试行)》及《安宁疗护实践指南(试行)》,要求各地积极开展安宁疗护(临终关怀)试点工作,极大地推动了我国临终关怀事业的发展。

我国老年患者临终关怀的组织形式主要有三种:①临终关怀专门机构,如北京松堂关怀院;②附设的临终关怀机构,即综合医院内的专科病房或病区,这是目前最主要的形式,如中国医学科学院肿瘤医院的"温馨病房"、北京市朝阳门医院的老年临终关怀病区;③家庭临终关怀病床,它一般是以社区为基础、以家庭为单位开展临终关怀服务,如中国香港新港临终关怀居家服务部和上海杨浦区在关心癌症晚期患者工作中推出的"居家宁养"服务。

二、影响我国老年人临终关怀的主要因素

20多年来,我国临终关怀事业取得了长足的进步,但是发展还不平衡。当前影响我国老年人临终关怀的主要因素如下:

(一)传统尽责观念制约

大部分临终患者不愿放弃治疗,希望奇迹发生,要求医生尽力抢救;家属也认为老人应坚强地活下来,只有治疗到最后一刻才不后悔,才是孝。由于缺乏相应的培训,大多数医务人员对临终关怀的概念并不熟悉,对临终患者仍采取治疗为主的服务方式,总是想方设法用最先进的药物和设备去挽救其生命,而对临终患者生命质量的关注尚不够,同时也造成了一定程度的医疗资源浪费。

(二)临终关怀机构和资金来源不足

国外的临终关怀机构,其运行经费很多都来源于慈善机构的捐赠和临终护理保险,大多数的照护和日常事务性工作由训练有素的义工来承担。而在我国,国家投入、医疗和护理保险的双重不足是许多临终关怀机构难以维持的重要原因。私营性质的独立临终关怀机构尚未纳入国家医疗保险范畴;已经纳入医疗保险体系的综合医院临终关怀病房又受诸多因素困扰而不能普及,这些都成为临终关怀发展的瓶颈。

(三)临终关怀教育尚未普及

由于长期受传统的死亡观、伦理观的影响,人们对于死亡采取否定、回避的负面态度,也有的人误将临终关怀理解为"安乐死"。迄今为止,全社会对临终关怀、死亡教育还未普遍开展,人们对"生"的问题研究的较多,而对"死"则知之甚少。由于不了解死亡的有关知识,许多人缺乏对死亡的精神准备。因此,死亡过程就变成一种陌生而神秘的过程,"死亡"就成为忌讳提及的话题。这些死亡观在某种程度上阻碍和制约了临终关怀事业的发展。

三、老年人临终关怀的意义

随着我国老龄化进程的加速及家庭养老功能的弱化,老年人的照护,尤其是临终关怀服务需求日益迫切。因此,发展老年人临终关怀事业,具有重要的意义。

（一）维护老人尊严，提高临终老人生存质量

临终关怀所提供的服务与人本质的需求相吻合，涵盖了医疗、护理、心理咨询、死亡教育、社会支持和居丧照护等多个方面。通过对临终老人实施整体护理，用科学的心理关怀方法、高超精湛的临床护理手段，以及姑息疗法、支持及尊严疗法最大限度地帮助老人减轻"身、心、灵、社"痛苦，提升临终者生命最后阶段的生存质量，维护其人格尊严和生命尊严。

（二）安抚老人亲友，减轻临终老人家属照料负担

临终关怀既可以使临终老人得到专业化的照护，使其走得安详；还可以使临终老人家属的重心从繁忙的照料中解脱出来，摆脱沉重的医疗负担的同时，也得到了心理上的安慰。另外，还包括了老人去世后家人的哀伤辅导。因此，临终关怀是解决临终老年人家人痛苦和负担的一个重要途径。

（三）有效利用资源，减少增添老人痛苦或无意义的治疗

临终关怀主要根据老人的意愿或预立医嘱避免不必要的无意义的维生治疗，强调医务人员以熟练的业务和良好的服务来控制老人的痛苦症状。通过临终关怀，对家庭而言，可以减轻家庭的经济负担；对社会而言，可以减少财政支出，有效利用医疗资源，发挥更大价值。

（四）彰显人道主义，体现社会的文明进步

临终关怀作为现有医疗服务体系的完善和补充，体现了人类文明的进步和发展，彰显了人道主义的真谛，显示了生命的价值和尊严。它是社会精神文化中信仰、价值观、伦理道德、宗教、风俗习惯及社会风气等的集中体现。临终关怀使人们对自身生命发展有更深刻的认识，对死亡的接纳变得更理性。临终关怀事业的发展也反映了人类对自身和外部世界的认识发展的新水平。

第二节 老年人的死亡教育

死亡是构成完整生命历程不可回避的重要组成部分，是人类不可抗拒的自然规律。老年人对于死亡的认识会影响其死亡态度，进而关系到生存质量。死亡教育可以帮助人们正确地认识和面对死亡，树立科学、合理、健康的死亡观。

一、老年人对待死亡的心理类型

老年人对待死亡的态度受到许多因素的影响，如文化程度、社会地位、宗教信仰、心理成熟程度、年龄、性格、身体状况、经济情况和身边重要人物的态度等。老年人对待死亡的心理类型主要有以下几种表现：

（一）理智型

当老年人意识到死亡即将来临时，能从容地面对死亡，并在临终前安排好自己的工作、家庭事务及后事，这类老年人一般文化程度和心理成熟程度比较高，他们不但能够比较镇定地对待死亡，而且能够意识到死亡对配偶、孩子和朋友来说是最大的生活事件，因而总是尽量避免将自己的死亡给亲友带来太多的痛苦和影响。他们往往在精神状态还好时，就已经认真地写好了遗嘱，交代自己死后的财产分配、遗体的处理或器官

捐赠等事宜。

（二）积极应对型

这类老年人有强烈的求生意志,并认识到通过医疗的维护和自身的努力可以与死亡做抗争,有效地延长生命。因此,他们能忍受着病痛的折磨和诊治带来的痛苦,寻找各种治疗方法以赢得生机。这类老年人大多是低龄老年人,并且有很强的斗志和毅力。

（三）接受型

这类老年人有两种表现:一种是无可奈何地接受死亡的事实,如在农村,有些老年人一到 60 岁,子女就开始为其准备后事,做寿衣、做棺木、修坟墓等。对此,老年人常私下议论说:"儿女们已开始准备送我们下世了",但也只能沉默,无可奈何地接受。另一种老年人把此事看得很正常,多数是属于宗教信仰,相信死后能转世去另一个世界或天国,能够平静自然地接受死亡,甚至把死亡当成非常隆重的事情。因此,自己要亲自过问后事准备,如棺木的寿材、坟地的修建等。

（四）恐惧型

这类老年人极端害怕死亡,十分留恋人生。他们一般都有较好的社会地位、经济条件和良好的家庭关系,期望能在老年享受天伦之乐,看到儿女成家立业、兴旺发达。这类老人不敢面对死亡,表现为郁郁寡欢、忧心忡忡、寝食难安等,甚至会不惜代价,冥思苦想,寻找起死回生的药方,全神贯注于自己的身体,如喜欢服用一些滋补、保健药品,千方百计延长生命。

（五）解脱型

这类老年人大多有着极大的生理、心理问题。可能是家境贫苦、饥寒交迫、衣食无着,缺乏子女的关爱,或者身患绝症、病魔缠身极度痛苦。他们对生活已毫无兴趣,觉得活着是一种痛苦,因而希望早些了结人生。

（六）无所谓型

有的老年人不理会死亡,认为这是一种自然的正常的现象,谁也改变不了,因此,对死亡持无所谓的态度,老人会听从或承受命运的摆布,等待即将来临的死亡。

二、老年人的死亡教育

死亡教育（death education）是有关死亡知识的社会化、大众化的过程,是引导人们科学、人道地认识死亡及对待死亡的过程。死亡教育可以提高老年人及其家属对死亡的认识,以建立合理的心理适应机制,从而坦然地面对死亡。我国大多数老人受传统文化"重生忌死"的影响,缺乏正确的生命伦理教育,对死亡教育的认知不足、缺乏有效的死亡教育体系,老年人死亡教育发展相对迟缓。临终关怀是帮助老年人树立正确死亡观的一个很好的途径,而进行死亡教育是实施临终关怀的先决条件。对老年人进行死亡教育包括以下内容:

（一）树立正确的死亡观

运用生死学的知识和理念,广泛开展积极正面的宣传教育,使老年人在观念上进行一场革命。通过各种方式帮助老年人认识生死是自然规律,死亡是人生命的停止、是不可避免的,"优死"与"优生"同等重要、提倡尊严死亡。老年人只有对死亡有了正确的认识,才能减轻对死亡的恐惧和临终前的痛苦、悲伤和绝望,从而从容面对死亡。

> **知识链接**
>
> 尊 严 死 亡
>
> 尊严死亡,即尊重生命末期患者的意愿,不采取由医生或其家属决定的延长其生命的过度医疗措施,而是有尊严地自然死亡。这样既减少了临终患者的痛苦、体现了对生命本身的尊重,同时也可以给社会节省医疗资源、减轻家属负担,使死者无憾,生者安生。

（二）正确地对待疾病

疾病是人类的敌人,它危及人的健康和生存。和疾病作斗争,某种意义上就是和死亡作斗争。积极的心理活动有利于提高机体的免疫功能,缓解疾病。因此,老年人患病之后,一定要保持积极、乐观的态度和治愈疾病的信心,积极配合医生的治疗。医护人员对于临终患者应"以患者为中心",以支持患者、控制症状、姑息治疗与全面照护为主。

（三）树立积极的生命观

任何人都不是为了等待死亡而来到这个世界上的。因此,正确的人生观、价值观,是主宰每个人心理活动的关键。生活、学习、工作、娱乐等才是构成人生的意义。能做到老有所依、老有所养、老有所用、老有所乐、老有所长,就是老年人的幸福。老年人发挥余热、过得充实、实现人生价值、提高生活质量,对老年人来说非常重要,也体现了死亡教育的真谛。医护人员应注重老年患者的尊严与价值,提高他们临终期的生命质量。通过关心和照护,减缓老年患者的孤独感、失落感,增加舒适感,提高其生命质量、维护其尊严。

（四）做好充分的心理准备

当人们步入老年期以后,面临的是走向人生的终极—死亡。虽然人们都明白"人生自古谁无死"的道理,但是要做到很平静地对待死亡,从心理上接受死亡、战胜死亡,并不是容易的事。对临终期老年人进行死亡教育的重点在于了解他们的文化背景和宗教信仰,了解他们在面对死亡或即将丧亲的情况下,最恐惧、担心、忧虑的是什么。根据临终期老年人的个性特征,运用生死学的知识,帮助他们缓解对死亡的焦虑、恐惧,使他们能坦然面对可能的死亡;同时使临终期老年人家属有准备地接受丧亲之痛。

第三节 老年人的临终护理

临终护理是临终关怀的重要组成部分,是对已失去治愈希望的患者在生命即将结束时所实施的一种积极的综合护理。老年人的临终护理是护理人员运用各种知识与技能对处于临终状态的老人在生理、心理、社会、灵性等方面给予精心照护。其目的是尽最大努力、最大限度地减轻患者的痛苦,稳定情绪,缓和面对死亡的恐惧与不安,维护其尊严,提高生命质量,使临终患者能正确面对死亡、安宁老去。

一、临终老年人的心理问题及护理

老年人临终前的心理反应取决于他的人格特点、信仰、教育与有关的传统观念,也与其在病中所体验到的痛苦与不适程度、医护人员和家人对其关心程度以及以往的生活状况、生活满意程度等有密切关系。

（一）临终老年人的心理特点

临终老年人大多要经历否认、愤怒、协议、忧郁、接受等复杂的心理变化过程。同时,根据老人的个体不同会有特殊的心理特征:

1. 心理障碍加重 出现暴躁、孤僻抑郁、意志薄弱、依赖性增强、自我调节和控制能力差等。表现为心情好时愿意和人交谈,心情不好时则沉默不语。遇到一些不顺心的小事就大发脾气,事后又后悔莫及再三道歉,甚至有的老年人固执己见,不能很好地配合治疗护理,擅自拔掉输液管和监护仪等。当进入临终期时,身心日益衰竭,精神和肉体上忍受着双重折磨,感到求生不得,求死不能,这时心理特点以忧郁、绝望为主要特征。

2. 思虑后事与留恋亲友 有些老年人开始思考死后遗体的处理方式,财产的分配问题,想念故友亲人;有的会担心配偶的生活,子女、儿孙的工作、学业等。

（二）临终老年人的心理护理措施

心理护理是临终老年人护理的重点。要使临终老年人处于舒适、安宁的状态,必须充分理解老年人和表达对老年人的关爱。给予老年人心理支持和精神慰藉,可以采取以下措施:

1. 轻柔触摸,不可或缺 触摸护理是大部分临终患者愿意接受的一种方法。护士在护理过程中,针对不同情况,可以轻轻抚摸临终老年人的手、胳膊、额头及胸、腹、背部,抚摸时动作要轻柔,手部的温度要适宜。通过对老年人的触摸能获得他们的信赖,减轻其孤独和恐惧感,使他们有安全感和温暖感。

2. 耐心倾听,诚恳交谈 认真、仔细地倾听老年人诉说,使其感到支持和理解。通过交谈,及时了解老年人真实的想法和临终前的心愿。对虚弱而无力进行语言交流的老年人,可通过表情、眼神、手势表达理解和爱,并以熟练的护理技术操作取得老年人的信赖和配合。通过交谈,及时了解老年人真实的想法和临终前的心愿。在与老年人沟通时,尽量维护老年人的自尊心、尊重他们的权利,满足他们的各种需求,减轻他们的焦虑、抑郁和恐惧,使其没有遗憾地离开人世。

3. 家属陪护,参与护理 家属是老年人的精神支柱。临终老年人最难割舍与家人的亲情,最难忍受离开亲人的孤独。因此,允许家属陪护、参与临终护理是老年人和家属最需要的有效的心理支持和感情交流,可使老年人获得安慰,减轻孤独感,增强安全感,有利于稳定情绪。

4. 鼓励探视,减轻孤独 鼓励老年人的亲朋好友、单位同事等社会成员多探视,不要将他们隔离开来,以体现他们的生存价值,减少孤独和悲哀。

5. 适时适度,宣传优死 尊重老年人的民族习惯和宗教信仰,根据老年人不同的职业、心理反应、性格、社会文化背景,在适当时机,谨言慎语地与老年人及其家属共同探讨生与死的意义,有针对性地进行精神安慰和心理疏导,帮助老年人正确认识、对待生命和疾病,从对死亡的恐惧与不安中解脱出来,以平静的心情面对即将到来的死亡。

6. 促进舒适,给予关怀 面对临终或昏迷老人,护理人员也应始终表达积极的、温馨的关怀之情。保持居室空气新鲜、光线适宜等。给予老人清洁皮肤等护理时,应保护老年人隐私,增加其舒适度。协助老人完成未尽事宜,与其子女商量如何安排照顾老人,向亲朋好友道别。增加老人的被爱感、安全感和尊严感,使其安详走完人生的最后一刻。

临终老年人的心理变化经历不同的阶段,在各个过程都包含了"求生"的希望,他们真正需要的是脱离痛苦恐惧以及精神上的舒适和放松。因此,及时了解临终老年人的心理状态,满足其身心需要,使他们在安静舒适的环境中以平静的心情告别人生,这是临终心理护理的关键。

二、老年人临终前常见的症状和护理

老年患者临终的情况各不相同,有的是突然死亡,有的是逐渐衰竭以致死亡。后者可能有较长时间在生和死的边缘挣扎。但是患者并非同时出现所有的濒死症状,也不是所有的症状都会出现,除了做好环境护理和各种基础护理之外,一旦出现以下症状,应及时给予相应处理,以使患者无痛苦地度过人生的最后时刻。

（一）疼痛

疼痛是临终患者,尤其是晚期癌症患者,最严重的症状之一。在生命的最后几天,超过一半的人会有新的疼痛产生。止痛药物是目前解决疼痛的重要措施之一,其种类分非阿片类止痛药、阿片类止痛药及辅助药等。药物镇痛应遵循五大原则:首选口服给药法、按阶梯给药、按时给药、个性化给药、注意监测用药反应和副作用。对无法口服止痛药造成不安与痛苦者,可使用如皮肤贴片、舌下含化、静脉或肌内注射等各种方式给予止痛药。除此以外,还可采用松弛术、催眠术、针灸疗法等方法缓解疼痛。同时,应强调处理"整体痛",即在处理生理疼痛时,其他心理、社会和灵性问题也应得到及时的处理。

（二）呼吸困难

痰液堵塞、呼吸困难是临终患者的常见症状。临终老年人床旁应备好吸引器,帮助他们及时吸出痰液和口腔分泌液。当患者呼吸表浅、急促、困难或有潮式呼吸时,立即给予吸氧,病情允许时可适当取半坐卧位或抬高头与肩。有的患者由于快速呼吸加上焦虑而引起喘息,可根据医嘱应用抗焦虑剂,必要时使用吗啡降低呼吸速率;同时开窗或使用风扇通风。此外,患者出现痰鸣音,即所谓的"死前喉鸣",可用湿冷的气雾进行雾化,促使分泌物变稀,易于咳出;同时可将床头抬高 30°,必要时可轻柔吸痰。对张口呼吸者,用湿巾或棉签湿润口腔,或用护唇膏湿润嘴唇;患者睡着时用薄湿纱布遮盖口部。

（三）谵妄

有的老人去世前会出现谵妄,最明显的症状是患者意识模糊伴有对时间、地点、人物的定向紊乱,很难集中注意力,对日常活动的记忆往往发生错乱,以及性格和情绪改变。谵妄状态的原因常是多方面的,包括器官衰竭、镇痛不充分、中枢神经系统疾病和感染环境及药物作用等。老人出现躁动不安时,需密切观察,找出可能原因,注意保护其安全。减少噪声,保持安静,避免一切激惹因素;白天保持明亮的光线,夜间尽量减少光源,帮助老人矫正日夜颠倒的情形。以熟悉的环境、物件来缓解患者的焦虑不安。稳定老人情绪,呼唤其姓名,并告之所处环境、时间等信息,帮助恢复定向力。

（四）临终脱水

临终患者随着躯体功能的衰退,对食物及水分的需求越来越少,加上恶心呕吐及恶病质等因素使得脱水成为濒死期常见的症状之一。表现为有口腔干燥、咀嚼和吞咽困难或疼痛现象;还包括直立性低血压、皮肤干燥、便秘、虚弱、抽搐、躁动不安及意识障碍等表现。有些老人可因脱水而影响原有的躯体症状,例如,因水分减少从而减轻了水肿或腹水症状。应根据老人的症状给予相应的护理,如口腔干燥,要注意保持口腔湿润,可以利用棉签蘸水湿润口唇,涂抹润唇膏或橄榄油。鼓励患者少量多次饮水,必要时通过静脉补充适当的液体和电解质。

总之,护理人员要密切观察病情变化,加强巡视,做好预后的估测及抢救准备;同时,让家属做好心理和物质准备,安排善后事宜。

对老年临终患者生理反应的其他症状护理,详见《基础护理学》有关章节。

三、对丧偶老年人的哀伤辅导

丧偶是老年人生活中的重大事件,对老年人是沉重的打击。一旦遭遇配偶亡故,常会悲痛欲绝、不知所措,持续下去可能引发包括抑郁症在内的各种精神疾患,加重原有的躯体疾病,甚至导致死亡。有资料报道,在近期内失去配偶的老年人因心理失衡而导致死亡的人数是一般老年人死亡的 7 倍。

（一）丧偶老年人的心理反应

一般来说,丧偶老年人的心理反应要经历 4 个阶段:

1. 麻木　这是某些老年人在失去配偶即刻就会出现的反应。很多老年人表现出麻木不仁、呆若木鸡,为情感休克的表现。麻木不仁可以看作对噩耗的排斥,是一种心理防御机制,避免丧偶老人经历剧烈的悲痛。这个阶段可能持续几个小时至数天。

2. 内疚　在接受了配偶亡故的消息后,某些老年人会出现内疚、自责或懊悔的心理,此时老人容易情绪激动、痛哭流涕。内疚在所有丧偶的老年人中或多或少都存在,只要不太强烈,这一阶段最终会随思念和时间的流逝而消失。

3. 怀念　丧偶的老年人在强烈的悲哀之情稍稍平息后,又会产生对死者的深深怀念。这时,在他们的头脑中会反复出现配偶的身影,感到失去他(她)之后,自己是多么的孤独。丧偶老人此时渴望逝者重生,以陪伴自己。这种状态可能持续几周甚至几年。

4. 恢复　当丧偶的老年人逐渐认识到"人的生老病死是无法抗拒的自然规律","对老伴最好的寄托和思念是保重身体、更好地生活下去",理智战胜了感情,身心也就能逐渐恢复常态。虽然也常回忆起逝者,但此时的怀念多是希望逝者在"另一个世界"里平安、舒适。

老年丧偶者的悲伤因人而异,其程度、方式和持续时间都不尽相同,丧偶者经历这些阶段所需要的时间有快有慢;情绪变化出现的顺序也有可能会有所差异,或者是跳过其中一个阶段或者是各种表现都重叠在一起,没有一个固定的结束时间界限。但家人、朋友的劝慰及社会支持可以帮助丧偶老人较快地走出居丧期,使其生活恢复常态。

（二）对丧偶老年人的关怀

1. 安慰与支持　护士要理解老年人丧亲后的正常行为和异常行为,掌握交流技巧,及时提供帮助。在配偶去世出现情感休克期时,应陪伴在老年人身旁,如轻轻握住他(她)的手,或扶住他(她)的肩,给予无声的安慰和关心。由于承受了巨大的打击,丧偶的老年人往往难以对关心和安慰做出适当的反应或表示感激,甚至拒绝他人的好意。这是因为丧偶者把悲哀的时间和强度等同于对死者感情的心理表现。这时,应该让老年人明白,痛苦和悲哀不是衡量某种关系价值的指标,正常的悲哀反应会随着时间的推移逐渐淡化,悲哀的正常淡化并不意味着对死者的背叛。坚持安慰,可以使老年人感到并非独自面对不幸,进而增强战胜孤独的信心。

2. 诱导发泄　允许并鼓励丧偶的老年人痛哭、诉说和回忆,或用写日记、写信等形式寄托自己的哀思。有的老年人强忍悲伤,从不宣泄情感,只能更加压抑或消沉。此时,应告诉老年人,哭泣是一种很自然的情感表现,不是软弱,而是一种很好的疏解内心忧伤情绪的方法,诱导老年人把悲哀宣泄出来。但要注意宣泄的程度,无休止的悲哀必然造成人为的精神消耗、影响健康。

3. 转移注意力　老年人易睹物思人,可让老年人把已故的配偶遗物暂时收藏起来,这样可以减轻精神上的痛苦。建议老年人多参与社会交往,多与子孙交谈,或到亲戚朋友家小住一段时间,或到外面走一走;鼓励老年人培养一些业余爱好,如书法、绘画、垂钓等,或做一些有利于他人的力所能及的事,以转移注意力,减轻悲伤情绪。心理学家认为,利他行为可以有效地减轻丧偶者的悲哀,从而缓解紧张、焦虑的情绪,使自己尽早摆脱孤独和抑郁,增进健康。

4. 建立新的生活方式　配偶过世后,老年人原有的某种生活方式和规律几乎全部破坏了。此时,应该帮助老年人调整生活方式,使其与子女、亲友重新建立和谐的依恋关系,让老年人感受到虽然失去了一个亲人,但家庭成员间的温暖与关怀依旧,生活的连续性和安全感依旧,从而使他们尽快走出丧偶的阴影,投入新的生活。

5. 提倡丧偶老人再婚　丧偶后,老年人需要在家庭生活中寻找一种新的依恋关系,这种依恋关系可补偿丧偶后的心理失落感。大量的事实证明,做好老年人的再婚工作,对社会、对家庭、对老年人的健康长寿均是有益的,应当从法律上予以保护,从道义上给予支持。再婚老人可以相互照应、相互依托,也会让儿女们在繁忙中多一些放心。

6. 提供持续的支持　一年内丧偶老人在生理和心理上都极度虚弱、极易患病。应定期家访或电话随访,了解老人身体心理状况,理解老人的各种想法,鼓励其宣泄感情,认真倾听,及时做好心理疏导。安慰老人面对现实,尽力提供生活指导与建议,动员社区护士及志愿者共同帮助丧偶老年人顺利度过悲伤期。

临终关怀是一门新学科,对护士来说是护理观念和护理方式上新的变革和发展。因此,护理人员除了掌握本专业的知识以外,还必须掌握与临终关怀工作密切相关的知识。护士被称为"白衣天使",护理工作被视为是对"生命的守候",更应当在临终关怀领域大有作为,进一步推动我国临终关怀事业的发展。

知识链接

社会沃母理论

北京松堂关怀医院经过十几年对 10 713 例临终者病历进行的分析发现,93%的不可逆患者的存活期为 9~10 个月,只有 7%的患者超过 10 个月,他们的平均临终期的存活日为 280 天,接近 10 个月。人生命的诞生必须在母体子宫经过 10 个月围生期的呵护。围生期与围终期遥相呼应,有许多相似之处。临终者同样需要一种类似于"沃母"(womb)的社会环境,我们称它为"社会沃母"(society womb)。处于 10 个月围终期的临终者需要全社会提供与围生期母亲子宫相似的呵护,这包括亲属、医护人员、社会成员及社会团体给予的全方位帮助。临终关怀的实质就是使临终者舒适、安详、没有遗憾地在"社会沃母"的环境中走完人生的旅程。

学习小结

　　临终是生命的最后阶段,有其特殊的发展规律。临终关怀的目的是减轻临终老年人的痛苦、提高临终阶段的生命质量,并做好丧偶老年人的哀伤辅导,使死者无憾、生者安生,这也是一项体现人道主义和社会文明的崇高事业。

（孙景贤）

复习思考题

1. 如何对临终老年人进行心理护理?
2. 如何对丧偶老年人进行哀伤辅导?

第十一章

常用老年护理技术

学习目标

1. 能准确复述老年人常用日常生活护理技术的操作过程;能准确复述助步器、拐杖、轮椅使用的操作过程;能准确复述注意力、记忆力训练常用方法的操作过程。

2. 能归纳出老年人常用日常生活护理技术的注意事项;能归纳出助步器、拐杖、轮椅使用的注意事项;能归纳出不同注意力训练方法以及记忆力训练的注意事项。

3. 能通过学习,为老年人进行日常生活护理,能帮助老年人进行助步器、拐杖、轮椅的使用,能帮助老年人进行注意力、记忆力训练,在操作过程中尊重、关爱老年人并鼓励老年人发挥主观能动性、开发自理潜能。

11章01节PPT

PPT 课件

第一节 日常生活护理技术

一、喂食

【准备工作】

1. 仪容仪表整洁、大方,修剪指甲,洗手,必要时佩戴口罩。

2. 物品准备　护理车、餐具(碗、汤匙、筷子)、小毛巾、餐巾、吸管、漱口用具、洗手液等。

【操作步骤】

1. 与老年人沟通,使其知晓将要进食;洗手液洗手。

2. 扶老年人坐起或摇高床头,协助半坐卧位,手边放清洁小毛巾,胸前围餐巾。

3. 先喂适量温水以湿润口腔,再小口喂固体食物,偏瘫者送食物入口腔健侧。

4. 小口喂食,固体、流质食物交替喂,防止噎食。

5. 流质食物可用吸管饮用,或使用汤匙小口进食。

6. 进食完毕,撤去餐具、胸前餐巾等,协助漱口,清洁口周。

7. 安置老年人于半坐卧位或右侧卧位,确认无不适,清理餐具,洗手,必要时做好记录。

【注意事项】

1. 根据老年人的自理程度、意识状态来决定是否能够自主进食。条件允许时,尽量鼓励老年人自行进食。

2. 进食过程中密切观察老年人的状态,不催促,并提醒老年人细嚼慢咽,小口吞咽。

3. 对视力有障碍的老年人,喂食时主动告知食物的名称、位置、温度。

4. 尊重老年人的饮食习惯与喜好,并给予合理建议。

5. 对中风康复期的老年人,有吞咽障碍时,不宜用水杯直接喂水,也不宜用吸管,以免发生呛咳;宜选用粗长柄的汤匙进食流质饮食;建议使用训练杯以方便老年人吮吸。食物去骨、切细、煮软,必要时加工成糊状。肢体活动不便时,可选择具有训练功能的专门餐具(餐勺、餐筷、水杯、餐盘),有效进食的同时防止洒漏,为老年人增加进食安全与便利。

6. 进食前半小时结束室内清洁、铺床等工作,半小时前协助排尿排便,开窗通风,保持室内空气新鲜,环境整洁。

7. 避免仰卧位进食进水,以防误吸。

8. 协助老人进食的动作要轻柔、稳重、熟练;喂食过程中要与老年人有良好的沟通;遇到突发或意外情况时能够根据应急预案正确处理。

二、协助刷牙

【准备工作】

1. 仪容仪表整洁、大方,修剪指甲,洗手,必要时戴口罩。

2. 物品准备　牙刷、牙膏、漱口杯(杯内盛放清洁的水,冬天则用温水)、吸管、小脸盆、干毛巾或一次性防湿围布、润唇膏、洗手液。

【操作过程】

1. 与老年人沟通,使其知晓将要协助其刷牙,态度亲切和蔼。

2. 洗手,协助老年人取半卧位或坐位,将干毛巾或一次性防湿围布围于下颌和前胸,小脸盆置于床上桌或操作者用手托住,以方便老年人将漱口水吐至盆内。

3. 协助老年人持漱口杯或经吸管吸入杯中水,漱口后吐出。

4. 将牙刷沾湿,涂上适量牙膏,递给老年人让其自行刷牙。牙齿内外面从牙龈往牙冠方向刷,咬合面采用旋转和来回反复推动的方法刷。

5. 用清水彻底漱净口腔,用干毛巾或一次性防湿围布轻轻擦干口唇及周围水迹。

6. 协助老年人取舒适体位,整理用物,洗手。

7. 视情况涂润唇膏以避免口唇干裂。

【注意事项】

1. 能自行刷牙的老年人尽量鼓励其自主刷牙,以发挥老年人的主观能动性。对有误吸或呛咳风险的老年人,可让其平卧,头偏向一侧,使用沾有0.9%生理盐水的无菌棉球(以不滴水为度)擦洗牙齿及口腔黏膜。

2. 最好能在每次进食后进行刷牙,以维持口腔清洁。根据老年人的习惯,至少在晨间进餐前、晚间进餐后刷牙,平时进食后漱口或以喝水方式清洁口腔。刷牙的顺序要正确,以免损伤牙龈。

3. 一般不用刷舌苔,如需清洁,可使用牙刷背面的软齿轻轻刷舌苔。

4. 根据老年人的习惯选择牙膏,避免选用味道强烈的牙膏。可以为老年人选用老年人专用牙刷,此类牙刷刷毛比较柔软,能够较好地保护牙龈。

5. 有活动性假牙者宜先取下假牙再刷牙,假牙须清洁后再戴上。

6. 操作过程中应尊重、关爱老年人,与老年人进行有效沟通,做好观察,避免老年人发生呛咳。

三、活动性假牙的护理

【准备工作】

1. 仪容仪表整洁、大方,修剪指甲,洗手,必要时戴口罩。

2. 物品准备 漱口杯(内盛冷开水)、牙刷、牙膏、无菌手套、弯盘、洗手液。视情况准备口腔清洁用物。

【操作过程】

1. 与老年人沟通,使其知晓将要为其护理假牙,态度亲切和蔼。

2. 洗手,戴手套,协助老年人张口,轻轻取下假牙放于弯盘中(一般先取上假牙,后取下假牙)。

3. 帮助老年人清洁口腔。

4. 将牙刷沾湿,涂上适量牙膏,刷洗假牙各面,用流水冲净。

5. 轻轻为老年人装上假牙,若暂时不用则将假牙浸于冷开水中保存。

6. 协助老年人取舒适体位,整理用物,洗手。

【注意事项】

1. 每次进食后应取下假牙并漱口以清洁口腔。

2. 假牙不可用热水或乙醇浸泡。

3. 进行口腔内各项操作应先取下活动性假牙,避免假牙脱落引起窒息。

4. 非进食期间可不戴假牙。白天尽量装上假牙,以免影响老年人外观、说话而影响自尊和交流。

5. 操作过程中应尊重、关爱老年人,与老年人进行有效沟通,做好观察,避免老年人发生呛咳。

四、沐浴

【准备工作】

1. 仪容仪表整洁、大方,修剪指甲,洗手。

2. 关门窗,避免对流风。冬天调节浴室温度于 24~26℃,以防受凉。

3. 物品准备 沐浴设施、干毛巾、浴巾、沐浴液(或浴皂)、润肤霜、清洁衣裤、沐浴座椅、洗手液。

【操作过程】

1. 与老年人沟通,征得其同意后搀扶老年人进入浴室(或用轮椅运送),态度亲切和蔼。

2. 洗手,调节沐浴水温(40℃左右)。

3. 协助老年人脱去衣裤,搀扶老年人坐于沐浴椅上。

4. 试水温,协助老年人洗脸。

5. 为老年人冲湿全身,操作者用沐浴液或浴皂依次涂擦并轻轻按摩老年人耳后、颈部、双上肢、胸腹部、背腰臀部、会阴部、双下肢、双足,用温水冲净。

6. 用浴巾尽快擦干身体,视需要涂润肤霜,协助老年人穿好衣裤,注意保暖。

7. 送老年人回房休息。整理用物,清理地面,洗手。

【注意事项】

1. 嘱老年人单独沐浴时不要从内锁门,以免发生意外时救助者不能从门外进入。可在门外悬挂"浴室有人使用"的标示牌。

2. 浴室应安装扶手,配置防滑设施。

3. 沐浴设施冷热开关的标志应清晰明显,以防水温过高烫伤皮肤。

4. 若老年人上肢功能尚好,可鼓励其自行擦洗胸腹部、会阴部等部位,以发挥老年人的主观能动性,操作者协助擦洗背腰臀部、双下肢等部位。

笔记栏

5. 沐浴时间不宜过长,水温不宜过热或过冷,注意观察老年人的反应,以免老年人因闷热发生头晕或因冷水刺激而诱发心脑血管意外。

6. 操作过程中应尊重、关爱老年人,与老年人进行有效沟通,保护好老年人的隐私。

五、床上擦浴

【准备工作】

1. 仪容仪表整洁、大方,修剪指甲,洗手,必要时戴口罩。

2. 关门窗,避免对流风。冬天调节室温于 24~26℃,以防受凉。

3. 物品准备:水盆 2 个、温水、小毛巾 3 块(分别用于洗脸、擦洗上半身、擦洗下半身)、大毛巾、浴巾、沐浴液(或浴皂)、清洁衣裤、污水桶、洗手液等。按需准备便器。

【操作过程】

1. 与老年人沟通,使其知晓将要为其进行床上擦浴,态度亲切和蔼。拉好床帘遮挡老年人,保护隐私。

2. 洗手,协助老年人平卧,松开盖被,按需要给予便器。

3. 倒好温水,试水温(40℃左右)。

4. 洗脸:铺大毛巾于枕头上,按洗脸法清洁老年人的脸部、颈部。

5. 擦洗胸腹部:将盖被向下折叠,脱去老年人的上衣,将浴巾盖于胸腹部,一手略掀起浴巾,另一手裹小毛巾,分别用沐浴液、清水擦洗胸腹部,用浴巾擦干,盖上盖被。

6. 擦洗背部:协助老年人翻身侧卧,铺浴巾于背、臀下,将背部盖被向上折,分别用沐浴液、清水擦洗全背至腰骶部,边擦边按摩,用浴巾擦干。

7. 擦洗双上肢:协助老年人平卧,暴露一侧上肢,铺浴巾于一侧上肢下方,分别用浴液、清水擦洗一侧上肢,用浴巾擦干。同法擦洗另一侧。为老年人穿上清洁上衣,盖好盖被。将盛有热水的水盆放于床上(下垫换洗的上衣),将老年人的双手泡于水中,洗净指间及指缝,擦干。

8. 擦洗双下肢:脱下裤子盖于会阴部,暴露一侧下肢,铺浴巾于一侧下肢下方,分别用沐浴液、清水擦洗一侧下肢,用浴巾擦干。同法擦洗另一侧。

9. 协助清洗会阴部。

10. 将盛有热水的水盆放于床上(下垫换洗的裤子),将老年人的双足泡于水中数分钟,洗净趾间及趾缝,擦干。

11. 协助老年人穿上清洁裤子,整理床单位,安置老年人,整理用物,洗手。

【注意事项】

1. 擦洗过程中注意观察老年人的反应,如出现寒战等情况应及时停止,并注意保暖。

2. 视清洁度随时更换清水。

3. 注意保护老年人的隐私,同时注意不宜过多翻动老年人。

4. 操作时注意节力原则,动作应轻柔、平稳、熟练。

5. 操作过程中应尊重、关爱老年人,与老年人进行有效沟通。如发生意外状况,能够按照应急预案进行有效处理。

六、修剪指(趾)甲

【准备工作】

1. 仪容仪表整洁、大方,修剪指甲,洗手,必要时戴口罩。

2. 关门窗,避免对流风。

3. 物品准备:指甲剪、指甲锉、干毛巾 2 块、纸巾、水盆 2 个、温水、洗手液。

【操作过程】

1. 与老年人沟通,使其知晓将要为其修剪指(趾)甲,态度亲切和蔼。

2. 洗手,倒好温水,试水温(40~45℃)。

3. 将老年人双手和双足分别浸泡于温水中 5~10 分钟,边浸泡边轻揉每个指甲边缘,后用干毛巾擦干。

4. 手下垫纸巾,逐一修剪指甲,从边缘开始修剪,修剪成弧形,用指甲锉修整指甲,使指甲边缘圆滑。

5. 足下垫纸巾,从边缘开始逐一修剪趾甲,修剪成平形,两侧略作修剪不留锐角即可,避免两侧修剪过深而致趾甲嵌入脚趾皮肤内,用指甲锉修整趾甲。

6. 协助老年人取舒适体位,整理用物,用 75% 的乙醇浸泡消毒指甲剪 30 分钟(老年人自己专用的指甲剪则清洁后放回原位),用乙醇棉球擦拭水盆,洗手。

【注意事项】

1. 指(趾)甲避免剪得过深,以免伤及皮肤或引发炎症。

2. 指甲宜剪成弧形,趾甲应修平,故修剪指甲最好用弧形指甲剪,修剪趾甲最好用平型指甲剪。

3. 有指(趾)甲真菌感染者,应使用专用的指甲剪,与其他指(趾)甲分开修剪,修剪后消毒指甲剪,遵医嘱给指(趾)甲涂药。照护者修剪趾甲时应佩戴手套。

4. 指甲剪应一人一用一消毒。

5. 最好于老年人沐浴后修剪指(趾)甲,因此时指(趾)甲较软,便于修剪。

6. 操作时动作应轻柔、平稳、熟练;操作过程中应尊重、关爱老年人,与老年人进行有效沟通。

七、卧床老年人穿脱衣裤

【准备工作】

1. 仪容、仪表整洁、大方,修剪指甲,洗手,必要时戴口罩。

2. 关门窗,避免对流,调节室温,冬季室温 24~26℃ 为宜。

3. 物品准备　清洁、得体的老年人衣裤,洗手液。

【操作过程】

1. 与老年人沟通,使其知晓将要为其脱去衣物,语言亲切礼貌。洗手液洗手。

2. 脱衣裤

【脱开襟上衣】

(1) 护理人员位于老年人健侧方,解开纽扣,将上衣往下拉至肩部。

(2) 协助老年人自然弯曲健侧手臂,脱去健侧衣袖,将健侧上衣平整地掖于老年人身下。

(3) 将老年人健侧脚置于患侧脚的下方,再将老年人健侧手拉住患侧手,放于腹部中央。摆好体位后,护理人员一只手搂住老年人腰腿部,一只手搂住老年人肩部,用力慢慢将老年人向健侧翻身,再快速地将掖于身下的上衣拉出,然后缓慢地协助老年人恢复平卧位。

(4) 脱下患侧衣袖,整理衣服,复原下肢位置。

【脱套头衫】

(1) 护理人员位于老年人健侧方,先卷起前面衣服的下摆,一手托住老年人健侧的腰部,将套头衫尽量往上拉,然后再转向托住老年人患侧的腰部,同样将套头衫尽量往上拉。

（2）请老年人协助配合,弯曲健侧手臂,脱下健侧衣袖。

（3）请老年人协助配合,从头部脱出套头衫。

（4）协助脱下患侧衣袖。整理衣物,帮助老年人整理好床单位。

【脱裤子】

（1）护理人员位于老年人健侧方,解开纽扣,一只手将老年人健侧腰部稍微托起,另一只手将裤腰往下拉;然后一只手将老年人患侧腰部稍微托起,另一只手将裤腰往下拉。使老年人的裤子基本能脱到臀部的位置。

（2）将裤子顺势往下拉。拉至小腿位置时,先脱健侧裤管,再脱患侧裤管。

3. 穿衣裤

【穿开襟上衣】

（1）护理人员位于老年人健侧方,先将手伸入患侧衣袖里,握住老年人的患侧手,协助穿上患侧的衣袖并整理好,将衣服掖于老年人身下。

（2）将老年人健侧脚置于患侧脚的下方,再将老年人健侧手拉住患侧手,放于腹部中央。摆好体位后,护理人员一只手搂住老年人腰腿部,一只手搂住老年人肩部,用力慢慢将老年人向健侧翻身,将身下的衣服继续向健侧塞掖,然后缓慢地协助老年人恢复平卧位。

（3）从健侧方将老年人身下的上衣轻轻拉出。护理人员将手伸入健侧衣袖,再请老年人配合协作,弯曲健侧手臂穿上健侧衣袖。

（4）整理老年人的衣服,复原下肢位置。

【穿套头衫】

（1）护理人员位于老年人健侧方,先将手伸入患侧衣袖里,握住老年人的患侧手,协助穿上患侧的衣袖,整理好衣物。

（2）请老年人协助配合,从头部穿上套头衫。

（3）护理人员将手伸入健侧衣袖,再请老年人配合协作,弯曲健侧手臂穿上健侧衣袖。

（4）将套头衫拉平,使老年人舒适。

【穿裤子】

（1）护理人员位于老年人健侧方,先将手伸入患侧裤管里,握住老年人的患侧脚,协助穿上患侧的裤腿,整理好衣物。

（2）护理人员将手伸入健侧裤管,再请老年人配合协作,穿上健侧裤腿。

（3）将整条裤子往上拉至臀部位置。一只手扶住老年人患侧腰部,另一只手往上提裤腰;然后一只手扶住老年人健侧腰部,另一只手往上提裤腰。直至裤腰提到适当位置,扣好纽扣,整理衣裤和床单位,使其平整舒适。洗手。

【注意事项】

1. 先脱健侧,后脱患侧。

2. 先穿患侧,后穿健侧。

3. 操作过程中注意动作轻柔、稳重、熟练,避免伤及患肢。根据情况使用床档。

4. 就寝时先脱裤子后脱上衣,起床时先穿上衣后穿裤子。

5. 为老年人穿脱衣的过程中要与老年人有良好的沟通,观察其状态;遇到突发或意外情况时能够根据应急预案正确处理。

八、协助如厕

【准备工作】

1. 仪容仪表整洁、大方,修剪指甲,洗手,戴口罩。

2. 卫生间地面干燥、防滑,开启排气扇。

3. 物品准备 卫生纸、洗手液。视需要准备拐杖或轮椅。

【操作过程】

1. 与老年人沟通,在征得老年人同意后搀扶老年人或协助老年人使用助行器到卫生间。

2. 脱裤子,嘱老年人身体稍向前倾,坐于便器上,将卫生纸放于老年人手旁。

3. 嘱老年人耐心排便,避免用力过度,操作者可用手轻轻按摩老年人腹部以协助排便。

4. 操作者在卫生间门外悬挂如厕标示,不锁门。

5. 便毕,擦净肛门,协助老年人缓慢站立,穿裤子、洗手,扶老年人回卧室。

6. 冲洗便器,洗手,开窗通风。

【注意事项】

1. 尽量让老年人在卫生间如厕;老年人宜采用坐位如厕,避免蹲位排便。若使用坐便椅,使用前需调至合适高度,可将坐便椅放置于老年人的卧室床边,方便老年人使用。

2. 卫生间应装有扶手,地面应干燥、防滑。

3. 嘱老年人排便时应坐稳,起身要慢,以防摔倒。

4. 嘱老年人单独如厕时不要从内锁门,以免发生意外时救助者不能从门外进入。

5. 嘱老年人养成定时排便的习惯,平时应多食用新鲜蔬果,保持大便畅通。

6. 操作过程中应尊重、关爱老年人,与老年人进行有效沟通,保护好老年人的隐私。

九、协助老年人翻身

【准备工作】

1. 仪容仪表整洁、大方,修剪指甲,洗手,必要时戴口罩。

2. 关门窗,调节室温。

3. 物品准备 软枕 3 个、洗手液。必要时备干净衣裤、床单。

【操作过程】

1. 与老年人沟通,使其知晓将要助其翻身,并向老人解释翻身的必要性或目的,态度亲切和蔼。

2. 放平床头、床尾支架及床档。

3. 洗手,嘱老年人仰卧屈膝,双肘屈曲,双手放于腹部。

4. 协助老年人翻身 操作者先将枕头移向近侧,再将老年人的肩部和臀部移向近侧,然后将老年人的双下肢移向近侧,一手扶肩、一手扶膝轻轻将老年人转向对侧;若双人翻身,操作者一人将双手分别托住老年人的颈肩部和腰部,另一人将双手分别托住臀部及膝部,两人同时将老年人抬起后移向近侧,再轻轻将老年人转向对侧。若老年人一侧肢体偏瘫,可采用以下方法翻身:①由仰卧位向瘫侧翻身:操作者站于老年人瘫侧,将瘫侧肩部向前伸,伸肘、伸腕,操作者一手顶住老年人瘫侧手掌,另一手拉住健手,双方配合稍用力即可将老年人翻向瘫侧,然后将瘫侧肢体摆放好。②由仰卧位向健侧翻身:操作者站在老年人健侧,将瘫侧下肢屈膝,操作者两手分别放在瘫侧的肩部和臀部,然后将老年人翻向健侧,并将瘫侧肢体摆放好。

5. 观察老年人的背部皮肤,整理衣裤。

6. 在老年人的背部、胸前各放一软枕。嘱老年人上腿略向前方屈曲,下腿微屈,操作者在老年人两膝之间垫一软枕。

7. 整理床单位,根据需要支起床头、床尾支架及床档,洗手。

【注意事项】

1. 翻身时注意保暖,以防受凉。

2. 老年人身上有导管时,翻身前应先固定好导管,防止脱落。

3. 若老人肢体能活动,翻身时鼓励老年人做相应的配合。

4. 翻身时要注意保持床单位整洁、干燥、平整,翻身与背部护理预防压疮及叩背相结合。

5. 注意遵循节力原则。

6. 操作过程中应尊重、关爱老年人,与老年人进行有效沟通,保护好老年人的隐私。

第二节　辅助器具的使用技术

11章02节PPT

PPT 课件

一、助步器的使用

【准备工作】

1. 护理人员准备　仪容、仪表整洁、大方。

2. 老人准备　身体状况允许且自愿行走,衣着合体,鞋子防滑。

3. 环境准备　环境宽敞,地面平坦,无积水,无障碍物。

4. 物品准备　合适的助步器,检查各部件是否完好。

【操作过程】

1. 向老人解释,说明目的。

2. 协助老人平稳站起。

3. 指导老人将双手放在扶手上支撑体重,身体略向前倾。

4. 无轮子的助步器:举起助步器放置于身前 15cm,放稳,患脚前行,健脚跟上。

5. 带轮子的助步器:向前推进助步器约 15cm,放稳,患脚前行,健脚跟上。

6. 指导老人循序渐进行走,帮助适应。

7. 协助老人回床休息,整理用物。

【注意事项】

1. 发挥老人的主观能动性,争取老人的积极配合。

2. 带轮子的助步器移动方便,但稳定性差,应注意保护,防止意外。

3. 未熟练使用前,应有人扶持或陪伴,防止跌倒。

二、拐杖的使用

【准备工作】

1. 护理人员准备　仪容、仪表整洁、大方。

2. 老人准备　身体状况允许且自愿行走,衣着合体,鞋子防滑。

3. 环境准备　环境宽敞,地面平坦,无积水,无障碍物。

4. 物品准备　手杖、腋杖。检查所用物品有无损坏,拐杖与地面摩擦力是否足够。

【操作过程】

1. 向老人解释,说明目的。

2. 手杖使用

(1) 行走:站立,手杖置健侧手上。重心在健侧脚上,手杖向前拄出一步,患侧脚向前迈出一步,重心转移到患侧和手杖上,健侧跟上。遵循"手杖、患侧、健侧"的顺序前行。

(2) 上下楼梯

1) 有楼梯扶手:可依靠手杖和楼梯扶手上下楼梯,用健侧手扶楼梯扶手,手杖置患侧手上。上楼梯时,健侧手先向上移动,然后健侧脚上一级楼梯,再将手杖上移一个台阶,最后迈患侧脚,遵循"健侧手、健侧脚、手杖、患侧脚"的顺序上楼梯;下楼梯时,健侧手先向前下移,然后依次为手杖下移、患侧脚下移、健侧脚下移,遵循"健侧手、手杖、患侧脚、健侧脚"的顺序下楼梯。

2) 无楼梯扶手:与行走时一样,手杖置健侧手上。上楼梯时,手杖放在上一个台阶上,健侧先上,患侧跟上,遵循"手杖、健侧、患侧"的顺序上楼梯;下楼梯时,手杖先放在下一个台阶上,患侧先下,再下健侧,遵循"手杖、患侧、健侧"的顺序下楼梯。

3. 腋杖使用

(1) 行走

1) 患脚不着地的行步方法:双侧腋杖同时放前一步,患脚腾空,健脚跟上。

2) 患脚可着地的行步方法

①四点步:右拐前移,迈左脚,移左拐,右脚跟上。

②三点步:两侧腋杖与患脚同时向前,健脚跟上。

③二点步:右腋杖与左患脚同时移动,左腋杖与右脚同时移动。

(2) 上下楼梯:上楼梯,健脚先上,然后患脚与左右腋杖跟上;下楼梯,两腋杖和患脚先下,健脚跟上。

【注意事项】

1. 选择适合老人的手杖或腋杖。手杖高度以手臂下垂时手腕到地面的距离为宜;腋杖高度以站立时拐杖头离腋下 2~3cm 为宜。

2. 行走时,手杖离老人的距离适当,不可太近或太远。

3. 使用腋杖要用手臂支托身体的重量,上端接触腋窝的位置要有软垫,避免用腋窝支撑重量。

4. 上下楼梯时,应遵循"健侧先上,患侧先下"的原则。

5. 未熟练使用前,应有人扶持或陪伴,防止跌倒。

6. 行走过程中,观察并询问老人有无出汗、呼吸急促等异常状况,如有不适,立即休息。

7. 关爱老人,与老人保持良好的沟通,灵活处理有关情况。

三、轮椅的使用

【准备工作】

1. 护理人员准备　仪容、仪表整洁、大方。

2. 老人准备　身体状况允许且愿意配合,衣着合体,鞋子防滑。

3. 环境准备　环境宽敞,地面平坦,无积水,无障碍物。

4. 物品准备　轮椅、外衣、必要时备毛毯;检查轮椅,特别注意轮胎、刹车、安全带是否完好。

笔记栏

【操作步骤】

1. 推轮椅至床旁,使轮椅与床呈 45°或椅背和床尾平齐,拉起车闸,固定轮椅。

2. 向老人解释,将盖被扇形折叠于床尾。协助老人卧于床侧,屈膝。

3. 护理人员站在老人右侧,双脚前后分开,一手置老人颈肩处,一手置老人左膝外上侧,将老人扶起,使老人双腿下垂于床沿;一手扶老人,一手协助穿好鞋子。

4. 护理人员面对老人双脚分开,让老人双手放在护理人员的肩上,护理人员的两手在老人的腰部相扣,双脚和双膝抵住老人的双脚、双膝的外侧(或一脚伸入老人双膝之间),协助老人站立,旋转身体,坐于轮椅上。

5. 翻下脚踏板,调整坐姿,系好安全带,根据需要盖上毛毯。松车闸,推轮椅。

6. 轮椅上下台阶

(1) 上台阶:轮椅正对台阶,嘱老人抓紧扶手,后背紧贴轮椅靠背。护理人员先将手柄向后下方拉,用脚踩下倾后杆使轮椅前轮抬起向后倾斜,然后把前轮轻轻落在台阶上,继续向前推动使后轮靠近台阶,再向前上方提手柄顺势将后轮滚上台阶,继续推进。

(2) 下台阶:轮椅背对台阶倒退下行,嘱老人抓紧扶手,后背紧贴轮椅靠背。护理人员先下台阶,把轮椅移到台阶边缘,提起手柄使后轮缓慢倾斜从台阶上落下,再用脚踩下倾后杆抬起前轮向后移动,平稳地将前轮落到台阶下,再转过方向继续前进。

7. 轮椅进出电梯 轮椅背对电梯门倒退进入,进入电梯后调整轮椅方向,背对电梯门,拉起车闸,固定轮椅;出电梯时,先松车闸,再背对电梯门出电梯。进出电梯时需缓慢并及时提醒告知老人。

8. 轮椅下斜坡 调转轮椅方向,轮椅倒退下行,护理人员面对轮椅控制速度。

【注意事项】

1. 乘坐大小合适的轮椅,轮椅宽度以坐稳后两侧臀部最宽处的距离加 5cm 为宜,脚踏板高低以足踏在板上,大腿呈水平为宜。

2. 扶老人坐立、站立,动作宜慢,防止直立性低血压。

3. 对身体不能保持平衡的老年人,乘坐轮椅时应使用保护具,防止跌伤。

4. 长时间坐轮椅者,每隔 1 小时用双手支撑身体,使臀部离开片刻,预防压疮。

5. 上下轮椅先拉车闸以固定轮椅,护理人员注意节力。

6. 上台阶时先上前轮,后上后轮;下台阶时先下后轮,后下前轮;进出电梯时背对电梯倒退进出;下坡时倒退行进,严防跌倒意外。

7. 动作轻、稳、熟练,与老人保持良好的沟通,灵活处理有关情况。

第三节 认知训练康复技术

一、注意力训练技术

（一）兴趣法

【准备工作】

1. 护理人员准备 仪容、仪表整洁、大方。

2. 老人准备 身体状况允许且自愿参加。

3. 环境准备 环境宽敞明亮、安静。

11章03节PPT

PPT 课件

笔记栏

4. 物品准备 数字卡片、人物卡片、动物卡片等。

【操作过程】

1. 向老人解释,引起其兴趣。

2. 将准备好的数字卡片打乱,并放置于宽敞无其他物品摆放的桌面上。

3. 鼓励老人说出卡片中的数字。

4. 老人回答正确后,再鼓励其按从小到大的顺序对数字卡片进行排序。

【注意事项】

1. 每次给予口令、建议、提供信息或改变活动时,应确保老人注意力集中。

2. 应保证周围环境安静,避免影响老人注意力的其他物品存在。

3. 训练过程中,发现老人注意力改善时,可以逐渐增加任务难度和治疗时间。

4. 当老人完成任务有难度时,应给予适当的鼓励和安慰,帮助老人顺利完成任务。

（二）示范法

【准备工作】

1. 护理人员准备 仪容、仪表整洁、大方。

2. 老人准备 身体状况允许且自愿配合,衣着合体,鞋子防滑。

3. 环境准备 环境宽敞明亮、安静,地面平整干燥,无障碍物。

4. 物品准备 电脑、投影仪等。

【操作过程】

1. 向老人解释,取得其配合。

2. 用视频设备播放太极拳等教学视频。

3. 老人跟学太极拳时:让老人一边观看刚柔并济、舒展流畅的太极拳动作示范视频,一边收听抑扬顿挫的动作要领讲解,同时调动老人视觉、听觉,提高老人的注意力。

【注意事项】

1. 饥饿和饱食状态下不宜练拳。练拳后如觉口干,只能嘬小口温水润嗓,不能大量喝水。

2. 训练时随时看护老人,并与其保持适当距离,必要时给予帮助。

3. 训练过程中,观察并询问老人有无出汗、呼吸急促等异常状况,如有不适,立即休息。

4. 在户外打太极拳时,应选择温暖的晴天,避免老人受寒。

（三）电脑辅助法

【准备工作】

1. 护理人员准备 仪容、仪表整洁、大方。

2. 老人准备 身体状况允许且自愿参加。

3. 环境准备 环境宽敞明亮、安静。

4. 物品准备 德国 RehaCom 认知康复系统、"打地鼠"趣味游戏等。

【操作过程】

1. 向老人解释,取得其配合。

2. 德国 RehaCom 认知康复系统

（1）老人通过在控制台上选择相应的按键控制屏幕上的交通标志。

（2）让老人在图库中选择一幅与参考图片完全一致或发生旋转的图片。

（3）屏幕中央是一个太阳,其周围会规律地闪现物体,鼓励老人点击控制台上相应方向的按键。

3. "打地鼠"趣味游戏。

【注意事项】

1. 训练应按照由易到难的顺序进行。

2. 每次训练时间不宜太长,一般为 30 分钟左右。

3. 训练时让老人保持正确的坐姿,并注意保护老人视力。

二、记忆力训练技术

【准备工作】

1. 护理人员准备　仪容、仪表整洁、大方。

2. 老人准备　身体状况允许且自愿参加。

3. 环境准备　环境宽敞明亮、安静。

4. 物品准备　纸、笔等。

【操作过程】

1. 向老人解释,取得其配合。

2. 护理人员反复向老人讲解几组数字或文字后,让老人重复记忆,再鼓励老人通过回忆复述或写下所记忆的内容。

3. 护理人员还可以鼓励老人回忆过去的生活经历,以前家中发生的事情,讲述自己感兴趣的往事,并不时让老人回忆家里的亲戚朋友、单位同事姓名等。

4. 对于有较为严重记忆障碍的老人,可以选择记忆笔记本的方式,根据老人的需要设计记录信息,如个人情况、要记住的人名、电话号码、服药时间、每日活动安排、常去地方路线等。

【注意事项】

1. 根据老人的实际情况选择训练的难度。如果难度太高,老人不但无法完成,还会因此产生不良的情绪反应。

2. 应根据老人的记忆障碍情况选择训练内容。如对于人物记忆障碍的老人,可以选择人物类图片进行记忆康复训练;如果是对于日常用品记忆障碍的老人,可以选择日常用品图片进行训练。

3. 应选择老人熟悉的图片和不熟悉的图片混合在一起进行训练,这样既能保证记忆训练的效果,又能保证老人参与治疗的信心和积极性。

学习小结

　　通过本章节内容的学习,了解了老年人常用日常生活护理技术,辅助器具的使用技术,认知训练康复技术的具体内容;熟悉了老年人日常生活护理技术,辅助器具使用,认知训练康复技术的操作过程;掌握对老年人实施日常生活护理、辅助器具使用、认知康复训练的操作重点及注意事项;能为老年人进行日常生活护理,能帮助老年人进行辅助器具的使用,能对老年人进行认知康复训练,注意在操作过程中尊重、关爱老年人,并鼓励老年人发挥主观能动性,最大程度地开发老年人的自理潜能。

（蚁淳　胡燕　杨小春）

复习思考题

1. 举例说明在为老年人提供日常生活护理服务时,如何体现人文关怀。

2. 在为老年人提供日常生活护理服务时,为什么要鼓励老年人充分发挥其自理能力?

3. 结合临床及生活实践,你还见过哪些辅助器具? 试着归纳辅助用具的定义。

4. 除了本章节中列举的几种认知训练康复技术,通过查阅资料,请列举出其他一些认知训练康复技术。

◇◇◇ 附 录 ◇◇◇

附录1 巴塞尔指数（BI）评定

生活能力	评分细则	得分
1. 进食	0=需要极大帮助或完全依赖他人，有留置营养管 5=需部分帮助（夹菜、盛饭） 10=可独立进食	
2. 洗澡	0=依赖 5=自理	
3. 修饰	0=依赖 5=自理，能独立洗脸、梳头、刷牙、剃须等	
4. 穿衣	0=依赖 5=需部分帮助 10=自理（能系开纽扣、拉锁和穿鞋等）	
5. 控制大便	0=完全失禁 5=偶尔失禁（每周<1次），或需要他人提示 10=能控制	
6. 控制小便	0=失禁或需导尿 5=偶尔失禁（<1次/天，>1次/周），或需他人提示 10=能控制	
7. 如厕	0=需极大帮助或完全依赖 5=需部分帮助 10=可独立完成	
8. 床椅转移	0=完全依赖别人，不能坐 5=需大帮助（2人），能坐 10=需少量帮助（1人）或监督指导 15=自理	
9. 行走（平地）	0=不能走 5=需极大帮助或在轮椅上独立行动 10=需部分帮助（体力或语言督导） 15=独自步行（可用辅助器如支具或拐杖等）	
10. 上下楼梯	0=不能 5=需帮助（体力或语言督导） 10=自理	
总分		

评定标准：
总分0~40分提示重度功能障碍；41~60分提示中度功能障碍；61~99分提示轻度功能障碍；100分提示基本的日常生活能力良好。

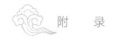

附录2　Katz指数评定表

项目	评定		项目	评定	
	自理	依赖		自理	依赖
洗澡			床椅转移		
穿着			大小便控制		
如厕			进食		

评定标准：

A级：完全自理

B级：只有1项依赖

C级：只有洗澡和其余5项之一依赖

D级：洗澡、穿着和其余4项之一依赖

E级：洗澡、穿着、如厕和其余3项之一依赖

F级：洗澡、穿着、如厕、转移和其余2项之一依赖

G级：所有项目均依赖

附录3　Lawton-Brody工具性日常生活活动功能评估量表（Lawton-Brody IADL scale）

项目	内容	24分评分得分	8分评分得分
购物	独立完成所有购物需求	3	1
	独立购买日常生活用品	2	1
	每一次上街购物都需要有人陪	1	0
	完全不会上街购物	0	0
交通	能够自己开车、骑车	4	1
	能够自己搭乘大众运输工具	3	1
	能够自己搭乘计程车但不会搭乘大众运输工具	2	1
	当有人陪同可搭计程车或大众运输工具	1	0
	完全不能出门	0	0
食物烹饪	能独立计划、烹煮和摆设一顿适当的饭菜	3	1
	如果准备好一切佐料，会做一顿适当的饭菜	2	1
	会将已做好的饭菜加热	1	1
	需要别人把饭菜煮好、摆好	0	0
家务	能做较繁重的家务或需偶尔家务协助（如搬动沙发、擦地板、洗窗户）	4	1
	能做较简单的家务，如洗碗、铺床、叠被	3	1
	能做家务，但不能达到可被接受的整洁程度	2	1
	所有的家务都需要别人协助	1	0
	完全不会做家务	0	0

续表

项目	内容	24 分评分得分	8 分评分得分
洗衣	自己清洗所有衣物	2	1
	只清洗小件衣物	1	1
	完全依赖他人洗衣服	0	0
使用电话	独立使用电话，含查电话簿、拨号等	3	1
	仅可拨熟悉的电话号码	2	1
	仅会接电话，不会拨电话	1	0
	完全不会使用电话	0	0
服药	能自己负责在正确的时间用正确的药物	3	1
	需要提醒或少许协助	2	1
	如果事先准备好服用的药物分量，可自行服用	1	0
	不能自己服用药物	0	0
理财	可以独立处理财务	2	1
	可以处理日常的购买，但需要别人协助与银行的往来或大宗买卖	1	1
	不能处理钱财	0	0
总分			

评定标准：

1. 评分越低，失能程度越大。

2. 如购物、交通、食物储备、家务、洗衣等五项活动中有三项以上需要协助即为轻度失能。

附录 4　日常生活能力量表（ADL 量表）

请圈出适合患者的分数。

项目	自己完全可以做	有些困难但自己尚能完成	需要帮助	根本无法做
1. 使用公共车辆	1	2	3	4
2. 行走	1	2	3	4
3. 做饭菜	1	2	3	4
4. 做家务	1	2	3	4
5. 吃药	1	2	3	4
6. 吃饭	1	2	3	4
7. 穿衣	1	2	3	4
8. 梳头、刷牙等	1	2	3	4
9. 洗衣	1	2	3	4
10. 洗澡	1	2	3	4
11. 购物	1	2	3	4
12. 定时上厕所	1	2	3	4
13. 打电话	1	2	3	4
14. 处理自己钱财	1	2	3	4

评定标准：

1. 总分最低为 14 分，为完全正常；大于 14 分表示有不同程度的功能下降。

2. 单项分 1 分为正常，2～4 分为功能下降。

3. 凡有 2 项或 2 项以上单项分≥3 分，或总分≥22 分，表明有明显的功能障碍。

附录 5　汉密尔顿焦虑量表（HAMA）

请圈上最适合患者情况的分数

项目	无症状	轻度	中度	重度	极重度
1. 焦虑心境　担心、担忧，感到有最坏的事情将要发生，容易被激惹	0	1	2	3	4
2. 紧张　紧张感、易疲劳、不能放松，情绪反应，易哭、颤抖、感到不安	0	1	2	3	4
3. 害怕　害怕黑暗、陌生人、一人独处、动物、乘车或旅行及人多的场合	0	1	2	3	4
4. 失眠　难以入睡、易醒、睡得不深、多梦、梦魇、夜惊、睡醒后感到疲倦	0	1	2	3	4
5. 认知功能　或称记忆力、注意力障碍。注意力不能集中，记忆力差	0	1	2	3	4
6. 抑郁心境　丧失兴趣、对以往爱好的事务缺乏快感、忧郁、早醒、昼重夜轻	0	1	2	3	4
7. 躯体性焦虑（肌肉系统）　肌肉酸痛、活动不灵活、肌肉经常抽动、肢体抽动、牙齿打颤、声音发抖	0	1	2	3	4
8. 躯体性焦虑（感觉系统）　视物模糊、发冷发热、软弱无力感、浑身刺痛	0	1	2	3	4
9. 心血管系统症状　心动过速、心悸、胸痛、血管跳动感、昏倒感、心搏脱漏	0	1	2	3	4
10. 呼吸系统症状　时常感到胸闷、窒息感、叹息、呼吸困难	0	1	2	3	4
11. 胃肠道症状　吞咽困难、嗳气、食欲不佳、消化不良（进食后腹痛、胃部烧灼痛、腹胀、恶心、胃部饱胀感）、肠鸣、腹泻、体重减轻、便秘	0	1	2	3	4
12. 生殖泌尿系统症状　尿意频繁、尿急、停经、性冷淡、过早射精、勃起不能、阳痿	0	1	2	3	4
13. 自主神经系统症状　口干、潮红、苍白、易出汗、易起"鸡皮疙瘩"、紧张性头痛、毛发竖起	0	1	2	3	4
14. 会谈时行为表现　①一般表现：紧张、不能松弛、忐忑不安、咬手指、紧握拳、摸弄手帕、面肌抽动、不停顿足、手发抖、皱眉、表情僵硬、肌张力高、叹息样呼吸、面色苍白；②生理表现：吞咽、频繁打呃、安静时心率快、呼吸加快（20 次/min 以上）、腱反射亢进、震颤、瞳孔放大、眼睑跳动、易出汗、眼球突出	0	1	2	3	4

评定标准：

分数越高，焦虑症状越重。

总分 ≥29 分，提示可能为严重焦虑；总分 ≥21 分，提示有明显焦虑；总分 ≥14 分，提示有肯定的焦虑；总分 ≥7 分，可能有焦虑；小于 7 分，提示没有焦虑。

附录 6　Zung 焦虑自评量表（SAS）

指导语：请根据您最近一星期的实际感觉，在适当的空格内打"√"。

	没有或很少有	有时有	大部分时间有	绝大部分或全部时间有
1. 我觉得比平常容易紧张和着急				
2. 我无缘无故地感到害怕				
3. 我容易心里烦乱或觉得惊恐				
4. 我觉得我可能将要发疯				
5. 我觉得一切都很好，也不会发生什么不幸*				
6. 我手脚发抖打颤				
7. 我因为头痛、颈痛和背痛而苦恼				
8. 我感觉容易衰弱和疲乏				
9. 我觉得心平气和，并且容易安静坐着*				
10. 我觉得心跳得很快				
11. 我因为一阵阵头晕而苦恼				
12. 我有晕倒发作，或觉得要晕倒似的				
13. 我呼气吸气都感到很容易*				
14. 我的手脚麻木和刺痛				
15. 我因为胃痛和消化不良而苦恼				
16. 我常常要小便				
17. 我的手脚常常是干燥温暖的*				
18. 我脸红发热				
19. 我容易入睡且一夜睡得很好*				
20. 我做噩梦				
粗分				
标准分（粗分乘 1.25 取整数部分）				

注：带 * 项目者反向记分。

评定标准：将各项得分相加得总粗分，经过公式转换成标准总分，即用总粗分乘以 1.25 后取其积的整数部分，就得到标准总分。分值越高，说明焦虑程度越严重。按照中国常模结果，SAS 标准总分低于 50 分为正常；50～59 分为轻度焦虑；60～69 分为中度焦虑；69 分以上为重度焦虑。

附录 7　广泛性焦虑量表（GAD-7）

指导语：在过去的两周里，你生活中以下症状出现的频率有多少？请在相应的位置打"√"。

项　目	没有	有几天	一半以上时间	几乎每天
1. 感到紧张、焦虑或急切	0	1	2	3
2. 不能停止担心或控制不了担忧	0	1	2	3
3. 对各种各样的事情过度担忧	0	1	2	3
4. 很紧张，很难放松下来	0	1	2	3
5. 非常焦躁，以致无法静坐	0	1	2	3
6. 变得容易烦恼或易被激怒	0	1	2	3
7. 感到好像有什么可怕的事会发生	0	1	2	3

评定标准：

1. 分值越高，说明焦虑程度越严重。0～4 分为没有焦虑；5～9 分为轻度焦虑；10～14 分为中度焦虑；≥15 分为重度焦虑。

2. 基于不同的使用目的，GAD-7 的临界值可以有所不同。

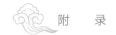

附录8　汉密尔顿抑郁量表-17（HAMD-17）

项目	评分细则	评分
1. 抑郁情绪	0 没有 1 只在问到时才诉说 2 在言语中自发地表达 3 不用言语也可从表情、姿势、声音或欲哭中流露出这种情绪 4 患者的自发语言和非自发语言（表情、动作），几乎完全表现为这种情绪	
2. 有罪感	0 没有 1 责备自己，感到自己已连累他人 2 认为自己犯了罪，或反复思考以往的过失和错误 3 认为目前的疾病，是对自己错误的惩罚，或有罪恶妄想 4 罪恶妄想伴有指责或威胁性幻觉	
3. 自杀	0 没有 1 觉得活着没有意义 2 希望自己已经死去，或常想到与死有关的事 3 消极观念（自杀念头） 4 有严重自杀行为	
4. 入睡困难（失眠早期）	0 入睡无困难 1 主诉有时有入睡困难，即上床后半小时仍不能入睡 2 主诉每晚均有入睡困难	
5. 睡眠不深（失眠中期）	0 没有 1 睡眠浅，多噩梦 2 半夜（晚上 12 点以前）曾醒来（不包括上厕所）	
6. 早醒（失眠末期）	0 没有 1 有早醒，比平时早醒 1 小时，但能重新入睡 2 早醒后无法重新入睡	
7. 工作或兴趣	0 没有问题 1 提问时才诉述 2 自发地直接或间接表达对活动、工作或学习失去兴趣，如感到没精打采，犹豫不决，不能坚持或需强迫自己去工作或活动 3 活动时间减少，住院患者每天参加病房劳动或娱乐不满 3 小时 4 因目前的疾病而停止工作，住院患者不参加任何活动或者没有他人帮助便不能完成病室日常事务	
8. 迟缓（指思维和语言缓慢，注意力难以集中，主动性减退）	0 言语和思维正常 1 精神检查中发现轻度迟缓 2 精神检查中发现明显迟缓 3 精神检查进行困难 4 完全不能回答问题（木僵）	
9. 激越	0 没有 1 检查时表现的有些心神不定 2 明显的心神不定或小动作多 3 不能静坐，检查中曾站立 4 搓手，咬手指，扯头发，咬嘴唇	

项目	评分细则	评分
10. 精神性焦虑	0 没有 1 问到才时诉说 2 自发地表达 3 表情和言谈流露明显忧虑 4 明显惊恐	
11. 躯体性焦虑	0 没有 1 轻度 2 中度 3 重度，上述症状严重，影响生活或需加以处理 4 严重影响生活和活动的 （注：躯体性焦虑是指焦虑的生理症状，包括口干、腹胀、腹泻、打呃、腹绞痛、心悸、头痛、过度换气和叹息、以及尿频和出汗等）	
12. 胃肠道症状	0 没有 1 食欲减退，但不需他人鼓励便自行进食 2 进食需他人催促或请求或需要应用泻药或助消化药	
13. 全身症状	0 没有 1 四肢、背部或颈部沉重感，背痛，头痛，肌肉疼痛，全身乏力或疲倦 2 上述症状明显	
14. 性症状（是指性欲减退、月经紊乱等）	0 没有 1 轻度的 2 重度的性欲减退、月经紊乱等。 不能肯定，或该项对被评者不适合（不计入总分）。	
15. 疑病	0 没有 1 对身体过分关注 2 反复考虑健康问题 3 有疑病妄想 4 伴幻觉的疑病妄想	
16. 体重减轻	0 没有 1 患者诉说可能有体重减轻或按体重记录一周内体重减轻 0.5kg 以上 2 患者诉说肯定有体重减轻或者一周内体重减轻超过 1kg	
17. 自知力	0 知道自己有病，表现为忧郁 1 知道自己有病，但归于伙食太差、环境问题、工作过忙、病毒感染或需要休息等 2 完全否认有病	
总分		

评定标准：

总分越高，抑郁程度越重。一般认为总分≥25 分，为重度抑郁；总分 18～24 分，为中度抑郁；总分 8～17 分，为轻度抑郁；总分 0～7 分，则没有抑郁症状。

附录9　老年抑郁量表（GDS）

项目	回答	
1. 你对你的生活基本满意吗？ *	是□	否□
2. 你是否丧失了很多你的兴趣和爱好？	是□	否□
3. 你感到生活空虚吗？	是□	否□
4. 你经常感到无聊吗？	是□	否□
5. 你对未来充满希望吗？ *	是□	否□
6. 你是否为无法摆脱头脑中的想法而感到烦恼？	是□	否□
7. 大部分的时间你都精神抖擞吗？ *	是□	否□
8. 你是否觉得有什么不好的事情要发生而感到很害怕？	是□	否□
9. 大部分时间你都觉得快乐吗？ *	是□	否□
10. 你经常感到无助吗？	是□	否□
11. 你是否经常感到不安宁或坐立不安？	是□	否□
12. 你是否宁愿呆在家里而不愿去干新鲜事？	是□	否□
13. 你是否经常担心将来？	是□	否□
14. 你是否觉得你的记忆力有问题？	是□	否□
15. 你觉得现在活着很精彩？ *	是□	否□
16. 你是否经常感到垂头丧气无精打采？	是□	否□
17. 你是否感到现在很没用？	是□	否□
18. 你是否为过去的事担心很多？	是□	否□
19. 你觉得生活很兴奋吗？ *	是□	否□
20. 你是否觉得学习新鲜事物很困难吗？	是□	否□
21. 你觉得精力充沛吗？ *	是□	否□
22. 你觉得你的现状是毫无希望吗？	是□	否□
23. 你是否觉得大部分人都比你活得好？	是□	否□
24. 你是否经常把小事情弄得很糟糕？	是□	否□
25. 你是否经常有想哭的感觉吗？	是□	否□
26. 你对集中注意力有困难吗？	是□	否□
27. 你喜欢每天早晨起床的感觉吗？ *	是□	否□
28. 你是否宁愿不参加社交活动吗？	是□	否□
29. 你做决定很容易吗？ *	是□	否□
30. 你的头脑还和以前一样清楚吗？ *	是□	否□

指导语：请选择最切合您最近一周来感受的答案。

注：带 * 项目者反向记分。

评定标准：

一般筛查目的时建议采用：总分 0～10 分，正常；11～20 分，轻度抑郁；21～30 分，中重度抑郁。

附录 10　患者健康问卷-9（PHQ-9）

指导语：在过去的两周里，你生活中以下症状出现的频率有多少？ 请在相应的位置打"√"。

	项目	没有	有几天	一半以上时间	几乎每天
1	做事时提不起劲或没有兴趣	0	1	2	3
2	感到心情低落、沮丧或绝望	0	1	2	3
3	入睡困难、睡不安稳或睡眠过多	0	1	2	3
4	感觉疲倦或没有活力	0	1	2	3
5	食欲不振或吃太多	0	1	2	3
6	觉得自己很糟，或觉得自己很失败，或让自己或家人失望	0	1	2	3
7	对事物专注有困难，例如阅读报纸或看电视时不能集中注意力	0	1	2	3
8	动作或说话速度缓慢到别人已经觉察？ 或正好相反，烦躁或坐立不安、动来动去的情况更胜于平常	0	1	2	3
9	有不如死掉或用某种方式伤害自己的念头	0	1	2	3
	总分				

评定标准：

0～4 分为没有抑郁；5～9 分为轻度抑郁；10～14 分为中度抑郁；15～27 分为重度抑郁。

附录 11　简易精神状态检查[量表]（MMSE）

项　目			记　录	评分	
				错误	正确
Ⅰ定向力 10 分	时间定向	星期几		0	1
		几号		0	1
		几月份		0	1
		什么季节		0	1
		哪一年?		0	1
	地点定向	哪家医院		0	1
		第几层楼		0	1
		哪个街道或乡		0	1
		哪个城市		0	1
		哪个国家		0	1
Ⅱ即刻记忆力 3 分	检查者连续说出这三样东西后提问	汽车		0	1
		国旗		0	1
		树木		0	1
Ⅲ注意力和计算力 5 分	要求患者从 100 开始减 7 后得出答案	100-7＝93		0	1
		93-7＝86		0	1
		86-7＝79		0	1
		79-7＝72		0	1
		72-7＝65		0	1

项　目			记　录	评分	
				错误	正确
Ⅳ短程记忆力 3分	刚才说的三样东西是什么	汽车		0	1
		国旗		0	1
		树木		0	1
Ⅴ语言能力 9分	物体命名	（检查者出示手表）请问这是什么？		0	1
		（检查者出示铅笔）请问这是什么？		0	1
	复述	要求患者复述"四十四只石狮子"		0	1
	三步命令	右手拿纸		0	1
		用双手把纸对折		0	1
		将纸放在您的左腿上		0	1
	阅读理解	念纸张上写的"请闭上您的眼睛"，并按上面的意思做		0	1
	表达	说一个完整的句子（必须要有主语、谓语，且有意义）		0	1
	结构	出示图案（2个交汇的五边形），请您照着这个图画下来		0	1
评分合计					

评定标准：
　　MMSE 总分分界值与受教育程度有关：文盲组（未受教育）17 分，小学组（教育年限≤6 年）20 分，中学或以上组（教育年限>6 年）24 分，若测评结果低于分界值，可认为被测评者有认知功能缺损。

附录 12　简易操作智力状态问卷（SPMSQ）

问题	注意事项	对或错
1. 今天是几号？	年、月、日都对才算正确	
2. 今天是星期几？	星期对才算正确	
3. 这是什么地方？	对所在地有任何的描述都算正确;说"我的家"或正确说出城镇、医院、机构的名称都可接受	
4-1. 你的电话号码是多少？	经确认号码后证实无误即算正确;或在会谈时，能在 2 次间隔较长时间内重复相同的号码即算正确	
4-2. 你住在什么地方？	如没有电话才问此问题	
5. 您多少岁了？	年龄与出生年月日符合才算正确	
6. 你的出生年月日？	年、月、日都对才算正确	
7. 现任的国家主席是谁？	姓氏正确即可	
8. 前任的国家主席是谁	姓氏正确即可	
9. 你的孩子叫什么名字？	要特别证实，只需说出一个与他不同的名字即可	
10. 从 20 减 3 开始算，一直减 3 减下去	如有出现任何错误或无法继续进行即算错误	

评定标准：
　　1. 须结合被测试者的教育背景做出判断
　　2. 错 0~2 题为心智功能完整，错 3~4 题为轻度心智功能障碍，错 5~7 题为中度心智功能障碍，错 8~10 题为重度心智功能障碍。

附录 13　AD8 量表

指导语：透过简单的 8 个问题回答，帮助您和您关心的家人、朋友能够快速得检查是否罹患老年期痴呆(即阿尔茨海默病 Alzheimer's disease)的早期症状，请根据实际情况在相应的位置打"√"。

项目	是	否	不知道
1. 判断力是否出现了障碍（如做决定困难、错误的财务决定、思考障碍）			
2. 兴趣减退、爱好或活动减少？			
3. 不断重复同一件事（如重复问同一个问题，讲同一个故事或说同一句话）			
4. 学习使用一些简单的日常工具或家用电器和器械有困难（如电脑、微波炉、遥控器等）			
5. 记不清当前的月份或年份？			
6. 处理复杂的个人经济事务有困难			
7. 记不住与别人的约定			
8. 日常记忆或思考能力出现问题			
总分			

评定标准：
量表得分范围为 0 ~ 8 分，0 ~ 1 分提示认知功能正常；2 分及以上提示可能存在认知障碍

附录 14　简易应对方式问卷

以下列出的是当你在生活中经受到挫折打击或遇到困难时，可能的态度和做法。"0"代表"不采取"，"1"代表"偶尔采取"，2 代表"有时采取"，"3"代表"经常采取"，请您结合自身情况在相应的分值上打"√"。

项目	不采取	偶尔采取	有时采取	经常采取
1. 通过工作学习或一些其他活动解脱	0	1	2	3
2. 改变自己的想法，重新发现生活中什么重要	0	1	2	3
3. 尽量看到事物好的一面	0	1	2	3
4. 与人交谈，倾诉内心烦恼	0	1	2	3
5. 不把问题看得太严重	0	1	2	3
6. 坚持自己的立场，为自己想得到的斗争	0	1	2	3
7. 找出几种不同的解决问题的方法	0	1	2	3
8. 向亲戚朋友或同学寻求建议	0	1	2	3
9. 改变原来的一些做法或自己的一些问题	0	1	2	3
10. 借鉴他人处理类似困难情景的方法	0	1	2	3
11. 寻求业余爱好，积极参加文体活动	0	1	2	3
12. 尽量克制自己的失望、悔恨、悲伤和愤怒	0	1	2	3
13. 试图休息或休假，暂时把问题（烦恼）抛开	0	1	2	3
14. 通过吸烟、喝酒、服药和吃东西来解除烦恼	0	1	2	3
15. 认为时间会改变现状，唯一要做的便是等待	0	1	2	3
16. 试图忘记整个事情	0	1	2	3
17. 依靠别人解决问题	0	1	2	3
18. 接受现实，因为没有其他办法	0	1	2	3
19. 幻想可能会发生某种奇迹改变现状	0	1	2	3
20. 自己安慰自己	0	1	2	3

评定标准：
可根据公式计算结果判断个体应对方式倾向性，应对倾向值大于 0，提示该被测者在应激状态时主要采用积极的应对方式，小于 0 则提示被测者在应激状态时更习惯采用消极的应对方式。

附录 15　居家危险因素评估工具

分类	评估内容	评估结果	建议
一、室内灯光	1. 居家灯光是否合适	□是　□否	灯光不宜过亮或过暗
	2. 楼道与台阶的灯光是否明亮	□是　□否	在通道和楼梯处使用 60W 的灯泡。 通道上宜装有光电效应的电灯
	3. 电灯开关是否容易打开	□是　□否	应轻松开关电灯
	4. 在床上是否容易开灯	□是　□否	在床上应很容易开灯
	5. 存放物品的地方是否明亮	□是　□否	在黑暗处应安装灯泡。 从亮处到暗处应稍候片刻
二、地面（板）	1. 地面是否平整	□是　□否	地面不宜高低不平，如有应以斜坡代替。 室内不应有门槛
	2. 地毯（垫）是否平放，有没有皱褶和边缘卷曲	□是　□否	确保地毯（垫）保持良好状态，去除破旧或卷曲的地毯
	3. 地板的光滑度和软硬度是否合适	□是　□否	地面（板）不宜光滑，可以刷防滑的油漆，可铺地毯
	4. 地板垫子是否无滑动	□是　□否	除去所有松动的地垫，或者将他们牢牢固定在地上，并且贴上防滑地衬垫
	5. 一有溢出的液体是否立即擦干净	□是　□否	一有溢出的液体立即将其擦干净
	6. 地面上是否放置杂乱的东西	□是　□否	地面上应整洁，尽可能不放或少放东西，应清除走廊障碍物
	7. 通道上是否没有任何电线	□是　□否	通道上不应有任何电线
三、卫生间	1. 在浴缸或浴室内是否使用防滑垫	□是　□否	在湿的地面易滑倒，浴室内应使用防滑垫，在浴缸内也应使用防滑材料
	2. 洗刷用品是否放在容易拿到的地方	□是　□否	洗刷用品应放在容易拿到的地方，以免弯腰或伸得太远
	3. 在马桶周围、浴缸或淋浴间是否有扶手	□是　□否	应装合适的扶手
	4. 是否容易在马桶上坐下和站起来	□是　□否	如马桶过低，或老人不易坐下和站起来，应加用马桶增高垫，并在周围装上合适的扶手
	5. 浴缸是否过高	□是　□否	浴缸不宜过高。 如过高，应加用洗澡凳或洗澡椅等
四、厨房	1. 是否不用攀爬、弯腰或影响自己的平衡就可很容易取到常用的厨房用品	□是　□否	整理好厨房，以便能更容易取到最常用的厨具。 可配用手推托盘车。 如必须上高处取物，请用宽座和牢靠的梯子
	2. 厨房内灯光是否明亮	□是　□否	灯光应明亮
	3. 是否将溢出的液体立即擦干净	□是　□否	应随时将溢出的液体立即抹干净
	4. 是否有良好的通风设备来减少眼睛变模糊的危险性	□是　□否	留置通风口，安装厨房抽油机或排气扇，做饭时更应通风
	5. 是否有烟雾的报警装置	□是　□否	应装烟雾报警装置
	6. 是否有家用灭火器	□是　□否	应配家用灭火器

分类	评估内容	评估结果	建议
五、客厅	1. 是否可以容易从沙发椅上站起来	□是　□否	宜用高度适宜又有坚固扶手的椅子
	2. 过道上是否放置任何电线、家具和凌乱的东西	□是　□否	不可在过道上放置电话线、电线和其他杂物
	3. 家具是否放置在合适的位置，使您开窗或取物时不用把手伸得太远或弯腰	□是　□否	家具应放置在合适的位置，地面应整、防滑和安全
	4. 窗帘等物品的颜色是否与周围环境太相近	□是　□否	窗帘等物品的颜色尽可能鲜艳，与周围环境应有明显区别
六、卧室	1. 室内是否有安全隐患，如过高或过低的椅子、杂乱的家居物品等	□是　□否	卧室的地板上不要放东西。要把卧室内松动的电话线和电线系好，通道上不得有杂乱物品。椅子高度应合适
	2. 室内有无夜间照明设施？是否可以在下床前开灯	□是　□否	床边安一盏灯，考虑按钮灯或夜明灯。夜晚最好在床边放一把手电筒
	3. 室内有无紧急呼叫设施	□是　□否	安装紧急呼叫器
	4. 是否容易上、下床	□是　□否	床高度应适中，较硬的床垫可方便上下床。下床应慢，先坐起再缓慢站立
	5. 卧室内是否有电话	□是　□否	卧室应装部电话或接分机，放在床上就可够着的地方
	6. 您的电热毯是否已安全地系好，不会使您绊倒？按钮是否可以在床上够得着	□是　□否	应将线系好，按钮应装在床上就可够得着的位置
	7. 床罩是否没有绳圈做的穗	□是　□否	床罩上不应有穗或绳等
	8. 如果您使用拐杖或助行器，它们是否放在您下床前很容易够得着的地方	□是　□否	将拐杖或助行器放在较合适的地方
七、楼梯、台阶、梯子	1. 是否能清楚地看见楼梯的边缘	□是　□否	楼梯与台阶处需要额外的照明，并应明亮。楼梯灯尽量使用自动开关
	2. 楼梯与台阶的灯光是否明亮	□是　□否	
	3. 楼梯上下是否有电灯开关	□是　□否	
	4. 每一级楼梯的边缘是否安装防滑踏脚	□是　□否	在所有阶梯上必须至少一边有扶手，每一级楼梯的边缘应装防滑踏脚
	5. 楼梯的扶手是否坚固	□是　□否	扶手必须坚固
	6. 折凳和梯凳是否短而稳固，且梯脚装上防滑胶套	□是　□否	尽量避免使用梯子，如需用时最好有人在旁。折梯应保持良好的状态，最好用有扶手的梯子，保证安全
八、老人衣服和鞋子	1. 是否穿有防滑鞋底的鞋子	□是　□否	鞋子或拖鞋上应有防滑鞋底和凸出的纹路
	2. 鞋子是否有宽大的鞋跟	□是　□否	鞋子上应有圆形宽大的鞋跟
	3. 在房屋以外的地方是否穿的是上街的鞋子而不是拖鞋	□是　□否	避免只穿袜子、宽松的拖鞋、皮底或其他滑溜鞋底的鞋子和高跟鞋
	4. 穿的衣服是否合身和没有悬垂的绳子或摺边	□是　□否	衣服不宜太长，以免绊倒（尤其是睡衣）
	5. 是否坐着穿衣	□是　□否	穿衣应坐下，而不要一条腿站

续表

分类	评估内容	评估结果	建议
九、住房外面	1. 阶梯的边缘是否已清楚标明	□是 □否	应在阶梯的前沿漆上不同的颜色确保所有外面的阶梯极易看到
	2. 阶梯的边缘是否有自粘的防滑条	□是 □否	阶梯边缘应贴上防滑踏脚
	3. 阶梯是否有牢固且容易抓的扶手	□是 □否	阶梯应有牢固且容易抓的扶手
	4. 房子周围的小路情况是否良好	□是 □否	应保持小路平坦无凹凸。清除小路上的青苔与树叶，路潮湿时要特别小心
	5. 夜晚时小路与入口处灯光是否明亮	□是 □否	小路与入口处晚上应有明亮的照明
	6. 车库的地板是否没有油脂和汽油	□是 □否	车库的地板上应没有油脂和汽油
	7. 房子周围的公共场所是否修缮良好	□是 □否	公共场所应修缮良好

评定标准：

上述各项评估结果，勾选"是"得1分，"否"不得分，将各项分值相加，得分总值越大，说明居家环境越安全，反之要根据"建议"进行居家环境改进。

附录16 Lubben 社会网络量表

条目	0个	1个	2个	3~4个	5~8个	9个或更多
有多少亲戚你一星期至少联系一次？	0	1	2	3	4	5
你有几个觉得亲近的亲戚（可以向他们倾诉心事，或请他们帮忙的）？	0	1	2	3	4	5
你有几个觉得亲近的朋友（可以向他们倾诉心事，或请他们帮忙的）？	0	1	2	3	4	5
这些亲近的朋友中你最少一个月联系一次的有几个？	0	1	2	3	4	5

条目	少于每月一次	每月一次	每月数次	每星期一次	每星期数次	每天都有
你与最常接触的亲戚多久联系一次？	0	1	2	3	4	5
你与最常接触的朋友多久联系一次？	0	1	2	3	4	5

条目	从来没有	很少	偶尔	很多次	几乎每次	每次都会
当有重要的事情要决定时，你是否有人可以商量？	0	1	2	3	4	5
当你身边的人要做重要的决定时，他们会跟你商量吗？	0	1	2	3	4	5

条目	没有	有
有没有人需要每天依赖你去替他们办事（如买东西、煮饭、打扫房子、照顾孩子）？	0	5

条目	从未	很少	有时	经常	几乎每天
你有没有帮助他们（如买东西、煮饭、打扫房子、照顾孩子）？	0	1	2	3	4

条目	独居	与其他没有关系的人同住	与亲戚朋友同住	与配偶同住
你的居住情况？	0	1	4	5

评定标准：

将各条目得分相加得总分，如果得分≤19分，则表示老年人面临与人隔离的危险，且得分越低，危险越大。

附录 17　家庭功能评定量表

条目	很像我家	像我家	不像我家	完全不像我家
*1 由于我们彼此误解，难于安排一些家庭活动				
2 我们在住处附近解决大多数日常问题				
3 当家中有人烦恼时，其他人知道他为什么烦恼				
4 当你要求某人去做某事时，你必须检查他们是否做了				
*5 如果某人遇到麻烦时，其他人会过分关注				
6 发生危机时，我们能相互支持				
*7 当发生出乎预料的意外时，我们手足无措				
*8 我们家时常把我们所需要的东西用光了				
*9 我们相互都不愿流露自己的感情				
10 我们肯定家庭成员都尽到了各自的家庭职责				
*11 我们不能相互谈论我们的忧愁				
12 我们常根据我们对问题的决定去行动				
*13 你的事只有对别人也重要时，他们才会感兴趣				
*14 从那些人正在谈的话中，你不明白其中一个人是怎么想的				
*15 家务事没有由家庭成员充分分担				
16 每个人是什么样的，都能被别人认可				
*17 你不按规矩办事，却很易逃脱处分				
18 大家都把事情摆在桌面上说，而不用暗示的方法				
*19 我们中有些人缺乏感情				
20 在遇到突发事件时，我们知道怎么处理				
*21 我们避免谈及我们害怕和关注的事				
*22 我们难得相互说出温存的感受				
*23 我们遇到经济困难				
24 在我们家试图解决一个问题之后，我们通常要讨论这个问题是否已解决				
*25 我们太以自我为中心了				
26 我们能相互表达出自己的感受				
*27 我们对梳妆服饰习惯无明确要求				
*28 我们彼此间不表示爱意				
29 我们对人说话都直说，而不转弯抹角				
30 我们每个人都有特定的任务和职责				
*31 家庭的情绪氛围很不好				
32 我们有惩罚人的原则				

条目	很像我家	像我家	不像我家	完全不像我家
* 33 只有当某事使我们都感兴趣时，我们才一起参加				
* 34 没有时间去做自己感兴趣的事				
* 35 我们常不把自己的想法说出来				
36 我们感到我们能被别人容忍				
* 37 只有当某件事对个人有利时我们相互才感兴趣				
38 我们能解决大多数情绪上的烦恼				
* 39 在我们家，亲密和温存居次要地位				
40 我们讨论谁做家务				
* 41 在我们家对事情作出决定是困难的				
* 42 我们家的人只有在对自己有利时，才彼此关照				
43 我们相互间都很坦率				
* 44 我们不遵从任何规则和标准				
* 45 如果要人去做某件事，他们常需别人提醒				
46 我们能够对如何解决问题作出决定				
* 47 如果原则被打破，我们不知道将会发生什么事				
* 48 在我们家任何事都行得通				
49 我们将温存表达出来				
50 我们镇静地面对涉及感情的问题				
* 51 我们不能和睦相处				
* 52 我们一生了气，就互不讲话				
* 53 一般来说，我们对分配给自己的家务活都感到不满意				
* 54 尽管我们用意良好，但还是过多地干预了彼此的生活				
55 我们有应付危险情况的原则				
56 我们相互信赖				
57 我们当众哭出来				
* 58 我们没有合适的交通工具				
59 当我们不喜欢有的人的所作所为时，我们就会给他指出来				
60 我们想尽各种办法来解决问题				

评定标准：

该量表包含 7 个分量表，分别是：①问题解决：指在维持有效的家庭功能水平时，这个家庭解决问题（指威胁到家庭完整和功能容量的问题）的能力，包含 2、12、24、38、50、60 六个条目。②沟通：家庭成员的信息交流。重点在言语信息的内容是否清楚，信息传递是否直接。包含 3、14、18、22、29、35、43、52、59 九个条目。③角色：这里指家庭是否建立了完成一系列家庭功能的行为模式，如提供生活来源，营养和支持，支持个人发展，管理家庭，提供成人性的满足。此外，还包括任务分工是否明确和公平及家庭成员是否认真地完成了任务，包含 4、8、10、15、23、30、34、40、45、53、58 十一个条目。④情感反应：评定家庭成员对刺激的情感反应的程度，包含 9、19、28、39、49、57 六个条目。⑤情感介入：评定家庭成员相互之间对对方的活动和一些事情关心和重视的程度，包含 5、13、25、33、37、42、54 七个条目。⑥行为控制：评定一个家庭的行为方式。在不同的情形下有不同的行为控制模式，包含 7、17、20、27、32、44、47、48、55 九个条目。⑦总的功能：从总体上评定家庭的功能，包含 1、6、11、16、21、26、31、36、41、46、51、56 十二个条目。

勾选"很像我家"得 1 分，"像我家"得 2 分，"不像我家"得 3 分，"完全不像我家"得 4 分。带*条目为不健康条目，其评分为5-实际得分。每个量表的各条目得分的平均数即为该量表的得分，评分范围为 1～4 分。如果一个分量表的条目有 40% 未作答，则该量表不予计分。得分越低，表明该项家庭功能越好。

附录18　家庭关怀度指数量表（APGAR）

维度	问题	经常 （2分）	有时 （1分）	很少 （0分）
适应度	1. 当我遭遇困难时，可以从家人处得到满意的帮助 补充说明：			
合作度	2. 我很满意家人与我讨论各种事情以及分担问题的方式 补充说明：			
成熟度	3. 当我希望从事新的活动或发展时，家人能接受且给予支持 补充说明：			
情感度	4. 我很满意家人对我表达情感的方式以及对我愤怒、悲伤等情绪 　 的反应 补充说明：			
亲密度	5. 我很满意家人与我共度时光的方式 补充说明：			

评定标准：
　　各条目得分相加得总分，范围0~10分，7~10分为家庭功能良好，4~6分为家庭功能中度障碍，0~3分为家庭功能严重障碍。

附录19　家庭支持量表

条目	是	否
1. 我的家庭给予我所需的精神上的支持		
2. 我能从我的家庭里得到有关如何去做一些事情的好主意		
3. 其他大部分人与他们家庭的关系要比我密切		
4. 当我信任与我最为密切的家庭成员时，我感到这使他们不舒服		
5. 我的家庭愿意听我在想什么		
6. 我的家庭成员愿意和我分享很多我感兴趣的事		
7. 我在感情上依赖家庭的支持		
8. 如果我情绪不好，有一个家庭成员可以帮助我		
9. 我和我的家庭能坦诚交谈我们对事情的看法		
10. 我的家庭对我的个人需求敏感		
11. 我的家庭成员善于帮助我解决问题		
12. 我与其中一个家庭成员趣味相投		
13. 当我依赖我的家庭成员时，这使我感到不舒服		
14. 我与我的家庭成员之间的关系不如别人与家庭成员的关系那样密切		
15. 我希望我的家庭与现在有很大的差别		

评定标准：
　　该量表共有15个条目，按两分法评分，勾选"是"为1分，"否"为0分，部分条目为反向计分，得分范围0~15分，分值越高，表示家庭支持越高。

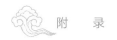 附　录

附录 20　家庭环境量表中文版（FES-CV）

条目	是	否
1 我们家庭成员都总是互相给予最大的帮助和支持		
2 家庭成员总是把自己的感情藏在心里，不向其他家庭成员透露		
3 家中经常吵架		
4 在家中我们很少自己单独活动		
5 家庭成员无论做什么事情都是尽力而为的		
6 我们家经常谈论政治和社会问题		
7 大多数周末和晚上家庭成员都是在家中度过，而不外出参加社交和娱乐活动		
8 我们都认为不管有多大困难，子女应该首先满足老人的各种需求		
9 家中较大的活动都是经过仔细安排的		
10 家里人很少强求其他家庭成员遵守家规		
11 在家里我们感到很无聊		
12 在家里我们想说什么就可以说什么		
13 家庭成员彼此之间很少公开发怒		
14 我们都非常鼓励家里人具有独立精神		
15 为了有好的前途，家庭成员都花了几乎所有的精力		
16 我们很少外出听讲座、看电影或去博物馆以及看展览		
17 家庭成员常外出到朋友家去玩并在一起吃饭		
18 家庭成员都认为做事应顺应社会风气		
19 一般来说，我们大家都注意把家收拾得井井有条		
20 家中很少有固定的生活规律和家规		
21 家庭成员愿意花很大的精力做家里的事		
22 在家中诉苦很容易使家人厌烦		
23 有时家庭成员发怒时摔东西		
24 家庭成员都独立思考问题		
25 家庭成员都认为使生活水平提高比其他任何事情都重要		
26 我们都认为学会新的知识比其他任何事都重要		
27 家中没人参加各种体育活动		
28 家庭成员在生活上经常帮助周围的老年人和残疾人		
29 在我们家里，当需要用某些东西时却常常找不到		
30 在我们家吃饭和睡觉的时间都是一成不变的		
31 在我们家里有一种和谐一致的气氛		
32 家中每一个人都可以诉说自己的困难和烦恼		
33 家庭成员之间极少发脾气		
34 我们家的每个人的出入是完全自由的		

条目	是	否
35 我们都相信在任何情况下竞争是好事		
36 我们对文化活动不那么感兴趣		
37 我们常看电影或体育比赛、外出郊游等		
38 我们认为行贿受贿是一种可以接受的现象		
39 在我们家很重视做事要准时		
40 我们家做任何事都有固定的方式		
41 家里有事时很少有人自愿去做		
42 家庭成员经常公开地表达相互之间的感情		
43 家庭成员之间常互相责备和批评		
44 家庭成员做事时很少考虑家里其他人的意见		
45 我们总是不断反省自己，强迫自己尽力把事情做得一次比一次好		
46 我们很少讨论有关科技知识方面的问题		
47 我们家每个人都对 1～2 项娱乐活动特别感兴趣		
48 我们认为无论怎么样，晚辈都应该接受长辈的劝导		
49 我们家的人常常改变他们的计划		
50 我们家非常强调要遵守固定的生活规律和家规		
51 家庭成员都总是衷心地互相支持		
52 如果在家里说出对家事的不满，会有人觉得不舒服		
53 家庭成员有时互相打架		
54 家庭成员都依赖家人的帮助去解决他们遇到的困难		
55 家庭成员不太关心职务升级、学习成绩等问题		
56 家中有人玩乐器		
57 家庭成员除工作学习外，不常进行娱乐活动		
58 家庭成员都自愿维护公共环境卫生		
59 家庭成员认真地保持自己房间的整洁		
60 家庭成员夜间可以随意外出，不必事先与家人商量		
61 我们家的集体精神很少		
62 我们家里可以公开地谈论家里的经济问题		
63 家庭成员的意见产生分歧时，我们都一直回避它，以保持和气		
64 家庭成员希望家里人独立解决问题		
65 我们家里人对获得成就并不那么积极		
66 家庭成员常去图书馆		
67 家庭成员有时按个人爱好或兴趣参加娱乐性学习		
68 家庭成员都认为要死守道德教条去办事		

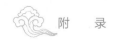

续表

条目	是	否
69 在我们家每个人的分工是明确的		
70 在我们家没有严格的规则来约束我们		
71 家庭成员彼此之间都一直合得来		
72 家庭成员之间讲话时都很注意避免伤害对方的感情		
73 家庭成员常彼此想胜过对方		
74 如果家庭成员经常独自活动，会伤家里其他人的感情		
75 先工作后享受是我们家的老习惯		
76 在我们家看电视比读书更重要		
77 家庭成员常在业余时间参加家庭以外的社交活动		
78 我们认为无论怎么样，离婚是不道德的		
79 我们家花钱没有计划		
80 我们家的生活规律或家规是不能改变的		
81 家庭的每个成员都一直得到充分的关心		
82 我们家经常自发地谈论家人很敏感的问题		
83 家人有矛盾时，有时会大声争吵		
84 在我们家确实鼓励成员都自由活动		
85 家庭成员常常与别人比较，看谁的学习工作好		
86 家庭成员很喜欢音乐、艺术和文学		
87 我们娱乐活动的方式是看电视、听广播而不是外出活动		
88 我们认为提高家里的生活水平比严守道德标准还要重要		
89 我们家饭后必须立即有人去洗碗		
90 在家里违反家规者会受到严厉的批评		

评定标准：

该量表包含 10 个分量表，分别评价 10 个不同的家庭社会和环境特征：①亲密度；②情感表达；③矛盾性；④独立性；⑤成功性；⑥知识性；⑦娱乐性；⑧道德宗教观；⑨组织性；⑩控制性。该量表含有 90 个是非题，答题时间约 30 分钟，要求受试者具有初等以上教育程度。回答"是"得 1 分，"否"得 2 分。

亲密度 = (条目 11—1)+(条目 41—1)+(条目 61—1)-[(条目 1—2)+(条目 21—2)+(条目 31—2)+(条目 51—2)+(条目 71—2)+(条目 81—2)]；

情感表达 = (条目 2—1)+(条目 22—1)+(条目 52—1)+(条目 72—1)-[(条目 12—2)+(条目 32—2)+(条目 42—2)+(条目 62—2)+(条目 82—2)]；

矛盾性 = (条目 13—1)+(条目 33—1)+(条目 63—1)- [(条目 3—2)+(条目 23—2)+(条目 43—2)+(条目 53—2)+(条目 73—2)+(条目 83—2)]；

独立性 = (条目 4—1)+(条目 54—1)-[(条目 14—2)+(条目 24—2)+(条目 34—2)+(条目 44—2)+(条目 64—2)+(条目 74—2)+(条目 84—2)]；

成功性 = (条目 55—1)+(条目 65—1)-[(条目 5—2)—(条目 15—2)+(条目 25—2)+(条目 35—2)+(条目 45—2)+(条目 75—2)+(条目 85—2)]；

知识性 = (条目 16—1)+(条目 36—1)+(条目 46—1)+(条目 76—1)-[(条目 6—2)+(条目 26—2)+(条目 56—2)+(条目 66—2)+(条目 86—2)]；

娱乐性 = (条目 7—1)+(条目 27—2)+(条目 57—1)+(条目 87—1)-[(条目 17—2)+(条目 37—2)+(条目 47—2)+(条目 67—2)+(条目 77—2)]；

道德宗教观 =(条目 18—1)+(条目 38—1)+(条目 88—1)-[(条目 8—2)+(条目 28—2)+(条目 48—2)+(条目 58—2)+(条目 58—2)+(条目 68—2)+(条目 78—2)]；

组织性 = (条目 29—1)+(条目 49—1)+(条目 79—1)-[(条目 19—2)+(条目 39—2)+(条目 59—2)+(条目 69—2)+(条目 89—2)]；

控制性 = (条目 10—1)+(条目 20—1)+(条目 60—1)+(条目 70—1)- [(条目 30—2)+(条目 40—2)+(条目 50—2)+(条目 80—2)+(条目 90—2)]。

附录 21　社会健康量表

条目
1. 对于在生活、学习和工作中发生在自己身上的不愉快事情，您能够妥善地处理好吗？ 完全不能 0-----1-----2-----3-----4-----5-----6-----7-----8-----9-----10 完全可以
2. 您能够较快地适应新的生活、学习和工作环境吗？ 完全不能 0-----1-----2-----3-----4-----5-----6-----7-----8-----9-----10 完全可以
3. 您如何评价自己在工作、学习和生活中担当的角色？ 非常不称职 0-----1-----2-----3-----4-----5-----6-----7-----8-----9-----10 非常称职
4. 您的家庭生活和睦吗？ 非常不和睦 0-----1-----2-----3-----4-----5-----6-----7-----8-----9-----10 非常和睦
5. 与您关系密切的同事、同学、邻居、亲戚或伙伴多吗？ 根本没有 0-----1-----2-----3-----4-----5-----6-----7-----8-----9-----10 非常多（10 个以上）
6. 您有可以与您分享快乐和忧伤的朋友吗？ 根本没有 0-----1-----2-----3-----4-----5-----6-----7-----8-----9-----10 非常多
7. 您与您的朋友或亲戚在一起谈论问题吗？ 从来不谈 0-----1-----2-----3-----4-----5-----6-----7-----8-----9-----10 经常交谈
8. 您与亲朋好友经常保持联系（如互相探望、电话问候、通信等）吗？ 从不联系 0-----1-----2-----3-----4-----5-----6-----7-----8-----9-----10 一直联系
9. 您经常参加一些社会、集体活动（如党团、工会、学生会、宗教、朋友聚会、体育比赛、文娱等）吗？ 从不参加 0-----1-----2-----3-----4-----5-----6-----7-----8-----9-----10 一直参加
10. 在您需要帮助的时候，您在很大程度能够依靠家庭吗？ 根本不能 0-----1-----2-----3-----4-----5-----6-----7-----8-----9-----10 完全可以
11. 在您需要帮助的时候，您在很大程度能够依靠朋友吗？ 根本不能 0-----1-----2-----3-----4-----5-----6-----7-----8-----9-----10 完全可以
12. 在您遇到困难时，您主动去寻求他人的帮助吗？ 从不主动 0-----1-----2-----3-----4-----5-----6-----7-----8-----9-----10 非常主动

评定标准：

该量表包含 4 个方面内容：条目 1～4 反映的是角色活动与社会适应，条目 5～9 反映的是社会资源与社会接触，条目 10～12 反映的是社会支持。总分为各条目得分之和，0～120 分，得分越高表明个体的社会健康状况越好。

附录 22　老年人社会健康量表

问题 1～12 为多选题，请在选项上画圈。其选项如下：

问题	无/不需要	子女（亲生/养子女，下同）	伴侣（配偶/具有稳定关系的异性同居者，下同）	朋友	其他亲属（除亲生子女、配偶外的血亲/姻亲，下同）	其他
1. 谁能听您说心里话？						
2. 谁能包容您的缺点、坏习惯？						
3. 谁能理解您的想法、难处？						
4. 谁能支持您的决定？						
5. 谁能始终关心您的健康、生活？						
6. 谁能陪您度过闲暇时光？						
7. 谁能安慰、开导您？						
8. 谁能帮助您了解新鲜事物？						
9. 谁能友善地指出您的不足、错误的言行？						
10. 谁能给您提供有用的建议？						
11. 谁能在您生病时照护您的生活起居？						
12. 谁能给您经济上的帮助（如：生活费/补贴）？						

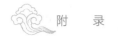

问题 13～17 为单选题，请在选项上画圈。 其选项如下：

问题	少于每三个月一次	每三个月一次或以上，但少于每月一次	每月一至四次	每周两至四次	每周四次以上
13. 最近一年，您做家务的频率是？					
14. 最近一年，您参与集体性文娱活动的频率是？					
15. 最近一年，您和子女长时间（＞30 分钟，下同）聊天的频率是？					
16. 最近一年，您和朋友长时间聊天的频率是？					
17. 最近一年，您和其他亲属长时间聊天的频率是？					

问题 18 为单选题，请在选项上画圈。 其选项如下：

问题	几乎不	少数时间	一半时间	大部分时间	总是
18. 最近一年，您投入在兴趣爱好上					

问题 19 为多选题，请在选项上画圈。 其选项如下：

问题	以下均无	假山、石碑	人工湖（河）、池塘	人工草坪	园林建筑（如：凉亭、长廊）	花圃（坛）、绿化带
19. 最近一年，您在社区（周边）看到过哪些人造景观？						

20. 假如您从家_____前往最近的一处公共交通设施（如：公交站、地铁站、公用自行车租赁点），平均需要花费_____分钟。

21. 假如您从家_____前往最近的一个运动或娱乐场所（如：露天健身器材放置点、体育馆、健身房、老年大学、老年活动室），平均需要花费_____分钟。

22. 假如您从家_____前往最近的一个医疗机构（如：综合医院、专科医院、社区卫生服务中心/站、村卫生室），平均需要花费_____分钟。

问题 23 为多选题，请在选项上画圈。 其选项如下：

问题	以下均无	步行道	非机动车道	残疾人专用道	免费停车场	免费游乐场、公园	免费游泳池	免费球场	垃圾倾倒处
23. 最近一年，您在社区（周边）看到过哪些公共设施、空间？									

问题	从不	一至两次	三至四次	五至六次	七次或以上
24. 最近一年，您居住的社区组织文娱活动的频率是？（单选题）					

问题	无	上门医疗服务	发放免费物品	处理邻里纠纷	健康教育	法律援助	与高龄、残疾或独居者聊天	为高龄、残疾或独居者做家务
25. 最近一年，您居住的社区能提供以下哪些免费服务？（多选题）								

评定标准：

问题	计分规则#
1 ~ 12	[1]=1；1 =2；2 =3；3 =4；4 及以上 =5
13 ~ 18	[1]=1；[2]=2；[3]=3；[4]=4；[5]=5
19	[1]=1；1 =2；2 =3；3 =4；4 及以上 =5
20 ~22*	31[a] 及以上 =1[b]，21[a] ~30[a] =2，11[a] ~20[a] =3，6[a] ~10[a] =4，5[a] 及以下 =5
23	[1]=1；1，2 =2；3，4 =3；5，6 =4；7 及以上 =5
24	[1]=1；[2]=2；[3]=3；[4]=4；[5]=5
25	[1]=1；1，2 =2；3，4 =3；5，6 =4；7 及以上 =5

注：

[#] "="左边：①阿拉伯数字代表选择的非"零"选项的个数；②带中括号的阿拉伯数字代表变量的选项；③带上标的阿拉伯数字代表由计算得到的数值。"="右边：变量的原始得分；

* 速度转换公式（带中括号的阿拉伯数字代表变量的选项）：①[2]=[1]* 3；②[3]=[1]* 6；③[4]=[1]* 6；④[5]=[1]* 12；

[a] 计算值：基于速度转换公式计算得到的步行时间；

[b] 若被试者因从未（极少）前往该地而无法估计步行时间，则计此分。

附录 23　老年人生活质量调查表

维度	问题	1分	2分	3分
身体健康	1. 疾病症状	□经常有病痛	□间或有病痛	□无明显病痛
	2. 慢性疾病	□有，影响生活功能	□有，但不影响生活	□无重要慢性病
	3. 畸形残疾	□畸形或因病致残，部分丧失生活能力	□有（轻、中度驼背）不影响生活	□无
	4. 日常生活功能	□丧失独立生活能力	□做饭、管理钱财、料理家务、上楼、外出坐车等有时需人帮助	□能适当劳动、爬山、参加体育活动，生活完全自理
心理健康	5. 情绪、性格	□经常忧郁、焦虑、压抑、情绪消沉	□有时易激动、紧张、忧郁	□情绪稳定，性格开朗，生活满足
	6. 智力	□智力明显下降，说话无重点，思路不清晰，健忘、呆板	□智力有些下降，注意力不集中，遇事易忘，但不影响生活	□思维能力、注意力、记忆力都较好
	7. 生活满意度	□生活满意度差，到处看不惯，自感孤独苦闷	□某些方面不够满意	□夫妻、子女、生活条件、医疗保健、人际关系等都基本满意
社会适应	8. 人际关系	□家庭矛盾多，亲朋往来少，孤独	□某些方面虽有矛盾，仍互相往来，相处尚可	□夫妻、子女、亲戚朋友之间关系融洽
	9. 社会活动	□不参加社会活动，生活孤独	□经常参加社会活动，有社会交往	□积极参加社会活动，在社团中任职，关心国家集体大事
环境适应	10. 生活方式	□生活无规律，嗜烟、酗酒	□生活方式基本合理，已戒烟，酒不过量	□生活方式合理，无烟、酒嗜好
	11. 环境条件	□住房、经济收入、医疗费用等造成生活困难	□居住环境不尽如人意，有基本生活保障	□居住环境、经济收入、医疗保障较好，社会服务日臻完善

评定标准：

采用 1 ~ 3 分的三级评分法，将 11 个方面的得分相加为总分，得分范围为 11 ~ 33 分。得分越高表示生活质量越好，反之表示生活质量越差。总分 30 ~ 33 分表示生活质量为良；总分 22 ~ 29 表示生活质量为中；总分 11 ~ 21 表示生活质量为差。

附录24　SF-36 量表

1. 总体来讲，您的健康状况是：

□非常好　　　□很好　　　□好　　　□一般　　　□差

2. 跟一年以前比您觉得自己的健康状况是：

□比一年前好多了　　　□比一年前好一些　　　□跟一年前差不多　　　□比一年前差一些　　　□比一年前差多了

3. 以下这些问题都和日常活动有关。请您想一想，您的健康状况是否限制了这些活动？如果有限制，程度如何？请在适合您情况的方框内打"√"。

活动	限制很大	有点限制	毫无限制
（1）重体力活动，如跑步举重、参加剧烈运动等	1	2	3
（2）适度的活动，如移动一张桌子、扫地、打太极拳、做简单体操等	1	2	3
（3）手提日用品，如买菜、购物等	1	2	3
（4）上几层楼梯	1	2	3
（5）上一层楼梯	1	2	3
（6）弯腰、屈膝、下蹲	1	2	3
（7）步行1500米以上的路程	1	2	3
（8）步行1000米的路程	1	2	3
（9）步行100米的路程	1	2	3
（10）自己洗澡、穿衣	1	2	3

4. 在过去四个星期里，您的工作和日常活动有无因为身体健康的原因而出现以下问题？请在适合您情况的方框内打"√"。

问题	是	否
（1）减少了工作或其他活动时间	1	2
（2）本来想要做的事情只能完成一部分	1	2
（3）想要干的工作或活动种类受到限制	1	2
（4）完成工作或其他活动困难增多（比如需要额外的努力）	1	2

5. 在过去四个星期里，您的工作和日常活动有无因为情绪的原因（如压抑或忧虑）而出现以下问题？请在适合您情况的方框内打"√"。

问题	是	否
（1）减少了工作或其他活动时间	1	2
（2）本来想要做的事情只能完成一部分	1	2
（3）做事情或其他活动不如平时仔细	1	2

6. 在过去四个星期里，您的健康或情绪不好在多大程度上影响了您与家人、朋友、邻居或集体的正常社会交往？

□完全没有影响　　　□有一点影响　　　□中等影响　　　□影响很大　　　□影响非常大

7. 在过去四个星期里，您有身体疼痛吗？

□完全没有疼痛　　　□有一点疼痛　　　□中等疼痛　　　□严重疼痛　　　□非常严重疼痛

8. 在过去四个星期里，您的身体疼痛影响了您正常工作吗（包括上班工作和家务活动）？

□完全没有影响　　　□有一点影响　　　□中等影响　　　□影响很大　　　□影响非常大

9. 以下这些问题是关于过去一个月里您自己的感觉，对每一条问题所说的事情，您的情况是什么样的？请在适合您情况的方框内打"√"。

条目	所有时间	大部分时间	比较多时间	一部分时间	小部分时间	没有此感觉
（1）您觉得生活充实	1	2	3	4	5	6
（2）您是一个精神紧张的人	1	2	3	4	5	6
（3）您的情绪非常不好，什么事都不能使您高兴起来	1	2	3	4	5	6
（4）您的心里很平静、安适	1	2	3	4	5	6
（5）您做事精力充沛	1	2	3	4	5	6
（6）您的情绪低落	1	2	3	4	5	6
（7）您觉得筋疲力尽	1	2	3	4	5	6
（8）您是个快乐的人	1	2	3	4	5	6
（9）您感觉厌烦	1	2	3	4	5	6
（10）您的健康影响了您的社会活动（如走亲访友）	1	2	3	4	5	6

10. 请看下列每一条问题，哪一种答案最符合您的情况？　请在适合您情况的方框内打"√"。

条目	完全符合	大部分符合	不能肯定	大部分不符合	完全不符合
（1）我好像比别人容易生病	1	2	3	4	5
（2）我跟我认识的人一样健康	1	2	3	4	5
（3）我认为我的健康状况在变坏	1	2	3	4	5
（4）我的健康状况非常好	1	2	3	4	5

评定标准：

首先进行量表各个条目计分，在此基础上计算得出量表各个方面的原始分数，并进行换算，使各个方面的分数均在 0～100 分之间。得分换算的基本公式为：换算得分 =（原始分数-该方面可能的最低得分）/（该方面可能的最高得分-最低得分）×100。其中各个方面可能的最低得分和最高得分分别为生理功能（10，30）；生理职能（4，8）；躯体疼痛（2，11）；总体健康（5，25）；活力（4，24）；社会功能（2，10）；情感职能（3，6）；精神健康（5，30）。得分越高，表示健康相关的生活质量越好；反之表示健康相关的生活质量越差。

附录 25　老年人能力评估量表

1. 日常生活活动评估表

条目	评分	内容
1.1　进食：指用餐具将食物由容器送到口中、咀嚼、吞咽等过程	□分	10 分，可独立进食（在合理的时间内独立进食准备好的食物）
		5 分，需部分帮助（进食过程中需要一定帮助，如协助把持餐具）
		0 分，需极大帮助或完全依赖他人，或有留置营养管
1.2　洗澡	□分	5 分，准备好洗澡水后，可自己独立完成洗澡过程
		0 分，在洗澡过程中需他人帮助
1.3　修饰：指洗脸、刷牙、梳头、刮脸等	□分	5 分，可自己独立完成
		0 分，需他人帮助
1.4　穿衣：指穿脱衣服、系扣、拉拉链、穿脱鞋袜、系鞋带	□分	10 分，可独立完成
		5 分，需部分帮助（能自己穿脱，但需他人帮助整理衣物、系扣/鞋带、拉拉链）
		0 分，需极大帮助或完全依赖他人

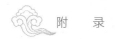
续表

条目	评分	内容
1.5　大便控制	□分	10 分，可控制大便
		5 分，偶尔失控（每周<1 次），或需要他人提示
		0 分，完全失控
1.6　小便控制	□分	10 分，可控制小便
		5 分，偶尔失控（每天<1 次，但每周>1 次），或需要他人提示
		0 分，完全失控，或留置导尿管
1.7　如厕：包括去厕所、解开衣裤、擦净、整理衣裤、冲水	□分	10 分，可独立完成
		5 分，需部分帮助（需他人搀扶去厕所、需他人帮忙冲水或整理衣裤等）
		0 分，需极大帮助或完全依赖他人
1.8　床椅转移	□分	15 分，可独立完成
		10 分，需部分帮助（需他人搀扶或使用拐杖）
		5 分，需极大帮助（较大程度上依赖他人搀扶和帮助）
		0 分，完全依赖他人
1.9　平地行走	□分	15 分，可独立在平地上行走 45m
		10 分，需部分帮助（因肢体残疾、平衡能力差、过度衰弱、视力等问题，在一定程度上需他人地搀扶或使用拐杖、助行器等辅助用具）
		5 分，需极大帮助（因肢体残疾、平衡能力差、过度衰弱、视力等问题，在较大程度上依赖他人搀扶，或坐在轮椅上自行移动）
		0 分，完全依赖他人
1.10　上下楼梯	□分	10 分，可独立上下楼梯（连续上下 10～15 个台阶）
		5 分，需部分帮助（需扶着楼梯、他人搀扶，或使用拐杖等）
		0 分，需极大帮助或完全依赖他人
1.11　日常生活活动总分		上述 10 个项目得分之和
日常生活活动分级	□级	0 能力完好：总分 100 分 1 轻度受损：总分 65～95 分 2 中度受损：总分 45～60 分 3 重度受损：总分≤40 分

2. 精神状态评估表

条目		内容
2.1　认知功能	测验	"我说三样东西，请重复一遍，并记住，一会儿会问您"：苹果、手表、国旗
		（1）画钟测验："请在这儿画一个圆形时钟，在时钟上标出 10 点 45 分"
		（2）回忆词语："现在请您告诉我，刚才我要您记住的三样东西是什么？" 答：＿＿＿＿、＿＿＿＿、＿＿＿＿（不必按顺序）
	□分	0 分，画钟正确（画出一个闭锁圆，指针位置准确），且能回忆出 2～3 个词
		1 分，画钟错误（画的圆不闭锁，或指针位置不准确），或只回忆出 0～1 个词
		2 分，已确诊为认知障碍，如老年期痴呆

条目		内容
2.2　攻击行为	□分	0分，无身体攻击行为（如打/踢/推/咬/抓/摔东西）和语言攻击行为（如骂人、语言威胁、尖叫）
		1分，每月有几次身体攻击行为，或每周有几次语言攻击行为
		2分，每周有几次身体攻击行为，或每日有语言攻击行为
2.3　抑郁症状	□分	0分，无
		1分，情绪低落、不爱说话、不爱梳洗、不爱活动
		2分，有自杀念头或自杀行为
2.4　精神状态总分		上述项目得分之和
精神状态分级	□级	0 能力完好：总分为 0 分 1 轻度受损：总分为 1 分 2 中度受损：总分 2~3 分 3 重度受损：总分 4~6 分

3. 感知觉与沟通评估表

条目	评分	内容
3.1　意识水平	□分	0分，神志清醒，对周围环境警觉
		1分，嗜睡，表现为睡眠状态过度延长。当呼唤或推动患者的肢体时可唤醒，并能进行正确的交谈或执行指令，停止刺激后又继续入睡
		2分，昏睡，一般的外界刺激不能使其觉醒，给予较强烈的刺激时可有短时的意识清醒，醒后可简短回答提问，当刺激减弱后又很快进入睡眠状态
		3分，昏迷，处于浅昏迷时对疼痛刺激有回避和痛苦表情；处于深昏迷时对刺激无反应（若评定为昏迷，直接评定为重度失能，可不进行以下项目的评估）
3.2　视力：若平日带老花镜或近视镜，应在佩戴眼镜的情况下评估	□分	0分，能看清书报上的标准字体
		1分，能看清楚大字体，但看不清书报上的标准字体
		2分，视力有限，看不清报纸大标题，但能辨认物体
		3分，辨认物体有困难，但眼睛能跟随物体移动，只能看到光、颜色和形状
		4分，没有视力，眼睛不能跟随物体移动
3.3　听力：若平时佩戴助听器，应在佩戴助听器的情况下评估	□分	0分，可正常交谈，能听到电视、电话、门铃的声音
		1分，在轻声说话或说话距离超过 2 米时听不清
		2分，正常交流有些困难，需在安静的环境或大声说话才能听到
		3分，讲话者大声说话或说话很慢，才能部分听见
		4分，完全听不见
3.4　沟通交流：包括非语言沟通	□分	0分，无困难，能与他人正常沟通和交流
		1分，能够表达自己的需要及理解别人的话，但需要增加时间或给予帮助
		2分，表达需要或理解有困难，需频繁重复或简化口头表达
		3分，不能表达需要或理解他人的话
感知觉与沟通分级	□级	0 能力完好：意识清醒，且视力和听力评为 0 或 1，沟通评为 0 1 轻度受损：意识清醒，但视力或听力中至少一项评为 2，或沟通评为 1。 2 中度受损：意识清醒，但视力或听力中至少一项评为 3，或沟通评为 2；或嗜睡，视力或听力评定为 3 及以下，沟通评定为 2 及以下。 3 重度受损：意识清醒或嗜睡，但视力或听力中至少一项评为 4，或沟通评为 3；或昏睡/昏迷

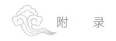

4. 社会参与评估表

条目	评分	内容
4.1　生活能力	□分	0分，除个人生活自理外（如饮食、洗漱、穿戴、二便），能料理家务（如做饭、洗衣）或当家管理事务
		1分，除个人生活自理外，能做家务，但欠好，家庭事务安排欠条理
		2分，个人生活能自理；只有在他人帮助下才能做些家务，但质量不好
		3分，个人基本生活事务能自理（如饮食、二便），在督促下可洗漱
		4分，个人基本生活事务（如饮食、二便）需要部分帮助或完全依赖他人帮助
4.2　工作能力	□分	0分，原来熟练的脑力工作或体力技巧性工作可照常进行
		1分，原来熟练的脑力工作或体力技巧性工作能力有所下降
		2分，原来熟练的脑力工作或体力技巧性工作明显不如以往，部分遗忘
		3分，对熟练工作只有一些片段保留，技能全部遗忘
		4分，对以往的知识或技能全部磨灭
4.3　时间/空间定向	□分	0分，时间观念（年、月、日、时）清楚；可单独出远门，能很快掌握新环境的方位
		1分，时间观念有些下降，年、月、日清楚，但有时相差几天；可单独来往于近街，知道现住地的名称和方位，但不知回家路线
		2分，时间观念较差，年、月、日不清楚，可知上半年或下半年；只能单独在家附近行动，对现住地只知名称，不知道方位
		3分，时间观念很差，年、月、日不清楚，可知上午或下午；只能在左邻右舍间串门，对现住地不知名称和方位
		4分，无时间观念；不能单独外出
4.4　人物定向	□分	0分，知道周围人们的关系，知道祖孙、叔伯、姑姨、侄子侄女等称谓的意义；可分辨陌生人的大致年龄和身份，可用适当称呼
		1分，只知家中亲密近亲的关系，不会分辨陌生人的大致年龄，不能称呼陌生人
		2分，只能称呼家中人，或只能照样称呼，不知其关系，不辨辈分
		3分，只认识常同住的亲人，可称呼子女或孙子女，可辨熟人和生人
		4分，只认识保护人，不辨熟人和生人
4.5　社会交往能力	□分	0分，参与社会，在社会环境有一定的适应能力，待人接物恰当
		1分，能适应单纯环境，主动接触人，初见面时难让人发现智力问题，不能理解隐喻语
		2分，脱离社会，可被动接触，不会主动待人，谈话中很多不适词句，容易上当受骗
		3分，勉强可与人交往，谈吐内容不清楚，表情不恰当
		4分，难以与人接触
4.6　社会参与总分	□分	上述5个项目得分之和
社会参与分级	□级	0 能力完好：总分0~2分 1 轻度受损：总分3~7分 2 中度受损：总分8~13分 3 重度受损：总分14~20分

5. 老年人能力评估报告

项目		
1　一级指标分级	1.1　日常生活活动：□级	1.2　精神状态：□级
	1.3　感知觉与沟通：□级	1.4　社会参与：□级
2　老年人能力初步等级	□0 能力完好　　□1 轻度失能　　□2 中度失能　　□3 重度失能	
3　等级变更依据	□1 有认知障碍/痴呆、精神疾病者，在原有能力级别上提高一个等级； □2 近 30 天内发生过 2 次及以上跌倒、噎食、自杀、走失者，在原有能力级别上提高一个等级； □3 处于昏迷状态者，直接评定为重度失能； □4 若初步等级确定为"3 重度失能"，则不考虑上述 1~3 中各情况对最终等级的影响，等级不再提高。	
4　老年人能力最终等级	□0 能力完好　　□1 轻度失能　　□2 中度失能　　□3 重度失能	
评估员签名_____、_____ 信息提供者签名_____	日期_____年_____月_____日 日期_____年_____月_____日	

评定标准：

0 能力完好：日常生活活动、精神状态、感知觉与沟通分级均为 0，社会参与分级为 0 或 1。

1 轻度失能：日常生活活动分级为 0，但精神状态、感知觉与沟通中至少一项分级为 1 及以上，或社会参与的分级为 2；或日常生活活动分级为 1，精神状态、感知觉与沟通、社会参与中至少有一项的分级为 0 或 1。

2 中度失能：日常生活活动分级为 1，但精神状态、感知觉与沟通、社会参与均为 2，或有一项为 3；或日常生活活动分级为 2，且精神状态、感知觉与沟通、社会参与中有 1~2 项的分级为 1 或 2。

3 重度失能：日常生活活动的分级为 3；或日常生活活动、精神状态、感知觉与沟通、社会参与分级均为 2 或以上；或日常生活活动分级为 2，且精神状态、感知觉与沟通、社会参与中至少有一项分级为 3。

6. 老年人能力评估结果判定卡

能力等级	日常生活活动	精神认知				感知觉与沟通				社会参与			
		0	1	2	3	0	1	2	3	0	1	2	3
0 能力完好	0												
	1												
	2												
	3												
1 轻度失能	0												
	1												
	2												
	3												
2 中度失能	0												
	1												
	2												
	3												
3 重度失能	0												
	1												
	2												
	3												

注：老年人能力评估结果判定卡使用时，一般根据日常生活活动能力进行初步定位，锁定目标区域，然后根据其他三项能力在判定卡上同一颜色区域定位查找相应的能力等级。 以下为几种特殊情况：

（1）当日常生活活动为 0，精神认知、感知觉与沟通有一项为 1 及以上，或者社会参与为 2 或以上，判定为轻度失能。

（2）当日常生活活动为 1 时，后三项有一项为 0 或 1，判定为轻度失能；后三项均为 2 及以上或一项为 3，则判定为中度失能。

（3）当日常生活活动为 2 时，后三项全部为 2 以上或某一项为 3，判定为重度失能，否则为中度失能。

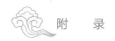

附录26　老年人能力评估标准表（试行）和老年综合征罹患情况（试行）

1. 老年人日常生活活动能力评分表

评估项目	具体评价指标及分值		评分
1. 卧位状态左右翻身	0分	不需要帮助	□分
	1分	在他人的语言指导下或照看下能够完成	
	2分	需要他人动手帮助，但以自身完成为主	
	3分	主要靠帮助，自身只是配合	
	4分	完全需要帮助，或更严重的情况	
2. 床椅转移	0分	个体可以独立地完成床椅转移	□分
	1分	个体在床椅转移时需要他人监控或指导	
	2分	个体在床椅转移时需要他人小量接触式帮助	
	3分	个体在床椅转移时需要他人大量接触式帮助	
	4分	个体在床椅转移时完全依赖他人	
3. 平地步行	0分	个体能独立平地步行50m左右，且无摔倒风险	□分
	1分	个体能独立平地步行50m左右，但存在摔倒风险，需要他人监控，或使用拐杖、助行器等辅助工具	
	2分	个体在步行时需要他人小量扶持帮助	
	3分	个体在步行时需要他人大量扶持帮助	
	4分	无法步行，完全依赖他人	
4. 非步行移动	0分	个体能够独立地使用轮椅（或电动车）从A地移动到B地	□分
	1分	个体使用轮椅（或电动车）从A地移动到B地时需要监护或指导	
	2分	个体使用轮椅（或电动车）从A地移动到B地时需要小量接触式帮助	
	3分	个体使用轮椅（或电动车）从A地移动到B地时需要大量接触式帮助	
	4分	个体使用轮椅（或电动车）时完全依赖他人	
5. 活动耐力	0分	正常完成日常活动，无疲劳	□分
	1分	正常完成日常活动轻度费力，有疲劳感	
	2分	完成日常活动比较费力，经常疲劳	
	3分	完成日常活动十分费力，绝大多数时候都很疲劳	
	4分	不能完成日常活动，极易疲劳	
6. 上下楼梯	0分	不需要帮助	□分
	1分	在他人的语言指导下或照看下能够完成	
	2分	需要他人动手帮助，但以自身完成为主	
	3分	主要靠帮助，自身只是配合	
	4分	完全需要帮助，或更严重的情况	
7. 食物摄取	0分	不需要帮助	□分
	1分	在他人的语言指导下或照看下能够完成	
	2分	使用餐具有些困难，但以自身完成为主	
	3分	需要喂食，喂食量超过一半	
	4分	完全需要帮助，或更严重的情况	

评估项目	具体评价指标及分值		评分
8. 修饰：包括刷牙、漱口、洗脸、洗手、梳头	0 分	不需要帮助	□分
	1 分	在他人的语言指导下或照看下能够完成	
	2 分	需要他人动手帮助，但以自身完成为主	
	3 分	主要靠帮助，自身只是配合	
	4 分	完全需要帮助，或更严重的情况	
9. 穿/脱上衣	0 分	不需要帮助	□分
	1 分	在他人的语言指导下或照看下能够完成	
	2 分	需要他人动手帮助，但以自身完成为主	
	3 分	主要靠帮助，自身只是配合	
	4 分	完全需要帮助，或更严重的情况	
10. 穿/脱裤子	0 分	不需要帮助	□分
	1 分	在他人的语言指导下或照看下能够完成	
	2 分	需要他人动手帮助，但以自身完成为主	
	3 分	主要靠帮助，自身只是配合	
	4 分	完全需要帮助，或更严重的情况	
11. 身体清洁	0 分	不需要帮助	□分
	1 分	在他人的语言指导下或照看下能够完成	
	2 分	需要他人动手帮助，但以自身完成为主	
	3 分	主要靠帮助，自身只是配合	
	4 分	完全需要帮助，或更严重的情况	
12. 使用厕所	0 分	不需要帮助	□分
	1 分	在他人的语言指导下或照看下能够完成	
	2 分	需要他人动手帮助，但以自身完成为主	
	3 分	主要靠帮助，自身只是配合	
	4 分	完全需要帮助，或更严重的情况	
13. 小便控制	0 分	每次都能不失控	□分
	1 分	每月失控 1~3 次左右	
	2 分	每周失控 1 次左右	
	3 分	每天失控 1 次左右	
	4 分	每次都失控	
14. 大便控制	0 分	每次都能不失控	□分
	1 分	每月失控 1~3 次左右	
	2 分	每周失控 1 次左右	
	3 分	每天失控 1 次左右	
	4 分	每次都失控	

续表

评估项目	具体评价指标及分值	评分
15. 服用药物	0 分　能自己负责在正确的时间服用正确的药物	□分
	1 分　在他人的语言指导下或照看下能够完成	
	2 分　如果事先准备好服用的药物分量，可自行服药	
	3 分　主要依靠帮助服药	
	4 分　完全不能自行服用药物	
上述评估项目总分为 60 分，本次评估得分为_____分		

2. 精神状态与社会参与能力评分表

评估项目	具体评价指标及分值	评分
1. 时间定向	0 分　时间观念（年、月、日、时）清楚	□分
	1 分　时间观念有些下降，年、月、日清楚，但有时相差几天	
	2 分　时间观念较差，年、月、日不清楚，可知上半年或下半年	
	3 分　时间观念很差，年、月、日不清楚，可知上午或下午	
	5 分　无时间观念	
2. 空间定向	0 分　可单独出远门，能很快掌握新环境的方位	□分
	1 分　可单独来往于近街，知道现住地的名称和方位，但不知回家路线	
	2 分　只能单独在家附近行动，对现住地只知名称，不知道方位	
	3 分　只能在左邻右舍间串门，对现住地不知名称和方位	
	5 分　不能单独外出	
3. 人物定向	0 分　知道周围人们的关系，知道祖孙、叔伯、姑姨、侄子侄女等称谓的意义；可分辨陌生人的大致年龄和身份，可用适当称呼	□分
	1 分　只知家中亲密近亲的关系，不会分辨陌生人的大致年龄，不能称呼陌生人	
	2 分　只能称呼家中人，或只能照样称呼，不知其关系，不辨辈分	
	3 分　只认识常同住的亲人，可称呼子女或孙子女，可辨熟人和生人	
	5 分　只认识保护人，不辨熟人和生人	
4. 记忆	0 分　总是能够保持与社会、年龄所适应的长、短时记忆，能够完整地回忆	□分
	1 分　出现轻度的记忆紊乱或回忆不能（不能回忆即时信息，3 个词语经过 5 分钟后仅能回忆 0~1 个）	
	2 分　出现中度的记忆紊乱或回忆不能（不能回忆近期记忆，不记得上一顿饭吃了什么）	
	3 分　出现重度的记忆紊乱或回忆不能（不能回忆远期记忆，不记得自己的老朋友）	
	5 分　记忆完全紊乱或完全不能对既往事物进行正确的回忆	
5. 攻击行为	0 分　没出现	□分
	1 分　每月出现一两次	
	2 分　每周出现一两次	
	3 分　过去 3 天里出现过一两次	
	5 分　过去 3 天里天天出现	

评估项目	具体评价指标及分值	评分
6. 抑郁症状	0分　没出现	□分
	1分　每月出现一两次	
	2分　每周出现一两次	
	3分　过去3天里出现过一两次	
	5分　过去3天里天天出现	
7. 强迫行为	0分　无强迫症状（如反复洗手、关门、上厕所等）	□分
	1分　每月有1~2次强迫行为	
	2分　每周有1~2次强迫行为	
	3分　过去3天里出现过一两次	
	5分　过去3天里天天出现	
8. 财务管理	0分　金钱的管理、支配、使用，能独立完成	□分
	1分　因担心算错，每月管理约1 000元	
	2分　因担心算错，每月管理约300元	
	3分　接触金钱机会少，主要由家属代管	
	5分　完全不接触金钱等	
上述评估项目总分为40分，本次评估得分为_____分		

3. 感知觉与沟通能力评分表

评估项目	具体评价指标及分值	评分
1. 意识水平	0分　神志清醒，对周围环境警觉	□分
	1分　嗜睡，表现为睡眠状态过度延长。当呼唤或推动其肢体时可唤醒，并能进行正确的交谈或执行指令，停止刺激后又继续入睡	
	2分　昏睡，一般的外界刺激不能使其觉醒，给予较强烈的刺激时可有短时的意识清醒，醒后可简短回答提问，当刺激减弱后又很快进入睡眠状态	
	3分　昏迷，处于浅昏迷时对疼痛刺激有回避和痛苦表情；处于深昏迷时对刺激无反应（若评定为昏迷，直接评定为重度失能，可不进行以下项目的评估）	
2. 视力（若平日带老花镜或近视镜，应在佩戴眼镜的情况下评估）	0分　视力完好，能看清书报上的标准字体	□分
	1分　视力有限，看不清报纸标准字体，但能辨认物体	
	2分　辨认物体有困难，但眼睛能跟随物体移动，只能看到光、颜色和形状	
	3分　没有视力，眼睛不能跟随物体移动	
3. 听力（若平时佩戴助听器，应在佩戴助听器的情况下评估）	0分　可正常交谈，能听到电视、电话、门铃的声音	□分
	1分　在轻声说话或说话距离超过2米时听不清	
	2分　正常交流有些困难，需在安静的环境、大声说话或语速很慢，才能听到	
	3分　完全听不见	
4. 沟通交流（包括非语言沟通）	0分　无困难，能与他人正常沟通和交流	□分
	1分　能够表达自己的需要或理解别人的话，但需要增加时间或给予帮助	
	2分　勉强可与人交往，谈吐内容不清楚，表情不恰当	
	3分　不能表达需要或理解他人的话	
上述评估项目总分为12分，本次评估得分为_____分		

评定标准：

　　根据对老年人日常生活活动能力、精神状态与社会参与能力、感知觉与沟通能力3个维度评估的评分情况，将老年人能力评定为4个等级，即完好、轻度受损、中度受损、重度受损。先根据日常生活活动能力得分情况确定区间，再分别结合精神状态与社会参与能力以及感知觉与沟通能力得分情况确定老年人能力等级，以最严重的老年人能力等级为准。

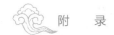

日常生活活动能力	精神状态与社会参与能力				感知觉与沟通能力			
	0 分	1~8 分	9~24 分	25~40 分	0 分	1~4 分	5~8 分	9~12 分
0 分	完好	完好	轻度受损	轻度受损	完好	完好	轻度受损	轻度受损
1~20 分	轻度受损	轻度受损	中度受损	中度受损	轻度受损	轻度受损	中度受损	中度受损
21~40 分	中度受损	中度受损	中度受损	重度受损	中度受损	中度受损	中度受损	重度受损
41~60 分	重度受损	重度受损	重度受损	重度受损	重度受损	重度受损	重度受损	重度受损

4. 老年综合征罹患情况（试行）

请判断老年人是否存在以下老年综合征：

条目		
1. 跌倒（30 天内）	□无	□有
2. 谵妄（30 天内）	□无	□有
3. 慢性疼痛	□无	□有
4. 老年帕金森综合征	□无	□有
5. 抑郁症	□无	□有
6. 晕厥（30 天内）	□无	□有
7. 多重用药	□无	□有
8. 痴呆	□无	□有
9. 失眠症	□无	□有
10. 尿失禁	□无	□有
11. 压力性损伤	□无	□有
12. 其他（请补充）：		

评定标准：

根据老年人能力分级和老年综合征罹患项数两个维度评估情况，将护理需求等级分为 5 个等级，即 0 级（能力完好）、1 级（轻度失能）、2 级（中度失能）、3 级（重度失能）、4 级（极重度失能）。

护理需求等级评定表（试行）

护理需求等级	维度	
	老年人能力分级	老年综合征罹患项数
0 级（能力完好）	完好	1~2 项
1 级（轻度失能）	完好	3~5 项
	轻度受损	1~2 项
2 级（中度失能）	轻度受损	3~5 项
	中度受损	1~2 项
3 级（重度失能）	中度受损	3~5 项
	重度受损	1~2 项
4 级（极重度失能）	重度受损	3~5 项
	/	5 项及以上

附录 27　老年健康综合评估量表

维度	条目	内容	
躯体功能	1. 慢性病	您是否有以下慢性病（可多选）： 1. 没有　2. 高血压　3. 糖尿病　4. 冠心病　5. 高血脂 6. 风湿　7. 肺部或呼吸道疾病　8. 中风　9. 恶性肿瘤 10. 白内障　11. 类风湿　12. 其他（请填写_____）	
	2. 营养状况	1. 身高（m）　　　　　2. 体重（kg）	BMI =
	3. 视力（若平时戴老花镜或近视眼镜，请在佩戴眼镜下评估）	1. 能看书报　　　　　　2. 能看清物体 3. 看物体模糊　　　　　4. 完全看不见	
	4. 听力（若平时佩戴助听器，请在佩戴助听器下评估）	1. 正常　　　　　　　　2. 部分听不太清楚 3. 大部分听不清　　　　4. 完全听不见	
	5. 用药情况	1. 很少服药　　　　　　2. 经常服药 3. 每天服药 1～3 颗　　4. 每天服药，大于 3 颗	
	6. 疼痛情况	1. 偶尔疼痛　　　　　　2. 经常疼痛 3. 每天间断疼痛　　　　4. 一直持续疼痛	
	7. 跌倒	1. 很少跌倒　　　　　　2. 偶尔跌倒 3. 经常跌倒　　　　　　4. 需要搀扶	
	8. 吞咽	1. 正常　　　　　　　　2. 偶尔呛咳 3. 经常呛咳　　　　　　4. 需要留胃管	
	总分：		
生活自理能力	1. 进食（餐具将食物由容器送到口中、咀嚼、吞咽等过程）	1. 可独立完成　　　　　2. 需要部分帮助 3. 需要大部分帮助 4. 完全依赖他人，或有留置胃管	
	2. 洗澡	1. 自己独立完成 2. 需要部分协助（如搓背，弯腰困难，或需要扶持以保持平衡） 3. 需要大部分协助（可自己配合变换体位） 4. 完全依赖他人	
	3. 修饰（指洗脸、刷牙、梳头、剃胡子等）	1. 可独立完成　　　　　2. 有些困难但自己尚能完成 3. 需要部分帮助　　　　4. 完全依赖他人	
	4. 穿衣（指穿脱衣服、系扣、拉拉链、穿脱鞋袜、系鞋带等）	1. 可独立完成　　　　　2. 有些困难但自己尚能完成 3. 需要他人帮助（自己穿脱，但需他人整理衣物、系扣/鞋带等） 4. 完全依赖他人	
	5. 大小便控制	1. 可控制大小便　　　　2. 偶有失禁（每月） 3. 经常失禁（每周） 4. 完全失禁，或留置导尿管、胃肠瘘道（每天）	
	6. 如厕（包括去厕所、解开衣裤、擦净、整理衣裤、冲水）	1. 可独立完成 2. 需要部分帮助（如需要搀扶去厕所） 3. 需要他人极大帮助（帮忙穿脱、整理衣裤等） 4. 完全依赖他人	
	7. 转移（从床到椅子再回来）	1. 可独立完成　　　　　2. 需要少量帮助或指导 3. 需要大部分帮助，能坐　4. 完全依赖他人，不能坐	
	8. 上下楼梯	1. 可独立完成 2. 需要部分帮助，需他人稍加搀扶或使用拐杖 3. 需要大部分帮助，较大程度依赖他人搀扶 4. 完全依赖他人	

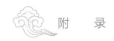

维度	条目	内容	
生活自理能力	9. 活动（指在院内、室内活动，可以借助辅助工具）	1. 可独立完成 2. 需要他人部分帮助或借助辅助工具 3. 需要大部分帮助，较大程度依赖他人搀扶或坐轮椅自行移动 4. 完全依赖他人	
	10. 做饭	1. 可独立完成 2. 准备好一切佐料，会做一顿适当的饭菜 3. 会将已做好的饭菜加热 4. 无法完成	
	11. 服用药物	1. 能独立完成　　　　　　2. 需要他人提醒 3. 需要他人准备好药物分量，可自行服用 4. 完全依赖他人	
	总分：		
社会功能	1. 家庭关系（与家庭成员的相处）	1. 非常好　2. 较好　3. 一般　4. 不好	
	2. 社会活动参与（党团、工会、宗教、亲朋聚会、文娱休闲活动）	1. 主动参与并积极活动 2. 经常参加　　　　　　　3. 偶尔参加 4. 从不参与	
	3. 社交范围（关系密切的亲朋好友、邻居、同事等）	1. 6个及以上　　　　　　2. 3～5个 3. 1～2个　　　　　　　　4. 没有	
	4. 您与邻居	1. 大多数邻居很关心您　　2. 有些邻居很关心您 3. 遇到困难可能稍微关心 4. 相互之间从不关心，只是点头之交	
	5. 过去，在您遇到急难情况时，曾经得到的安慰和关心的来源有	无任何来源 下列来源（可多选）： 1. 配偶　2. 其他家人　3. 亲戚　4. 朋友　5. 同事 6. 工作单位　7. 党团工会居委会等官方或半政府组织 8. 宗教、社会团体等非政府组织　9. 其他_____	
	6. 碰到烦恼时的倾诉方式	1. 主动叙述自己的烦恼，以获得支持和理解 2. 如果朋友主动询问，你会说出来 3. 只向关系极为密切的1～2人倾诉 4. 从不向任何人倾诉	
	7. 碰到麻烦时的求助方式	1. 有困难时经常向家人、亲友、组织请求帮助 2. 有时请求别人帮助　　　3. 很少请求别人帮助 4. 只靠自己，不接受别人帮助	
	8. 近一年来您	1. 和家人住在一起 2. 和朋友或亲戚住在一起 3. 住处经常变动、多数时间和陌生人住在一起 4. 远离他人，且独居一室	
	总分：		
精神心理情况	1. 记忆力（通过询问家庭住址、生活器具一般位置等问题来判断）	1. 一直记得　　　　　　　2. 偶尔忘记 3. 经常忘记　　　　　　　4. 完全不记得	
	2. 回忆力（通过询问刚做的事情、昨天穿的衣服等问题来判断）	1. 记得，很快回答　　　　2. 记得，需要回想 3. 记得，需要提醒　　　　4. 完全不记得	

续表

维度	条目	内容	
精神心理情况	3. 语言能力（通过调查期间询问回答判断）	1. 无困难，能与人正常沟通与交流 2. 能够正确表达自己的意思及理解别人的话，但需要给予帮助 3. 表达或理解有困难，需要频繁重复或简化口头表达 4. 完全不能表达和理解	
	4. 抑郁情况	1. 无　　　　　　　2. 情绪低落 3. 情绪经常失控　　4. 有自杀念头或行为	
	5. 睡眠质量	1. 很好　　　　　　2. 偶尔失眠 3. 经常做梦或醒来，睡眠时间很短 4. 无法入眠，需要依赖药物	
	6. 人物定向	1. 知道周围人关系，知道祖孙、叔伯等称谓的意义；可分辨陌生人的大致年龄和身份，可用适当称呼 2. 只知家中亲密近亲的关系，不会正确称呼陌生人 3. 只能称呼家中人，不知其关系，不辨辈分 4. 只认识保护人，不辨熟人和陌生人	
	7. 时间定向（通过询问年月日、季节、星期几做出判断）	1. 完全清楚　　　　2. 知道，但需要提醒 3. 比较模糊或部分正确　4. 完全不清楚	
	8. 地点定向（通过询问所在地具体位置，城市、区、医院、街道、楼层等做出判断）	1. 完全清楚　　　　2. 知道，但需要提醒 3. 比较模糊或部分正确　4. 完全不清楚	
	9. 注意力和计算力（从 20 开始减3，得到 17，再减 3，以此类推，到不能减或错为止）	1. 答对 6 题　　　　2. 答对 3～6 题 3. 答对 1～3 题　　　4. 答对 0 题	
	10. 意识水平	1. 清醒　2. 嗜睡　3. 昏睡　4. 昏迷	
	总分：		
量表总分：			

评定标准：

各条目均采用 4 分制，其中躯体、社会和精神心理维度的条目评分从"正常"到"严重"依次为 1～4 分，生活维度的条目评分从"独立完成"到"完全依赖他人"依次为 1～4 分，各维度所有条目得分的总和为总分。总分越高，表明功能越差；反之，表明功能越好。

附录 28　Fried 衰弱评估方法

序号	检测项目	男性	女性
1	体重下降	过去 1 年中，意外出现体重下降 >10 磅（4.5kg）或 >5.0%体重	
2	行走时间（4.57m）	身高≤173cm：≥7s 身高>173cm：≥6s	身高≤159cm：≥7s 身高>159cm：≥6s
3	握力（kg）	BMI≤24.0kg/m²：≤29 BMI 24.1～26.0kg/m²：≤30 BMI 26.1～28.0kg/m²：≤30 BMI >28.0kg/m²：≤32	BMI≤23.0kg/m²：≤17 BMI 23.1～26.0kg/m²：≤17.3 BMI 26.1～29.0kg/m²：≤18 BMI >29.0kg/m²：≤21
4	体力活动（MLTA）	<383kcal/w（约散步 2.5h）	<270kcal/w（约散步 2h）
5	疲乏	CES-D 的任一问题得分 2～3 分 您过去的 1 周内以下现象发生了几天？ （1）我感觉我做每一件事都需要经过努力； （2）我不能向前行走。 0 分：<1d；1 分：1～2d；2 分：3～4d；3 分：>4d	

注：BMI：体质指数；MLTA：明达休闲时间活动问卷；CES-D：流行病学调查用抑郁自评量表；散步 60 分钟约消耗 150kcal 能量；具备表中 5 条中 3 条及以上被诊断为衰弱综合征；不足 3 条为衰弱前期；0 条为无衰弱健康老人。

附录 29　FRAIL 量表

序号	条目	询问方式
1	疲乏	过去 4 周内大部分时间或者所有时间感到疲乏
2	阻力增加/耐力减退	在不用任何辅助工具以及不用他人帮助的情况下，中途不休息爬 1 层楼梯有困难
3	自由活动下降	在不用任何辅助工具以及不用他人帮助的情况下，走完 1 个街区（100m）较困难
4	疾病情况	医生曾经告诉你存在 5 种以上如下疾病：高血压、糖尿病；急性心脏疾病发作、卒中、恶性肿瘤（微小皮肤癌除外）、充血性心力衰竭、哮喘、关节炎、慢性肺病、肾脏疾病、心绞痛等
5	体重下降	1 年或更短时间内出现体重下降≥5%

注：具备以上 5 条中 3 条及以上被诊断为衰弱；不足 3 条为衰弱前期；0 条为无衰弱健壮老人。

附录 30　Braden 压疮危险评估量表

		评估标准	分数
感知能力	完全受限	对疼痛刺激无反应	1
	非常受限	对疼痛刺激有反应但不能用语言表达，只能用呻吟、烦躁不安表示	2
	轻微受限	对指令性语言有反应，但不能总是用语言表达不适，或部分肢体感受疼痛能力或不适能力受损	3
	无损害	对指令性语言有反应，无感觉受损	4
潮湿度	持续潮湿	每次移动或翻动患者时总是看到皮肤被分泌物、尿液浸湿	1
	非常潮湿	床单由于频繁受潮至少每班更换一次	2
	偶尔潮湿	皮肤偶尔受潮，床单约每日更换一次	3
	罕见潮湿	皮肤通常是干的，床单按常规时间更换	4
活动能力	卧床不起	被限制在床上	1
	能坐轮椅	不能步行活动，必须借助椅子或轮椅活动	2
	扶助行走	白天偶尔步行，但距离非常短	3
	活动自如	能自主活动，经常步行	4
移动能力	完全受限	患者在他人帮助下方能改变体位	1
	重度受限	偶尔能轻微改变身体或四肢的位置，但不能独立改变体位	2
	轻度受限	只是轻微改变身体或四肢位置，可经常移动且独立进行	3
	不受限	可独立进行随意体位的改变	4
营养摄取能力	非常差	从未吃过完整一餐，或禁食和/或进无渣流质饮食	1
	可能不足	每餐很少吃完，偶尔加餐或少量流质饮食或管饲饮食	2
	充足	每餐大部分能吃完，但会常常加餐；不能经口进食患者能通过鼻饲或静脉营养补充大部分营养	3
	良好	三餐基本正常	4
摩擦力剪切力	存在问题	需要协助才能移动患者，移动患者时皮肤与床单表面没有完全托起，患者坐床上或椅子上经常会向下滑动	1
	潜在问题	很费力地移动患者，大部分时间能保持良好的体位，偶尔有向下滑动	2
	不存在问题	在床单上或椅子里能独立移动，并保持良好的体位	3

注：该量表评分≤9 分为极高危，需每天评估；评分 10～12 分为高危，需隔日评估；评分 13～14 分为中度高危，需每周评估两次；评分 15～18 分为低度高危，需每周评估一次。

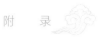

附录 31　Norton 危险因素评分表

项目	4 分	3 分	2 分	1 分
身体状况	好	普通	差	很差
心智状况	清醒	冷淡	混乱	昏迷
活动能力	自由活动	协助下活动	依赖轮椅	卧床
移动能力	不受限	轻度受限	非常受限	不能运动
大小便失禁	无	偶尔	经常大小便失禁	总是大小便失禁

注：该量表评分范围为 5~20 分，评分≤12 分为高危状态。

附录 32　Waterlow 压疮危险评估量表

项目	具体内容及分值
性别	男（1 分）；女（2 分）
年龄	14~49 岁（1 分）；50~64 岁（2 分）；65~74 岁（3 分）；75~80 岁（4 分）；>81 岁（5 分）
皮肤类型	健康（0 分）；薄如纸（1 分）；干燥（1 分）；水肿（1 分）；潮湿（1 分）；颜色差（2 分）；裂开/红斑（3 分）
体型	正常（0 分）；>正常（1 分）；肥胖（2 分）；<正常（3 分）
组织营养不良	恶病质（8 分）；贫血-血红蛋白<80g/L（2 分）；吸烟（1 分）；外周血管病（5 分）；单脏器衰竭（5 分）；多器官衰竭（8 分）
失禁情况	完全控制（0 分）；偶有失禁（1 分）；尿/大便失禁（2 分）；大小便失禁（3 分）
运动能力	完全（0 分）；烦躁不安（1 分）；冷漠（2 分）；限制（3 分）；迟钝（4 分）；固定（5 分）
食欲	正常（0 分）；差（1 分）；鼻饲（2 分）；流质（2 分）；禁食（3 分）；厌食（3 分）
手术	整形外科/脊椎（5 分）；手术时间>2 小时（5 分）；手术时间>6 小时（8 分）
神经功能障碍	运动/感觉缺陷（4~6 分）；糖尿病（4~6 分）；截瘫（4~6 分）；心脑血管疾病（4~6 分）
药物治疗	大剂量类固醇/细胞毒性药物/抗生素（4 分）

注：该量表临界值为 10 分以上，评分 10~14 分为轻度危机；评分 15~19 分为高度危机；评分>19 分为严重危机。

主要参考书目

［1］徐桂华.老年护理学［M］.北京:人民卫生出版社,2016.

［2］化前珍,胡秀英.老年护理学［M］.4版.北京:人民卫生出版社,2017.

［3］王燕,高静.老年护理学［M］.10版.北京:中国中医药出版社,2016.

［4］孙红,尚少梅.老年长期照护规范与指导［M］.北京:人民卫生出版社,2018.

［5］史宝欣,孙兆元.老年人护理服务指南［M］.北京:高等教育出版社,2019.

［6］刘晓红,康琳.协和老年医学［M］.北京:人民卫生出版社,2016.

［7］成蓓,曾尔亢.老年病学［M］.3版.北京:科学出版社,2018.

［8］王丽芹,张俊红,谢金凤.老年专科护士临床实用手册［M］.北京:科学出版社,2019.

复习思考题
答案要点

模拟试卷